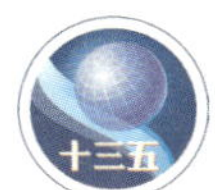

国家卫生健康委员会“十三五”规划教材
全国高等职业教育教材

供临床医学专业用

临床医学实践技能

第2版

主　编　周建军　顾润国

副主编　邹　扬　李红倬　范新蕾

编　者（以姓氏笔画为序）

左汶奇（重庆医科大学第一附属医院）
毕永新（黑龙江护理高等专科学校）
李红倬（长治医学院）
杨　黎（重庆护理职业学院）（兼编写秘书）
邹　扬（上海交通大学附属第六人民医院）
张　勉（仙桃职业学院）
张国英（乌兰察布医学高等专科学校）
范柳笛（漯河医学高等专科学校）
范新蕾（山东医学高等专科学校）
周建军（重庆三峡医药高等专科学校）
孟庆革（邢台医学高等专科学校附属康复医院）
班润武（哈尔滨医科大学大庆校区）
顾润国（菏泽医学专科学校）
高瑞忠（山西医科大学汾阳学院）
郭路生（吉林医药学院）
海宇修（曲靖医学高等专科学校）
黄　康（四川卫生康复职业学院）
雷海鸣（江苏医药职业学院）

人民卫生出版社

图书在版编目（CIP）数据

临床医学实践技能/周建军，顾润国主编. —2 版
. —北京：人民卫生出版社，2020
ISBN 978-7-117-28559-9

Ⅰ. ①临… Ⅱ. ①周…②顾… Ⅲ. ①临床医学-高等职业教育-教材 Ⅳ. ①R4

中国版本图书馆 CIP 数据核字（2020）第 070502 号

人卫智网 www. ipmph. com 医学教育、学术、考试、健康，购书智慧智能综合服务平台
人卫官网 www. pmph. com 人卫官方资讯发布平台

版权所有，侵权必究！

临床医学实践技能
第 2 版

主　　编：周建军　顾润国
出版发行：人民卫生出版社（中继线 010-59780011）
地　　址：北京市朝阳区潘家园南里 19 号
邮　　编：100021
E - mail：pmph @ pmph. com
购书热线：010-59787592　010-59787584　010-65264830
印　　刷：人卫印务（北京）有限公司
经　　销：新华书店
开　　本：850×1168　1/16　　印张：22
字　　数：696 千字
版　　次：2015 年 3 月第 1 版　　2020 年 5 月第 2 版
　　　　　2022 年 11 月第 2 版第 4 次印刷（总第 5 次印刷）
标准书号：ISBN 978-7-117-28559-9
定　　价：59. 00 元

打击盗版举报电话：010-59787491　E-mail：WQ @ pmph. com
质量问题联系电话：010-59787234　E-mail：zhiliang @ pmph. com

修 订 说 明

2014年以来，教育部等六部委印发的《关于医教协同深化临床医学人才培养改革的意见》《助理全科医生培训实施意见（试行）》等文件，确定我国的临床医学教育以“5+3”（5年本科教育 + 毕业后3年住院医师规范化培训）为主体，以“3+2”（3年专科教育 + 毕业后2年助理全科医生培养）为补充，明确了高等职业教育临床医学专业人才培养的新要求。

为深入贯彻十九大精神，全面落实全国卫生与健康大会、《“健康中国2030”规划纲要》要求，适应新时期临床医学人才培养改革发展需要，在教育部、国家卫生健康委员会领导下，由全国卫生行指委牵头，人民卫生出版社全程支持、参与，在全国范围内开展了“3+2”三年制专科临床医学教育人才培养及教材现状的调研，明确了高等职业教育临床医学专业（3+2）教材建设的基本方向，启动了全国高等职业院校临床医学专业第八轮规划教材修订工作。依据最新版《高等职业学校临床医学专业教学标准》，经过第六届全国高等职业教育临床医学专业（3+2）教育教材建设评审委员会广泛、深入、全面的分析与论证，确定了本轮修订的指导思想和整体规划，明确了修订基本原则：

1. **明确培养需求** 本轮修订以“3+2”一体化设计、分阶段实施为原则，先启动“3”阶段教材编写工作，以服务3年制专科在校教育人才培养需求，培养面向基层医疗卫生机构，为居民提供基本医疗和基本公共卫生服务的助理全科医生。

2. **编写精品教材** 本轮修订进一步强化规划教材编写“三基、五性、三特定”原则，突出职业教育教材属性，严格控制篇幅，实现整体优化，增强教材的适用性，力求使整套教材成为高职临床医学专业“干细胞”级国家精品教材。

3. **突出综合素养** 围绕培养目标，本轮修订特别强调知识、技能、素养三位一体的综合培养：知识为基，技能为本，素养为重。技能培养以早临床、多临床、反复临床为遵循，在主教材、配套教材、数字内容得到立体化推进。素养以职业道德、职业素养和人文素养为重，突出“敬佑生命、救死扶伤、甘于奉献、大爱无疆”的卫生与健康工作者精神的培养。

4. **推进教材融合** 本轮修订通过随文二维码增强教材的纸数资源融合性与协同性，打造具有时代特色的高职临床医学专业“融合教材”，服务并推动职业院校教学信息化。通过教材随文二维码扫描，丰富的临床资料、复杂的疾病演进、缜密的临床思维成为了实现技能培养的有效手段。

本轮教材共28种，均为国家卫生健康委员会“十三五”规划教材。

教材目录

序号	教材名称	版次	配套教材
1	医用物理	第 7 版	
2	医用化学	第 8 版	
3	人体解剖学与组织胚胎学	第 8 版	√
4	生理学	第 8 版	√
5	生物化学	第 8 版	√
6	病原生物学和免疫学	第 8 版	√
7	病理学与病理生理学	第 8 版	√
8	药理学	第 8 版	√
9	细胞生物学和医学遗传学	第 6 版	√
10	预防医学	第 6 版	√
11	诊断学	第 8 版	√
12	内科学	第 8 版	√
13	外科学	第 8 版	√
14	妇产科学	第 8 版	√
15	儿科学	第 8 版	√
16	传染病学	第 6 版	√
17	眼耳鼻喉口腔科学	第 8 版	√
18	皮肤性病学	第 8 版	√
19	中医学	第 6 版	√
20	医学心理学	第 5 版	√
21	急诊医学	第 4 版	√
22	康复医学	第 4 版	
23	医学文献检索	第 4 版	
24	全科医学导论	第 3 版	√
25	医学伦理学	第 3 版	√
26	临床医学实践技能	第 2 版	
27	医患沟通	第 2 版	
28	职业生涯规划和就业指导	第 2 版	

第六届全国高等职业教育临床医学专业(3+2)教育教材建设评审委员会名单

顾　　问

文历阳　郝　阳　沈　彬　王　斌　陈命家　杜雪平

主任委员

杨文秀　黄　钢　吕国荣　赵　光

副主任委员

吴小南　唐红梅　夏修龙　顾润国　杨　晋

秘 书 长

王　瑾　窦天舒

委　　员（以姓氏笔画为序）

马存根　王永林　王明琼　王柳行　王信隆　王福青
牛广明　厉　岩　白　波　白梦清　吕建新　乔学斌
乔跃兵　刘　扬　刘　红　刘　潜　孙建勋　李力强
李卫平　李占华　李金成　李晋明　杨硕平　肖纯凌
何　坪　何仲义　何旭辉　沈国星　沈曙红　张雨生
张锦辉　陈振文　林　梅　周建军　周晓隆　周媛祚
赵　欣　胡　野　胡雪芬　姚金光　袁　宁　唐圣松
唐建华　舒德峰　温茂兴　蔡红星　熊云新

秘　　书

裴中惠

数字内容编者名单

主　编　范新蕾　周建军

副主编　来卫东　石晓峰　邹　扬　李红倬

编　委（以姓氏笔画为序）

王　玮（山东医学高等专科学校）
王　亮（山东医学高等专科学校）
王利瑞（山东医学高等专科学校）
石晓峰（菏泽医学专科学校）
朱玉梅（山东医学高等专科学校）
李红倬（长治医学院）
杨　敏（山东医学高等专科学校）
来卫东（山东医学高等专科学校）
邹　扬（上海交通大学附属第六人民医院）
张维颉（山东医学高等专科学校）
陆耀红（上海交通大学附属第六人民医院）
范新蕾（山东医学高等专科学校）
周建军（重庆三峡医药高等专科学校）
赵方圆（山东医学高等专科学校）
赵会芳（山东医学高等专科学校）
胡　娜（山东医学高等专科学校）
姜　艳（山东医学高等专科学校）
郭邑霞（山东医学高等专科学校）
解修花（山东医学高等专科学校）
谭　鹏（山东医学高等专科学校）

主编简介与寄语

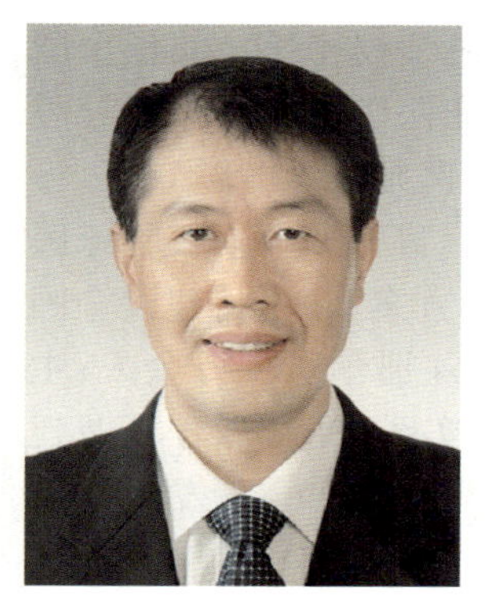

周建军，教授，重庆三峡医药高等专科学校党委书记。重庆市健康教育领军人物，重庆市万州区学术技术带头人。先后兼任全国卫生行指委、全国食品药品行指委委员。

主持并完成市级以上科研项目20余项，研究成果获国家级教学成果二等奖1项，重庆市人民政府教学成果一、二等奖2项，全国卫生行指委国家职业教育"十二五"优秀成果二等奖1项，重庆市现代学校制度建设优秀研究成果三等奖1项，重庆市首届教育领域综合改革试点成果三等奖1项。在《中国高教研究》等核心期刊发表论文30余篇。主编规划教材10部、专著1部。

写给同学们的话——

教育意味着一棵树摇动另一棵树，一朵云推动另一朵云，一个灵魂唤醒另一个灵魂。教材是教师教学智慧的结晶，是承载知识的载体。希望本教材能激发学生学习之热情，点燃专业实践技能学习之智慧，奠定医学生职业生涯发展之基石。

主编简介与寄语

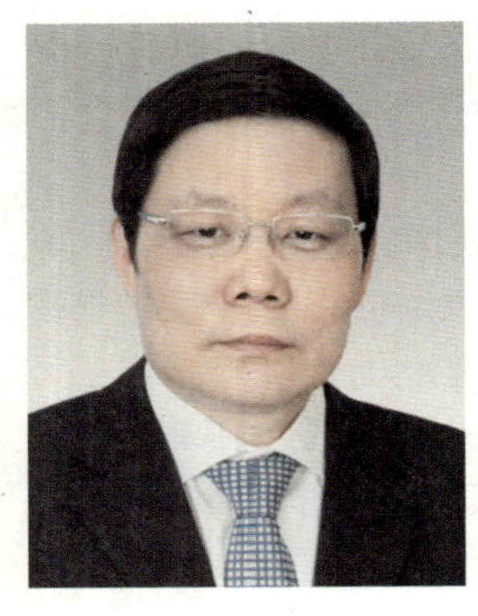

顾润国，医学博士，教授，硕士生导师，菏泽医学专科学校校长。兼任全国卫生行指委临床医学专业分委会副主任委员、山东省临床医学专业建设指导委员会主任委员、亚太地区男科学会会员；国家执业（助理）医师考试命题专家。

牵头修订了《高等职业学校临床医学专业教学标准》《高等职业学校临床医学专业顶岗实习标准》和山东省《临床医学专业教学指导方案》。主持建设全国医学教育慕课联盟一类慕课课程（临床医学实践技能），注册学员 1 万余人；主持临床医学专业国家教学资源库备选项目的（临床医学实践技能）课程资源建设。承担国家和省级教改、科研项目 14 项。编写教材、著作共 9 部，发表科研论文数十篇。

写给同学们的话——

临床医学是理论与实践密切结合、专业与人文相互融通的科学。希望同学们通过不断的努力，掌握扎实的知识、练就精湛的技能、培养科学的思维，成为具有高尚医德、充满人文情怀的人民群众的健康促进者、健康中国的建设者。

前言

医学是一门实践性很强的学科。如何培养会看病、会操作、能解决病人病痛、促进病人健康的医师，既是社会对于医学教育的目标取向，也是医学教育工作者的孜孜索求。

近年来，随着全国医药卫生职业技能大赛的开展，发现全国不同地区的选手，在技能操作中手法、技巧参差不齐。究其原因，一是学生对于知识的理解消化还不够深入，还没有将理论与实践融合衔接，内化为熟练操作的习惯动作；二是临床教师将自己平常工作中的习惯动作直接教授学生，忽略了动作分解和要领把握。因此，于2015年编写了《临床医学实践技能》，以期弥补学校教育中技能操作部分的不足，也为学生今后专业训练和临床操作技能提供参考。本书出版发行后，获得了各院校的广泛好评。由于医学的迅速发展，以及人民群众对健康的需求不断提高，对基层医疗服务提出了新的要求，医生的临床医学实践技能也需要更新、提升。鉴于此，我们组织了来自全国不同地区的18位编委，在保留原版教材精华的基础上进行了修订。

本教材内容分为8篇，从临床较为常见的基本规范和操作入手，在第1版精选的临床基本技能的基础上，新增了局部麻醉、气管插管术、电除颤术、气道异物紧急处理、疼痛封闭、小儿体格测量等基层医生临床常用技能和急救技能。通过文字描述、图片说明和视频解读、案例分析让学生掌握基本理论、基本技术路径和基本操作。

《临床医学实践技能》(第2版)汇集了各位编者的努力和心血，是大家不辞劳苦、精益求精的结晶。各位编委在教学、科研、医疗工作都很繁重的情况下，认真、严谨地完成了本书的编写工作。尤其是负责视频制作的菏泽医学专科学校顾润国教授、山东医学高等专科学校范新蕾教授及其团队，付出了艰辛的努力，在此深表感谢！

本书作为专门为操作训练、操作设计编撰的教材，还有很多不完善之处，加之编委能力所限，难免有一些需进一步探讨的地方，需要同学们结合实际、结合工作、结合环境，熟悉操作流程，反复练习，以解决问题、减轻病痛为要。

周建军　顾润国

2019年9月

目　录

第一篇　临床技能操作和医学伦理

第二篇　体格检查技能

第三篇　外科手术基本技能

第四篇　内科常用诊疗操作技能

第五篇　妇儿诊疗技术

第六篇　护理基本技能

第七篇　院前急救基本技能

第八篇　其他辅助技能

第一篇 临床技能操作和医学伦理

从医学问世的那天起,其作用就是为人类的健康服务。“医乃仁术”决定医务人员在医疗活动中必须面对一些道德与伦理上的问题。当今,经济社会的快速发展推动了医学事业的快速发展,进而也带来了更多领域的道德纷争和伦理挑战。这些纷争和挑战会发生于医学活动中的多个领域,包括临床实践操作。如何更好地提高医疗服务质量,以正确的方式面对各种医疗活动,就需要医务人员必须了解医学中的道德,从而培养高尚的医德。

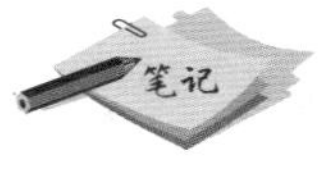

第一章 医学伦理学

一、伦理学

伦理学的概念

伦理学(ethics)是一门专门研究道德的学术理论体系,是揭示其起源、本质、作用、规律的学科。它试图从理论层面去研究“我们应该怎样做?”“我们为什么这样做?”等,并对其进行评判。伦理学在一定意义上讲,是对道德的哲学概括。

二、医学伦理学概述

(一)医学伦理学的概念

医学伦理学(medical ethics)是一门研究医学道德的科学。是运用伦理学的一般原理和主要准则,研究和指导医疗卫生领域中的道德现象、道德关系、道德问题和道德建设的学说和理论。医学伦理学既是医务人员在职业教育中必须接受的一门有关职业道德的理论课程,又是一门密切联系医学临床,实践性很强的学科。

(二)医学伦理学的产生

医学伦理早已存在于漫长的医史中,它伴随着医疗职业而产生和发展,最早的发展可追溯到公元前1800年——汉谟拉比时代。这个体系在历史上被称为汉谟拉比法典,包括医生照顾患者应遵循的规则,并且对医务人员的要求非常严格。不过,医学伦理学真正的起源,是源自古希腊的《希波克拉底誓言》,它体现了医生和患者之间、医生和医生之间的相互行为准则和规范,对医生所应承担的责任也进行了具体的阐述,它向医学界发起了行业的道德倡议书。

医学伦理学成为一门独立的学科是在第二次世界大战之后。1948年,世界医学会(WMA)在希波克拉底誓言的基础上,制定了《日内瓦宣言》,并将其作为全世界的医务人员共同遵守的行为准则。

三、医学伦理学的研究对象及内容

(一)研究对象

医学伦理学以医学道德为研究对象,主要涉及医患之间的道德关系及道德现象。

1. 医德关系　首先,医德关系包括患者、患者家属与医务人员之间的关系,即医患关系。在医疗活动中,医患关系是直接关系到医护质量和患者安危,是医疗活动的关键,也是医德关系的核心,是医学伦理学首要的研究对象。

其次,医德关系还包括医务人员相互之间的关系,即医际关系。医际关系包括在医疗活动中,医疗单位内部的医生与医生、医生与护士、护士与护士、医护与后勤、医护与行政人员等之间的各种工作关系。医务人员之间是何种关系直接影响到医疗活动的开展,良好的医际关系有利于各项医疗服务、医疗质量及管理质量的提高。要形成良好的医际关系,就要以平等尊重、互帮互信、分工协作等作为

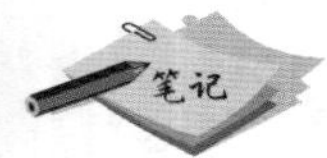

基本准则。

再次，医德关系包括医务人员、医疗机构甚至整个医学界与社会公众、政府等之间发生的社会关系，即医社关系。医社关系是由医学专业化与社会实践化引起的。随着医学模式的发展，人们对于健康的观念和要求随之改变，这不仅扩大了医学服务的范围，也使得医务人员、医疗机构与社会各方面的联系在广度上、深度上都有很大提高，医学道德也日趋社会化。医务人员在医疗活动中，处理问题时，既要考虑局部的利益，也要顾及到对整个社会的责任。

2. 医德现象　包括意识现象、规范现象以及活动现象。医德意识现象是医疗活动中形成的各种医德观念、理论等；医德规范现象是指导、评价医务人员医德的行为规范、道德要求等；医德活动现象是指在医疗活动中以医德为实践对象的现象，包括医德的评价、修养等多方面。

（二）研究内容

医学伦理学研究的内容包括医德的基本理论、医德的规范体系、医德的基本实践、医德的难题等。

1. 医德的基本理论　主要包括医德的哲学基础、发展史、本质、功能和作用等，即研究“医学伦理学是什么?”等问题。

2. 医德的规范体系　主要包括医学伦理的基本原则、规范和范畴等，即阐明医疗活动中，作为主体应当承担何种道德责任，以及如何从伦理学角度评价医学行为的道德与否。医德的规范是医务人员进行医疗活动的思想和行为准则。

3. 医德的基本实践　通过医德的培养、教育、修养、评价等，使医务人员具有良好的社会认定的医德，并在医疗活动中体现其优良的医学美德。

4. 医德的难题　现代医学技术的快速发展，也为医学伦理学带来了很多的难题，如活体实验、遗传优生、试管婴儿、器官移植等方面出现了新的伦理学问题，这些问题需要广大的医务人员在医学活动中去解答，并逐渐形成医学道德规范。

四、医学伦理学的基本原则

（一）国外医学伦理学的基本原则

国外学者通常将医学伦理学的基本原则分为行善原则、尊重原则、公正原则、无伤原则四个方面。

1. 行善原则　指采取必要的措施使患者获得利益，权衡利益实现的风险与代价。它包含预防疾病、减少疾病对患者伤害和促进患者健康等多方面的内容。医务人员对于在遵守行善原则时，必须要满足以下三个要求：第一，要确定服务的对象是患有疾病的人（即患者）；第二，医务人员所采取的任何行为必须以减轻患者的病痛目的；第三，医务人员所采取的行动，不能损害他人的利益。

2. 尊重原则　包括狭义的尊重原则和广义的尊重原则两个方面。狭义的尊重原则即医患双方在医疗活动中应处于平等的地位，尊重对方的人格。广义的尊重原则即除强调医务人员应尊重患者及其家属的人格外，还应尊重其隐私、自主等。总之，尊重即尊重自主的人的决策能力。

3. 公正原则　即每个人都具有平等享有卫生资源公平分配的权利，同时也具有参与卫生资源的使用和分配的权利。公正原则既包括医患交往的公正，也包括卫生资源分配公正。由亚当斯的公平理论，可以知道公平不是绝对的，它与每个人所持有的评判标准有关，受到个人自我意识的影响。在医疗活动中，应当充分考虑到公平的非绝对性，从患者的利益出发，以求达到最大的公平。

4. 无伤原则　即不伤害原则，指在医疗活动中不伤害患者的身心健康。在医疗活动中，医务人员针对患者的疾病所采取的任何措施既有有利的方面也有不利的方面，医疗伤害是不可避免的。怎么将对患者的伤害减到最低呢？首先，应遵循行善原则，将患者的利益作为最高利益；其次，针对患者的病情，采取最有效的治疗手段；再次，应对伤害做出必要的防护措施，如在采用核医学的方法对患者进行检查时，对患者采取防护手段，严格控制进入人体试剂剂量。

（二）我国社会主义医学伦理学的基本原则

我国医学伦理学在社会主义时期，具有鲜明的时代特征，是我国社会主义核心价值体系的具体体现。它要求医务人员应当遵循“防病治病，救死扶伤，实行社会主义的人道主义，全心全意为人民身心健康服务”的基本原则。它要求医务人员必须提高自己的医学道德和医疗技术，做到“医者仁心”“济世救人”。

五、医学伦理学与临床实践技能操作

（一）在临床实践技能操作中，要做到知情同意

“知”即知晓；“情”即内容；“同”即达到；“意”即共识。知情同意即知晓医疗活动的所有内容，且医患之间达成共识。在临床实践技能操作中，医务人员应该以患者的实际利益出发，选择合理的方案，向患者充分地说明和解释；患者应当完全知晓操作的目的、方法、原则、危险及并发症等，并且自主决定是否同意该项操作的实施。

（二）在临床实践技能操作中，要做到保护患者的隐私

患者的隐私包括患者向医生提供的个人基本信息、生理、心理信息等，以及通过临床实践技能实行诊疗之后获知的关于疾病方面的信息。医生不应向他人透露有可能会损坏患者声誉、尊严、人格等的私密信息。例如，在对患者的体格检查中，所获知的患者的生理缺陷在未得到患者的同意之下，不可随意向医疗小组之外的人员或其他人员透露。但这种保密不是绝对保密，当保护患者的隐私和患者的生命相冲突时，应当以患者的生命优先。

（三）在临床实践技能操作中，要做到医疗最优化

医疗最优化即指在医疗活动中，采取对患者最有利且伤害最小的检查手段、治疗方案、手术方案等。在临床实践操作中，要综合考虑患者的病情需要以及患者的经济能力、身体状况等因素，为患者选择最佳的操作手段，以求给患者带来最小生理、心理上的伤害，以及最低的经济负担等。

（四）在临床实践技能操作中，要做到生命至上

生命至上即生命价值原则，指关心、维护、捍卫人的生命，它是临床实践技能操作伦理学中的终极判断依据。医疗活动中的所有行为都应将患者的生命至上放在首位。当行为与生命至上相违背时，应当立即制止，尊重生命的价值。

笔记

第二章 医学道德

一、道德

《道德经》中,老子讲“道生之,德畜之,物形之,势成之。是以万物莫不尊道而贵德。道之尊,德之贵,夫莫之命而常自然。”“道”指事物运行的真理,“德”指人的品行,“道”和“德”是两个不同的概念。而今,道德是指人类独有的,在人们的实践活动中形成的,由人际经济基础决定的,以善恶为评价标准的,受社会舆论、传统习俗、内心信念影响和评判的,调节人际关系的个人心理与社会规范的综合。

二、医学道德

医德即医学道德。医生是医德与医术的统一,没有好的医德就不是好的医生。那么作为医生应当具有怎样的道德?国内外文献对于医德的阐述在核心内容上是一致的。下文将介绍几种比较典型的阐述。

(一)国外对医德的阐述

1.《希波克拉底誓言》中的医德　“我要遵守誓约,矢志不渝。对传授我医术的老师,我要像父母一样敬重。对我的儿子、老师的儿子以及我的门徒,我要悉心传授医学知识。我要竭尽全力,采取我认为有利于患者的医疗措施,不能给患者带来痛苦与危害。我不把毒药给任何人,也绝不授意别人使用它。我要清清白白地行医和生活。无论进入谁家,只是为了治病,不为所欲为,不接受贿赂,不勾引异性。对看到或听到不应外传的私生活,我绝不泄露。”《希波克拉底誓言》是医学伦理学产生的标志,它强调了医生在医疗过程中所应遵守的道德准则,约束了医生的行为。

2.《日内瓦宣言》中的医德　“准许我进入医业时:我郑重地保证自己要奉献一切为人类服务。我将要给我的师长应有的崇敬及感激;我将要凭我的良心和尊严从事医业;患者的健康应为我的首要的顾念;我将要尊重所寄托给我的秘密;我将要尽我的力量维护医业的荣誉和高尚的传统;我的同业应视为我的手足;我将不容许有任何宗教,国籍,种族,政见或地位的考虑介于我的职责和患者间;我将要尽可能地维护人的生命,自从受胎时起;即使在威胁之下,我将不运用我的医学知识去违反人道。我郑重地,自主地并且以我的人格宣誓以上的约定。”

《日内瓦宣言》是现代医学伦理学的权威文献,它既包含了医患关系如何相处的内容,又阐明了医际关系的处理原则。

(二)我国对医德的阐述

1. 孙思邈《大医精诚》中的医德　“凡大医治病,必当安神定志,无欲无求,先发大慈恻隐之心,誓愿普救含灵之苦,若有疾厄来求救者,不得问其贵贱贫富,长幼妍媸,怨亲善友,华夷愚智,普同一等,皆如至亲之想。”第一次比较全面地阐述了医德的行为规范。他强调了为医者,不仅要有精湛的技术,还要有良好的医德,对待患者要“普同一等”,待若至亲。

2.《医务人员医德规范及其实施办法》中的医德　“救死扶伤,人道待人;尊重患者,一视同仁;文明礼貌,关心体贴;谨言慎行,保守医密;互学互尊,奋发进取;廉洁奉公,遵纪守法。”1988 年颁布的《医

务人员医德规范及其实施办法》作为我国社会主义医学道德，从法律上明确了医疗卫生服务的道德要求和道德标准。

2012年卫生部颁布了《医疗卫生机构从业人员行为规范》，其主要内容是："以人为本，践行宗旨；遵纪守法，依法执业；尊重患者，关爱生命；优质服务，医患和谐；廉洁自律，恪守医德；严谨务实，精益求精；爱岗敬业，团结协作；乐于奉献，热心公益。"与1988年的《医务人员医德规范及其实施办法》相比，新的医德准则强调了以人为本和构建和谐医患关系的重要性，也强调了医疗卫生服务的公益性和公平性。

3.《中国医学生誓言》中的医德 "健康所系，性命相托。"誓言作为医学生就读时的宣誓词，对其学医和行医都提出了要求。

主要内容：我志愿献身医学，热爱祖国，忠于人民，恪守医德，尊师守纪，刻苦钻研，孜孜不倦，精益求精，全面发展。我决心竭尽全力，除人类之病痛，助健康之完美，维护医术的圣洁和荣誉，救死扶伤，不辞艰辛，执着追求，为祖国的医药卫生事业的发展和人类的身心健康奋斗终生。"

三、临床实践技能操作的道德要求

1. 重视疾病，慎选方法 医生在对患者进行诊疗的时候，应当从患者实际病情出发，遵守最优原则，选择合适的操作方法（如体格检查、辅助检查等），避免不必要的检查，为患者节约金钱和时间。

2. 重视患者，维护利益 医生要以患者为服务对象，为其提供最优质的服务。在临床实践技能操作中，要切实维护患者的利益。

3. 知情同意，尽职尽责 医生要向患者及其家属详细说明操作的目的、意义、危险等内容。患者在充分了解的基础上，做出执行和不执行的决定。尤其是一些费用昂贵、过程复杂或者是涉及隐私部位检查的操作，医生应该要取得患者的理解和同意。

4. 关心体贴，减少伤害 国外和国内对于医德的表述中，都提到了要关心患者，将患者当作"至亲"一样去对待。尤其是某些严重疾病、心理障碍的患者，医生在对其进行临床诊疗操作的时候应当关心、细心、耐心。在操作的过程中，要注意遵守操作的标准，手法轻柔、动作敏捷，减少对患者的伤害。

5. 尊重患者，保护隐私 对待患者要一视同仁，不可将经济、外貌等因素夹杂在临床实践操作之中。如对待异性患者，在操作过程中，态度要庄重。不将患者的基本信息泄露，也不可将患者的诊疗结果泄露给不必要的人，注意诊疗结果的保管，保护患者的隐私。

四、医学道德修养

医学道德修养是指医务人员在医学道德方面所进行的自我教育、自我锻炼和自我陶冶的过程，以及在此基础上所达到的医德境界。医学道德修养可以分解为三层含义：一是动态的过程，即医务人员按照一定的道德原则和规范所进行的学习、体验、检查、反省等心理活动和客观实践活动过程；二是静态的结果，即经过长期的努力之后所形成的医德品质、情操和道德境界；三是指医务人员待人处世的态度，即对处理医患关系、医际关系、医社关系的认识态度。医学道德修养的途径：

1. 认真学习，事必躬亲 医学道德的修养必须是亲自实践、学习的过程，旁人不能代替，是通过后天的学习而获得。医德的修养，既要学习医德的理论知识，又要学习先进人物的医德，先进单位的医风。医德的修养，还要在医疗实践中去检验自身的理论知识是否足够经得起考验。在考验之后，针对自身的不足，加以完善。

2. 增强决心，持之以恒 医学道德的修养还要增强决心，要有持之以恒的精神。坚持不断地提高医务人员的医疗道德，从基本的道德原则，达到为人民服务的最高境界。

3. 加强法律的约束作用 医学道德的修养需要用法律来约束、保障。在医疗活动中，不良的医疗行为往往靠自身的自律来约束，这种约束时常起不到很好的效果。加强法律法规对不良医疗行为惩戒，遏制不良的医德医风，使健康的医德医风得到宣扬。从而形成良好的医疗环境，保障医疗活动的顺利开展。

第三章　人际交流和沟通技巧

社会、经济的发展为医疗条件的提高带来了有利的一面，同时也造就了医患间出现了新的矛盾。医患间矛盾的升级对医患双方都有弊无利。目前，不论是患者还是医护人员都不同程度地认为医患关系不和谐。了解医患关系的基本知识才能构建和谐的医患关系。

第一节　医患关系概述

一、医患关系的定义

1. 医方　狭义的医方即指医务人员。是指经过考核和卫生行政部门批准和承认，取得相应资格及执业证书的各级各类卫生技术人员。卫生技术人员包括医疗防疫人员、药剂人员、护理人员、检验人员等其他技术人员。

广义的医方不仅包括医务人员，还包括医疗机构的其他人员，如行政管理人员、后勤管理人员、工程技术人员等。他们虽不直接从事诊疗、护理工作，但他们的工作与患者疾病的康复有着重要的联系，他们工作的好坏，将会对整个医疗工作产生影响。

2. 患方　传统上，患方一般指前来就医的患者本身，即直接接受诊疗、护理的人。但随着时代的发展，患方现在不仅指患者本身，还包括患者的亲属（包括直系亲属和旁系亲属）、代理人、监护人以及患者所属的组织、单位等。

3. 医患关系　学者对于医患关系有不同的定义。有学者认为，医患关系是医疗机构与患者及其亲属之间因诊疗、护理行为而产生的一种特殊的权利义务关系；也有学者认为，医患关系是医务人员与患者在医疗过程中产生的特定医治关系。在这些定义中都强调了医患关系的主体是医务人员和患者及其家属，它的服务对象是人，它的客体是疾病和健康。它产生于医疗过程之中。

医患关系（doctor-patient relationship）可以定义为医方与患方在医疗活动中建立的特殊的人际关系。由于医患关系的特殊性，它可以是医患间的契约关系、合同关系以及行政法律关系、民事法律关系。医患关系会随着人们的道德、价值观念的变化而发生改变，出现新的发展趋向。

二、医患关系的特征

1. 目的的共同性　医患关系不同于一般的人际关系，患者与医务人员间的目的具有共同性。尽管在医疗活动中，医患间的交往形式多样，但其目的都是为了解除病痛，促进健康。保护患者的生命健康权这一目的贯穿于整个医疗过程中。

2. 利益的一致性　患者在医务人员的帮助下，重新获得了健康，得到了利益。而患者通过支付医疗费用，使得医务人员得到了经济利益。医务人员在对患者的诊治过程中，自身的价值也得到了实现。医患间的利益具有一致性，都是为了取得健康利益以及自身的价值的实现。

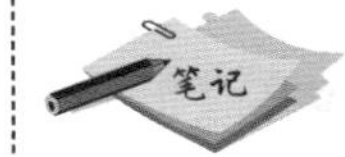

三、医患关系的特点

由于社会经济发展水平、医疗服务水平、人们的思想观念、价值观念等的不同，不同时代的医患关系具有不同的特点。

（一）古代医患关系特点

古代医学的发展是建立在经验医学基础之上，古代医患关系则是建立在农耕文化基础之上，它具有直接性、整体性和稳定性三大特点。

1. 直接性　古代的医者与患者直接接触，通过“望、闻、问、切”四大诊法来获得患者的临床信息，根据自己的从医经验，对患者的疾病进行诊治。整个医疗过程都是医者亲自实施，不依靠其他人或者仪器的帮助。

2. 整体性　古代的医者将患者看作一个有机的整体，对患者的诊治是全方位的。医者在行医过程中，通过对患者生理、心理的变化进行观察，全面了解与患者疾病或者健康相关的要素，如日常生活、家庭因素、社会交往等。

3. 稳定性　古代的医者的服务范围通常是在一定的地域内，面对的是较为稳定的人群。医者通常要精通内、外、妇、儿等多方面的知识，对患者的疾病从始至终的负责到底，承担全部的医疗责任，形成较为稳定的医患关系。

（二）近现代医患关系特点

16 世纪以来，西方传教士陆续进入中国，“医务传教”将西方医学带进中国，中医地位受到冲击，古代医患关系失去平衡。近代医患关系发生了深刻的变化，形成了新的特点。

1. 医患关系物化趋势　传统的医患关系具有直接性、稳定性、整体性特点，医生了解和掌握患者的病情主要依靠医生的经验判断。随着现代医学的进步，大量的诊疗设备介入医生的诊断、治疗，并且起到越来越有效的作用。医生对诊疗设备的依赖性变强，医生重视的往往只有疾病的体征、仪器检查的结果，而疾病和患病的人被分割开来，医患间的感情淡化。

2. 医患关系分解趋势　近现代医学的快速发展，对临床医学的分科越来越细，导致一个医生往往只诊治某一类疾病。患者要实现生命健康权，需要多个不同科室的医生来共同完成。古代医患关系中稳定的医患关系逐渐分解，医患间的沟通减少，情感联系变弱。

3. 医患关系民主化趋势　现代社会，社会主义市场经济高速发展、医疗保障制度逐渐完善、健康教育与健康促进的快速发展使得医患关系的民主化趋势逐渐增强。我国以“指导-合作型”医患关系模式为主，也越来越重视“共同参与型”医患关系的发展。“知识型患者”正在逐渐增多，患者的要求日趋多元化，也更加重视自身的权利，积极主动地参与到医疗活动中来。

4. 医患关系法制化趋势　在传统的医患关系中，主要依赖道德规范去维系双方的权利与义务。医患关系以诚信为基石。伴随社会主义法制建设，在依法治国的基本方略下，患者的权利更多地在法律上得到保障。

（三）医患关系的发展趋势对医务人员道德的要求

1. 医患关系民主化趋势对医德的要求　医患关系的民主化使得患者对医疗服务的需求更多，要求更加多元化、多层次化，也容易产生难以避免的医患间的矛盾。医患关系的民主化趋势要求医师恪守职业道德，对待患者一视同仁。

2. 医患关系法制化趋势对医德的要求　医患关系的法制化趋势也对医生的职业道德提出了较高的要求。法律反映道德的进步，因此法制化建设对道德进步具有保障和促进作用。法治的力量只有以道德建设的发展为依托、同德治有机结合起来才能取得预期的成果。

3. 医患关系物化趋势对医德的要求　医患关系的物化使得医患间的语言沟通减少，情感交流减少。医患关系的物化趋势要求医务人员加强职业道德修养，在应用新的诊疗技术中，提高医生的人文关怀能力，更加关心患者、尊重患者。

4. 医患关系分解趋势对医德的要求　多与患者进行融洽的沟通，了解患者因疾病所产生的生理上的病痛、心理上的负担以及社会适应能力上的影响。积极去开导患者，不仅在生理上消除患者的病痛，在心理上也要给予更多的关怀。

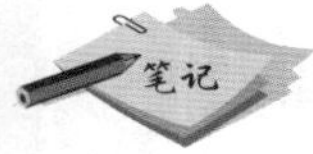

四、医患关系的模式

关于医患关系的模式，国内外学者提出了很多的看法，下文将介绍比较典型的萨斯-荷伦德模式（表1-3-1）。

表1-3-1　萨斯-荷伦德医患模式

类　型	医生地位	患者地位	特　点
主动-被动模式	主动地位	被动地位	父权主义模式、被动配合、医患地位不平等
指导-合作模式	指导地位	合作地位	双向活动、患者主张权利、医者受义务约束
共同参与模式	主动帮助	主动参与	互相配合、充分沟通

1. 主动-被动模式　这一模式又称为父权主义模式，是历史悠久的医患相处模式。在传统的医患关系中，患者居于被动地位，医生居于主动地位。两者处于不平等的关系之中，双方并非互相作用于对方，仅仅是患者出于对医生的信赖而表现出的服从。其特点为，患者到医院就诊，医生利用其掌握的医学技能为患者进行救治，患者不会过问医生所做的医疗活动的原因、目的等，通常只是被动地配合。这种模式带有极强的行政色彩，医方对治疗享有绝对的权力，患者权利严重欠缺，双方居于明显的不平等地位。患者在诊疗过程中被"物化"，医方只针对疾病治疗，鲜少考虑患者人格因素。

2. 指导-合作模式　这一模式是现代医患模式中比较基础的模式。但随着医学模式的改变，医患双方信息不对称越发严重，患者降低了对医生的信赖程度，医生权威性也降低。其特点为，医生仍旧处于指导地位，但患者不再完全被动地接受诊疗，而是开始主动参与医疗活动的过程，提供各种情况，将自身的意见表达给医生。医生在诊疗过程中充分听取患者的意见，合理的采取诊疗措施。医患双方的相处由单向作用转向双向活动，双方较能发挥自身的主动性和积极性。在这种模式下，患方的权利意识觉醒，开始主张自身的权利，医方也开始受到义务的约束。目前，我国实践中大部分医患关系都属于指导合作模式。

3. 共同参与模式　这一模式是现代医患关系模式的发展趋势。在此模式中，患方的主动性进一步增强，双方形成了平等的关系，具有对等的权利，共同参与到医疗活动过程中。其特点为，患者不是在医生的权威之下配合医疗活动，而是基于对自身身体健康的重视而主动与医生合作，主动参与诊疗过程；医生在了解患者所提供的情况之后，综合患者的意见，通过分析整理，做出正确的诊疗方案。共同参与模式建立在医患双方权利义务对等的前提之上，患方清楚地了解自身的相关权利，以权利主体的身份向医方提出要求；医方则遵守各项医疗规则，依据权利、义务的要求规范自身的医疗行为。此种医患关系模式有助于消除医患间的隔阂，促进良好的医患关系的形成，提高诊疗质量。

五、医患关系存在的问题

1. 医患意见不统一　医院应"以患者为中心"作为医患关系中的主体。首先从自身查找原因，在可解决的范围内不断完善，力求提升患者的满意度、促进医患之间相互信任，把"以患者为中心"落实到实处。

2. 政府投入不足，医疗行业公益性弱化　很多学者认为"医患关系的核心是经济问题"，政府在经济投入上的不足，使得医院的发展要依靠自身。受市场经济等其他因素影响，少数医院的医风、医生的医德出现了偏差，从中谋取不当经济利益，出现违反职业道德的行为，造成医患之间矛盾加深，医患关系恶化。

3. 医患间沟通欠佳　医患沟通主要体现在两个方面：一方面是与患者的沟通，在治疗过程中，由于患者医学知识的缺乏，处于依从关系的患者和医务人员沟通不到位，造成患者不满意；二是与患者家属缺少有效的沟通，没有和患者家属达到诊疗方案上的一致意见，导致患者家属的不理解和抱怨。

4. 医患间信息的不对称性增加　在医患关系中，医方的可信任性是指医生能认识到自己利益的实现往往取决于实现别人对自己的信任的可能性或者能力，医患双方信息不对称，导致理性思维缺乏。随着生活水平的提高，患者对于生活质量和健康水平的要求也随之提高。然而，医学是一门复杂

的科学，大多数患者对于医学知识均是一知半解，对医学及医疗工作的高风险和局限性缺乏理性认识，因此在治疗过程中，对诊疗效果期望值过高，甚至很多患者及家属过多干预治疗，对医生的不信任也随之产生。

第二节 医患沟通

了解医患沟通困难的原因，提高医患沟通的技巧对促进良好医患关系的形成具有重要的意义。

一、医患沟通

狭义的医患沟通（doctor-patient communication）指医方在日常医疗活动中，与患方就疾病、健康问题及相关因素（如费用、服务等）进行的沟通交流。狭义的医患沟通发生在医患个体之间，牵涉的范围小、影响小。

广义的医患沟通，指医务工作者、医疗卫生机构管理人员、卫生行政人员以及医学教育工作者等，主要围绕医疗卫生的医疗技术与服务标准、医德、法律法规、政策制度等方面，以非诊疗的方式与社会各界进行沟通。广义的医患沟通发生于医疗卫生服务相关群体与整个社会之间，它不仅有利于医患双方个体的信任合作及关系融洽，也能推动医学发展和社会进步。

二、医患沟通的内容

医患沟通可以分为技术沟通和非技术沟通。

1. 技术沟通　医患沟通是技术沟通。医患双方在医疗技术活动中，为了收集病史、临床检查、诊疗疾病、确立治疗方案等而进行的沟通。如：体格检查需患者配合，要进行沟通；治疗方案需得到患者的同意，要进行沟通。

2. 非技术沟通　医患关系是非技术沟通。医患双方在医疗活动中，双方会产生道德关系、经济关系、法律关系、价值关系等非技术关系，而在这种非技术关系中医患间的沟通就是非技术沟通。非技术沟通中，情感交流的作用至关重要。

三、医患间沟通障碍的原因

（一）医方的原因

1. 对医患沟通的重要性认识不够　医患双方在沟通过程中处于不平等的地位，医务人员占主导作用。但部分医务人员对医患沟通的重要性认识不够，尚未建立起“以患者为中心”的服务理念。也有部分医务人员对患者的沟通只是医学信息的沟通，而忽略了对患者的人文关怀。

2. 工作繁忙，限制沟通时间　有研究显示我国三甲医院一个门诊医生给每位患者的平均诊治时间为5min。医生难以完全倾听患者的所有倾诉，只能要求其回答与疾病有关联的部分，从而导致患者对医患间沟通的不满意。

3. 缺乏沟通技巧　部分医务人员没有良好的语言与非语言沟通的方式，在沟通中没有使用得体性、幽默性、鼓励性的语言；或者没有把握好沟通时的面部表情、身体动作，甚至没有形成良好的第一印象；或者对患者使用专业的医学术语，而没有加以解释，只是进行单向的信息传递，忽略了双向的、互动的信息传递和反馈过程。

4. 医学专业的特殊性　医学专业具有特殊性，它既能为患者诊治疾病，也可能会给患者带来伤害（如临床检查中出现的伤害）。现今医学技术的发展还具有局限性，难以掌握疾病的所有状况，也无法全面预知诊疗过程中出现的不可确定性。当出现未预知的问题时，医患间可能出现沟通的障碍。同时，由于医学专业的特殊性，医务人员要掌握丰富的医学知识和临床工作经验才能顺利地为患者进行诊治。但部分医务人员缺乏较高的业务能力，在沟通中难以满意的回答患者提出的疑问等，影响沟通效果。

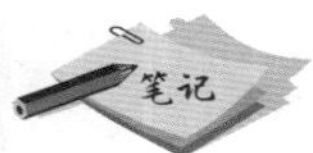

5. 部分医务人员医德缺失　市场经济下，一些医务人员为了追求更高的经济效益，追求更优越的物质生活，违背了医生的誓言。部分医务人员见利忘义，缺少了“救死扶伤”的责任，也缺失了“医者仁

心"的道德。从而导致医患间的沟通出现障碍,医患关系不和谐。

(二)患方的原因

1. 患者缺乏医学知识　由于医学专业的特殊性,绝大多数的患者对医学知识的了解甚少,或者了解了错误的知识。患者较难准确地理解医务人员发出的信息,难以做出正确的行为反应。医患间的沟通有时难以顺利进行。

2. 患者对治疗效果期望过高　随着社会经济的发展,患者对于健康的需求越来越迫切,对医疗服务的要求也越来越高。患者及其家属由于对治疗效果期望过高,难以做出理性的判断,从而对医务人员产生误解。

(三)政府

随着社会主义市场经济的发展,医院也进入到了市场的竞争之中。目前,我国各级政府对医疗机构的投入不足以支撑其正常的运营。医疗机构为了发展,必须要增加其医疗收入,重视经济利益的发展,而忽略了社会利益的发展。社会利益与经济利益不统一。医患双方也成为了经济利益的对立体,患方将其不满归咎于医方,导致沟通的不畅通。

医疗机构能提供的医疗服务能力与人民日益增长的健康需求间也存在矛盾。目前,我国医疗资源配置依旧不合理,优质医疗资源存在于大城市、大医院。基层医疗卫生机构的医疗条件难以满足人民的需求,而大型医疗机构又因"人满为患""一床难求""看病难"等,易引发患者的不满,导致医患间的矛盾。

(四)媒体

当前,某些过度放大医患间的负面新闻(如个别医务人员收受红包、医疗事故等),强调患者的弱势地位。当发生医患间的纠纷时,一边倒地站在患者一方,把医生当做敌人,谴责医生。把部分医务人员医德堕落、医风败坏的现象扩大为整个群体,使医疗机构、医务人员的社会形象受损,加深了医患间的矛盾。个别媒体对负面消息的夸大报道,加重了医患间的防卫心理,使本来缺乏信任的更加相互猜忌,导致双方沟通不畅,对医患关系的恶化起到了推波助澜的作用。

四、医患间良好沟通的方式

(一)医患间的语言沟通

希波克拉底说:"有两样东西能治病,一是语言,二是药物。"语言沟通是以词语符号为载体实现的沟通,如语言沟通、书面沟通等。实现医患间良好的语言沟通,需要做到以下几点。

1. 运用得体的称呼语　医务人员在诊治患者时,患者在咨询医生时,都应使用得体的称呼语,如"您""请""谢谢"等最基本的礼貌用语。如患者在称呼医生时,不应直呼其名,应尊称为某某医生;医生在称呼患者时,也应注意不可用患者的就诊号或住院号代替名字。

2. 充分利用语言的幽默　患者在就诊时,因为对疾病的不了解,内心会产生恐惧、焦虑、抑郁等负面情绪。医生在向患者询问病情或介绍检查内容时,应适当运用幽默的语言,缓解患者的紧张情绪。

3. 多用称赞的语言　医患间在沟通时,要多称赞对方。如,患者遵医嘱进行治疗活动的过程中,医务人员可以说"坚持下去,就可以好转的""你的康复锻炼做得很好"等,鼓励患者,共同对抗疾病。

4. 语言表达简洁明确　医患间在沟通时,表达问题要言简意赅,既要把意思表达清楚,又不能过于冗长。

5. 讲究提问的技巧　患者在陈述病史时,可能出现不知如何表达自身的感受;或在表述过程中夹杂太多的修饰性词语,医生无法获知准确的病史。这就需要医生在提问时,讲究提问的技巧。如,患者腹痛就诊,通常主诉疼痛,此时医生可提问是否刺痛、绞痛、阵痛等,以帮助诊断。

6. 使用保护性语言,忌用伤害性语言　医患间在沟通时,应多使用保护性语言,切忌使用伤害性语言,伤害对方的人格尊严,从而造成医患间的矛盾。如医务人员在医疗过程中,"不要乱动,哪有治疗不痛苦的?""你这人怎么这么麻烦"等语言都可能会对患者造成心理上的伤害。

7. 不评价他人的诊断与治疗　医方和患方都不应去评价他人的诊断与治疗,尊重其他患者的隐私与尊严。

(二)医患间的非语言沟通

非语言沟通是指使用语言之外的方式进行沟通,如身体动作、眼神、声音、衣着打扮等。

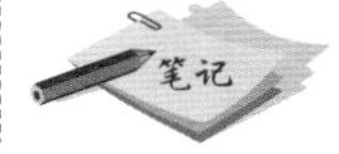

1. 重视第一印象　医务人员要服装整洁，在医疗活动过程中着统一的服饰，态度和蔼可亲，给患者良好的第一印象。

2. 举止端庄　医务人员要重视“小节”。“小节”虽小，却是影响人整体形象的关键因素。

3. 目光接触　医务人员不可用异样的眼光去审视患者。

4. 面部表情　微笑是最好的语言。医务人员对待患者应时刻保持微笑。

5. 接触　医患间还应建立良好的接触沟通。如：对患者进行身体检查时，动作要轻缓；检查之后，医生应帮助其整理好衣被。

第四章　临床技能和卫生法律

随着传统医学模式向生物医学模式的转变,医患间的关系变得更加复杂。单纯靠道德的约束有时难以起到所期望的效果,此时就要求医务人员的行为必须受到法律的约束和保护。随着国家法制的逐步完善和实施,法制观念应在临床诊疗过程中充分得到体现。

第一节　医生的执业规则及法律责任

为了加强医师队伍的建设,提高医师的职业道德和业务素质,保障医师的合法权益,保护人民健康,1998 年 6 月 26 日我国制定了《中华人民共和国执业医师法》。该法内容涉及患者的权利与义务,以及明确规定了医生的权利与义务。

一、患者的权利与义务

根据我国现行的卫生法律、法规,可将患者的权利与义务总结如下。

(一) 患者的权利

1. 生命健康权　是最为基础的权利。WHO 提出,到 2000 年人人享有基本医疗保健,每个人有获得基本医疗保健的权利,任何违背这权利实现的现象,都是对患者医疗健康权利的侵犯,是有悖医务人员救死扶伤的宗旨的。

2. 医疗权　我国宪法第二十一条规定,公民享有医疗权。

3. 知情同意权　诊治过程中,患者有权获悉有关病情的全部信息,有权对医务人员的诊疗方案做出同意或拒绝的选择。

4. 自主决策权　具有自主行为能力的患者,在医疗活动之中,自主决定采取是否就医、是否接受诊疗方法等的行为决策。

5. 监督权　有权监督医疗机构、医务人员的行为,出现医疗事故、医疗差错时,要保持头脑清醒,客观、冷静地分析问题,患者及家属有权通过法律手段来解决问题。

(二) 患者的义务

1. 患者应谨遵医嘱　按照医生的诊疗建议,改变不利于健康和病情恢复的各种不良的生活方式,树立健康的生活习惯。

2. 尊重医务人员　包括尊重其劳动成果和人格。尊重医务人员的医疗技术劳动,配合医生的诊疗,与医生共同参与到疾病的诊疗之中,信任医生的医疗技术能力。患者有义务对医务工作者的工作特性予以理解和包容。当出现医疗差错、医疗事故,引发医疗纠纷时,要客观、冷静,利用法律手段来处理问题,切不可随意对医务人员实施暴力,侵害医疗工作者的人格尊严和人身权利。

二、医生的权利与义务

(一) 医生的权利

《中华人民共和国执业医师法》中第二十一条规定医师在执业活动中享有下列权利:

1. 在注册的执业范围内，进行医学诊查、疾病调查、医学处置、出具相应的医学证明文件，选择合理的医疗、预防、保健方案。

2. 按照国务院卫生行政部门规定的标准，获得与本人执业活动相当的医疗设备基本条件。

3. 从事医学研究、学术交流，参加专业学术团体。

4. 参加专业培训，接受继续医学教育。

5. 在执业活动中，人格尊严、人身安全不受侵犯。

6. 获取工资报酬和津贴，享受国家规定的福利待遇。

7. 对所在机构的医疗、预防、保健工作和卫生行政部门的工作提出意见和建议，依法参与所在机构的民主管理。

（二）医生的义务

《中华人民共和国执业医师法》第二十二条规定医师在执业活动中履行下列义务：

1. 遵守法律、法规，遵守技术操作规范。

2. 树立敬业精神，遵守职业道德，履行医师职责，尽职尽责为患者服务。

3. 关心、爱护、尊重患者，保护患者的隐私。

4. 努力钻研业务，更新知识，提高专业技术水平。

5. 宣传卫生保健知识，对患者进行健康教育。

三、医生的基本原则

《中华人民共和国执业医师法》第二十六条至三十条规定医师在职业活动应遵守以下执业规则：

1. 医师实施医疗、预防、保健措施，签署有关医学证明文件，必须亲自诊查、调查，并按照规定及时填写医学文书，不得隐匿、伪造或者销毁医学文书及有关资料。医师不得出具与自己执业范围无关或者与执业类别不相符的医学证明文件。

2. 对急危患者，医师应当采取紧急措施进行诊治；不得拒绝急救处置。

3. 医师应当使用经国家有关部门批准使用的药品、消毒药剂和医疗器械。除正当诊断治疗外，不得使用麻醉药品、医疗用毒性药品、精神药品和放射性药品。

4. 医师应当如实向患者或者其家属介绍病情，但应注意避免对患者产生不利后果。医师进行实验性临床医疗，应当经医院批准并征得患者本人或者其家属同意。

5. 医师不得利用职务之便，索取、非法收受患者财物或者牟取其他不正当利益。

6. 遇有自然灾害、传染病流行、突发重大伤亡事故及其他严重威胁人民生命健康的紧急情况时，医师应当服从县级以上人民政府卫生行政部门的调遣。

7. 医师发生医疗事故或者发现传染病疫情时，应当按照有关规定及时向所在机构或者卫生行政部门报告。医师发现患者涉嫌伤害事件或者非正常死亡时，应当按照有关规定向有关部门报告。

8. 执业助理医师应当在执业医师的指导下，在医疗、预防、保健机构中按照其执业类别执业。在乡、民族乡、镇的医疗、预防、保健机构中工作的执业助理医师，可以根据医疗诊治的情况和需要，独立从事一般的执业活动。

四、医生的法律责任

《中华人民共和国执业医师法》第三十六条至四十二条规定医师在职业活动具有以下法律责任。

1. 以不正当手段取得医师执业证书的，由发给证书的卫生行政部门予以吊销；对负有直接责任的主管人员和其他直接责任人员，依法给予行政处分。

2. 医师在执业活动中，违反本法规定，有下列行为之一的，由县级以上人民政府卫生行政部门给予警告或者责令暂停六个月以上一年以下执业活动；情节严重的，吊销其执业证书；构成犯罪的，依法追究刑事责任：

（1）违反卫生行政规章制度或者技术操作规范，造成严重后果的。

（2）由于不负责任延误急危患者的抢救和诊治，造成严重后果的。

（3）造成医疗责任事故的。

（4）未经亲自诊查、调查，签署诊断、治疗、流行病学等证明文件或者有关出生、死亡等证明文件的。

（5）隐匿、伪造或者擅自销毁医学文书及有关资料的。

（6）使用未经批准使用的药品、消毒药剂和医疗器械的。

（7）不按照规定使用麻醉药品、医疗用毒性药品、精神药品和放射性药品的。

（8）未经患者或者其家属同意，对患者进行实验性临床医疗的。

（9）泄露患者隐私，造成严重后果的。

（10）利用职务之便，索取、非法收受患者财物或者牟取其他不正当利益的。

（11）发生自然灾害、传染病流行、突发重大伤亡事故以及其他严重威胁人民生命健康的紧急情况时，不服从卫生行政部门调遣的。

（12）发生医疗事故或者发现传染病疫情，患者涉嫌伤害事件或者非正常死亡，不按照规定报告的。

3. 医师在医疗、预防、保健工作中造成事故的，依照法律或者国家有关规定处理。

4. 未经批准擅自开办医疗机构行医或者非医师行医的，由县级以上人民政府卫生行政部门予以取缔，没收其违法所得及其药品、器械，并处十万元以下的罚款；对医师吊销其执业证书；给患者造成损害的，依法承担赔偿责任；构成犯罪的，依法追究刑事责任。

5. 阻碍医师依法执业，侮辱、诽谤、威胁、殴打医师或者侵犯医师人身自由、干扰医师正常工作、生活的，依照治安管理处罚条例的规定处罚；构成犯罪的，依法追究刑事责任。

6. 医疗、预防、保健机构未依照本法第十六条的规定履行报告职责，导致严重后果的，由县级以上人民政府卫生行政部门给予警告；并对该机构的行政负责人依法给予行政处分。

7. 卫生行政部门工作人员或者医疗、预防、保健机构工作人员违反本法有关规定，弄虚作假、玩忽职守、滥用职权、徇私舞弊，尚不构成犯罪的，依法给予行政处分；构成犯罪的，依法追究刑事责任。

第二节　临床执业相关的卫生法律、行政法规内容

一、传染病防治法

（一）制定时间

《中华人民共和国传染病防治法》于 1989 年 2 月 21 日第七届全国人民代表大会常务委员会第六次会议通过；2004 年 8 月 28 日第十届全国人民代表大会常务委员会第十一次会议对《传染病防治法》进行了修订。2013 年 6 月 29 日第十二届全国人民代表大会常务委员会第三次会议通过对《中华人民共和国传染病防治法》作出修改。

（二）主要内容

国家为了预防、控制和消除传染病的发生与流行，保障人体健康和公共卫生，制定了《传染病防治法》，其中医师应知晓的主要内容为：

1. 《传染病防治法》第三条规定传染病分为甲类、乙类、丙类

甲类传染病（2 种）：鼠疫、霍乱。

乙类传染病（26 种）：传染性非典型肺炎（严重急性呼吸综合征）、艾滋病、病毒性肝炎、脊髓灰质炎、人感染高致病性禽流感、甲型 H1N1 流感、麻疹、流行性出血热、狂犬病、流行性乙型脑炎、登革热、炭疽、细菌性和阿米巴性痢疾、肺结核、伤寒和副伤寒、流行性脑脊髓膜炎、百日咳、白喉、新生儿破伤风、猩红热、布鲁氏菌病、淋病、梅毒、钩端螺旋体病、血吸虫病、疟疾。

丙类传染病（11 种）：流行性感冒、流行性腮腺炎、风疹、急性出血性结膜炎、麻风病、流行性和地方性斑疹伤寒、黑热病、包虫病、丝虫病，除霍乱、细菌性和阿米巴性痢疾、伤寒和副伤寒以外的感染性腹泻病、手足口病。

2.《传染病防治法》第六十九条规定医疗机构所承担的法律责任　医疗机构违反本法规定，有下列情形之一的，由县级以上人民政府卫生行政部门责令改正，通报批评，给予警告；造成传染病传播、流行或者其他严重后果的，对负有责任的主管人员和其他直接责任人员，依法给予降级、撤职、开除的处分，并可以依法吊销有关责任人员的执业证书；构成犯罪的，依法追究刑事责任：

（1）未按照规定承担本单位的传染病预防、控制工作、医院感染控制任务和责任区域内的传染病预防工作的。

（2）未按照规定报告传染病疫情，或者隐瞒、谎报、缓报传染病疫情的。

（3）发现传染病疫情时，未按照规定对传染病患者、疑似传染病患者提供医疗救护、现场救援、接诊、转诊的，或者拒绝接受转诊的。

（4）未按照规定对本单位内被传染病病原体污染的场所、物品以及医疗废物实施消毒或者无害化处置的。

（5）未按照规定对医疗器械进行消毒，或者对按照规定一次使用的医疗器具未予销毁，再次使用的。

（6）在医疗救治过程中未按照规定保管医学记录资料的。

（7）故意泄露传染病患者、病原携带者、疑似传染病患者、密切接触者涉及个人隐私的有关信息、资料的。

二、母婴保健法

（一）制定时间

《中华人民共和国母婴保健法》于 1994 年 10 月 27 日第八届全国人民代表大会常务委员会第十次会议通过，自 1995 年 6 月 1 日起施行。

（二）主要内容

为了保障母亲和婴儿健康，提高出生人口素质，根据宪法，制定《中华人民共和国母婴保健法》，其中医师需知晓的主要内容为：

1.《母婴保健法》第七条至十三条规定婚前保健服务的内容

婚前卫生指导：关于性卫生知识、生育知识和遗传病知识的教育。

婚前卫生咨询：对有关婚配、生育保健等问题提供医学意见。

婚前医学检查：对准备结婚的男女双方可能患影响结婚和生育的疾病进行医学检查（包括严重遗传性疾病、指定传染病、有关精神病）。

2.《母婴保健法》第十四至二十四条规定孕产妇保健服务内容

（1）母婴保健指导：对孕育健康后代以及严重遗传性疾病和碘缺乏病等地方病的发病原因、治疗和预防方法提供医学意见。

（2）孕妇、产妇保健：为孕妇、产妇提供卫生、营养、心理等方面的咨询和指导以及产前定期检查等医疗保健服务。

（3）胎儿保健：为胎儿生长发育进行监护，提供咨询和医学指导。

（4）新生儿保健：为新生儿生长发育、哺乳和护理提供医疗保健服务。

三、血液管理法

（一）制定时间

《中华人民共和国血液制品管理条例》于 1996 年 12 月 6 日国务院第 52 次常务会议通过，12 月 30 日起施行。

（二）主要内容

为了加强血液制品管理，预防和控制经血液途径传播的疾病，保证血液制品的质量，根据药品管理法和传染病防治法，制定《中华人民共和国血液制品管理条例》，其中医师需知晓的主要内容为：

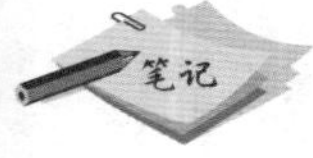

1.《血液管理条例》第五条、第六条规定单采血浆站的资格条件　单采血浆站由血液制品生产单

位设置或者由县级人民政府卫生行政部门设置，专门从事单采血浆活动，具有独立法人资格。其他任何单位和个人不得从事单采血浆活动。

设置单采血浆站，必须具备下列条件：

（1）符合单采血浆站布局、数量、规模的规划。

（2）具有与所采集原料血浆相适应的卫生专业技术人员。

（3）具有与所采集原料血浆相适应的场所及卫生环境。

（4）具有识别供血浆者的身份识别系统。

（5）具有与所采集原料血浆相适应的单采血浆机械及其他设施。

（6）具有对采集原料血浆进行质量检验的技术人员以及必要的仪器设备。

2.《血液管理条例》第十二条至第十七条规定采血实施者的操作原则

（1）单采血浆站在采集血浆前，必须对供血浆者进行身份识别并核实其《供血浆证》，确认无误的，方可按照规定程序进行健康检查和血液化验；对检查、化验合格的，按照有关技术操作标准及程序采集血浆，并建立供血浆者健康检查及供血浆记录档案；对检查、化验不合格的，由单采血浆站收缴《供血浆证》，并由所在地县级人民政府卫生行政部门监督销毁。严禁采集无《供血浆证》者的血浆。血浆采集技术操作标准及程序，由国务院卫生行政部门制定。

（2）单采血浆站只能向一个与其签订质量责任书的血液制品生产单位供应原料血浆，严禁向其他任何单位供应原料血浆。

（3）单采血浆站必须使用单采血浆机械采集血浆，严禁手工操作采集血浆。采集的血浆必须按单人份冰冻保存，不得混浆。

严禁单采血浆站采集血液或者将所采集的原料血浆用于临床。

（4）单采血浆站必须使用有产品批准文号并经国家药品生物制品检定机构逐批检定合格的体外诊断试剂以及合格的一次性采血浆器材。

采血浆器材等一次性消耗品使用后，必须按照国家有关规定予以销毁，并做记录。

（5）单采血浆站采集的原料血浆的包装、储存、运输，必须符合国家规定的卫生标准和要求。

（6）单采血浆站必须依照传染病防治法及其实施办法等有关规定，严格执行消毒管理及疫情上报制度。

四、医疗事故及医疗纠纷处理的法律制度

（一）《医疗事故处理条例》制定时间

《医疗事故处理条例》于 2002 年 2 月 20 日国务院第 55 次常务会议通过，于 2002 年 9 月 1 日起公布施行。

（二）《医疗事故处理条例》主要内容

为了正确处理医疗事故，保护患者和医疗机构及其医务人员的合法权益，维护医疗秩序，保障医疗安全，促进医学科学的发展，制定《医疗事故处理条例》，其中医师需知晓的主要内容为：

1.《医疗事故处理条例》第四条规定，根据对患者人身造成的损害程度，医疗事故分为四级。

一级医疗事故：造成患者死亡、重度残疾的。

二级医疗事故：造成患者中度残疾、器官组织损伤导致严重功能障碍的。

三级医疗事故：造成患者轻度残疾、器官组织损伤导致一般功能障碍的。

四级医疗事故：造成患者明显人身损害的其他后果的。

具体分级标准由国务院卫生行政部门制定。

2. 医务人员在医疗活动中应遵守的原则

（1）医疗机构及其医务人员在医疗活动中，必须严格遵守医疗卫生管理法律、行政法规、部门规章和诊疗护理规范、常规，恪守医疗服务职业道德。

（2）在医疗活动中，医疗机构及其医务人员应当将患者的病情、医疗措施、医疗风险等如实告知患者，及时解答其咨询；但是，应当避免对患者产生不利后果。

（3）医务人员在医疗活动中发生或者发现医疗事故、可能引起医疗事故的医疗过失行为或者发生医疗事故争议的，应当立即向所在科室负责人报告，科室负责人应当及时向本医疗机构负责医疗服务质量监控的部门或者专（兼）职人员报告；负责医疗服务质量监控的部门或者专（兼）职人员接到报告后，应当立即进行调查、核实，将有关情况如实向本医疗机构的负责人报告，并向患者通报、解释。

（4）发生或者发现医疗过失行为，医疗机构及其医务人员应当立即采取有效措施，避免或者减轻对患者身体健康的损害，防止损害扩大。

3.《医疗事故处理条例》第二十八条规定，医疗机构提交的有关医疗事故技术鉴定的材料应当包括下列内容　住院患者的病程记录、死亡病例讨论记录、疑难病例讨论记录、会诊意见、上级医师查房记录等病历资料原件；住院患者的住院志、体温单、医嘱单、化验单（检验报告）、医学影像检查资料、特殊检查同意书、手术同意书、手术及麻醉记录单、病理资料、护理记录等病历资料原件；抢救急危患者，在规定时间内补记的病历资料原件；封存保留的输液、注射用物品和血液、药物等实物，或者依法具有检验资格的检验机构对这些物品、实物做出的检验报告；与医疗事故技术鉴定有关的其他材料。

4.《医疗事故处理条例》第五十五条规定，发生医疗事故后对医疗机构和医务人员的责罚　医疗机构发生医疗事故的，由卫生行政部门根据医疗事故等级和情节，给予警告；情节严重的，责令限期停业整顿直至由原发证部门吊销执业许可证，对负有责任的医务人员依照刑法关于医疗事故罪的规定，依法追究刑事责任；尚不够刑事处罚的，依法给予行政处分或者纪律处分。

对发生医疗事故的有关医务人员，除依照前款处罚外，卫生行政部门并可以责令暂停 6 个月以上 1 年以下执业活动；情节严重的，吊销其执业证书。

（三）《中华人民共和国侵权责任法》第七章关于医疗损害的责任

1. 患者在诊疗活动中受到损害，医疗机构及其医务人员有过错的，由医疗机构承担赔偿责任。

2. 医务人员在诊疗活动中应当向患者说明病情和医疗措施。需要实施手术、特殊检查、特殊治疗的，医务人员应当及时向患者说明医疗风险、替代医疗方案等情况，并取得其书面同意；不宜向患者说明的，应当向患者的近亲属说明，并取得其书面同意。医务人员未尽到前款义务，造成患者损害的，医疗机构应当承担赔偿责任。

3. 因抢救生命垂危的患者等紧急情况，不能取得患者或者其近亲属意见的，经医疗机构负责人或者授权的负责人批准，可以立即实施相应的医疗措施。

4. 医务人员在诊疗活动中未尽到与当时的医疗水平相应的诊疗义务，造成患者损害的，医疗机构应当承担赔偿责任。

5. 患者有损害，因下列情形之一的，推定医疗机构有过错：

（1）违反法律、行政法规、规章以及其他有关诊疗规范的规定。

（2）隐匿或者拒绝提供与纠纷有关的病历资料。

（3）伪造、篡改或者销毁病历资料。

6. 因药品、消毒药剂、医疗器械的缺陷，或者输入不合格的血液造成患者损害的，患者可以向生产者或者血液提供机构请求赔偿，也可以向医疗机构请求赔偿。患者向医疗机构请求赔偿的，医疗机构赔偿后，有权向负有责任的生产者或者血液提供机构追偿。

7. 患者有损害，因下列情形之一的，医疗机构不承担赔偿责任：

（1）患者或近亲属不配合医疗机构进行符合诊疗规范的诊疗。

（2）医务人员在抢救生命垂危的患者等紧急情况下已经尽到合理诊疗义务。

（3）限于当时的医疗水平难以诊疗。

前款第一项情形中，医疗机构及其医务人员也有过错的，应当承担相应的赔偿责任。

8. 医疗机构及其医务人员应当按照规定填写并妥善保管住院志、医嘱单、检验报告、手术及麻醉记录、病理资料、护理记录、医疗费用等病历资料。

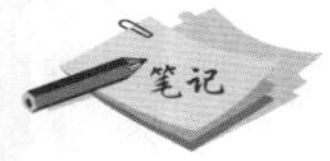

患者要求查阅、复制前款规定的病历资料的，医疗机构应当提供。

9. 医疗机构及其医务人员应当对患者的隐私保密。泄露患者隐私或者未经患者同意公开其病历资料，造成患者损害的，应当承担侵权责任。

10. 医疗机构及其医务人员不得违反诊疗规范实施不必要的检查。

11. 医疗机构及其医务人员的合法权益受法律保护。干扰医疗秩序，妨害医务人员工作、生活的，应当依法承担法律责任。

第五章　医务人员职业暴露与防护

一、医务人员职业暴露

职业暴露是指由于职业关系而暴露在危险因素之中，从而产生可能危害健康或生命的情况。

医务人员职业暴露是指医务人员从事临床诊疗、护理及检验等职业活动中接触有害、有毒的物质或传染病的病原体，从而直接或间接损害健康，甚至危及生命的一类职业暴露。

二、医务人员职业暴露分类

1. 感染性暴露　医务人员在从事诊疗、护理活动时被患者的血液等体内物质污染，或被患者血液等体内物质污染的针头、手术刀等锐利器械刺破自己的皮肤，而有可能导致感染性疾病发生的一类职业暴露。

2. 化学性暴露　医务人员在从事诊疗、护理活动或医疗废物处理时皮肤黏膜等接触了消毒剂或某些化学药品，而有可能导致疾病发生的一类职业暴露。

3. 放射性暴露　医务人员在从事诊疗、护理活动时因接触了放射性同位素、射线装置和含有放射性物质等有可能导致疾病发生的一类职业暴露。

4. 其他暴露。

三、医务人员职业暴露的预防

（一）国家法律、法规相关规定

1.《中华人民共和国职业病防治法》相关规定

（1）向用人单位提供可能产生职业病危害的设备的，应当提供中文说明书，并在设备的醒目位置设置警示标识和中文警示说明。警示说明应当载明设备性能、可能产生的职业病危害、安全操作和维护注意事项、职业病防护以及应急救治措施等内容。

（2）用人单位应当对劳动者进行上岗前的职业卫生培训和在岗期间的定期职业卫生培训，普及职业卫生知识，督促劳动者遵守职业病防治法律、法规、规章和操作规程，指导劳动者正确使用职业病防护设备和个人使用的职业病防护用品。

（3）劳动者应当学习和掌握相关的职业卫生知识，增强职业病防范意识，遵守职业病防治法律、法规、规章和操作规程，正确使用、维护职业病防护设备和个人使用的职业病防护用品，发现职业病危害事故隐患应当及时报告。

（4）对可能发生急性职业损伤的有毒、有害工作场所，用人单位应当设置报警装置，配置现场急救用品、冲洗设备、应急撤离通道和必要的泄险区。

（5）对放射工作场所和放射性同位素的运输、贮存，用人单位必须配置防护设备和报警装置，保证接触放射线的工作人员佩戴个人剂量计。

（6）对职业病防护设备、应急救援设施和个人使用的职业病防护用品，用人单位应当进行经常性

的维护、检修，定期检测其性能和效果，确保其处于正常状态，不得擅自拆除或者停止使用。

2.《医疗机构管理条例》相关规定

（1）医疗机构应当按照《消毒管理办法》，严格执行医疗器械、器具的消毒工作技术规范，并达到以下要求：

进入人体组织、无菌器官的医疗器械、器具和物品必须达到灭菌水平。

接触皮肤、黏膜的医疗器械、器具和物品必须达到消毒水平。

各种用于注射、穿刺、采血等有创操作的医疗器具必须一用一灭菌。

（2）医疗机构应当严格按照《抗菌药物临床应用指导原则》，加强抗菌药物临床使用和耐药菌监测管理。

（3）医疗机构经调查证实发生以下情形时，应当于 12 小时内向所在地的县级地方人民政府卫生行政部门报告，并同时向所在地疾病预防控制机构报告。所在地的县级地方人民政府卫生行政部门确认后，应当于 24 小时内逐级上报至省级人民政府卫生行政部门。省级人民政府卫生行政部门审核后，应当在 24 小时内上报至卫生部：

5 例以上医院感染暴发。

由于医院感染暴发直接导致患者死亡。

由于医院感染暴发导致 3 人以上人身损害后果。

（4）医疗机构发生以下情形时，应当按照《国家突发公共卫生事件相关信息报告管理工作规范（试行）》的要求进行报告：

10 例以上的医院感染暴发事件。

发生特殊病原体或者新发病原体的医院感染。

可能造成重大公共影响或者严重后果的医院感染。

（5）医疗机构发生的医院感染属于法定传染病的，应当按照《中华人民共和国传染病防治法》和《国家突发公共卫生事件应急预案》的规定进行报告和处理。

（二）标准预防

标准预防是指认为患者的血液、体液、分泌物、排泄物均具有传染性，需进行隔离，不论是否有明显的血迹、污染，是否接触非完整的皮肤与黏膜，接触上述物质者，必须采取预防措施。将普遍预防和体内物质隔离的许多特点进行综合，认定患者血液、体液、分泌物、排泄物均具有传染性，需进行隔离，不论是否有明显的血迹、污染或是否接触非完整的皮肤与黏膜。接触上述物质者必须采取防护措施。根据传播途径采取接触隔离、飞沫隔离、空气隔离，是预防医院感染成功而有效的措施。

1. 操作原则

（1）标准预防针对所有为患者实施操作的全过程。

（2）不论患者是否确诊或可以感染传染病均采取。

（3）包括洗手、戴手套、穿隔离衣、戴防护眼镜和面罩等基本措施。

（4）进行可能接触患者体液、血液的操作时须戴手套。

（5）操作完毕脱去手套后应洗手，必要时手消毒。

（6）有可能发生血液、体液飞溅到医务人员面部：戴具有防渗透性的口罩、防护眼镜。

（7）有可能发生血液、体液大面积飞溅污染身体：穿戴具有防渗透性的隔离衣或者围裙。

（8）手部皮肤破损有可能接触患者血液、体液：戴双层手套。

（9）戴手套操作过程中，应避免已经污染的手套触摸清洁区域或物品。

（10）进行侵袭性诊疗、护理操作过程中：

1）保证充足的光线。

2）特别注意防止被针头、缝合针、刀片等锐器刺伤/划伤。

（11）使用后的锐器防刺伤：

1）直接放入耐刺、防渗漏的锐器盒。

2）使用具有安全性能的注射器、输液器。

（12）立即清洁污染的环境。

（13）禁止将使用后的一次性针头重新套上针头套。

（14）禁止用手直接接触使用后的针头、刀片锐器。

（15）保证废弃物的正确处理。

1）运输废弃物的人必须戴厚质乳胶清洁手套。

2）处理体液废弃物必须戴防护眼镜。

2. 预防措施

（1）洗手：接触血液、体液、排泄物、分泌物后可能污染时，脱手套后，要洗手或使用快速手消毒剂洗手。

（2）手套：当接触血液、体液、排泄物、分泌物及破损的皮肤黏膜时应戴手套；手套可以防止医务人员把自身手上的菌群转移给患者的可能性；手套可以预防医务人员变成传染微生物时的媒介，即防止医务人员将从患者或环境中污染的病原在人群中传播。在两个患者之间一定要更换手套；手套不能代替洗手。

（3）面罩、护目镜和口罩：戴口罩及护目镜也可以减少患者的体液、血液、分泌物等液体的传染性物质飞溅到医护人员的眼睛、口腔及鼻腔黏膜。

（4）隔离衣：穿隔离衣为防止被传染性的血液、分泌物、渗出物、飞溅的水和大量的传染性材料污染时才使用。脱去隔离衣后应立即洗手，以避免污染其他患者和环境。

（5）可重复使用的设备：

1）可复用的医疗用品和医疗设备，在用于下一患者时根据需要进行消毒或灭菌处理。

2）处理被血液、体液、分泌物、排泄物污染的仪器设备时，要防止工作人员皮肤和黏膜暴露，工作服的污染，以致将病原微生物传播给患者和污染环境。

3）需重复使用的利器，应放在防刺的容器内，以便运输、处理和防止刺伤。

4）一次性使用的利器，如针头等放置在防刺、防渗漏的容器内进行无害化处理。

（6）物体表面、环境、衣物与餐饮具的消毒：

1）对医院普通病房的环境、物体表面，包括床栏、床边、床头桌、椅、门把手等经常接触的物体表面定期清洁，遇污染时随时消毒。

2）在处理和运输被血液、体液、分泌物、排泄物污染的被服、衣物时，要防止医务人员皮肤暴露、污染工作服和环境。

3）可重复使用的餐饮具应清洗、消毒后再使用，对隔离患者尽可能使用一次性餐饮具。

4）重复用的衣服置于专用袋中，运输至指定地点进行清洗、消毒，并防止运输过程中的污染。

（7）急救场所可能出现需要复苏时，用简易呼吸囊（复苏袋）或其他通气装置以代替口对口人工呼吸方法。

（8）医疗废物应按照国家颁布的《医疗废物管理条例》及其相关法律法规进行无害化处理。

（周建军　杨黎）

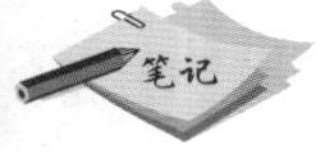

第二篇　体格检查技能

第一章　问诊的方法与技巧

学习目标

1. 掌握:问诊的内容、方法和技巧。
2. 熟悉:问诊的重要性;重点问诊的方法;问诊的医德要求。
3. 了解:特殊情况的问诊技巧。

问诊(inquiry)是医生通过对患者或相关人员的系统询问获取病史资料,经过综合分析而做出临床判断的一种诊断方法。问诊是病史采集(history taking)的主要手段。病史的完整性和准确性对疾病的诊断和处理有很大的影响,解决患者诊断问题的大多数线索和依据即来源于问诊所获取的资料。因此问诊是每个临床医生必须掌握的基本技能。

一、问诊的重要性

问诊是诊断疾病的最基本也是最重要的手段。通过问诊所获取的资料对了解疾病的发生、发展,诊治经过,既往健康状况和曾患疾病的情况,对诊断具有极其重要的意义。

有利于早期诊断疾病。在某些疾病,或是在疾病的早期,机体只是处于功能或病理生理改变的阶段,还缺乏器质性或组织、器官形态学方面的改变,而患者却可以更早地陈述某些特殊的感受,如头晕、乏力、食欲改变、疼痛、失眠、焦虑等症状。在此阶段,体格检查、实验室检查、甚至特殊检查均无阳性发现,问诊所得的资料却能更早地作为诊断的依据。实际上,在临床工作中有些疾病的诊断仅通过问诊即可基本确定,如感冒、支气管炎、心绞痛、癫痫、疟疾、胆道蛔虫症等。

为选择其他的检查措施提供线索。为随后对患者进行的体格检查和各种诊断性检查的安排提供了最重要的基本资料。

问诊不仅可以全面地了解患者疾病的历史和现状,而且通过交谈,可以掌握患者的思想动态,有利于做好患者的思想工作,消除不良影响,提高诊疗效果。

采集病史是医生诊治患者的第一步,其重要性还在于它是医患沟通、建立良好医患关系的最重要时机,正确的方法和良好的问诊技巧,使患者感到医生的亲切和可信,有信心与医生合作,这对诊治疾病也十分重要。问诊的过程除收集患者的疾病资料用于诊断和治疗外,还有其他功能,如教育患者,向患者提供信息,有时候甚至交流本身也具有治疗作用。医学生从接触患者开始,就必须认真学习和领会与患者交流的内容和技巧。交流与沟通技能是现代医生重要的素质特征。

一个具有深厚医学知识和丰富临床经验的医生,常常通过问诊就可能对某些疾病提出准确的诊断。相反,忽视问诊,必使病史采集粗疏,病情了解不够详细或确切,势必造成漏诊或误诊,对病情复杂而又缺乏典型症状和体征的病例,深入、细致的问诊就更为重要。

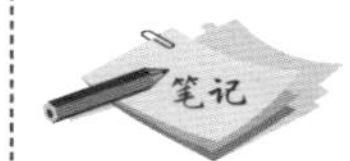

根据问诊时的临床情景和目的的不同,可分为全面系统的问诊和重点问诊。前者即对住院患者

所要求的全面系统的问诊。重点问诊则主要应用于急诊和门诊。前者的学习和掌握是后者的基础，初学者自然是从学习全面系统的问诊开始。

二、问诊的医德要求

1. 严肃认真　听患者诉说病情时，作为医师必须集中注意力，耐心倾听，显示出认真的态度和行为。认真才能给患者以信心，才能保证患者的合作，才能以科学的方式收集到完整、准确的病史资料。

2. 尊重隐私　问诊是以全面系统地了解病情为目的，在问诊过程会牵涉患者隐私，对于任何隐私，医生绝不能传播给无关的任何人，也绝不能嘲弄和讥笑。

3. 对患者一视同仁　对于患者来说，不论其经济状况、社会地位、文化程度、家庭背景、种族等有何不同，均应一视同仁，对经济困难的患者，还应予更多的关怀、帮助和理解；对残疾者绝不能有侮辱的言行；对老人和儿童应有耐心，给予特别的关心。

4. 对同道不随意评价　病史采集过程中，患者可能会对过去医生的诊断、治疗提出质疑，甚至表达其不满和愤怒，医生不能随意对此做出评价，更不能在患者面前诋毁别的医生。

5. 患者教育和健康指导　利用与患者交流的机会可对患者及其家属进行疾病方面或不良嗜好方面的教育和指导。

三、问诊的内容

（一）一般项目询问

1. 姓名、性别、年龄、民族、婚姻、工作单位、职业、出生地、地址、入院日期、记录时间、患者陈述者及可靠程度等。

2. 注意事项

（1）病史的陈述人如果不是患者本人，还应询问与患者间的关系。

（2）姓名一定和身份证户口本上的汉字相对应；年龄一定问清实足年龄，如 30 岁、5 个月；不应以“儿”或“成”代替。出生地具体到县；民族要问清；职业是工人的一定具体到工种。

（二）主诉

1. 主诉为患者感觉最痛苦、最明显的症状或体征，也就是本次就诊的主要原因及其持续时间。确切的主诉可初步反映病情轻重与缓急，并提供对某系统疾患的诊断线索。

2. 注意事项

（1）主诉要体现症状、部位、时间三要素。因此在问诊一开始就可以这样问：“你怎么不舒服？”（症状）“哪儿不舒服？”（部位）“什么时间开始发病？”（时间）。

（2）主诉应简明扼要，以简洁的语言来描述。如：“咽痛、高热 2d”“腹痛、腹泻、脓血便 1d”。

（3）不可采用诊断术语，如：“心脏病 5 年”“心功能衰竭 1 年”“糖尿病 3 年”等。不应以方言土语或含糊不清的词语来描述。如：“肚子痛、拉稀 1d”“心里感觉麻烦好几天”。

（4）对病史长、病情复杂的患者，应综合分析以归纳出更能反映病情特征的主诉。如：“反复咳嗽、咳痰 20 年，心悸气促 3 年，下肢水肿半个月”。

（5）通过主诉的描述，一般可初步判断患者所患的是哪一系统疾病及其缓急，从而为进一步明确诊断、制订诊后计划指明方向。如：“反复咳嗽、咳痰 20 余年，心慌憋气 20d”，首先考虑呼吸系统疾病。“活动后心悸、气短 5 年，下肢水肿 7d”，应考虑循环系统疾病。

（6）对当前无症状、诊断资料和入院目的十分明确的患者，可直接采用入院目的作主诉。如：“白血病复发 2 周，要求入院化疗”或“发现胆囊结石 2 个月，入院接受手术治疗”。

（三）现病史

1. 患者从发病到就诊时疾病的全过程，即发生、发展、演变和诊治经过。可按以下内容进行询问。

（1）起病情况：包括发病的时间、地点、环境、起病的缓急情况、前驱症状、发病的症状及其严重程度。

（2）主要症状特点：包括主要症状出现的部位、性质，持续的时间和程度，缓解或加重的因素。

（3）病因与诱因：尽可能地了解与本次发病有关的病因，包括外伤、中毒、感染等，以及诱因，包括

情绪、气候、地理及生活环境、起居饮食失调等。

（4）病情的发展和演变：包括患病过程中主要症状的变化或新症状的出现。

（5）伴随症状：在患者出现主要症状的基础上，又同时出现一系列的其他症状，这些伴随出现的症状常常是鉴别诊断的依据，或提示出现了并发症。

（6）诊疗经过：患病后曾接受检查与治疗的经过，包括检查方法、时间、结果、诊断名称及治疗方法、效果、不良反应等。

（7）病程中的一般情况：包括发病以来患者的精神情况、体力状态、生活习惯、食欲及食量的改变、睡眠、体重变化、大小便情况等。

2. 注意事项

（1）现病史与主诉时间一致、紧扣主诉展开。

（2）病史短的要尽量详细。

（3）病史长则重点突出、简明扼要，避免流水账。

（4）注意记载有鉴别意义的阴性症状。

（四）既往史

1. 既往一般健康状况，包括系统查询。

（1）传染病史及其接触史：有无麻疹、水痘、百日咳、猩红热、白喉、伤寒、脑膜炎、天花、痢疾、疟疾、肺结核等。按发病年月及当时诊断顺序描述各种疾病症状、治疗经过（时间、有无后遗症等）。

（2）局部病灶史：龋齿、扁桃体炎、鼻窦炎、中耳炎、咽（喉）痛史等。

（3）外伤手术史：受伤部位、手术性质和日期。

（4）预防接种史：接种牛痘、预防注射，尽可能注明名称，或其他皮肤试验反应的时间。

（5）过敏史：如对药物或食物过敏史等。

（6）冶游及性病史：在必要时才询问（如女性患者宜问及爱人是否曾有冶游及性病史）。

（7）近期有无输血、献血、注射史。

2. 注意事项

（1）既往所患疾病及治疗情况重点了解与现在疾病有关的疾病。

（2）按各系统疾病要点有顺序的补充询问。

（3）手术外伤史应记录手术或外伤的名称、日期及有无后遗症或记为：无手术、外伤史。

（4）过去疾病与目前症状有关系，时断时续、迁延至今的为现病史。

（5）过去疾病与目前症状相似，但已治愈应为过去史。

（五）系统回顾

1. 呼吸系统　有无咳嗽（发作时间、性质与气候的关系）、咳痰（色、量、性状、气味）、咯血（色、量）、腹痛（时间、部位、性质、程度、与呼吸及咳嗽的关系）、喉痛、盗汗、呼吸困难（时间、性质、程度）、食欲不振、体重减轻等病史。

2. 循环系统　有无心悸、心前区疼痛（部位、性质、时限、放射、频度、诱因、缓解方法）、气促、咳嗽、咳痰、咯血、水肿、头昏、头痛、晕厥、少尿、肝区疼痛、腹胀等病史。

3. 消化系统　饮食习惯、有无食欲改变、嗳气、反酸、腹痛（部位、性质、程度、时间、放射、缓解方法、诱因）、腹泻（次数、粪便性状、气味）、恶心、呕吐（频度、时间、量、性质与饮食关系）、腹胀、吞咽困难、呕血、便血（色、量）、黄疸、体重下降、食物或药物中毒史、腹内肿块史等病史。

4. 造血系统　有无疲乏无力、头晕、眼花、耳鸣、面色苍白、心悸、气促、皮肤黏膜出血、鼻出血、咯血、便血、黄疸，淋巴结及肝、脾大，发热、骨骼疼痛等病史。

5. 泌尿生殖系统　有无腰痛及腹痛、排尿困难、尿频、尿急、尿痛、尿量及尿色改变（血尿、混浊尿）、夜尿、苍白、水肿、食欲减退、头痛、眩晕、视力障碍、性功能紊乱、计划生育情况等病史。

6. 代谢、内分泌系统　有无畏寒、怕热、多汗、头痛、乏力、视力障碍、心悸、食欲异常、烦渴、多尿、水肿、肌肉震颤及痉挛、性格、智力、发育、体重、皮肤、毛发、性欲改变及骨骼等方面改变等病史。

7. 神经系统　有无头痛（部位、性质、时间、程度）、失眠、嗜睡、意识障碍、晕厥、视力障碍、感觉失常、神经痛、麻痹、瘫痪、抽搐及其他精神异常的现象等病史。

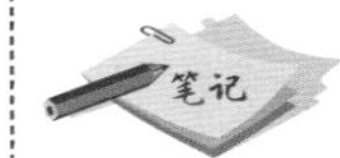

8. 关节及运动系统　有无关节疼痛、红肿、畸形、局部肌肉萎缩、活动受限、外伤、骨折、脱位、肌肉疼痛等病史。

（六）个人史

1. 社会经历　出生地、居住地、居留时间、受教育程度、经济生活、业余爱好。

2. 职业、习惯及嗜好，包括工种，劳动环境，毒物的接触情况及时间，卫生习惯，烟酒嗜好及摄入量，以及其他异嗜物和麻醉药品、毒品等。

3. 冶游史　有无不洁性交史，是否患过下疳、淋病性尿道炎等性病史。

（七）月经、婚育史

包括婚姻、月经及生育史。月经初潮年龄、周期、行经期、末次月经日期、经量及颜色、有无血块、有无痛经、白带（量、嗅味、性状）、停经日期；结婚年龄，爱人健康情况（若死亡，应询问死因及日期），性生活情况（必要时询问）。妊娠次数及产次，生产情况（顺产、难产或手术产、流产、早产或死胎），产后情况（有无大出血、产褥热）等。男性婚育史归入个人史。

（八）家族史

1. 双亲与兄弟姐妹及子女的健康与疾病情况。
2. 有无遗传病及其有关的疾病。
3. 家庭成员去世者，询问其死因及年龄。
4. 家族中传染病的患病情况。

四、问诊的基本方法与技巧

问诊的目的是为了全面地了解疾病的发生、发展、病因、诊治经过及既往健康状况。医师应具备良好的职业态度及行为，采用正确的方法和良好的问诊技巧，以取得患者的信任，建立良好的医患关系，使患者感到医生的亲切和可信，有信心与医生合作，这对诊治疾病十分重要。

（一）问诊的组织与安排

指医生在整个问诊过程中，包括问诊的对象、环境、引言、内容（主诉、现病史、过去史、系统回顾、个人史、家族史）和结束语等，应按项目有序的、系统地进行，对交谈的目的、进程、预期结果应做到心中有数。

（二）问诊的对象

问诊应尽量直接询问患者。对危重患者或意识障碍的患者可由发病时在场者及了解病情的人代诉；对小儿患者则主要询其父母。

（三）问诊的环境

由于对医疗环境的生疏和对疾病的恐惧等，患者就诊前常有紧张情绪。医生应主动创造一种宽松和谐的环境以解除患者的不安心情。注意保护患者隐私，最好不要当着陌生人开始问诊。如果患者要求家属在场，医生可以同意。

（四）仪表、礼节和举止

医生应有良好的形象，整洁的衣着，谦虚礼貌的行为，发展与患者的和谐关系，使患者感到温暖亲切，获得患者的信任，甚至能使患者讲出原想隐瞒的敏感事情。适当的时候应微笑或赞许地点头示意。记录要尽量简单、快速，不要只埋头记录，不顾与患者必要的视线接触。交谈时采取前倾姿势以表示正在注意倾听，以及一些鼓励患者继续谈话的短语，如“我明白”“接着讲”“说得更详细些”等，亦能启发和鼓励患者提供有关医疗的客观、真实的资料。因此，询问者在接触患者时要做到衣冠整洁，文明礼貌，使患者感到亲切温暖，值得信赖。粗鲁傲慢，不仅会丧失患者对询问者的信任感，而且会产生担忧或恐惧。

（五）问诊的起始

一般从礼节性的交谈开始，可先做自我介绍（佩戴胸牌是很好的自我介绍的一种方式），讲明自己的职责。使用恰当的言语或体语表示愿意为解除患者的病痛和满足他的要求尽自己所能，这样的举措会有助于建立良好的医患关系，很快缩短医患之间的距离，改善互不了解的生疏局面，使病史采集能顺利地进行下去。

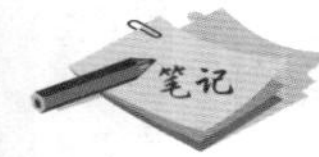

（六）掌握好问诊的进度

尽可能让患者充分地陈述和强调他认为重要的情况和感受，只有在患者的陈述离病情太远时，才需要根据陈述的主要线索灵活地把话题转回。切不可生硬地打断患者的叙述，甚至用医生自己主观的推测去取代患者的亲身感受。只有患者的亲身感受和病情变化的实际过程才能为诊断提供客观的依据。

（七）时间顺序

时间顺序主要是指病史中症状或体征出现的先后次序。追溯首发症状开始的确切时间，直至目前的演变过程。如有几个症状同时出现，必须确定其先后顺序。虽然收集资料时，不必严格地按症状出现先后提问，但所获得的资料应足以按时间顺序口述或写出主诉和现病史。例如：一名60岁男性患者，间断性胸骨后疼痛1年，复发并加重2h就诊。1年前，患者首次活动后发生胸痛，于几分钟后消失。半年前，胸痛发作频繁，诊断为心绞痛，口服硝酸异山梨醇酯5mg每日3次，治疗后疼痛消失。患者继续服药至今。2h前患者胸骨后疼痛再发，1h前伴出汗、头晕和心悸，胸痛放射至左肩部。如此收集的资料能准确反映疾病的时间发展过程。

（八）合理使用过渡语言

过渡语言是指问诊时用于两个项目之间转换的语言，是向患者说明将要讨论的新话题及其理由，使患者不会困惑你为什么要改变话题以及为什么要询问这些情况。如：过渡到家族史之前，可说明有些疾病有遗传倾向，或在一个家庭中更容易患病，因此医生需要了解这些情况；过渡到系统回顾前，说明除已经谈到的内容外，还需了解全身各系统情况，然后开始系统回顾。

（九）提问问题的类型

根据具体情况采用不同类型的提问。

1. 一般性提问（或称开放式提问）　常用于问诊开始，可获得某一方面的大量资料，让患者像讲故事一样叙述他的病情。这种提问应该在现病史、过去史、个人史等每一部分开始时使用。如："你今天来，有哪里不舒服？"待获得一些信息后，再着重追问一些重点问题。

2. 直接提问　用于收集一些特定的有关细节。如："扁桃体切除时你多少岁？""您何时开始腹痛的呢？"获得的信息更有针对性。另一种直接选择提问，要求患者回答"是"或"不是"，或者对提供的选择做出回答，如："你曾有过严重的头痛吗？""你的疼痛是锐痛还是钝痛？"为了系统有效地获得准确的资料，询问者应遵循从一般提问到直接提问的原则。

3. 避免诱导性提问或暗示性提问　诱导性提问或暗示性提问，在措辞上已暗示了期望的答案，使患者易于默认或附和医生的诱问，如："你的胸痛放射至左手，对吗？""用这种药物后病情好多了，对吧？"。

4. 避免责难性提问　此种提问常使患者产生防御心理，如："你为什么吃那样脏的食物呢？"如医生确实要求患者回答为什么，则应先说明提出该问题的原因，否则在患者看来很可能是一种责难。另一种不恰当的是连续提问，即连续提出一系列问题，可能造成患者对要回答的问题混淆不清，如："饭后痛得怎么样？和饭前不同吗？是锐痛，还是钝痛？"。

5. 避免重复性提问　提问时要注意系统性和目的性。杂乱无章的重复提问会降低患者对医生的信心和期望。如：在收集现病史时已获悉患者的一个姐姐和一个弟弟也有类似的头痛，如再问患者有无兄弟姐妹，则表明询问者未注意倾听。有时为了核实资料，同样的问题需多问几次，但应说明，如："你已告诉我，你大便有血，这是很重要的资料，请再给我详细讲一下你大便的情况。"有时用反问及解释等技巧，可以避免不必要的重复提问。

（十）归纳小结

询问病史的每一部分结束时进行归纳小结，可达到以下目的：①唤起医生自己的记忆和理顺思路，以免忘记要问的问题。②让患者知道医生如何理解他的病史。③提供机会核实患者所述病情。对现病史进行小结常常显得特别重要。小结家族史时，只需要简短的概括，特别是阴性或不复杂的阳性家族史。小结系统回顾时，最好只小结阳性发现。

（十一）避免使用医学术语

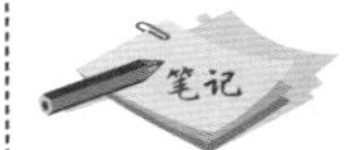

问诊时医生语言要通俗易懂，避免使用特定意义的医学术语，如"心悸、隐血、里急后重"等，因为

不同文化背景的患者对各种医学词汇的理解有较大的差异。也不要因为患者有时用了一两个医学术语，就以为他有较高的医学知识水平。例如：有的患者曾因耳疾而听说并使用“中耳炎”这个词，但实际上患者很可能并不清楚“中耳炎”的含义，甚至连中耳在哪里可能都不知道。有时，询问者应对难懂的术语做适当的解释后再使用，如：“你是否有过血尿？换句话说，有没有尿色变红的情况？”

（十二）引证核实信息

为了收集到尽可能准确的病史，有时医生要引证核实患者提供的信息。如患者用了诊断术语，医生应通过询问当时的症状和检查等以核实资料是否可靠。例如，患者：“5 年前我患了肺结核”；医生：“当时做过胸部 X 线检查吗？”；患者：“做过”；医生：“经过抗结核治疗吗？”患者：“是，服药治疗”。医生：“知道药名吗？”；又如患者：“我对青霉素过敏”；则医生应追问：“你怎么知道你过敏？”或问：“是青霉素皮试阳性或你用青霉素时有什么反应？”经常需要核实的资料还有呕血量、体重变化情况、大便和小便量，重要药物如糖皮质激素、抗结核药物和精神药物的使用，饮酒史、吸烟史以及过敏史等。

（十三）赞扬与鼓励

恰当地运用一些评价、赞扬与鼓励语言，可促使患者与医生的合作，使患者受到鼓舞而积极提供信息，如：“可以理解”“那你一定很不容易”。一些通俗的赞扬语，如：“你已经戒烟了？有毅力”或“你能每月做一次乳房的自我检查，这很好”。但对有精神障碍的患者，不可随便用赞扬或鼓励的语言。

（十四）关心支持和资助的来源

询问患者的经济情况，关心患者有无来自家庭和工作单位经济和精神上的支持。医生针对不同情况做恰当的解释可使患者增加对医生的信任。有时应鼓励患者设法寻找经济和精神上的支持和帮助，以及介绍一些能帮助患者的个人或团体。

（十五）关心患者的期望

医生应明白患者的期望，了解患者就诊的确切目的和要求。有时患者被询问病情时一直处于被动的局面，实际上他可能还有其他目的，如咨询某些医学问题、因长期用药需要与医生建立长期关系等。在某些情况下，咨询和教育患者是治疗成功的关键，甚至本身就是治疗的目标。医生应判断患者最感兴趣的、想要知道的及每一次可理解的信息量，从而为患者提供适当的信息或指导。

（十六）判断患者的理解程度

许多情况下，患者答非所问或依从性差，其实是因为患者没有理解医生的意思，可用巧妙而仔细的各种方法检查患者的理解程度。询问者可要求患者重复所讲的内容，或提出一种假设的情况，看患者能否做出适当的反应。如患者没有完全理解或理解有误，应予及时纠正。

（十七）巧妙回答患者提出的问题，避免不懂装懂

如患者问到一些问题，医生不清楚或不懂时，不能随便应付、不懂装懂，甚至乱解释，也不要简单回答三个字“不知道”。如知道部分答案或相关信息，医生可以说明，并提供自己知道的情况供患者参考。对不懂的问题，可以回答自己以后去查书、请教他人后再回答，或请患者向某人咨询，或建议去何处能解决这一问题。

（十八）结束语

问诊结束时，应谢谢患者的合作、告知患者或体语暗示医患合作的重要性，说明下一步对患者的要求、接下来做什么、下次就诊时间或随访计划等。

总之，作为一名医生，问诊是基本功，是综合能力的体现，能否顺利进行，不但要掌握丰富的“三基”知识，而且还要有良好的沟通能力和技巧，在问诊过程中还应该将鉴别诊断的思维贯穿其中，将理论知识与实际相结合，反复训练，不断总结经验，吸取教训，才能较好地掌握问诊的方法与技巧，才能不断提高问诊水平。

五、重点问诊的方法

重点的问诊是指针对就诊的最主要症状或体征来问诊，并收集除现病史外的其他病史部分中与该问题密切相关的资料。重点问诊主要用于急诊和门诊，是以一种较为简洁的形式和调整过的顺序进行的，是医生根据患者表现的问题及其紧急程度，选择对解决该问题所必需的内容进行问诊，但问诊仍必须获得主要症状的以下资料：

1. 全面的时间演变和发生发展情况,即发生、发展、性质、强度、频度、加重和缓解因素及相关症状等。通常患者的主要症状或主诉提示了需要做重点问诊的内容。

2. 一旦明确现病史的主要症状或体征,指向了某个(或某些)器官系统,医生经过临床诊断思维的加工就会形成诊断假设,就应重点对该系统的内容进行全面问诊,通过直接提问收集有关本系统中更详细的资料,对阳性的症状就应按照上述方法去问诊,而阴性症状也应记录下来。例如一个主要症状是气短的病史,心血管和呼吸系统疾病是其主要的原因,因此,与这些系统和器官相关的其他症状就应包括在问诊之中,如询问有无劳力性呼吸困难、端坐呼吸、夜间阵发性呼吸困难、胸痛、心悸、踝部水肿或有无咳嗽、喘息、咯血、咳痰和发热。还应询问有无哮喘或其他肺部疾病的病史,阳性症状应分类并按恰当的发生时间顺序记录,阴性的回答也应加以分类并记录,这对明确该诊断或做进一步的鉴别诊断很有意义。

3. 相关病史资料

(1) 过去史:是为了能进一步解释目前的问题或证实诊断假设,如针对目前考虑的受累器官系统询问是否患过疾病或是否做过手术,患者过去是否有过该病的症状或类似的症状。如果是,应该询问:"当时的病情怎么样?""诊断是什么?"(不是用来作为现在的诊断,而仅作为一种资料)"结果怎么样?"不必询问全面系统的过去史,除非询问者认为这样对解决目前问题很有帮助。

(2) 药物(包括处方和非处方药)和过敏史:对育龄期妇女,应询问有无妊娠的可能性。

(3) 是否询问家族史、个人史,决定于医生的诊断假设。

4. 建立诊断假设并不是要在问诊中先入为主,而是从实际过程来看,可以说问诊本身就是收集客观资料与医生的主观分析不断相互作用的过程。建立假设、检验假设和修正假设都需要询问者高度的脑力活动,绝不仅仅是问话和收集资料的简单行为。这一过程是对医生的挑战,也会带给医生满足感。医生的认知能力和整合资料的能力将决定他病史采集的实践过程。

六、特殊情况的问诊技巧

(一)缄默与忧伤

有时患者缄默不语,甚至不主动叙述其病史,并不意味着患者没有求医动机和内心体验,它可能是由于疾病使患者对治疗丧失信心或感到绝望所致。对此,医生应注意以下几点:

1. 注意观察患者的表情、目光和躯体姿势,为可能的诊断提供线索。

2. 注意耐心地向患者表明医生理解其痛苦并通过言语和恰当的躯体语言给患者以信任感,鼓励其客观地叙述其病史。

3. 避免敏感性问题使患者伤心。

4. 避免批评性的提问使患者沉默或不悦。

5. 避免过多、过快的直接提问使患者惶惑而被动。医生应予安抚、理解并适当等待、减慢问诊速度,使患者镇定后继续叙述病史。

(二)焦虑与抑郁

焦虑与抑郁是最常见的临床问题之一,应予特别重视。

1. 鼓励焦虑患者讲出亲身感受,注意其语言的和非语言的各种异常的线索,确定问题性质。

2. 询问抑郁患者平时的情绪如何,对未来、对生活的看法,如怀疑是抑郁症,应按精神科要求采集病史和做精神检查。

3. 给予宽慰和保证应注意分寸,如说"不用担心,一切都会好起来的"这一类话时,在了解患者的主要问题的基础上确定表述的方式,以免适得其反,使患者产生抵触情绪,交流更加困难。

(三)多话与唠叨

遇到患者多话和唠叨时,医生很难插话及提问,由于患者的回答未得要领,常使采集病史不顺利。对此,应注意以下技巧:

1. 提问应限定在主要问题上。

2. 根据初步判断,在患者提供不相关的内容时,巧妙地打断。

3. 对于患者有思维奔逸或混乱的情况,应按精神科要求采集病史和做精神检查。

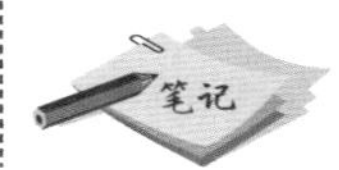

4. 分次进行问诊、告诉患者问诊的内容及时间限制等。

5. 应有礼貌、诚恳表述，切勿表现得不耐心而失去患者的信任。

（四）愤怒与敌意

患者因为缺乏安全感可能表现出愤怒和不满，而且难以说明愤怒的具体对象，可能指向医生。患者因为医生的提醒想到了自己的不适感觉，尤其是向年轻医生比向更年老的医生表示愤怒更感到安全。患者误认为医务人员举止粗鲁、态度生硬或语言冲撞，更加愤怒或怀有敌意。不管对以上哪种情况，医生一定不能发怒，更不可以因此而耿耿于怀，应采取坦然、理解、不卑不亢的态度，尽量发现患者发怒的原因并予以说明。此时，提问应该缓慢而清晰，内容主要限于现病史为好，对个人史及家族史或其他可能比较敏感的问题，询问要十分谨慎，或分次进行，以免触怒患者。

（五）多种症状并存

对于患者多种症状并存时，尤其是慢性过程又无侧重时，一方面应从众多症状中抓住关键、把握实质；另一方面在排除器质性疾病的同时，亦考虑其可能由精神因素引起，一经核实，不必深究，必要时可建议其做精神检查。但初学者在判断功能性问题时应特别谨慎。

（六）说谎和对医生不信任

患者有意说谎是少见的，但有的患者对所患疾病的看法以及有限的医学知识会影响其对病史的叙述。如患者的叔父死于胃癌，那患者可能将各种胃病都视为一种致命性疾病，而把病情叙述得很重。有的患者因为求医心切可能夸大某些症状，或因害怕面对可能的疾病而淡化甚至隐瞒某些病史。医生应判断和理解这些情况，给予恰当的解释，避免记录下不可靠不准确的病史资料。

患者常对某些症状和诊断感到恐惧，同时恐惧各种有创性检查、疾病的后果或难以预料的情况。恐惧会改变人的行为，也会不信任过去的环境。当医生能感觉到患者对医生的不信任时，不必强行纠正，待患者情绪稳定后再询问病史资料。若没病装病或怀有其他非医学上的目的有意说谎时，医生应根据医学知识综合判断，予以鉴别。

（七）文化程度低下和语言障碍

文化程度低下一般不妨碍其提供适当的病史，但患者理解力及医学知识贫乏可能影响回答问题及遵从医嘱。问诊时，语言应通俗易懂，减慢提问的速度，注意必要的重复及核实。患者通常对症状耐受力较强，不轻易主动陈诉；对医生的尊重及环境生疏，使患者通常表现得过分顺从，有时对问题回答"是"不过是一种礼貌和理解的表示，实际上，可能并不理解，也不一定是同意或肯定的回答，对此应特别注意。

语言不通者，最好是找到翻译，并请如实翻译，勿带倾向性，更不应只是解释或总结。有时通过体语、手势，加上不熟练的语言交流也可抓住主要问题。反复地核实患者回答的内容很重要。

（八）重危和晚期患者

重危患者需要高度浓缩的病史及体格检查，并可同时进行。病情重危者反应变慢，甚至迟钝，不应催促患者，应予理解。经初步处理，病情稳定后，再详细询问病史。

重症晚期患者可能因治疗无望有拒绝、孤独、违拗、懊丧、抑郁等情绪，应特别关心，引导其做出反应。对诊断、预后等回答应恰当和力求中肯，避免造成伤害，更不要与其他医生的回答发生矛盾。亲切的语言，真诚的关心，表示愿在床旁多待些时间，对患者都是极大的安慰和鼓励，而有利于获取准确而全面的信息。

（九）残疾患者

残疾患者在接触和提供病史上较其他人更为困难；除了需要更多的同情、关心和耐心之外，需要花更多时间收集病史。以下技巧有助于采集病史。

对听力损害或聋哑的人，相互理解常有困难，可用简单明了的手势或其他体语；谈话清楚、大声、态度和蔼、友善；请患者亲属、朋友解释或代述，同时注意患者表情。必要时作书面提问，书面交流。

对盲人患者，先向患者自我介绍及介绍现场情况，必要肢体接触这有利于减轻患者的恐惧，获得患者的信任。告诉患者其他现场人员和室内家具或装置，仔细聆听病史叙述并及时做出语言的应答，更能使患者放心与配合。

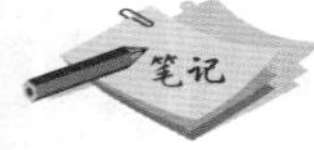

（十）老年人

老年人因体力、视力、听力的减退，反应缓慢或思维障碍，对问诊有一定的影响。应注意以下技巧：

1. 先用简单清楚、通俗易懂的一般性问题提问。

2. 减慢问诊进度，使之有足够时间思索、回忆，必要时做适当的重复。

3. 注意患者的反应，判断其是否听懂，有无思维障碍、精神失常，必要时向家属和朋友收集补充病史。

4. 耐心仔细进行系统回顾，以便发现重要线索。

5. 仔细询问过去史及用药史，个人史中重点询问个人嗜好、生活习惯改变；注意精神状态、外貌言行、与家庭及子女的关系等。

（十一）儿童

1. 学龄前儿童多不能自述病史，须由家长或保育人员代述。

2. 问病史时应注意态度和蔼，体谅家长因子女患病而引起的焦急心情，认真地对待家长所提供的每个症状，因家长最了解情况，最能早期发现儿童病情的变化。

3. 对于学龄期的儿童，可让其补充有关病情的细节，但应注意其记忆及表达的准确性。

4. 对于那些因惧怕住院、打针等而不肯实说病情的患儿，在交谈时仔细观察并全面分析，有助于判断其可靠性。

5. 所提供的病史材料是否可靠，与他们观察儿童的能力、接触儿童的密切程度有关，对此应予注意并在病历记录中说明。

（十二）精神疾病患者

自知力属于自我意识的范畴，是人们对自我心理、生理状态的认识能力，在医学上表示患者对自身疾病的认识能力。对有自知力的精神疾病患者，问诊对象是患者本人。对缺乏自知力的患者，其病史是从患者的家属或相关人员中获得。由于不是本人的患病经历和感受，且家属对病情的了解程度不同，有时家属会提供大量而又杂乱无章的资料，医生应结合医学知识综合分析，归纳整理后记录。对缺乏自知力患者的交谈、询问与观察属于精神检查的内容，但有时所获得的一些资料可以作为其病史的补充。

七、关键问题

1. 问诊的方法和技巧是什么？
2. 问诊的内容有哪些？
3. 现病史的主要内容有哪些？
4. 问诊有什么重要性？

关键问题参考答案

（孟庆革）

第二章　病史采集与体格检查

学习目标

1. 掌握：病史采集的要点；现病史采集的内容及方法；各要点的记录方法；体格检查的基本方法。

2. 熟悉：体格检查的基本要求。

3. 了解：老年人和儿童体格检查的年龄变化及注意事项。

第一节　病史采集要点

（一）操作目的

1. 学会病史采集的方法和注意事项。
2. 能按规范顺序独立完成病史采集。
3. 能描述现病史采集的内容。

（二）准备工作

1. 设备准备　笔、纸。
2. 操作者准备

（1）仪表端庄，态度和蔼，着装整洁，白大衣干净。

（2）核对患者姓名，做好解释，取得合作。

（3）步入病房，站立于患者右侧，向患者问候，做自我介绍并核对患者信息。

3. 患者准备　采取坐位或仰卧位。

（三）病史采集要点

1. 现病史的采集

（1）起病情况：包括发病的时间、地点、环境、起病的缓急情况、前驱症状、发病的症状及其严重程度。

（2）主要症状特点：包括主要症状出现的部位、性质，持续的时间和程度，缓解或加重的因素。

（3）病因与诱因：尽可能地了解与本次发病有关的病因，包括外伤、中毒、感染等，以及诱因，包括情绪、气候、地理及生活环境、起居饮食失调等。

（4）病情的发展和演变：包括患病过程中主要症状的变化或新症状的出现。

（5）伴随症状：在患者出现主要症状的基础上，又同时出现一系列的其他症状，这些伴随出现的症状常常是鉴别诊断的依据，或提示出现了并发症。

（6）诊疗经过：患病后曾接受检查与治疗的经过，包括检查方法、时间、结果、诊断名称及治疗方

法、效果、不良反应等。

(7) 病程中的一般情况:包括发病以来患者的精神情况、体力状态、生活习惯、食欲及食量的改变、睡眠、体重变化、大小便情况等。

2. 相关病史

(1) 既往健康情况如何?曾患过哪些疾病?有无手术史、外伤史等(包括既往史、个人史、婚育史、家族史等)?特别是与现病史有密切关系的疾病。

(2) 有无食物、药物过敏史?

(3) 预防接种史情况如何?

(四) 常见症状的病史采集要点

1. 发热

(1) 现病史

1) 病因与诱因:有无创伤、受凉。

2) 发热的特点:起病缓急、患病时间、持续时间、热度、热型、加重和缓解因素。

3) 伴随症状:畏寒、寒战、结膜充血、单纯疱疹、出汗、肝脾淋巴结肿大、紫癜、皮疹、昏迷等。

4) 一般状态:发病以来的饮食、体重、睡眠、大小便。

5) 诊疗经过

a. 是否到其他医院就诊过?做过何检查?检查结果如何?

b. 治疗用药情况?疗效如何?

(2) 相关病史

1) 是否有药物过敏史、外伤史。

2) 既往有无类似发作,有无传染病接触史、疫水接触史、职业特点、手术史、流产或分娩史。

2. 疼痛(头痛、胸痛、腹痛)

(1) 头痛

1) 现病史:见表 2-2-1。

表 2-2-1 头痛现病史采集要点

采集项目	采集要点
起病情况	发病时间,起病急缓
头痛的特点	诱因、部位、范围、性质、程度、频度、持续时间、激发或缓解因素
病因与诱因	如感染
伴随症状	呕吐,眩晕,抽搐,视物模糊,视力减退,感觉、运动障碍,意识障碍等
一般情况	饮食、睡眠、精神、大小便情况、体重
诊疗经过	是否到其他医院就诊过?做过何检查?检查结果如何?治疗用药情况?疗效如何?

2) 相关病史

a. 既往史:感染史,高血压,动脉硬化,颅脑外伤,肿瘤等;有无食物、药物过敏史。

b. 个人史:有无毒物接触史。

c. 月经婚育史。

d. 家族史:家族中有无类似头痛疾病史。

(2) 胸痛

1) 现病史:见表 2-2-2。

2) 相关病史

a. 是否有药物过敏史、手术史、外伤史。

b. 既往有无类似发作,有无高血压、高血脂、糖尿病、心脏病、结核病史、烟酒嗜好、下肢静脉血栓等。

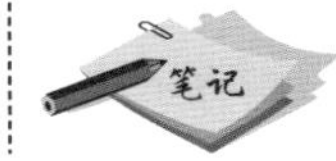

表 2-2-2　胸痛现病史采集要点

采集项目	采集要点
病因诱因	精神紧张、体力活动等
主要症状特点	起病缓急，发作疾患程度、病程、疼痛出现时间、部位、范围、性质、持续时间、有无放射，加重或缓解因素（和咳嗽、呼吸、体位、吞咽的关系）
伴随症状	是否伴发热、咳嗽、咳痰、咯血、吞咽困难、呼吸困难、休克改变（大汗、发绀、心悸、血压、意识状态）
一般状态	发病以来饮食、睡眠、大小便及体重变化
诊疗经过	是否到其他医院就诊过？做过何检查？检查结果如何？治疗用药情况？疗效如何？

c. 家族史。

（3）腹痛

1）现病史：见表 2-2-3。

表 2-2-3　腹痛现病史采集要点

采集项目	采集要点
病因诱因	是否有饮食不洁、受凉等
主要症状特点	起病缓急，发作疾患程度、病程、疼痛出现时间、部位、范围、性质、程度、持续时间、有无放射，加重或缓解因素（进食、体位的关系）
伴随症状	是否伴腹泻、便秘、恶心呕吐、反酸、黄染、月经来潮、血尿、发热
一般状态	发病以来饮食、睡眠、大小便及体重变化
诊疗经过	是否到其他医院就诊过？做过何种检查？检查结果如何？治疗用药情况？疗效如何？

2）相关病史

a. 是否有药物过敏史、手术史、外伤史。

b. 既往有无类似发作，有无不洁食物史、暴饮暴食史、结石史、腹部病史、手术史、妇科病史。

c. 家族史。

3. 咳嗽与咳痰

（1）现病史的采集

1）病因诱因：有无感染、服用卡托普利药物。

2）主要症状特点：咳嗽的发作时间、音色、性质和程度。痰的性状、量、颜色、气味。

3）伴随症状：发热、咯血、胸痛、呼吸困难、发绀、杵状指。

4）全身状态：发病以来饮食、睡眠、大小便及体重变化。

5）诊疗经过

a. 是否到其他医院就诊过？做过何种检查？检查结果如何？

b. 治疗用药情况？疗效如何？

（2）相关病史

1）是否有药物过敏史、手术史。

2）既往有无类似发作，有无呼吸系统和心血管系统疾病史。是否有传染病接触史、职业与吸烟史。

4. 咯血

（1）现病史

1）病因诱因：有支气管、肺疾病，心血管疾病，血液病等。

2）主要症状特点：咯血的性质、次数、性状、量、颜色、气味。

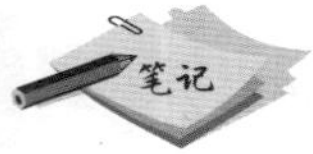

3）伴随症状：发热、盗汗、胸痛、呼吸困难、发绀、杵状指、咳嗽、咳痰、皮肤黏膜出血。

4）全身状态：发病以来饮食、睡眠、大小便及体重变化。

5）诊疗经过

a. 是否到其他医院就诊过？做过何种检查？检查结果如何？

b. 治疗用药情况？疗效如何？

（2）相关病史

1）是否有药物过敏史、手术史。

2）既往有无类似发作，有无呼吸系统、血液病、心血管系统疾病史。是否有呼吸系统传染病和传染病接触史、职业与吸烟史。

5. 呼吸困难

（1）现病史

1）病因诱因：有无外伤、感染、劳累等。

2）主要症状特点：起病缓急、程度、发病时间和持续时间、性质、诱发和缓解因素，与体位、活动的关系。

3）伴随症状：发热、盗汗、咯血、心悸、胸痛、呼吸困难、发绀、杵状指、咳嗽、咳痰，有无夜间阵发性发作和端坐呼吸。

4）全身状态：发病以来饮食、睡眠、大小便及体重变化。

5）诊疗经过

a. 是否到其他医院就诊过？做过何种检查？检查结果如何？

b. 治疗用药情况？疗效如何？

（2）相关病史

1）是否有药物过敏史、手术史。

2）既往有无类似发作，有无呼吸系统、心血管系统疾病史。有无季节性发作过敏史。是否有呼吸系统传染病和传染病接触史、职业与吸烟史。

6. 心悸

（1）现病史

1）病因诱因：有无饮浓茶、咖啡、精神紧张等。

2）主要症状特点：起病缓急、程度、发病时间和持续时间、性质、诱发和缓解因素，与体位、活动的关系。

3）伴随症状：头痛头晕、心前区疼痛、乏力、发热、多汗、咯血、消瘦、胸痛、呼吸困难、失血、咳嗽、咳痰。

4）全身状态：发病以来饮食、睡眠、大小便及体重变化。

5）诊疗经过

a. 是否到其他医院就诊过？做过何种检查？检查结果如何？

b. 治疗用药情况？疗效如何？

（2）相关病史

1）是否有药物过敏史、手术史。

2）既往有无类似发作，有无呼吸系统、心血管系统、贫血、甲亢、神经官能症等疾病史。有无季节性发作过敏史。是否有呼吸系统传染病和传染病接触史、职业与吸烟史。

7. 水肿

（1）现病史

1）病因诱因：有无劳累、情绪激动等。

2）主要症状特点：起病缓急、程度、部位、性质、进展速度、发病时间，有无颜面水肿、何时加重、与月经的关系。

3）伴随症状：有无高血压、血尿、蛋白尿；有无胸闷、憋气、发绀、呼吸困难；有无皮肤黄染、食欲不振、厌油、恶心、腹胀；有无腹泻、消瘦。

4）全身状态：发病以来饮食、睡眠、大小便及体重变化。

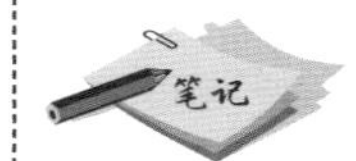

5）诊疗经过

a. 是否到其他医院就诊过？做过何种检查？检查结果如何？

b. 治疗用药情况？疗效如何？

（2）相关病史

1）是否有药物过敏史、手术史。

2）既往有无类似发作，有无心、肝、肾营养不良病史。

8. 恶心与呕吐

（1）现病史

1）病因诱因：有无进食不当、精神紧张、劳累等。

2）主要症状特点：起病缓急、病程、程度、呕吐次数、量、性状、气味、颜色；呕吐的前驱症状（有无恶心、有无喷射性；与进餐的关系）。

3）伴随症状：有无发热、寒战、皮肤黄染、食欲不振、厌油、恶心、腹胀；有无腹泻、消瘦乏力；有无头痛、头晕、意识障碍。

4）全身状态：发病以来饮食、睡眠、大小便及体重变化。

5）诊疗经过

a. 是否到其他医院就诊过？做过何种检查？检查结果如何？

b. 治疗用药情况？疗效如何？

（2）相关病史

1）是否有药物过敏史、手术史、服药史。

2）既往有无类似发作，有无不洁食物史、传染病接触史、有无消化系统疾病、肝肾疾病、神经官能症、有无高血压、头部外伤史；有无停经史。

9. 呕血与便血

（1）现病史

1）病因诱因：有无饮酒、进食粗糙食物、激惹性药物等。

2）主要症状特点：起病缓急、病程、次数、量、性状、气味、颜色；与大便的关系。

3）伴随症状：有无头晕、心悸、口渴、出汗、尿量减少。发热、腹疼呕吐、黑便、反酸、皮肤黄染。

4）全身状态：发病以来饮食、睡眠、大小便及体重变化。

5）诊疗经过

a. 是否到其他医院就诊过？做过何种检查？检查结果如何？

b. 治疗用药情况？疗效如何？

（2）相关病史

1）是否有药物过敏史、手术史、服药史。

2）既往有无类似发作，有无消化性溃疡、肝硬化病史、急性胃炎、胃癌、痔疮、肛裂。血液病史；有无进食粗糙食物、非甾体类解热镇痛药和饮酒史。

10. 腹泻与便秘

（1）现病史

1）病因诱因：有无不洁进食、聚餐、旅行、服泻药等。

2）主要症状特点：起病缓急、病程、性质、次数、量、性状、气味、颜色；加重或缓解因素。

3）伴随症状：有无头晕、心悸、口渴、出汗、尿量减少；寒战、发热、腹胀、腹疼、恶心呕吐、直肠刺激症状、反酸、皮肤黄染。

4）全身状态：发病以来饮食、睡眠、大小便及体重变化。

5）诊疗经过

a. 是否到其他医院就诊过？做过何种检查？检查结果如何？

b. 治疗用药情况？疗效如何？

（2）相关病史

1）是否有药物过敏史、胃肠手术史、服药史。

2）既往有无类似发作，有无不洁进食史、消化系统疾病史；有无肠道传染病接触史；有无服泻药史；肠道肿瘤要问家族史。

11. 黄疸

（1）现病史

1）病因诱因：有无进食蚕豆、输血史等。

2）主要症状特点：起病缓急、病程、性质、程度及色泽、发展速度；是否伴有浓茶尿、酱油尿；是否伴白陶土样大便。与进食胡萝卜、柑橘或药物有关。

3）伴随症状：有无寒战高热、消瘦、腹疼腹胀、恶心呕吐、食欲不振、蜘蛛痣、肝掌、皮肤、黏膜出血。黑便、反酸。

4）全身状态：发病以来饮食、睡眠、大小便及体重变化。

5）诊疗经过

a. 是否到其他医院就诊过？做过何种检查？检查结果如何？

b. 治疗用药情况？疗效如何？

（2）相关病史

1）是否有药物过敏史、手术史、服药史。

2）既往有无类似发作，有无肝胆疾病、消化系统疾病史；有无肝炎和肝炎患者接触史；有无输血。

12. 无尿、少尿

（1）现病史

1）病因诱因：有无腹泻、呕吐等。

2）主要症状特点：起病缓急、病程、性质、次数、量、性状、气味、颜色；加重或缓解因素。

3）伴随症状：有无水肿、高血压、排尿困难、腰痛，腹泻、消化道出血、脱水、饮水量不足。

4）全身状态：发病以来饮食、睡眠、大便及体重变化。

5）诊疗经过

a. 是否到其他医院就诊过？做过何种检查？检查结果如何？

b. 治疗用药情况？疗效如何？

（2）相关病史

1）是否有药物过敏史、手术史。

2）既往有无类似发作，有无肝炎、肝硬化病史，有无高血压、心脏病、肾病史。

13. 多尿

（1）现病史

1）病因诱因：有无服用利尿药，精神紧张等。

2）主要症状特点：起病缓急、病程、性质、次数、量、性状、气味、颜色；夜间排尿次数和夜间尿量，加重或缓解因素。

3）伴随症状：有无发热、多饮、多食、口渴、消瘦。

4）全身状态：发病以来饮食、睡眠、大便及体重变化。

5）诊疗经过

a. 是否到其他医院就诊过？做过何种检查？检查结果如何？

b. 治疗用药情况？疗效如何？

（2）相关病史

1）是否有药物过敏史、胃肠手术史、服利尿药史。

2）既往有无类似发作，有无结核、肿瘤、肝肾病史？有无糖尿病？尿崩症？

14. 尿频、尿急、尿痛

（1）现病史

1）病因诱因：有无导尿病史、病前有无上呼吸道感染史？

2）主要症状特点：起病缓急、病程、性质、次数、量、性状、气味、颜色；夜间排尿次数和夜间尿量，有无酱油尿及洗肉水样尿？加重或缓解因素。

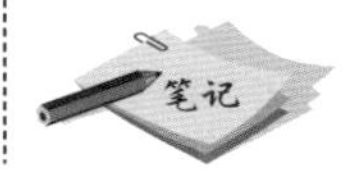

3）伴随症状：有无排尿困难、尿潴留、尿失禁、发热、多饮、多食、口渴、消瘦、腰痛、下腹痛的性质、程度、及放射部位。

4）全身状态：发病以来饮食、睡眠、大便及体重变化。

5）诊疗经过

a. 是否到其他医院就诊过？做过何种检查？检查结果如何？

b. 治疗用药情况？疗效如何？

（2）相关病史

1）是否有药物过敏史、胃肠手术史、服利尿药史。

2）既往有无类似发作，有无结核、肿瘤、肝肾病史？有无糖尿病？

15. 血尿

（1）现病史

1）病因诱因：有无血液病、传染病、服用抗凝药等。

2）主要症状特点：起病缓急、病程、性质（全程血尿、初始血尿、终末血尿）、次数、量、性状、气味、颜色；夜间排尿次数和夜间尿量，加重或缓解因素。

3）伴随症状：有无发热、腰痛、尿痛、尿流中断、水肿、尿路刺激征？

4）全身状态：发病以来饮食、睡眠、大便及体重变化。

5）诊疗经过

a. 是否到其他医院就诊过？做过何种检查？检查结果如何？

b. 治疗用药情况？疗效如何？

（2）相关病史

1）是否有药物过敏史、腹部外伤史？

2）既往有无类似发作，有无尿路结石史、泌尿系感染史、高血压病史、血液病史、传染病史？

16. 惊厥

（1）现病史

1）病因诱因：有无饮酒、疲劳、感情冲动、妊娠等。

2）主要症状特点：起病缓急、病程、性质、程度、持续时间、加重或缓解因素。

3）伴随症状：有无发热、头痛、脑膜刺激征、意识模糊或丧失、强直、呼吸暂停、尿失禁、发绀？

4）全身状态：发病以来饮食、睡眠、大便及体重变化。

5）诊疗经过

a. 是否到其他医院就诊过？做过何种检查？检查结果如何？

b. 治疗用药情况？疗效如何？

（2）相关病史

1）是否有药物过敏史、手术史、头颅外伤史。

2）既往有无类似发作，有无高血压、急性感染、小儿生育史和喂养史？

17. 意识障碍

（1）现病史

1）病因诱因：有无激动、劳累、外伤、感染等。

2）主要症状特点：起病缓急、程度、过程（有无波动、中间清醒期）病程、四肢自主运动和肌张力如何？加重或缓解因素。

3）伴随症状：有无发热、头痛呕吐、呕血、黄疸、水肿、抽搐、心悸、气短、与意识障碍的关系？

4）全身状态：发病以来饮食、睡眠、大便及体重变化。

5）诊疗经过

a. 是否到其他医院就诊过？做过何种检查？检查结果如何？

b. 治疗用药情况？疗效如何？

（2）相关病史

1）是否有药物过敏史、头颅手术史和外伤史？

2）既往有无类似发作，有无心、肝、肾、肺等慢性疾病？有无高血压、颅脑疾病？有无糖尿病？有无烟酒嗜好？

案例分析

第二节　体格检查的基本要求

体格检查（physical examination）是临床技能的重要组成部分，也是临床医生和医学生必备的基本功。它是医生（操作者）用自己的感官或传统的辅助器具（听诊器、叩诊锤、血压计、体温计等）对患者（患者）进行系统观察和检查，其目的是收集患者有关健康的正确资料。通过体格检查结合临床表现和实验室检查的结果，可对大多数疾病做出临床诊断。

一、全身体格检查的基本要求

1. 内容务求全面系统。搜集尽可能完整的客观资料，在全面系统的基础上有所侧重，使检查内容既能涵盖住院病历的要求条目，又能重点深入患病的器官系统。

2. 顺序应从头到脚分段进行。强调合理、规范的逻辑顺序，尽量减少患者的不适和不必要的体位变动，同时也方便操作者操作。实施的关键是认真细致。

3. 遵循基本原则，实施中可酌情对个别检查顺序做适当调整。如甲状腺触诊，常需从患者背后进行。因此，卧位检查的患者在坐位检查后胸时可予以补充。检查前胸时，为了对所发现的肺部体征有全面了解，也可立即检查后胸部。腹部检查采取视听叩触顺序更好。四肢检查中，上肢检查习惯由手至肩，而下肢由近及远进行。

4. 注意原则的灵活性。面对具体病例，如急诊、重症病例，简单查体后即着手抢救或治疗，遗留的内容待病情稳定后补充。根据病情需要确定是否应行肛门、直肠、外生殖器的检查，如确需检查应特别注意保护患者隐私。

5. 全身体格检查的方法具有很强的技艺性，务求正规合理，应用得当。为符合完整连贯的检查要求，检查方法应适当取舍。如甲状腺触诊，视不同体位采用不同方法；腹腔积液的检查以移动性浊音检查较方便，特殊检查方法留待必要时重点深入进行。

6. 全身体格检查的顺序可按下述进行，以保证分段而集中的体格检查顺利完成。

采取卧位者顺序为：一般情况、生命体征、头颈部、前胸部、侧胸部（心、肺）、后背部（包括肺、脊柱、肾区、骶部）、腹部、上肢、下肢、肛门、直肠、外生殖器神经系统（最后站立位）。

采取坐位者顺序为：一般情况、生命体征、上肢、头颈部、后背部（包括肺、脊柱、肾区、骶部）、前胸部、侧胸部（心、肺）、腹部、下肢、肛门、直肠、外生殖器、神经系统（最后站立位）。

7. 检查过程中，操作者与患者适当交流，以融洽医患关系，并可以补充病史资料，如补充系统回顾的内容，查到哪里问到哪里，简单几个问题可十分自然而简捷地获取各系统患病的资料；健康教育及精神支持也可在检查过程中体现。

8. 强调边查边想，正确评价，边问边查，核实补充。根据全身体格检查的基本项目做好思想准备，可以减少重复的次数和对患者的干扰。

9. 掌握检查的进度和时间。一般应尽量在 30～40min 内完成。熟悉检查项目之后，可以从容不迫、井然有序地进行体检。

10. 检查结束时，操作者应与患者简单交谈，说明重要发现、应注意的事项或下一步检查计划。明确职业责任，掌握分寸，不要随便解释，以免增加患者思想负担或给医疗工作造成紊乱。

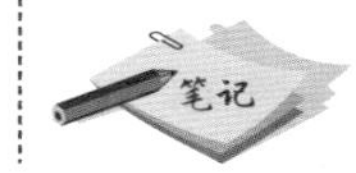

二、全身体格检查的注意事项

（一）准备工作的注意事项

1. 医生（操作者）应仪表端庄，着装整洁，指甲修短，举止大方，态度诚恳和蔼；要有高度的责任感和良好的医德修养，以患者（被检查者）为中心，关心、体贴、理解患者。

2. 检查前操作者应洗手或用消毒液擦手，必要时可戴口罩、手套和穿隔离衣等隔离消毒工作，避免交叉感染。

3. 检查患者前，应礼貌地向患者做自我介绍，并说明体格检查的原因、目的和要求，以取得患者的密切配合。

4. 环境　室温应适宜，环境应安静，光线应适当，最好以自然光线作为照明。

5. 体位　患者可取卧位或坐位，适当披盖。操作者一般应站在患者右侧。

6. 检查工具　病床或体检床应置于适当位置。操作者除运用自己的感官外，常需借助于简便的检查工具（表 2-2-4）。

表 2-2-4　体格检查的常用工具

必要工具		选择性工具	
体温计	直尺、卷尺	近视力表	鹅颈灯
血压计	叩诊锤	检眼镜	纱布
听诊器	棉签	检耳镜	胶布
压舌板	大头针	检鼻镜	手套
手电筒	音叉	裂隙灯	润滑油

（二）体检中的注意事项

1. 全身体格检查　应按一定顺序进行，依次暴露各检查部位；背部检查可取坐位，不能坐起者，只能侧卧进行；避免反复翻动，避免重复和遗漏，尽可能做到在一个体位时完成更多的检查。通常首先进行生命体征和一般检查，然后按头、颈、胸、腹、脊柱、四肢和神经系统的顺序进行检查，必要时进行生殖器、肛门和直肠检查。根据病情轻重、避免影响检查结果等因素，可调整检查顺序，利于及时抢救和处理患者。

2. 检查手法　应规范轻柔，被检查部位暴露应充分。注意保护患者隐私。

3. 应注意左、右对称部位的对照检查。

4. 检查结束应对患者的配合与协作表示感谢。

5. 应根据病情变化及时进行复查，有助于了解病情变化、补充和修正诊断。

（三）特殊情况的体格检查

1. 老年人的体格检查　应正确区分年龄改变与病态，注意检查的技巧。

（1）老年人年龄变化

1）记忆力减退，视力、听力有一定下降。

2）皮肤弹性降低，瞳孔对光反应稍迟钝，眼球向上凝视能力下降，角膜边缘及周围出现老年环。

3）收缩压略升高，但仍在正常范围。

4）胸廓前后径增加与脊柱后弓、椎体塌陷有关，肺部检查时捻发音不意味着疾病，心脏收缩期杂音明显，肠蠕动功能下降。

5）性器官萎缩，男性前列腺增大。

6）肌肉常有轻度萎缩。

7）步态变慢，跨步一般变小。

（2）特别注意事项

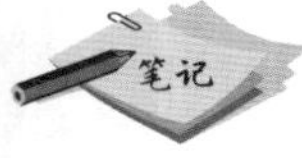

1）定期体格检查，老年人可能因骨关节改变而行动不便，应按患者实际情况，耐心、细致地进行体检。根据病情轻重和避免影响检查结果等因素，可调整检查顺序。

2）检查内容与成人无异，生命征十分重要。血压检查最好包括坐、卧位，可以了解循环代偿能力，并应两侧检查。

3）检查方法应灵活机动。如在交谈中有效地了解记忆力、智力。从家人和护理人员处获取信息。精神状态可从患者一般状态、情感反应及语言、行为是否适度加以评价，也可从交谈中了解患者的时间、地点、人物定向力。

4）注意患者视力、听力下降程度，一般对耳语音及高调语音分辨特别差。

5）心脏检查时注意第一心音改变及第三心音可能为病态。

6）腹部听诊注意血管杂音，触诊注意腹主动脉是否增宽。

7）骨关节改变应区分骨关节炎，观察步态，各运动器官功能可结合日常生活自理能力分析。

8）神经系统检查时注意踝反射减弱，其他深反射及肌力亦可稍减弱。

2. 儿童的体格检查　体检对象是14岁以下儿童。年龄越小，体检次数越多。检查内容包括体格发育测量及全身各系统的检查。重视问诊与查体的结合，并做出评价。

（1）儿童年龄变化

1）询问出生年月日（公历），计算实足年龄。

2）各年龄段体检重点（表2-2-5）。

表2-2-5　儿童各年龄段体检重点

年龄段	体检要点
新生儿	出生后一般健康状况，有无窒息、黄疸
婴幼儿	有无佝偻病早期症状；小儿会坐、爬、站、走的月龄；小儿视力、听力、语言发育情况
学龄前	神经精神发育情况

3）儿童体格发育测量：体重、身长、头围、胸围。

4）全身各系统检查。

（2）特别注意事项

1）检查前做好与儿童的沟通，取得家属和小儿的配合；适当表扬或抚触，有时可用一些物品如玩具来吸引小儿。

2）不能过多问诊，以免造成儿童恐惧而不实回答。

3）体检时要耐心，仔细地了解患者的全面情况；视诊尤为重要，密切观察儿童的精神状况、面色；选用合适的听诊器、体温计、软尺等。

4）动作轻柔适度，手法正确，注意保暖，先进行对儿童无明显刺激及不适并且要求配合的体检。

5）检查时不一定要按照常规顺序，可根据情况灵活掌握，利用合适时机做相应检查。如安静的时候先听诊检查，而口腔检查等对儿童刺激大的检查应放到最后，尽可能不遗漏。

6）注意儿童神经发育的检查，新生儿、婴儿神经系统检查时应注意姿势反射等。

第三节　体格检查的基本技能

体格检查的基本技能有五种，视诊、触诊、叩诊、听诊和嗅诊。要想熟练地进行全面、有序、重点、规范和正确的体格检查，既需要扎实的医学知识，更需要反复的临床实践和丰富的临床经验。体格检查的过程既是基本技能的训练过程，也是临床经验的积累过程，它也是与患者交流、沟通、建立良好医患关系的过程。

一、视诊

视诊是医生用眼睛观察患者全身或局部表现的一种诊断方法。视诊可观察患者一般状态和许多全身性的体征。如年龄、发育、营养、意识状态、面容、表情、体位、姿势、步态等。局部视诊可了解患者机体各部分的改变，如皮肤、黏膜颜色的变化、舌苔，头颈、胸廓、腹部、四肢、肌肉、骨骼和关节外形的

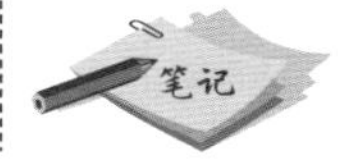

异常等。对特殊部位，如眼底、鼓膜、喉、支气管等需借助于某些器械如耳镜、鼻镜、检眼镜及内镜等协助检查。

一般状态包括意识状态和个人整洁状况，如表情是否安详或呈痛苦状，一般情况是否良好或呈病态。此外，还需要注意患者外表整洁与否，此对判断患者自尊和精神状态可提供有用的信息。

视诊可评价患者的营养状态，营养不良者多表现为眼窝下陷，颊部消瘦和皮肤松弛。长期罹患慢性消耗性疾病的患者如癌肿、结核或甲亢等，可表现明显消瘦的外观，严重者称为恶病质。

体型对诊断某些疾病亦具有参考价值，如无力型者常见于结核病或胃十二指肠溃疡的患者。反之，超力型患者则有罹患高血压、冠心病的趋势。

某些疾病亦常表现一种特殊体位，如大量心包积液的患者常端坐呼吸并前倾以图缓解心脏受压的症状，肾或胆绞痛的患者常辗转不安。反之，全腹膜炎患者多屈膝仰卧，尽量使腹肌松弛以达到降低腹压减轻腹痛的目的。

能行走的患者可观察其步态和姿势，包括神经和骨骼肌系统是否协调，有无跛行，步伐是否正常等。通过与患者的交流，可了解其语音形式、发音是否含糊不清，这些均有助于对四肢肌肉、骨骼、神经系统、呼吸系统的疾病的检测提供线索。

二、触诊

触诊是医生通过手接触被检查部位时的感觉来进行判断的一种方法。它可以进一步检查视诊发现的异常征象，可以明确视诊所不能明确的体征，如体温、湿度、震颤、波动、压痛、摩擦感，以及包块的位置、大小、轮廓、表面性质、硬度、移动度等。触诊的适用范围很广，尤以腹部检查更为重要。由于手指指腹对触觉较为敏感，掌指关节部掌面皮肤对震动较为敏感，手背皮肤对温度较为敏感，因此触诊时多用这些部位。

（一）触诊方法

触诊时，由于目的不同而施加的压力有轻有重，因而可分为浅部触诊法和深部触诊法。

1. 浅部触诊法　适用于体表浅在病变（关节、软组织、浅部动脉、静脉、神经、阴囊、精索等）的检查和评估。腹部浅部触诊可触及的深度约为 1cm。

触诊时，将一手放在被检查部位，用掌指关节和腕关节的协同动作以旋转或滑动方式轻压触摸。浅部触诊一般不引起患者痛苦或痛苦较轻，也多不引起肌肉紧张，因此有利于检查腹部有无压痛、抵抗感、搏动、包块和某些肿大脏器等。浅部触诊也常在深部触诊前进行，有利于患者做好接受深部触诊检查的心理准备（图 2-2-1）。

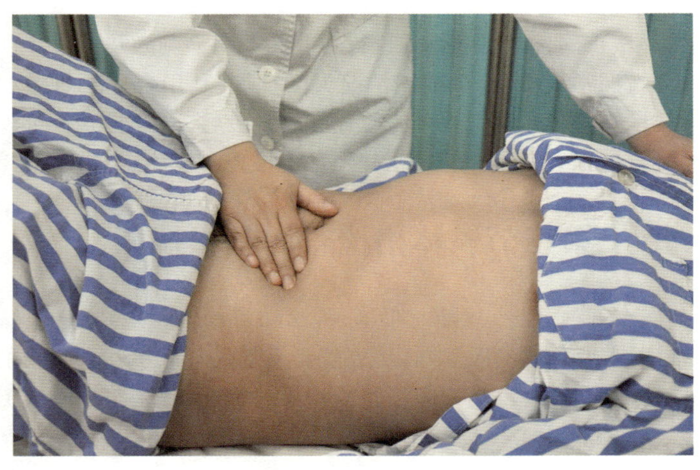

图 2-2-1　浅部触诊法

2. 深部触诊法　检查时可用单手或两手重叠由浅入深，逐渐加压以达到深部触诊的目的。腹部深部触诊法触及的深度常在 2cm 以上，有时可达 4～5cm，主要用于检查和评估腹腔病变和脏器情况（图 2-2-2）。

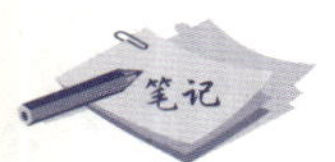

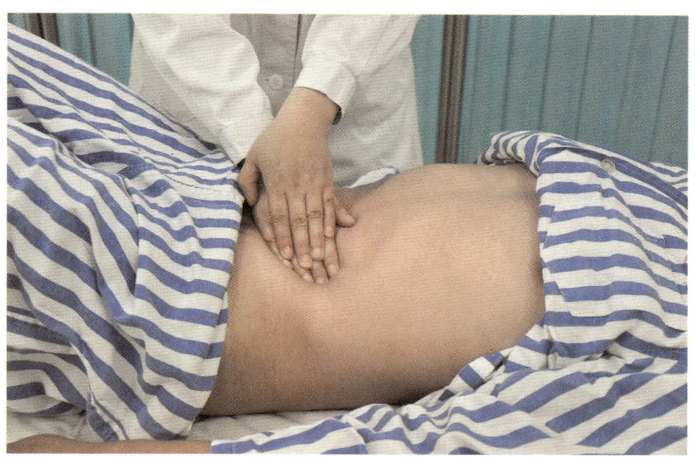

图 2-2-2　深部触诊法

根据检查目的和手法不同可分为以下几种。

（1）深部滑行触诊法：检查时嘱患者张口平静呼吸，或与患者谈话以转移其注意力，尽量使腹肌松弛。医师用右手并拢的二、三、四指平放在腹壁上，以手指末端逐渐触向腹腔的脏器或包块，在被触及的包块上做上下左右滑动触摸，如为肠管或索条状包块，应向与包块长轴相垂直的方向进行滑动触诊。这种触诊方法常用于腹腔深部包块和胃肠病变的检查。

（2）双手触诊法：将左手掌置于被检查脏器或包块的背后部，右手中间三指并拢平置于腹壁被检查部位，左手掌向右手方向托起，使被检查的脏器或包块位于双手之间，并更接近体表，有利于右手触诊检查。用于肝、脾、肾和腹腔肿物的检查。

（3）深压触诊法：用一个或两个并拢的手指逐渐深压腹壁被检查部位，用于探测腹腔深在病变的部位或确定腹腔压痛点，如阑尾压痛点、胆囊压痛点、输尿管压痛点等。检查反跳痛时，在手指深压的基础上迅速将手抬起，并询问患者是否感觉疼痛加重或察看面部是否出现痛苦表情。

（4）冲击触诊法：又称为浮沉触诊法。检查时，右手并拢的示、中、环三个手指取 70°～90°角，放置于腹壁拟检查的相应部位，做数次急速而较有力的冲击动作，在冲击腹壁时指端会有腹腔脏器或包块浮沉的感觉。这种方法一般只用于大量腹腔积液时肝、脾及腹腔包块难以触及者。手指急速冲击时，腹腔积液在脏器或包块表面暂时移去，故指端易于触及肿大的肝脾或腹腔包块。冲击触诊会使患者感到不适，操作时应避免用力过猛（图 2-2-3）。

（二）触诊注意事项

1. 检查前讲清触诊的目的，消除患者的紧张情绪，取得患者的密切配合。

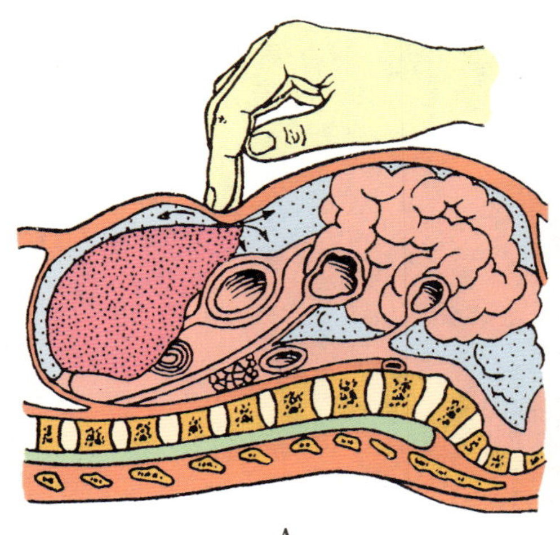

A

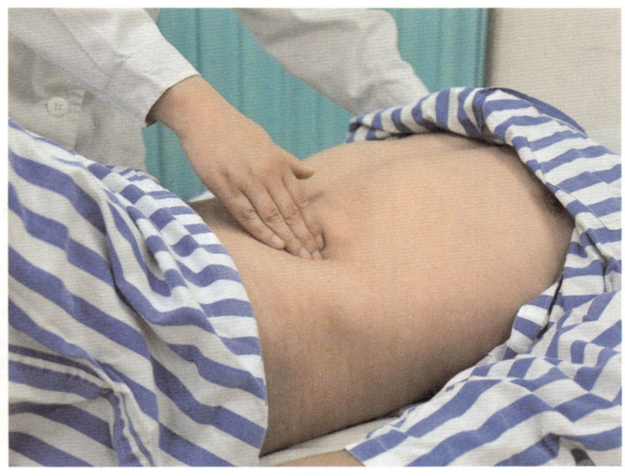

B

图 2-2-3　冲击触诊法

2. 医生手应温暖，手法应轻柔，以免引起肌肉紧张，影响检查效果。在检查过程中，应随时观察患者表情。

3. 患者应采取适当体位，才能获得满意检查效果。通常取仰卧位，双手置于体侧，双腿稍曲，腹肌尽可能放松。检查肝、脾、肾时也可嘱患者取侧卧位。

4. 检查下腹部时，应嘱患者排尿，以免将充盈的膀胱误认为腹腔包块。有时也须排便后检查。

5. 触诊时医生应手脑并用，边检查边思索。应注意病变的部位、特点、毗邻关系，以明确病变的性质和来源。

三、叩诊

叩诊是医生用手指叩击身体表面某一部位，使之震动而产生音响，根据震动和音响的特点来判断被检查部位的脏器状态有无异常的一种诊断方法。

叩诊多用于确定肺尖宽度、肺下缘位置、胸膜病变、胸膜腔中液体多少或气体有无、肺部病变大小与性质、纵隔宽度、心界大小与形状、肝脾的边界、腹腔积液有无与多少，以及子宫、卵巢、膀胱有无胀大等情况。另外用手或叩诊锤直接叩击被检查部位，诊察反射情况和有无疼痛反应也属叩诊。

（一）叩诊方法

根据检查目的与手法的不同可分为间接叩诊法和直接叩诊法。

1. 间接叩诊法　为应用最多的叩诊方法。医生将左手中指第二指节紧贴于叩诊部位，其他手指稍微抬起，勿与体表接触；右手指自然弯曲，用中指指端叩击左手中指末端指关节处或第二节指骨的远端，因为该处易与被检查部位紧密接触，而且对于被检查部位的震动较敏感。叩击方向应与叩诊部位的体表垂直（图 2-2-4、图 2-2-5）。

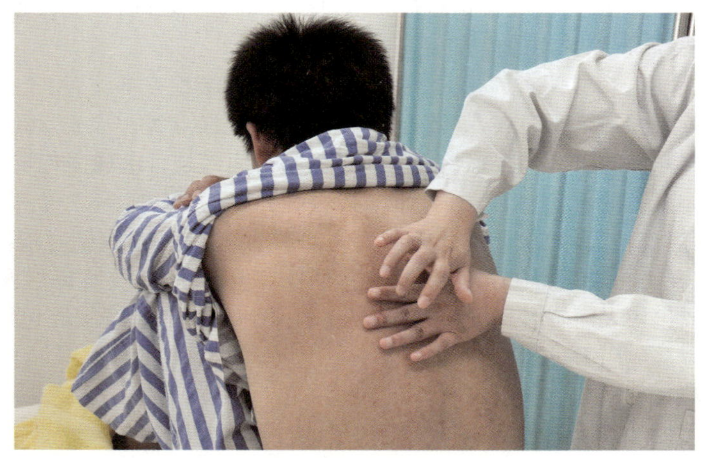

A

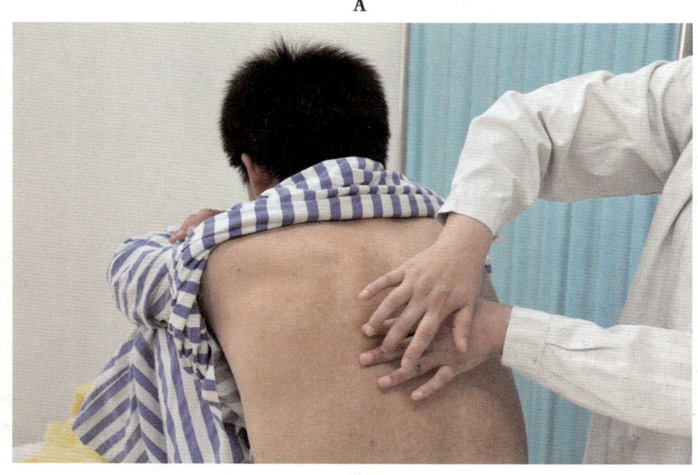

B

图 2-2-4　间接叩诊法

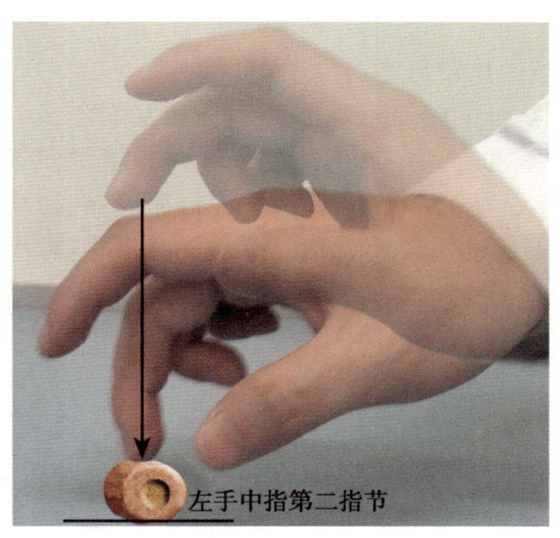

图 2-2-5　间接叩诊示意图

叩诊时应以腕关节与掌指关节的活动为主，避免肘关节和肩关节参与运动。叩击动作要灵活、短促、富有弹性。叩击后右手中指应立即抬起，以免影响音响的振幅与频率而对叩诊音不易判断。在同一叩诊部位可连续叩击 2~3 次，若未获得明确印象，可再连续叩击 2~3 次。应避免不间断地连续地快速叩击，因为这不利于叩诊音的分辨。

为了检查患者肝区或肾区有无叩击痛时，医生可将左手手掌平置于被检查部位，右手握成拳状，并用其尺侧叩击左手手背，询问或观察患者有无疼痛感。

2. 直接叩诊法　医生右手中间三手指并拢，用其掌面直接拍击被检查部位，借助于拍击的反响和指下的震动感来判断病变情况的方法称为直接叩诊法。该法适用于胸部和腹部范围较广泛的病变，如胸膜粘连或增厚、大量胸腔积液或腹腔积液及气胸等。

（二）叩诊音

叩诊时被叩击部位产生的反响称为叩诊音。叩诊音的不同取决于被叩击部位组织或器官的致密度、弹性、含气量及与体表的间距。叩诊音根据音响的频率（高音者调高，低音者调低）、振幅（大者音响强，小者音响弱）和是否乐音（音律和谐）的不同，临床上将叩诊音分为清音、浊音、实音、鼓音、过清音五种。

1. 清音　是正常肺部的叩诊音。频率为 100~128 次/s，振动持续时间较长，音响不甚一致的非乐音。提示肺组织的弹性、含气量、致密度正常。

2. 鼓音　如同击鼓声，是一种和谐的乐音，音响比清音更强，振动持续时间也较长，在叩击含有大量气体的空腔脏器时出现。正常情况下可见于胃泡区和腹部，病理情况下可见于肺内空洞、气胸、气腹等。

3. 过清音　介于鼓音与清音之间，是属于鼓音范畴的一种变音，音调较清音低，音响较清音强，为一种类乐性音，正常成人是不会出现的一种病态叩击音。临床上常见于肺组织含气量增多、弹性减弱时，如肺气肿。正常儿童可叩出相对过清音。

4. 浊音　是一种音调较高，音响较弱，振动持续时间较短的非乐性叩诊音。除音响外，板指所感到的振动也较弱。当叩击被少量含气组织覆盖的实质脏器时产生，如叩击心或肝被肺段边缘所覆盖的部分，或在病理状态下如肺炎（肺组织含气量减少）的叩诊音。

5. 实音　是一种音调较浊音更高，音响更弱，振动持续时间更短的一种非乐性音，如叩击心和肝等实质脏器所产生的音响。在病理状态下可见于大量胸腔积液或肺实变等。几种叩诊音及其特点见表 2-2-6。

表 2-2-6　常见叩诊音及其特点

叩诊音	音响强度	音调	持续时间	出现的部位
鼓音	更强	更低	较长	胃泡区和腹部
过清音	较强	较低	更长	正常成人不出现
清音	强	低	长	正常肺
浊音	较弱	较高	较短	心、肝被肺缘覆盖部分
实音	更弱	更高	更短	实质脏器部分

（三）叩诊注意事项

1. 环境应安静，以免影响叩诊音的判断。

2. 根据叩诊部位不同，患者应采取适当体位，如叩诊胸部时，可取坐位或卧位；叩诊腹部时常取仰

卧位；确定有无少量腹腔积液时，可嘱患者取肘膝位。

3. 叩诊应自上至下，从一侧至另一侧，并注意对称部位的比较与鉴别。

4. 叩诊时不仅要注意叩诊音响的变化，还要注意不同病灶的震动感差异，两者应相互配合。

5. 操作应规范，叩击力量要均匀适当。应视不同的检查部位、病变性质、范围大小、位置深浅等具体情况来确定叩击力量。被检查部位的病变或脏器范围小、位置表浅，宜采取轻（弱）叩诊；病变或脏器范围比较大、位置比较深时，则需要用中度力量叩诊；若病灶位置距体表达7cm左右时则需用重（强）叩诊。

四、听诊

听诊是医生根据患者身体各部分活动时发出的声音判断正常与否的一种诊断方法。

广义的听诊包括听身体各部分所发出的任何声音，如语声、呼吸声、咳嗽声和呃逆、嗳气、呻吟、啼哭、呼叫发出的声音以及肠鸣音、关节活动音及骨擦音，这些声音有时可对临床诊断提供有用的线索。

（一）听诊方法

可分为直接听诊和间接听诊两种方法。

1. 直接听诊法　医师将耳直接贴附于患者的体壁上进行听诊，这种方法所能听到的体内声音很弱。这是听诊器出现之前所采用的听诊方法，目前也只有在某些特殊和紧急情况下才会采用。

2. 间接听诊法　这是用听诊器进行听诊的一种检查方法。此法方便，可以在任何体位听诊时应用，听诊效果好，因听诊器对器官活动的声音有一定的放大作用，且能阻断环境中的噪声。应用范围广，除用于心、肺、腹的听诊外，还可以听取身体其他部位发出的声音，如血管音、皮下气肿音、肌束颤动音、关节活动音、骨折面摩擦音等。

（二）听诊注意事项

1. 环境应安静，温暖，避风。

2. 根据病情和听诊的需要，采取适当的体位。

3. 正确使用听诊器。听诊器体件有钟型和膜型两种：钟型体件适用于听取低调声音，使用时应轻触体表被检查部位；膜型体件适用于听取高调声音，使用时应紧触体表被检查部位。听诊器软管长度应与医师手臂长度相适应。听诊前应注意检查耳件方向是否正确，硬管和软管管腔是否通畅。

4. 听诊时注意力要集中，必要时应嘱患者控制呼吸配合听诊。

五、嗅诊

嗅诊是通过嗅觉来判断发自患者的异常气味与疾病之间关系的一种诊断方法。

来自患者皮肤、黏膜、呼吸道、胃肠道、呕吐物、排泄物、分泌物、脓液和血液等的气味，根据疾病的不同，其特点和性质也不一样。正常汗液无特殊强烈刺激气味。酸性汗液见于风湿热和长期服用水杨酸、阿司匹林等解热镇痛药物的患者；臭味见于腋臭等患者。正常痰液无特殊气味，特殊的痰液呈恶臭味，提示厌氧菌感染，见于支气管扩张症或肺脓肿；恶臭的脓液可见于气性坏疽；呕吐物出现粪便味可见于长期剧烈呕吐或低位肠梗阻患者；呕吐物掺杂有脓液并有令人恶心的烂苹果味，可见于胃坏疽；粪便具有腐败性臭味见于消化不良或胰腺功能不良者；腥臭味粪便见于细菌性痢疾；肝腥味粪便见于阿米巴性痢疾；尿呈浓烈氨味见于膀胱炎，由于尿液在膀胱内被细菌发酵所致。呼吸呈刺激性蒜味见于有机磷杀虫药中毒；烂苹果味见于糖尿病酮症酸中毒者；氨味见于尿毒症；肝腥味见于肝性脑病者。临床工作中，嗅诊可迅速提供具有重要意义的诊断线索，但必须要结合其他检查才能做出正确的诊断。

嗅诊时医生用手将患者散发的气味扇向自己鼻部，然后仔细判别气味的特点与性质。但必须结合其他检查才能做出正确的诊断。

六、关键问题

1. 体格检查的基本方法有哪些？

2. 视诊包括哪些内容？

3. 浅部触诊法适用于检查哪些内容？
4. 深部触诊法包括哪些？简述其触诊方法及临床意义。
5. 实施间接叩诊法应注意哪些问题？
6. 对正常人体叩诊时可出现哪些叩诊音？各叩诊音出现在什么部位？
7. 听诊时注意事项有哪些？
8. 简述五种叩诊音的临床意义？

关键问题参考答案

（孟庆革）

第三章 测量数值

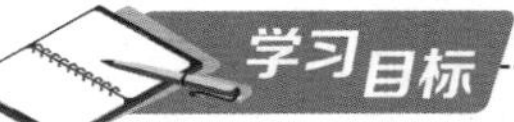

1. 掌握：体格检查的一般测量方法和各项测量指标的正常值；常用的体温测量方法；血压的测量方法及适应证；中国高血压分类标准及方法。
2. 熟悉：各项检查的操作方法；使用水银体温计方法；使用血压计测量血压方法。
3. 了解：测量时所使用的器材；体温测量的其他方法；电子血压计的使用方法。

第一节 一般测量

一般测量是对患者全身健康状况的概括性观察，是体格检查过程中的第一步。包括呼吸、脉搏、身高、体重、头围、腹围等。同时也要注意患者服饰仪容、个人卫生，以及患者精神状态，对周围环境中人和物的反应和全身状况及器官功能的综合评估。

一、检查方法

一般测量以借助器械检查为主。操作者第一次接触患者时就开始了一般状况的检查，在交谈及全身体检过程中完成这一检查。

二、检查内容

（一）呼吸、脉搏

应在安静时进行。可将棉花少许置于鼻孔边缘，观察棉花纤维的摆动而得。要同时观察呼吸的节律和深浅。一般选择较浅的动脉如桡动脉来检查脉搏，婴幼儿最好检查股动脉或通过心脏听诊来检测。要注意脉搏的速率、节律、强弱及紧张度。各年龄组呼吸脉搏正常值见表 2-3-1。

表 2-3-1 各年龄呼吸、脉搏　　单位：次/min

年龄	呼吸	脉搏	呼吸：脉搏
新生儿	40~45	120~140	1∶3
<1 岁	30~40	110~130	1∶3~1∶4
2~3 岁	25~30	100~120	1∶3~1∶4
4~7 岁	20~25	80~100	1∶4
8~14 岁	18~20	70~90	1∶4
成人	16~20	60~100	1∶4

（二）身高（长）

身高（长）指头顶与足底的垂直长度。

1. 3岁以下　立位测量不易准确，应采用量床仰卧位测量身长。脱去帽、鞋、袜及外衣，仰卧于量床中线上，助手将患者扶正并固定，头顶接触头板，测量者一手按直患者膝部，使两下肢伸直紧贴底板；一手移动足板使紧贴患者足底，并与底板相互垂直，当量板两侧数字相等时读数，记录至0.1cm。

2. 3岁及以上　取立位，采用身高计或将皮尺钉在平直的墙上测量身高。要求患者脱鞋、帽并直立，两眼正视前方，两耳珠上缘与眼眶下缘连线成水平位，胸稍挺，腹微收，两臂自然下垂，手指并拢，脚跟靠拢脚尖分开成60°，背靠身高计的主柱或墙壁，使两足后跟、臀部及两肩三点都接触立柱或墙壁。测量者移动身高计头顶板与患者头顶接触，板呈水平位时读立柱上数字（cm），记录至0.1cm。

3. 临床意义　身高（长）代表头部、脊柱与下肢的长度（图2-3-1）；新生儿出生时身长约50cm，1周岁大约75cm，2周岁大约85cm，2~12岁身高（长）= 年龄×7+77cm。身高（长）的增长规律，年龄越小增长越快，有婴儿期和青春期两个生长高峰；身高（长）的增长受遗传、内分泌、宫内生长水平的影响较明显，短期的疾病与营养波动不易影响身高（长）的增长；身高（长）低于同年龄、同性别参照人群值的均值减2*s*（*s*为标准差）为生长迟缓，若低于同年龄、同性别参照人群值的均值减2~3*s*为中度生长迟缓，若低于均值减3*s*为重度生长迟缓；身高（长）落后于同年龄、同性别正常身高（长）第三百分位数以下，符合矮身材标准，考虑：生长激素缺乏症、家族性矮身材、体质性青春期延迟、先天性卵巢发育不全、先天性甲状腺功能减退症、骨骼发育障碍等；过高要考虑巨人症的可能。

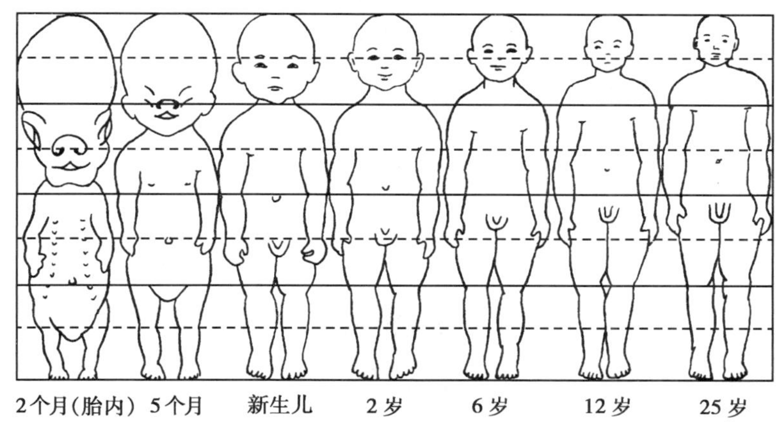

图2-3-1　不同年龄小儿身体各部比例

（三）体重

体重为身体各器官、系统、体液的总重量。

1. 体重的测量应在晨起空腹时将尿排出，平时于进食后2h或饭前、排便后称量为佳。测量时以求获取准确测量值，要求只穿内衣裤，衣服不能脱去时应除去衣服重量。

2. 1岁以内一般用载重盘式电子秤或杠杆秤测量，准确读数至10g；1~3岁用载重20~30kg坐式电子秤或杠杆秤测量，准确读数至50g；7岁以上用载重100kg电子秤或杠杆秤测量，准确读数不超过100g。

3. 临床意义　体重是反映机体生长与营养状况的指标；新生儿出生时体重大约男孩约3.3kg，女孩约3.2kg。生后1周内因奶量摄入不足、水分丢失、胎粪排出，可出现暂时性体重下降，或称生理性体重下降，约在生后3~4d达到最低点。下降范围为3%~9%，至生后7~10d体重恢复到出生时的体重。生后3~4个月约为出生时的2倍，12个月约为出生时的3倍，2~12岁体重 = 年龄×2+8kg。通常以均值加减2*s*的范围为正常范围。体重超过同年龄、同性别、同身高参照人群均值2*s*或20%为肥胖；体重低于同年龄、同性别参照人群均值减2*s*或15%以下为营养不良。

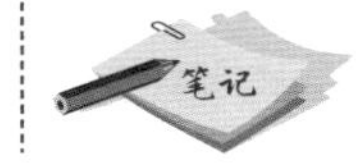

（四）头围

头围指软尺自左侧眉弓上方经过枕外隆凸绕头一周的长度。

1. 头颅的大小以头围来衡量 观察大小、形状，前囟大小及紧张度、有无凹陷或隆起；小婴儿要观察有无枕秃和颅骨软化、血肿或颅骨缺损等。头围在发育阶段的变化为：新生儿约 32~34cm，出生后的前半年增加 9cm，后半年增加 3cm，第 2 年增加 2cm，第 3、4 年内约增加 1.5cm，4~10 岁共增加约 1.5cm，到 18 岁可达 53cm 或以上，以后几乎不再变化。矢状缝和其他颅缝大多在出生后 6 个月骨化，骨化过早会影响颅脑的发育。

2. 临床意义 头围的测量在 2 岁以内最有价值，头围的增长与脑和颅骨的发育有关。头围小于同年龄、同性别参照人群均值减 2*s* 常提示脑发育不良的可能，小于同年龄、同性别参照人群均值减 3*s* 以上常提示脑发育不良，头围大于同年龄、同性别参照人群均值加 2*s* 常提示脑积水、佝偻病等。

（五）腹围

腹围指平脐绕腹一周的长度。

1. 新生儿应注意脐部有无分泌物、出血、炎症，有无脐疝及大小。当全腹膨隆时，为观察其程度和变化，常需测量腹围。方法：让患者排尿后平卧，用软尺经脐绕腹一周，测得的周长即为腹围（脐周腹围），通常以厘米为单位，还可以测其腹部最大周长（最大腹围），同时记录。

2. 临床意义 定期在同样条件下测量比较，可以观察腹腔内容物（如腹腔积液、肿瘤、妊娠）的变化。

案例分析

（六）关键问题

1. 测量儿童身高（长）有何临床意义？

2. 测量儿童体重有何临床意义？

关键问题参考答案

（张国英）

第二节 体温测量

生理情况下，体温（temperature）有一定的波动。早晨体温略低，下午略高，在 24h 内波动幅度一般不超过 1℃；运动或进食后体温略高；老年人体温略低，月经期前或妊娠期妇女体温略高。

（一）操作目的

1. 正确测量、记录患者体温。

2. 监测体温变化，分析热型及伴随症状。

（二）适应证

1. 所有就诊患者。

2. 自我监测体温。

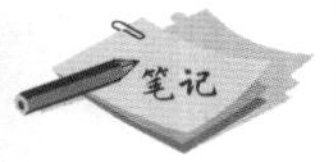

3. 有疫区接触者。

（三）操作准备

1. 操作者准备

（1）询问、了解患者的身体状况，向患者解释测量体温的目的，取得患者的配合。

（2）评估患者适宜的测温方法。

（3）准备水银体温计、记录单或者非接触式体温计等。

2. 患者准备 患者根据实际情况，患者采用合适舒适的体位。

（四）操作步骤

1. 洗手，检查体温计是否完好，将水银柱甩至35℃以下。

2. 根据患者生命体征、病情、年龄等因素选择适合的测量方法。

（1）口测法：将消毒后的体温计置于患者舌下，让其紧闭口唇，5min后读数。正常值为36.3～37.2℃。使用该法时应嘱患者不用口腔呼吸，以免影响测量结果。该法结果较为准确，但婴幼儿及神志不清者不能使用。

（2）肛测法：让患者取侧卧位，将肛门体温计头端涂以润滑剂后，缓慢插入肛门内达体温计长度的一半为止，5min后读数。正常值为36.5～37.7℃。肛测法一般较口测法读数高0.3～0.5℃。该法测值稳定，多用于婴幼儿及神志不清者。

（3）腋测法：将体温计头端置于患者腋窝深处，嘱患者用上臂将体温计夹紧，5～10min后读数，有学者认为7min为最佳测量时间。正常值36～37℃。使用该法时，注意腋窝处应无致热或降温物品，并应将腋窝汗液擦干，以免影响测定结果。该法简便、安全，且不易发生交叉感染，为国内目前最常用的体温测定方法。

3. 测腋温时应当擦干腋下的汗液，将体温计水银端放于患者腋窝深处并贴紧皮肤，防止脱落。

4. 测口温时应当将水银端斜放于患者舌下，闭口3min后取出。

5. 测肛温时应当先在肛表前端涂润滑剂，将肛温计的水银端轻轻插入肛门3～4cm，3min后取出。用消毒纱布擦拭体温计。

6. 读取体温数，消毒体温计。体温测定的结果，应按时记录于体温记录单上，描绘出体温曲线。

案例分析

（五）操作中的关键点提示

1. 测量前需将体温计的汞柱甩到35℃以下，否则测量结果高于实际体温。

2. 采用腋测法时，若患者明显消瘦、病情危重或神志不清而不能将体温计夹紧，常致使测量结果低于实际体温。

3. 检测局部存在冷热物品或刺激时，可对测定结果造成影响，如用温水漱口、局部放置冰袋或热水袋、坐浴后等。

（六）关键问题

1. 引起患者体温升高的原因有哪些？

2. 口测法检查时，不慎咬破水银体温计如何处理？

关键问题参考答案

（海宇修）

第三节　血压的测量

血压(blood pressure)测定方法有直接测压法和间接测压法:①直接测压法,即经皮穿刺将导管由周围动脉送至主动脉,导管末端接监护测压系统,自动显示血压值。本法虽然精确、实时且不受外周动脉收缩的影响,但为有创方式,仅适用于危重、疑难病例。②间接测压法,即袖带加压法,以血压计测量。血压计有汞柱式、弹簧式和电子血压计,医疗机构常用汞柱式血压计或经国际标准检验合格的电子血压计进行测量。

(一)操作目的

1. 观察血压变化。

2. 评估循环系统功能,为疾病诊断、治疗、护理提供依据。

(二)适应证

1. 高血压患者。

2. 低血压患者。

3. 心功能异常者。

4. 体格检查。

(三)操作准备

1. 操作者准备

(1) 戴口罩洗手。

(2) 物品准备:水银血压计(或者电子血压计)、听诊器、记录本、笔。

(3) 携用物至床前,核对患者基本信息,解释测量的目的。

2. 患者准备

(1) 测量前,患者应安静休息 15min,心情放松。

(2) 患者取坐位或卧位。

(3) 露出要检查的上臂,将衣袖卷至肩部。

(四)操作步骤

1. 嘱患者伸直肘部手掌平放向上,使被测肢体肱动脉与心脏同一水平(血压计“0”点和肱动脉、心脏处在同一水平)。卧位时,被测肢体和腋中线平,坐位时,肱动脉平第 4 肋软骨。

2. 放平整血压计,驱尽袖带内空气。袖袋的中部对着肘窝,将袖袋平整无折地缠在肘窝,松紧适宜。袖袋下缘应距离肘窝上 2~3cm,松紧以能插入一指为宜。气袖宽度大小应适合患者的上臂,至少应包裹 80%上臂。

3. 打开水银槽开关,戴好听诊器。

4. 在肘窝内侧摸到肱动脉搏动点,将听诊器胸件紧贴肘窝肱动脉处,左手固定听诊器胸件,轻轻加压,另一手关紧橡皮球的阀门用手握橡皮球充气,至肱动脉搏动音消失,继续充气至汞柱再上升 20~30mmHg。

5. 渐松橡皮球阀门,缓缓放气使汞柱缓慢下降,放气速度以每秒 4mmHg 为宜(每秒下降 0.5kPa)。同时注意汞柱所指的刻度,视线于汞柱上端保持水平。

6. 从听诊器中听到第一声搏动时的数值为收缩压,搏动变弱或消失时的数值为舒张压。

7. 测量完毕,将袖带内余气排尽,拧紧气门螺旋帽,解开袖带。将袖带卷好,右倾 45°关闭水银槽开关。将袖带放入血压计盒内的固定位置,关闭血压计。

8. 协助患者穿好衣服,安置于舒适体位。将测量结果用分数式方法记录。如 90/70mmHg。

9. 电子血压计测量方法按照说明书操作即可。

10. 动态血压监测　是高血压诊治中的一项进展。测量应使用符合国际标准的动态血压检测仪,设定间期为 24h 记录血压。一般设白昼时间为 6:00~22:00;每 15 或 20min 测血压 1 次;晚间为 22:00

至次日 6:00,每 30min 记录 1 次。凡是怀疑有单纯性诊所高血压(白大衣高血压)、隐蔽性高血压、顽固难治性高血压、发作性高血压或低血压,以及降压治疗效果差的患者,均应考虑做动态血压监测作为常规血压的补充手段。

案例分析

(五)操作中的关键点提示

1. 血压计要定期检查,以保持其准确性,并应放置平稳,切勿倒置或震荡。

2. 打气不可过高、过猛,用后驱尽袖带内的空气,卷好。

3. 凡水银柱下有开关者,用毕应将开关关闭。如水银柱里出现气泡,应及时修理,不可带着气泡测量。

4. 如发现血压计听不清或异常时,应重测。使汞柱降至“0”点再测,必要时测双上臂对照。

5. 须密切观察血压者,应尽量做到四定:定时间、定体位、定部位、定血压计。

6. 对偏瘫患者,应在健侧手臂上测量。

7. 为了避免血液流动作用的影响,在测量血压时,血压计“0”点应和肱动脉、心脏处在同一水平,坐位时,肱动脉平第 4 肋软骨;卧位时,和腋中线平。如果肢体过高,测出的血压常偏低,位置过低,则测得的血压偏高。

(六)关键问题

1. 根据中国高血压的防治指南,成人高血压标准和分类是什么?

2. 测量血压的方法是什么?

关键问题参考答案

(海宇修)

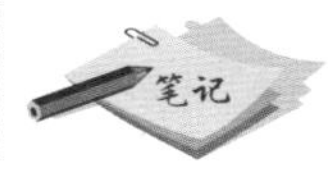

第四章　浅表淋巴结检查

学习目标

1. 掌握:浅表淋巴结的分布情况。
2. 熟练:操作浅表淋巴结的检查。
3. 了解:浅表淋巴结肿大的原因。

淋巴结(lymph node)分布于全身,一般体格检查仅能检查身体各部表浅的淋巴结。正常情况下,淋巴结直径多在0.2~0.5cm,质地柔软,表面光滑,与毗邻组织无粘连,不易触及,亦无压痛。

第一节　浅表淋巴结分布

(一)头颈部

1. 耳前淋巴结　位于耳屏前方。
2. 耳后淋巴结　位于耳后乳突表面、胸锁乳突肌止点处,亦称为乳突淋巴结。
3. 枕淋巴结　位于枕部皮下,斜方肌起点与胸锁乳突肌止点之间。
4. 颌下淋巴结　位于颌下腺附近,在下颌角与颏部之中间部位。
5. 颏下淋巴结　位于颏下三角内,下颌舌骨肌表面,两侧下颌骨前端中点后方。
6. 颈前淋巴结　位于胸锁乳突肌表面及下颌角处。
7. 颈后淋巴结　位于斜方肌前缘(图2-4-1)。
8. 锁骨上淋巴结　位于锁骨与胸锁乳突肌所形成的夹角处。

(二)上肢

1. 腋窝淋巴结　是上肢最大的淋巴结组群,可分为5群(图2-4-2)。

(1)外侧淋巴结群:位于腋窝外侧壁。

(2)胸肌淋巴结群:位于胸大肌下缘深部。

(3)肩胛下淋巴结群:位于腋窝后皱襞深部。

(4)中央淋巴结群:位于腋窝内侧壁近肋骨及前锯肌处。

(5)腋尖淋巴结群:位于腋窝顶部。

2. 滑车上淋巴结　位于上臂内侧,内上髁上方3~4cm处,肱二头肌与肱三头肌之间的肌间沟内。

(三)下肢

1. 腹股沟淋巴结　位于腹股沟韧带下方股三角内,它又分为上、下两群(图2-4-3)。

(1)上群:位于腹股沟韧带下方,与韧带平行排列,故又称为腹股沟韧带横组或水平组。

(2)下群:位于大隐静脉上端,沿静脉走向排列,故又称为腹股沟淋巴结纵组或垂直组。

2. 腘窝淋巴结　位于小隐静脉和腘静脉的汇合处。

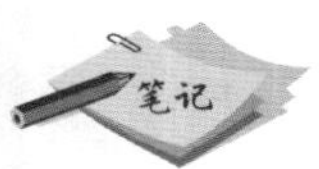

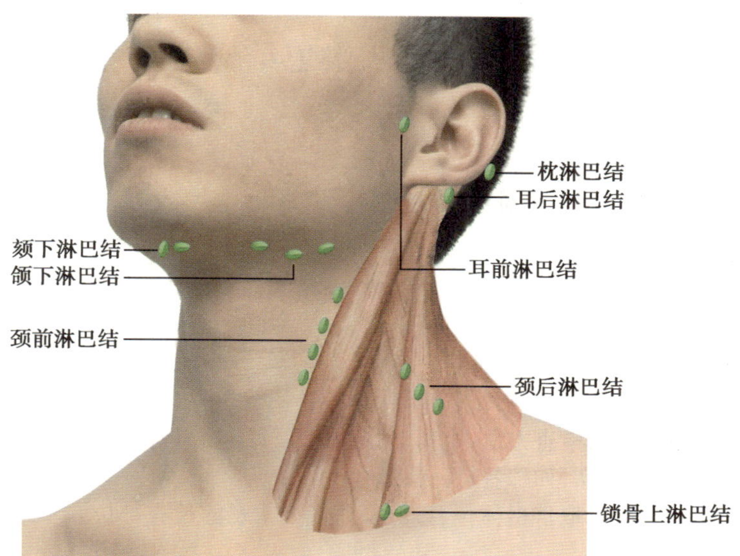

图 2-4-1 颈部浅表淋巴结

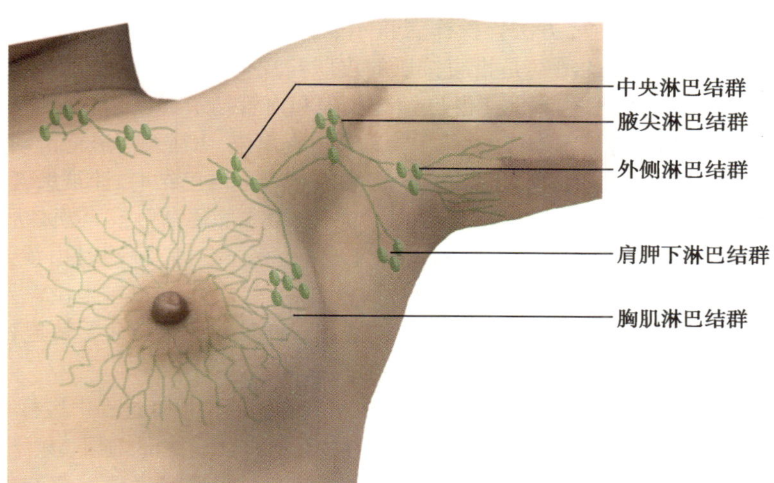

图 2-4-2 腋窝淋巴结

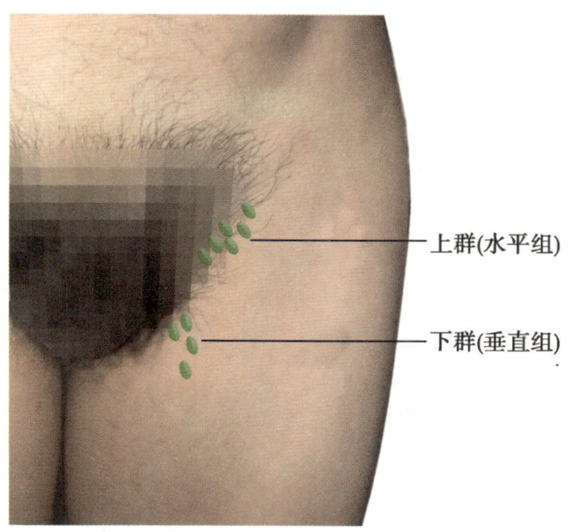

图 2-4-3 腹股沟淋巴结

第二节　浅表淋巴结检查

（一）操作目的

1. 判定有无浅表淋巴结肿大。
2. 了解浅表淋巴结肿大的部位及肿大的性质。

（二）适应证

1. 体格检查。
2. 怀疑有引起淋巴结肿大疾患的患者。

（三）操作准备

1. 操作者准备

（1）仪表端庄，向患者说明检查方法，求得合作。

（2）准备可能使用到的物品，如棉签、探针等。

2. 患者准备　心情放松，采取舒适体位，按照操作者要求暴露检查部位。

（四）操作步骤

1. 视诊　要注意局部征象，包括皮肤是否隆起，颜色有无变化，有无皮疹、瘢痕、瘘管等。同时也要注意全身状态。

2. 触诊　是检查淋巴结的主要方法。操作者将示、中、环三指并拢，其指腹平放于被检查部位的皮肤上进行滑动触诊，这里所说的滑动是指腹按压的皮肤与皮下组织之间的滑动；滑动的方式应取相互垂直的多个方向或转动式滑动，这有助于淋巴结与肌肉和血管结节的区别。

检查颈部淋巴结时可站在患者前面或背后，手指紧贴检查部位，由浅及深进行滑动触诊，嘱患者头稍低，或偏向检查侧，以使皮肤或肌肉松弛，有利于触诊。检查锁骨上淋巴结时，让被患者取坐位或卧位，头部稍向前屈，用双手进行触诊，左手触诊右侧，右手触诊左侧，由浅部逐渐触摸至锁骨后深部。检查腋窝淋巴结时，患者前臂稍外展，操作者以右手检查左侧，以左手检查右侧，触诊时由浅及深至腋窝各部。检查滑车上淋巴结时，以左（右）手扶托患者左（右）前臂，以右（左）手向滑车上由浅及深进行触摸。

发现淋巴结肿大时，应注意其部位、大小、数目、硬度、压痛、活动度、有无粘连，局部皮肤有无红肿、瘢痕、瘘管等。同时注意寻找引起淋巴结肿大的原发病灶。

3. 检查顺序　全身体格检查时，淋巴结的检查应在相应身体部位检查过程中进行。为了避免遗漏应特别注意淋巴结的检查顺序。头颈部淋巴结的检查顺序是：耳前、耳后、枕部、颌下、颏下、颈前、颈后、锁骨上淋巴结。上肢淋巴结的检查顺序是：腋窝淋巴结、滑车上淋巴结。腋窝淋巴结应按尖群、中央群、胸肌群、肩胛下群和外侧群的顺序进行。下肢淋巴结的检查顺序是：腹股沟部（先查上群、后查下群）、腘窝部。

（五）操作中的关键点提示

1. 触诊时，滑动是指腹按压的皮肤与皮下组织之间的滑动。
2. 为了避免遗漏，应严格按照检查顺序对淋巴结进行检查。

（六）关键问题

1. 局限性淋巴结肿大的常见原因是什么？
2. 全身性淋巴结肿大的原因是什么？
3. 发现淋巴结肿大应如何描述？
4. 肺癌易转移至何处浅表淋巴结？
5. 颈下部淋巴结肿大、破溃常见于什么疾病？

案例分析

关键问题参考答案

（海宇修）

第五章 头面部检查

学习目标

1. 掌握：眼、鼻、口咽的检查内容和检查方法；眼、鼻、口咽的正常表现和异常体征；异常体征的主要相关疾病。

2. 熟悉：眼、鼻、口咽检查的操作目的与操作准备。

3. 了解：眼、鼻、口咽异常体征的其他相关因素。

第一节 眼的检查

（一）操作目的

1. 能正确、熟练地进行眼睑、结膜、眼球运动、角膜、巩膜、虹膜及瞳孔的检查。

2. 能判断正常的眼睑、结膜、眼球运动、角膜、巩膜、虹膜、瞳孔及异常体征。

3. 知晓眼异常体征的相关疾病。

（二）适应证

1. 全身体格检查。

2. 眼部疾病的一般专科检查。

（三）操作准备

1. 设备准备　遮眼板、带有聚光灯泡的手电筒、放大镜、棉签。

2. 操作者准备

（1）着装整洁、白大衣干净，仪表端庄、举止大方、语言文明，表现出良好的职业素养。

（2）检查环境自然光线充足，勿有阳光直射。

（3）检查前做手消毒，必要时戴检查手套。

3. 患者准备　勿用眼过度，检查前勿直视强光灯。

（四）操作步骤

1. 眼睑检查　检查有无睑内翻、睑外翻、上睑下垂、眼睑闭合障碍、眼睑水肿，有无包块、压痛、倒睫等。

2. 结膜检查

（1）检查睑结膜和穹窿部结膜：操作者需翻转患者眼睑，操作者用右手检查患者左眼，左手检查右眼。翻转要领为：用示指和拇指捏住上睑中外1/3交界处的边缘，嘱患者向下看，此时轻轻向前下方牵拉，然后示指向下压迫睑板上缘，并与拇指配合将睑缘向上捻转即可将眼睑翻开。查看结膜颜色、透明度与光滑度，有无充血、水肿、乳头肥大、滤泡增生、瘢痕、溃疡、异物及分泌物。

（2）检查球结膜：操作者以拇指和示指将患者上下眼睑分开，嘱患者向上、下、左、右转动眼球，观

察有无充血、出血、疱疹、异物、色素沉着及新生物。

3. 眼球检查

（1）检查眼球外形：查看眼球有无突出或内陷，注意观察双侧眼球突出或内陷程度是否一致。

（2）检查眼球运动：操作者置目标物（棉签或手指尖）于患者眼前30~40cm处，嘱患者固定头部位置，眼球随目标物按左、右、上、下、及右上、右下、左上、左下8个方向进行移动，查看眼球向各方向转动有无障碍。

（3）检查有无斜视：采取遮盖-去遮盖法检查，用遮眼板遮盖患者一侧眼睛，观察对侧眼球是否移动，如果移动，表明对侧眼有显斜视。取下遮盖物，如果被遮眼停在某一偏斜位置上，表明被遮眼有显斜视。分别遮盖两眼，如果对侧眼球均无移动，表明无显斜视。

（4）检查有无眼球震颤：嘱患者眼球随操作者手指所示方向（水平和垂直）运动数次，若双侧眼球发生一系列有规律的快速往返运动，为眼球震颤。

4. 角膜检查

（1）角膜位于眼球表层前部中央，近似圆形，透明。

（2）检查采取手电筒斜照法，操作者一手持带有聚光灯泡的手电筒，从患者眼的侧方距眼2cm处 聚焦照明检查部位，另一手持放大镜置于眼前进行检查。查看角膜大小、弯曲度、透明度、有无异物、云翳、白斑、溃疡及新生血管等。

（3）角膜局部呈灰白色、瓷白色或白中带黑，为云翳。角膜表面见灰黄色浸润坏死病灶，为角膜溃疡；角膜混浊，呈灰黄色或黄白色，或有白斑，为角膜软化；正常角膜除角膜缘外无血管，若角膜内见到血管，即为新生血管。

5. 巩膜检查

（1）巩膜位于眼球表层，角膜缘后侧。正常巩膜呈瓷白色，不透明，血管极少。

（2）检查采取手电筒斜照法，查看巩膜有无黄染、充血、结节及压痛。

6. 虹膜检查

（1）虹膜是位于角膜深层并紧贴角膜呈圆盘状的色素膜。

（2）检查采取手电筒斜照法，查看虹膜纹理与形态。正常虹膜纹理近瞳孔部分呈放射状排列，周边呈环形排列。

7. 瞳孔检查

（1）瞳孔是虹膜中央的孔洞，正常为圆形，双侧等大，直径3~4mm。

（2）检查瞳孔的形状与大小：查看瞳孔的形状、大小、位置、双侧是否等圆、等大。

（3）检查对光反射：包括直接对光反射检查和间接对光反射检查。直接对光反射，通常用手电筒直接照射瞳孔并观察其动态反应。正常人，当眼受到光线刺激后瞳孔立即缩小，移开光源后瞳孔迅速复原；间接对光反射是指光线照射一眼时，另一眼瞳孔立即缩小，移开光线，瞳孔扩大。检查间接对光反射时，操作者应以一手挡住光线以免对检查眼受照射而形成直接对光反射。

（4）检查集合反射：嘱患者注视1m以外的目标（通常是操作者的示指尖），然后将目标逐渐移近眼球（距眼球5~10cm），正常人此时可见双眼内聚，瞳孔缩小，为集合反射。

8. 检查结束，描述检查结果。

（五）操作中的关键点提示

1. 眼部检查一般先检查右眼、再检查左眼。

2. 翻眼睑时动作要轻巧、柔和，以免引起被患者的痛苦和流泪。检查后，轻轻向前下牵拉上睑，同时嘱患者往上看，即可使眼睑恢复正常位置。

3. 检查眼球运动时，每个方向均要从中位开始（两眼平视前方）。

4. 在做眼部检查时，检查环境光线不要太强烈。

5. 检查后做手消毒。

（六）异常体征的相关疾病及其他因素

1. 眼睑

（1）睑内翻：先天性睑内翻由发育异常引起；瘢痕性睑内翻常见于沙眼。

（2） 睑外翻：瘢痕性睑外翻由眼睑皮肤面瘢痕引起；麻痹性睑外翻由面神经麻痹引起。

（3） 眼睑闭合不全：常见于面神经麻痹和瘢痕性睑外翻。

（4） 上睑下垂：先天性上睑下垂由动眼神经核或上睑提肌发育不全引起；获得性上睑下垂可由动眼神经麻痹、上睑提肌损伤、交感神经损伤（如 Horner 综合征）等引起。

2. 结膜

（1） 结膜充血发红：见于结膜炎、角膜炎。

（2） 颗粒与滤泡：多见于沙眼。

（3） 结膜苍白：多见于贫血。

（4） 结膜发黄：多见于黄疸。

（5） 大片的结膜下出血：多见于高血压、动脉硬化。

3. 眼球

（1） 眼球突出：双侧眼球突出见于甲状腺功能亢进症；单侧眼球突出，多由于局部炎症或眶内占位性病变所致，偶见于颅内病变。

（2） 眼球下陷：双侧眼球下陷多见于严重脱水；单侧眼球下陷，见于 Horner 综合征和眶尖骨折；老年人由于眶内脂肪萎缩亦可有双眼眼球下陷。

（3） 斜视：共同性斜视可由屈光不正（如近视、远视）引起；麻痹性斜视可由颅脑外伤、鼻咽癌、脑炎、脑膜炎、脑脓肿、脑血管病变所引起。

（4） 眼球震颤：自发的眼球震颤可见于耳源性眩晕、小脑疾患和视力严重低下等。

4. 角膜

（1） 云翳：为角膜炎愈合后形成的瘢痕。

（2） 溃疡：可由细菌、真菌、衣原体感染导致的角膜炎、泪囊炎、沙眼或异物损伤引起。

（3） 角膜软化：见于婴幼儿营养不良、维生素 A 缺乏等。

（4） 角膜周边的血管增生：是角膜活动性炎症的一个标志，可由严重沙眼引起。

（5） 角膜边缘及周围出现灰白色混浊环，是类脂质沉着的结果，多见于老年人，称为老年环，无自觉症状，不妨碍视力。

（6） 角膜周边的血管增生也可由长期佩戴角膜接触镜引起。

5. 巩膜

（1） 巩膜黄染：提示有生理性黄疸或病理性黄疸（肝性、梗阻性、溶血性）存在，区别在于生理性黄疸仅出现于角膜周围部分的巩膜，或此部分巩膜比其他部分巩膜黄染更明显。

（2） 巩膜充血：可见于巩膜炎与表层巩膜炎。

（3） 中年以后在内眦可出现黄色斑块，为脂肪沉着所形成。

6. 虹膜

（1） 虹膜纹理模糊或消失：见于虹膜炎症、水肿和萎缩。

（2） 虹膜形态异常或有裂孔：见于虹膜前后粘连、外伤、先天性虹膜缺损等。

7. 瞳孔

（1） 生理性差异：婴幼儿和老年人瞳孔较小，青少年瞳孔较大；在光亮处瞳孔较小，在暗处时瞳孔扩大。兴奋状态下，瞳孔扩大。

（2） 瞳孔形状不规则：可由青光眼、眼内肿瘤、虹膜炎症粘连引起。

（3） 瞳孔大小改变：瞳孔缩小可由虹膜炎症、有机磷类农药中毒、药物反应等引起；瞳孔扩大可见于外伤、颈交感神经刺激、青光眼绝对期、视神经萎缩、药物影响等；双侧瞳孔大小不等常提示有颅内病变，如脑外伤、脑肿瘤、中枢神经梅毒、脑疝等。

（4） 瞳孔对光反射迟钝或消失：见于昏迷患者。

（5） 集合反射消失：可见于动眼神经功能损害。

（七）关键问题

1. 睑结膜与穹窿部结膜的检查内容有哪些？

2. 眼球突出及眼球下陷的常见原因是什么？

3. 如何检查眼球运动？

4. 如何检查巩膜？

5. 如何做瞳孔集合反射？

6. 两侧瞳孔大小不等有什么临床意义？

7. 病理情况下瞳孔缩小可由哪些原因引起？

第二节　鼻的检查和鼻窦的检查

（一）操作目的

1. 学会鼻外观及鼻腔正确检查。

2. 能按正确位置和顺序进行鼻窦检查。

3. 知晓鼻异常体征的相关疾病。

（二）适应证

1. 全身体格检查。

2. 鼻部疾病的一般专科检查。

（三）操作准备

1. 设备准备　光源（或手电筒）、额镜、前鼻镜、膝状镊、棉签、酒精灯、纱布等。

2. 操作者准备

（1）着装整洁、白大衣干净，仪表端庄、举止大方、语言文明，表现出良好的职业素养。

（2）检查环境宜稍暗，应设窗帘，避免强烈光线直接射入。

（3）检查前做手消毒。

3. 患者准备　坐于检查座椅或高背靠椅，头部直立或略前倾。

（四）操作步骤

1. 鼻的外形检查

（1）查看鼻部皮肤：在适宜的光线下查看皮肤色泽，有无皮下淤血、肿胀与缺损，触诊有无增厚、变硬与压痛。

（2）查看鼻外形：正常鼻左右基本对称、直挺、完整，若见到鼻歪曲、倾斜、缺失、明显不对称等为鼻畸形。

2. 鼻腔检查

（1）操作者左手持前鼻镜，将示指置于鼻翼处，拇指捏住前鼻镜的关节，一柄置于掌心，另三指握于另一柄上，将两叶合拢的前鼻镜于鼻底平行伸入鼻前庭并轻轻打开。

（2）检查鼻腔黏膜与分泌物：查看黏膜颜色与湿润度，有无隆起、肿胀、肥厚或萎缩，有无分泌物及性状。正常鼻黏膜为淡红色，表面光滑湿润而有光泽。

（3）检查鼻道与鼻中隔：查看总鼻道有无增宽或狭窄，鼻中隔有无偏曲与穿孔，有无新生物。鼻甲有无充血、贫血、肿胀、肥厚、萎缩及息肉样变。

鼻中隔稍有弯曲属正常；鼻中隔如明显向一侧或两侧弯曲，或有局部突起，并产生呼吸障碍，称为鼻中隔偏曲。鼻中隔出现孔洞，操作者用小型手电筒照射一侧鼻孔，可见对侧有亮光透入，为鼻中隔穿孔。

3. 鼻窦检查　主要检查鼻窦有无压痛及叩痛。四对鼻窦体表投影区见图 2-5-1，其中蝶窦因解剖位置较深，不能在体表进行检查。

（1）检查上颌窦：操作者双手固定于患者的两侧耳后，将拇指分别置于左右颧部向后按压，询问有无压痛，并比较两侧压痛有无区别。也可用右手中指指腹叩击颧部，并询问有否叩击痛。

（2）检查额窦：一手扶持患者枕部，用另一拇指或示指置于眼眶上缘内侧用力向后向上按压。或以两手固定头部，双手拇指置于眼眶上缘内侧向后、向上按压，询问有无压痛，两侧有无差异。也可用中指叩击该区，询问有无叩击痛。

（3）检查筛窦：双手固定患者两侧耳后，双侧拇指分别置于鼻根部与眼内眦之间向后方按压，询问有无压痛。

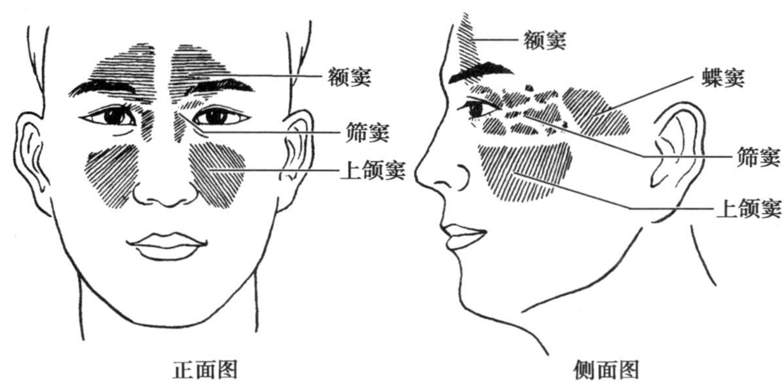

图 2-5-1 各鼻窦体表投影

4. 检查结束，描述检查结果。

（五）操作中的关键点提示

1. 注意动作要轻巧，忌粗暴操作。

2. 鼻镜不宜进入过深，以免引起疼痛或损伤鼻中隔黏膜引起出血。

3. 检查过程中，可根据观察的需要，使患者头部左右转动，以便能详细观察到鼻腔的内壁和外壁。退镜前，勿将前鼻镜的两叶并拢，以免夹住鼻毛而引起疼痛。

4. 检查后，手部消毒。

（六）异常体征的相关疾病及其他因素

1. 鼻的外形

（1）鼻部及两侧面颊皮肤出现对称性的蝶形红斑，为系统性红斑狼疮的特征性表现之一。

（2）鼻翼、鼻尖出现树枝状毛细血管扩张、局部持久性发红、鼻部毛囊孔扩大、皮脂溢出、组织肥厚，为酒渣鼻（玫瑰痤疮）的特征性表现。

（3）鼻部宽平如蛙状，为蛙状鼻，见于严重的鼻息肉患者。

（4）鼻中部凹陷如鞍状，为鞍鼻，常由鼻骨破坏、鼻梁塌陷所致，常见原因为鼻骨骨折、鼻骨发育不良，也可见于先天性梅毒和麻风病。

（5）吸气时鼻孔张大，呼气时鼻孔回缩为鼻翼扇动，见于呼吸困难或高热。

2. 鼻腔

（1）鼻黏膜呈鲜红色，有黏性分泌物，为急性炎症表现；黏膜呈暗红色，下鼻甲后端有时呈桑葚状，分泌物黏稠或脓性，为慢性炎症表现。

（2）黏膜萎缩、干燥，失去正常光泽，被覆脓痂，下鼻甲缩小，中鼻甲肥厚或息肉样变，为萎缩性鼻炎表现；黏膜苍白水肿或呈淡紫色，分泌物水样清稀，为变应性鼻炎表现。

（3）鼻中隔偏曲，可由发育异常、鼻外伤、鼻腔或鼻窦肿瘤引起。

（4）鼻中隔穿孔，多由鼻腔慢性炎症、外伤等引起。

3. 鼻窦　各鼻窦区若有压痛及叩痛，表明相应鼻窦有炎症。

（七）关键问题

1. 鼻腔检查时，检查的内容有哪些？

2. 何谓鼻中隔偏曲？引起鼻中隔偏曲的原因有哪些？

3. 哪些原因可以导致鼻黏膜异常？

第三节　口咽部、扁桃体检查

（一）操作目的

1. 能正确进行口咽部及扁桃体的检查。

2. 能识别口咽部及扁桃体的正常结构及异常体征。

3. 知晓口咽部及扁桃体异常体征的相关疾病。

（二）适应证

1. 全身体格检查。

2. 口咽部及扁桃体疾病专科检查。

（三）操作准备

1. 设备准备 压舌板、手电筒、棉签、无菌手套等。

2. 操作者准备

（1）着装整洁、白大衣干净，仪表端庄、举止大方、语言文明，表现出良好的职业素养。

（2）检查环境光线充足。

（3）检查前做手消毒。

3. 患者准备 心情放松，勿使用化妆品等。

（四）操作步骤

1. 口唇检查 查看口唇颜色、干湿度，有无畸形、皲裂、糜烂、水肿、色素斑点、疱疹。正常口唇浅红色，湿润。

2. 口腔气味检查 嘱患者张口，轻轻呼气，操作者辨识其呼出的气味。

3. 口腔黏膜检查

（1）嘱患者最大幅度张口，朝向充分的自然光线或用手电筒照明。检查口底黏膜和舌底部时，嘱患者舌头上翘触及硬腭。

（2）观察口腔黏膜颜色，有无色素沉着、瘀斑、出血点、溃疡等。正常口腔黏膜光洁呈粉红色。

4. 牙齿检查

（1）嘱患者呲牙，操作者戴无菌手套用示指分别牵拉两侧口角，检查牙齿前面。嘱患者最大程度张口，检查牙齿咬合面及后面。查看牙齿颜色及光泽度、牙间距、排列是否整齐，有无龋齿、残根、缺牙和义齿等。

（2）如发现有龋齿、残根、缺牙和义齿等，应按下列格式标明所在部位：

上

右	8	7	6	5	4	3	2	1	1	2	3	4	5	6	7	8	左
	8	7	6	5	4	3	2	1	1	2	3	4	5	6	7	8	

下

1 中切牙；2 侧切牙；3 尖牙；4 第一前磨牙；5 第二前磨牙；6 第一磨牙；7 第二磨牙；8 第三磨牙。

5. 牙龈检查

（1）嘱患者呲牙，操作者戴无菌手套用示指分别牵拉两侧口角，检查牙龈前面；嘱患者最大程度张口，检查牙龈后面。查看牙龈颜色，有无溃疡、疱疹、出血、溢脓、色素沉着及萎缩。

（2）正常牙龈呈粉红色，质韧且与牙颈部紧密贴合，检查时经压迫无出血及溢脓。

6. 舌的检查

（1）检查舌的外观：嘱患者张口，舌前伸至口外，观察舌的上面；舌前伸，舌尖抵住硬腭，检查舌的下面。查看舌的颜色、湿润度、大小与形态，舌乳头有无改变，有无舌苔及溃疡。

（2）检查舌的运动：嘱患者张口，做舌前伸、舌尖向上、舌尖向下运动，查看运动有无受限、偏斜及震颤。

7. 咽部及扁桃体检查

（1）患者取坐位，头略后仰，张大口朝向充分的自然光线或照明光线并发“啊”音，操作者用压舌板在舌的前 2/3 与后 1/3 交界处迅速下压，充分显露咽部。

（2）查看咽部黏膜有无充血、红肿，软腭及软腭弓是否对称，腭垂是否居中，扁桃体是否肿大及有无脓苔。

扁桃体窝内见到明显的扁桃体结构，为扁桃体增大。扁桃体增大分为三度（图 2-5-2）：不超过咽腭弓者为Ⅰ度；超过咽腭弓为Ⅱ度；达到或超过咽后襞中线者为Ⅲ度。

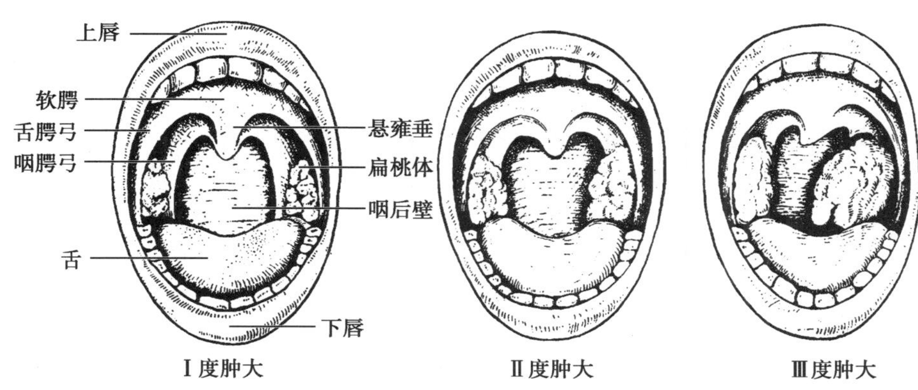

图 2-5-2　扁桃体肿大

8. 腮腺检查

（1）检查腮腺体表形态：查看耳屏、下颌角、颧弓所构成的三角区，正常腮腺于体表见不到、触诊时摸不出腺体轮廓。腮腺肿大时可见到以耳垂为中心的隆起，并可触及边缘不明显的包块。

（2）检查腮腺导管开口：腮腺导管位于颧骨下 1.5cm 处（图 2-5-3），横过咬肌表面，开口相当于上颌第二磨牙相对处的颊黏膜上。嘱患者张大口，操作者轻轻挤压腮腺区，查看上颌第二磨牙相对处的颊黏膜上有液体溢出之处即为腺导管开口处，正常溢出液清亮无浑浊分泌物。

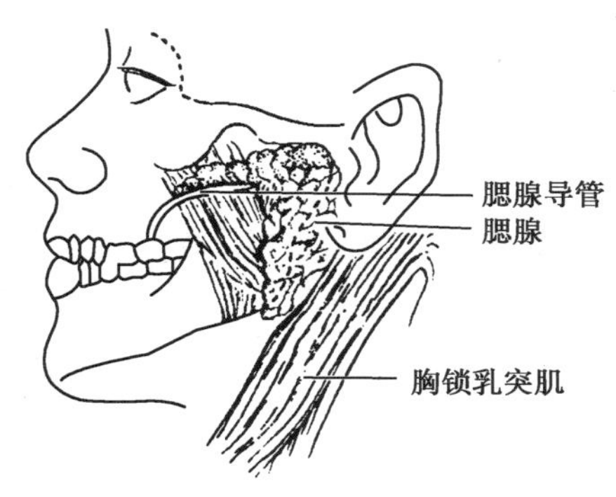

图 2-5-3　腮腺与腮腺导管位置

9. 检查结束，描述检查结果。

（五）操作中的关键点提示

1. 检查口腔时，光线一定要充足，必要时可用手电筒。

2. 使用压舌板时，压舌板插入深度不可过深，否则会引起患者呕吐。

3. 咽部及扁桃体看到假膜时，不要强行剥离，否则容易引起出血。

（六）异常体征的相关疾病及其他因素

1. 口唇

（1）口唇颜色苍白见于贫血、休克等；口唇颜色深红见于急性发热性疾病；口唇发绀见于心力衰竭、呼吸衰竭及严重休克等。

（2）口唇干燥并有皲裂，见于严重脱水患者。

（3）口唇黏膜与皮肤交界处发生的成簇小水泡，半透明，伴痒痛，为口唇疱疹，常见于单纯性疱疹；口唇疱疹可伴发于大叶性肺炎、流行性脑脊髓膜炎、疟疾等。

（4）口角糜烂可见于维生素 B_2 缺乏症。

（5）口唇肥厚增大见于黏液性水肿、肢端肥大症等。

（6）口唇水肿可见于血管神经性水肿、昆虫叮咬等。

（7）口唇黏膜有散在分布的黑褐色色素沉着斑，可见于黑斑息肉综合征。

2. 口腔气味

（1）口腔呼出臭味，称口臭，可由牙龈炎、牙周炎、胃肠道或其他全身性疾病引起。口腔呼出腥臭味，可由牙槽脓肿引起。

（2）口腔呼出血腥味，可由牙龈出血引起。

（3）口腔呼出烂苹果味，可由糖尿病酮症酸中毒引起。

（4）口腔呼出尿味，可由尿毒症引起。

（5）口腔呼出大蒜味，可由有机磷农药中毒引起。

3. 口腔黏膜

（1）口腔黏膜溃疡可由局部创伤、精神紧张、食物、药物、营养不良、激素水平改变及维生素或微量元素缺乏等引起，如慢性复发性口疮、损伤性溃疡。

（2）引起口腔黏膜溃疡的少见疾病有口腔癌、放射性口炎、口腔结核等。

（3）若在相当于第二磨牙的颊黏膜处出现帽针头大小白色斑点，为麻疹黏膜斑，是麻疹早期特征性表现。

（4）口腔黏膜出现蓝黑色色素沉着斑片可由肾上腺皮质功能减退引起。

（5）口腔黏膜有对称性黏膜充血、肿胀并伴有小出血点，为黏膜疹，可由猩红热、风疹和某些药物中毒引起。

（6）口腔黏膜见大小不等的黏膜下出血点或瘀斑，可能由出血性疾病或维生素 C 缺乏所引起。

4. 牙齿

（1）牙齿有黄褐色或暗棕色斑块，上前牙最为明显，为斑釉牙，可由长期饮用含氟量过高的水所引起。

（2）牙齿窝沟、邻接面和牙颈部有黄褐色或灰黑色的孔洞，为龋洞，见于龋病。

（3）中切牙切缘呈月牙形凹陷且牙间隙分离过宽，称为 Hutchinson 齿，为先天性梅毒的重要体征之一。

（4）单纯牙间隙过宽可见于肢端肥大症。

5. 牙龈

（1）牙龈水肿见于慢性牙周炎。

（2）牙龈缘出血常由口腔内局部因素引起，如牙石等，也可由全身性疾病所致，如维生素 C 缺乏症、肝脏疾病或血液系统疾病等。

（3）牙龈经挤压后有脓液溢出见于慢性牙周炎、牙龈瘘管等。

（4）牙龈的游离缘出现蓝灰色点线称为铅线，可由铅中毒引起。

（5）牙龈的游离缘有黑褐色点线状色素沉着，可由铋、汞、砷等中毒引起。

6. 舌

（1）舌明显干燥可由鼻部疾患导致张口呼吸、大量吸烟、使用阿托品、放射治疗后等。舌严重干燥伴舌体缩小并有纵沟，可由重度脱水引起。

（2）舌体暂时性肿大可由舌炎、口腔炎、血管神经性水肿等引起；舌体慢性肿大可由黏液性水肿、呆小病、舌肿瘤等引起。

（3）舌面上出现黄色上皮细胞堆积而成的隆起部分，形状不规则如地图，称为地图舌，可由维生素 B_2 缺乏引起；舌面上出现横向裂纹，可由先天愚型与维生素 B_2 缺乏引起；舌面上出现纵向裂纹，可由梅毒性舌炎引起；舌乳头肿胀突出，形如草莓，为草莓舌，见于猩红热或长期发热患者；舌面呈绛红色状如生牛肉，为牛肉舌，可由糙皮病（烟酸缺乏）引起；舌乳头萎缩，舌面光滑呈鲜红色，为镜面舌，见于缺铁性贫血、恶性贫血及慢性萎缩性胃炎。

（4）舌黏膜有局部凹陷，表面覆盖灰白或黄色假膜，周围黏膜红而微肿，为舌黏膜溃疡，可由长期精神紧张、内分泌紊乱、细菌感染引起。

（5）舌偏斜可由舌下神经麻痹引起；舌震颤可由甲状腺功能亢进引起；舌运动受限可由舌癌引起。

（6）舌背上丝状乳头增生呈绒毛状，为毛舌，是一种非特异性慢性炎症，可由食物刺激、吸烟及某些药物引起。

7. 咽部及扁桃体

（1）咽部黏膜充血、红肿、有分泌物，可由急性咽炎引起；咽部黏膜充血、表面粗糙，淋巴滤泡呈簇状增生，可由慢性咽炎引起。

（2）扁桃体增大伴充血、水肿或表面覆有脓苔，由急性扁桃体炎引起；扁桃体增大而无明显充血、水肿或脓苔，可由慢性扁桃体炎、扁桃体肿瘤引起。

8. 腮腺　腮腺区见到以耳垂为中心的隆起，并可触及边缘不明显的包块，有压痛，腮腺导管开口有浑浊或脓性分泌物溢出，开口周围组织红肿，见于急性腮腺炎。

（七）关键问题

1. 口唇检查时需要检查的内容有哪些？

2. 牙龈异常体征的主要相关疾病有哪些?
3. 地图舌、草莓舌、镜面舌的表现是什么?
4. 咽部及扁桃体的检查方法及检查内容是什么?
5. 扁桃体增大分几度? 如何判定?

案例分析

关键问题参考答案

(班润武)

笔记

第六章 颈部检查与其他

学习目标

1. 掌握：甲状腺、气管、颈部血管及外周血管的检查内容和检查方法；甲状腺、气管、颈部血管及外周血管的正常表现；异常体征的主要相关疾病。

2. 熟悉：甲状腺、气管、颈部血管及外周血管的操作目的与操作准备。

3. 了解：甲状腺、气管、颈部血管及外周血管异常体征其他相关因素。

第一节 甲状腺检查

（一）操作目的

1. 能识别颈部的各解剖结构，知晓甲状腺的正常位置。

2. 能对甲状腺进行正确的视诊、触诊和听诊检查。

3. 能检查出并描述正常甲状腺和甲状腺的异常体征。

4. 能描述甲状腺肿大的分度；知晓甲状腺异常体征的相关疾病。

（二）适应证

1. 全身体格检查。

2. 甲状腺疾病时的专科检查。

（三）操作准备

1. 设备准备　钟型听诊器 1 件。

2. 操作者准备

（1）着装整洁、白大衣干净，仪表端庄、举止大方、语言文明，表现出良好的职业素养。

（2）检查前做手消毒。

3. 患者准备　采取坐位、解开领口，暴露双侧锁骨以上的颈部。

（四）操作步骤

1. 甲状腺视诊

（1）识别颈部结构：甲状软骨结节、环状软骨、胸锁乳突肌、胸锁关节、胸骨上窝、颞骨乳突、锁骨上窝（图 2-6-1）。

（2）判断甲状腺有无肿大：患者取正常坐位，观察甲状软骨下方及两侧，绝大多数人的正常甲状腺形状不能在体表见到，仅有体态偏瘦且颈部较长者可见；嘱患者两手放于枕后，头略向后仰，做吞咽动作，检查甲状腺随吞咽动作而移动情况。

2. 甲状腺的触诊　检查甲状腺峡部和甲状腺左右侧叶，检查内容包括甲状腺大小、质地、表面是否光滑、有无触痛和是否随吞咽动作移动。

(1) 甲状腺侧叶后面触诊(图 2-6-2)

1) 患者取坐位,略低头,颈部肌肉放松,操作者站在其后。

2) 操作者一手示、中指施压于一侧甲状软骨,将气管推向对侧,另一手拇指在对侧胸锁乳突肌后缘向前推挤甲状腺,示、中指在其前缘触诊甲状腺。

3) 检查过程中,嘱患者做吞咽动作。

4) 用同样方法检查另一侧甲状腺叶。

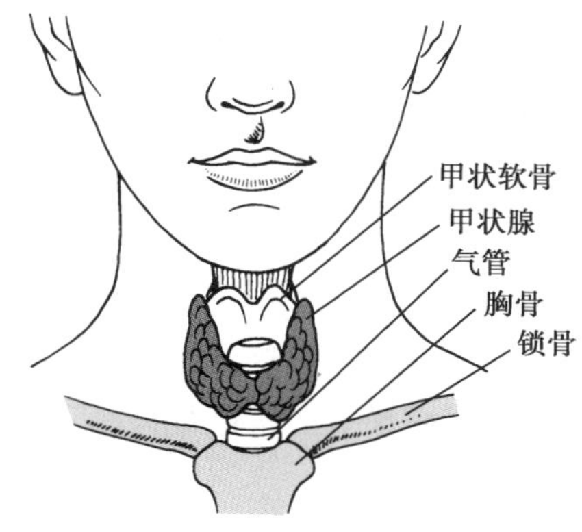

图 2-6-1　甲状腺的位置

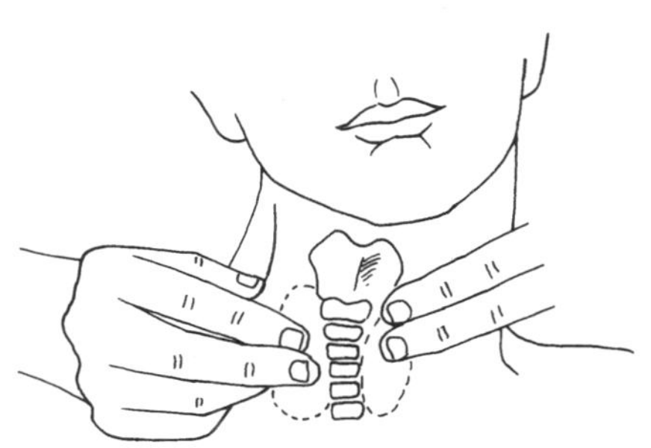

图 2-6-2　甲状腺的后面触诊

(2) 甲状腺侧叶前面触诊

1) 患者取坐位,稍低头,颈部肌肉放松,操作者面对患者。

2) 操作者一手拇指施压于一侧甲状软骨,将气管推向对侧,另一手示、中指在对侧胸锁乳突肌后缘向前推挤甲状腺,拇指在胸锁乳突肌前缘触诊。

3) 检查过程中,嘱患者做吞咽动作。

4) 用同样方法检查另一侧甲状腺叶。

(3) 甲状腺峡部触诊

1) 操作者面对患者。

2) 用拇指自胸骨上切迹向上触摸,可触及气管前甲状腺组织,判断有无增厚。

3) 检查过程中,嘱患者做吞咽动作。

(4) 判断甲状腺肿大程度:甲状腺肿大可分三度。

1) 不能看出肿大但能触及者为Ⅰ度。

2) 能看到肿大又能触及,但在胸锁乳突肌以内者为Ⅱ度。

3) 超过胸锁乳突肌外缘者为Ⅲ度。

3. 甲状腺的听诊　检查甲状腺两侧叶,检查内容主要为是否有血管杂音。

(1) 操作者面对患者。

(2) 操作者用听诊器钟型体件放于甲状腺部位听诊甲状腺是否有血管杂音,两侧均需检查。

(3) 甲状腺听诊异常体征的主要相关疾病:若听到血管杂音提示甲状腺功能亢进。

4. 检查结束,描述检查所见。

(五)操作中的关键点提示

1. 甲状腺视诊

(1) 熟悉颈部解剖标志,否则无法判断甲状腺的潜在轮廓位置。

(2) 颈部皮肤尽可能绷紧,做吞咽动作。

2. 甲状腺触诊

(1) 嘱患者颈部尽量放松,否则触不清甲状腺大小及质地等。

(2) 后面检查时,大拇指不可以放在颈后;前面检查时,示、中指不可以放在颈后。

(3) 甲状腺峡部的位置在颈部的下 1/3,在环状软骨的下缘。

(4) 勿忘嘱患者做吞咽动作。

3. 甲状腺的听诊　需选择钟型听诊器，需要听两侧甲状腺叶。

（六）异常体征的相关疾病及其他因素

1. 甲状腺视诊

（1）体态瘦、颈部长的人见到甲状腺轻微隆起，随吞咽而移动，可为正常表现。

（2）甲状腺整体明显隆起于体表，表明甲状腺肿大，可由单纯性甲状腺肿、急性甲状腺炎、亚急性甲状腺炎、慢性甲状腺炎与甲状腺功能亢进引起。

（3）甲状腺局限隆起，表明甲状腺有较大肿物，可由甲状腺腺瘤或囊腺瘤、结节性甲状腺肿囊性变或继发囊内出血、甲状腺癌引起。

（4）肿大的甲状腺不随吞咽动作而移动，表明甲状腺与周围组织粘连，可由慢性甲状腺炎、甲状腺癌引起。

2. 甲状腺触诊

（1）甲状腺整体增大、表面光滑、质软，可由单纯性甲状腺肿、甲状腺功能亢进引起。

（2）甲状腺整体增大、表面光滑、质地中等硬、有压痛、局部皮温增高，可由急性甲状腺炎引起。

（3）甲状腺整体增大、表面欠光滑、质地较硬、有压痛，可由亚急性甲状腺炎、慢性甲状腺炎引起。

（4）甲状腺局部包块、表面光滑，可由甲状腺腺瘤或囊腺瘤、结节性甲状腺肿囊性变或继发囊内出血。

（5）甲状腺局部包块、表面欠光滑、形态不规则、质地韧或硬，可由结节性甲状腺肿、甲状腺癌引起。

3. 甲状腺听诊　甲状腺血管杂音一般由甲状腺功能亢进引起。

（七）关键问题

1. 甲状腺侧叶触诊的操作步骤是什么？
2. 甲状腺肿大分几度？如何判定？
3. 甲状腺触诊异常体征的主要相关疾病有哪些？
4. 甲状腺功能亢进的颈部体征有哪些？

第二节　气管和颈部血管的检查

（一）操作目的

1. 能识别气管和颈部血管的解剖结构。
2. 能对气管和颈部血管进行正确的视诊、触诊和听诊检查。
3. 能描述和检查气管和颈部血管的正常位置和形态。
4. 能描述气管偏移的特点和相关疾病。
5. 能描述颈部血管形态异常、血管杂音的特点和常见疾病。

（二）适应证

1. 全身体格检查。
2. 胸、肺和心脏疾病以及颈部疾病的专科检查。

（三）操作准备

1. 设备准备　钟型听诊器 1 件，皮尺 1 根。

2. 操作者准备

（1）着装整洁、白大衣干净，仪表端庄、举止大方、语言文明、表现出良好职业素养。

（2）检查前做手消毒。

3. 患者准备　采取坐位、半坐位或仰卧位，解开领口，暴露双侧锁骨以上颈部。

（四）操作步骤

1. 检查气管　主要检查气管有无移位。

（1）嘱患者取端坐位或仰卧位，两上肢下伸，使颈部处于自然直立状态。

（2）操作者面向患者，站其前（或右）侧，将示指和无名指指端分别固定于两侧胸锁关节上，手掌

与患者胸骨平行，中指远端在胸骨上窝处上下、左右触摸气管后，指端置于气管正中处（图 2-6-3）。

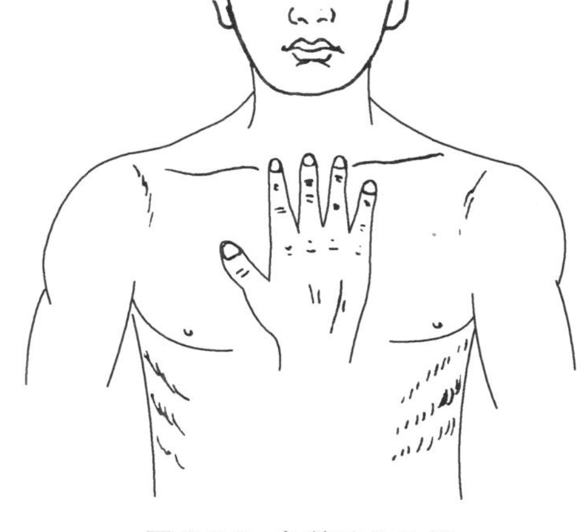
图 2-6-3　气管移位位置

（3）观察中指与示指、无名指指端之间距离，距离相等表明气管居中，距离不等表明气管有偏移。

2. 检查颈部血管　主要检查颈静脉充盈情况、颈静脉有无搏动、颈动脉搏动情况和有无血管杂音。

（1）检查颈静脉充盈情况：立位或坐位颈静脉不显露；平卧位时，用皮尺测量锁骨上缘至下颌角连线的距离，在此连线的下 2/3 处做一标记，充盈的颈静脉段在此标记点以内为正常；患者取 30°～45°半卧位时，颈静脉充盈段长度超过正常水平（图 2-6-4），即为颈静脉明显充盈或怒张。

（2）检查颈静脉有无搏动：正常情况下见不到颈静脉搏动。

（3）检查颈动脉搏动情况：正常安静时见不到颈动脉搏动，剧烈运动后可见较微弱的搏动。

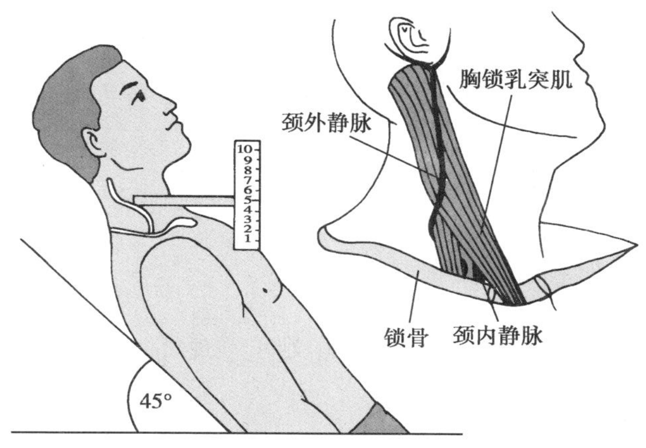

图 2-6-4　正常颈部静脉充盈水平

（4）检查有无血管杂音：患者取坐位，用钟型听诊器在颈部大血管区听诊。

3. 检查结束，描述检查结果。

（五）操作中的关键点提示

1. 气管检查

（1）嘱患者头一定摆正，不可偏向一侧或检查过程中扭头。

（2）操作者要正确识别胸锁关节和气管正中点的位置。

（3）操作要轻柔，尤其置于气管上的中指不要用力按压，以免引起患者不适或咳嗽。

2. 颈部血管检查

（1）在做颈部血管检查时需要患者把头尽可能偏向被检查侧的对面，以便充分显露血管。

（2）血管听诊时须用钟型听诊器。

（六）异常体征的相关疾病及其他因素

1. 气管偏移

（1）偏移方向与病变部位一致（偏向患侧）：可由一侧肺不张、肺硬化和胸膜广泛粘连肥厚引起。

（2）偏移方向与病变部位相反（偏向健侧）：可由一侧大量胸腔积液、一侧胸腔积气及纵隔肿瘤引起。

2. 颈部血管异常

（1）颈静脉明显充盈或怒张：可由右心衰竭、心包积液、缩窄性心包炎、上腔静脉阻塞综合征引起。

（2）颈静脉搏动：可由三尖瓣关闭不全引起。

（3）颈动脉搏动：若安静状态下见到明显的颈动脉搏动，可由主动脉关闭不全、高血压、甲状腺功能亢进及严重贫血引起。

（4）血管杂音：可由颈动脉或椎动脉狭窄引起。

（七）关键问题

1. 怎样检查气管是否有偏移？
2. 颈部血管的检查内容是什么？
3. 怎样检查颈静脉充盈？颈静脉明显充盈的相关疾病有哪些？

第三节　外周血管的检查

外周血管是指除心血管和脑血管以外的躯干、四肢血管。因颈部、胸部和腹部血管检查均在相应章节介绍，故本节仅介绍四肢的外周血管检查，包括脉搏（动脉搏动）、周围血管征和四肢浅静脉检查。

（一）操作目的

1. 能正确选择检查脉搏的动脉。
2. 知晓脉搏检查、周围血管征以及浅静脉检查的内容。
3. 能描述所检查的结果。
4. 能说出检查所见异常体征的相关疾病。

（二）适应证

1. 全身体格检查。
2. 心脏疾病、外周血管疾病的专科检查。

（三）操作准备

1. 设备准备　计时器、听诊器。

2. 操作者准备

（1）着装整齐、洁净，仪表端庄、举止大方、语言文明、表现出良好的职业素养。

（2）操作前做手消毒。

（3）保持手部温暖。

3. 患者准备　采取坐位或仰卧位，充分暴露手腕部（桡动脉）或其他检查部位。

（四）操作步骤

1. 检查脉搏　检查内容包括脉率、脉律、搏动强弱。

（1）患者手掌平置向上，操作者将右手示、中两指并拢，指尖放在患者腕部桡侧，桡动脉搏动最明显处（图 2-6-5）。

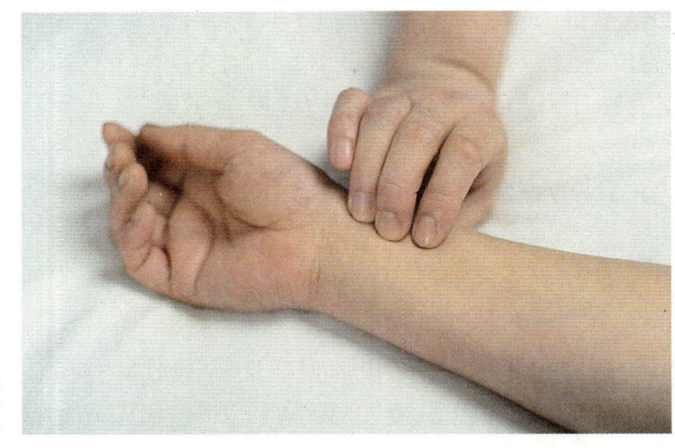
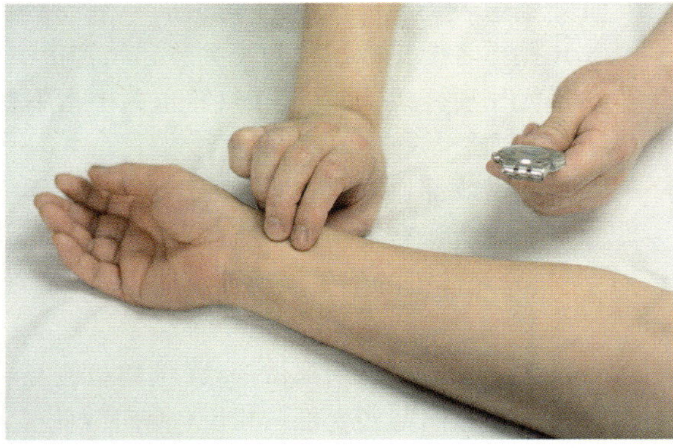

图 2-6-5　脉搏的检查方法

（2）静止触摸桡动脉至少 1min。

（3）计数脉率：正常脉率 60~100 次/min，脉率在 60 次/min 以下为脉率过缓，超过 100 次/min 为脉率过速。

（4）检查脉律：搏动间隔时间相等为正常脉律，搏动间隔时间不等为脉律不齐，意义与心律不齐等同。搏动节律整齐而强弱交替为交替脉，吸气时搏动明显减弱或消失为奇脉。

（5）感受搏动强弱：判断动脉搏动的力度、振幅有无异常。

2. 检查周围血管征

（1）水冲脉：操作者右手紧握患者腕部掌面，掌心紧贴桡动脉搏动处，并能明显感受到桡动脉搏动。将患者手臂抬高过头，可感受到脉搏骤起骤落，犹如潮水涨落。

（2）毛细血管搏动征：操作者左手托住患者手腕，右手示指托起患者示指，拇指轻压患者指甲末端，压力大小以指甲床中部出现红白线为度。正常者红白线静止不搏动，为毛细血管搏动征阴性。如见到红白线呈交替的节律性搏动现象称毛细血管搏动征阳性。

（3）枪击音：操作者将听诊器的胸件轻放在患者的肱动脉或股动脉处。如闻及与心跳一致的、短促类似于枪声的射击音称为枪击音。

（4）Duroziez 双重杂音：操作者将听诊器的钟型体件稍加压力于患者的股动脉根部，并使胸件开口方向稍偏向近心端。如闻及收缩期和舒张期双期吹风样杂音称为 Duroziez 双重杂音。

3. 检查四肢浅静脉

（1）视诊：正常情况下四肢远端隐约可见淡蓝色的浅静脉，无迂曲，不凸于皮肤表面。

（2）触诊：操作者用示、中指末节指腹轻柔按压在患者浅静脉走行区，由近向远滑动，正常的浅静脉柔软、无结节、无触痛。

4. 检查结束，描述检查所见。

（五）操作中的关键点提示

1. 检查前需向患者告知，并征得患者同意以获得配合。

2. 检查脉搏时需触诊两侧桡动脉，先右后左，左右对比。

3. 触诊手法、部位务必准确。

4. 检查结果描述规范。

5. 检查前需向患者告知，并征得患者同意以获得配合。与患者沟通态度和蔼，检查过程中动作轻柔，检查结束后告知，全过程有爱伤意识。

（六）异常体征的相关疾病及其他因素

1. 脉搏

（1）脉率异常：经常运动、体格健壮的人正常脉率可低于 60 次/min，但不低于 50 次/min；正常人剧烈运动后脉率可超过 100 次/min，但短暂休息后应恢复正常；脉率过缓，可由病态窦房结综合征、急性心肌梗死、甲状腺功能低下、颅压增高或使用某些药物引起；脉率过速，可由高热、贫血、甲亢、有效循环血量不足、心力衰竭和心肌病等疾病引起。

（2）脉律异常：常由冠状动脉硬化性心脏病、风湿性心脏病、心肌炎、心肌病、甲状腺功能亢进等引起；正常人在情绪激动、吸烟、饮酒、服用某些药物的情况下可引起脉律异常。

（3）搏动强弱异常：搏动力度强、振幅大，可由高热、甲状腺功能亢进、主动脉瓣关闭不全等引起；搏动力度弱、振幅小，可由心力衰竭、主动脉瓣狭窄、休克等引起；奇脉常见于高血压性心脏病、急性心肌梗死和主动脉瓣关闭不全；交替脉见于心脏压塞或心包缩窄。

2. 周围血管征　周围血管征阳性提示脉压增大，可由主动脉瓣关闭不全、甲亢、严重贫血引起。

3. 四肢浅静脉

（1）视诊异常体征：上肢浅静脉迂曲增粗伴肢体远端水肿见于上肢深静脉血栓形成；下肢浅静脉迂曲增粗伴肢体远端水肿见于下肢深静脉血栓形成、下肢深静脉瓣功能不全及单纯型浅静脉曲张；四肢皮肤有红色条索常见于急性表浅淋巴管炎或浅静脉炎。

（2）触诊异常体征：浅静脉呈较硬的条索伴触痛见于反应性浅静脉炎、血栓性浅静脉炎和感染性浅静脉炎；浅静脉内触及斑块见于浅静脉血栓形成。

（七）关键问题

1. 何谓交替脉？常见于何种疾病？

2. 何谓奇脉？常见于何种疾病？
3. 周围血管征包含哪几项体征？
4. 周围血管征阳性的临床意义？
5. 如何识别正常与病变的浅静脉？

案例分析

关键问题参考答案

（班润武）

笔记

第七章 胸部检查

学习目标

1. 掌握:胸部视诊、触诊、叩诊、听诊和乳房视诊、触诊的检查内容和检查方法;胸部视诊、触诊、叩诊、听诊和乳房视诊、触诊的正常表现,常见异常体征的主要相关疾病。

2. 熟悉:胸部视诊、触诊、叩诊、听诊和乳房视诊、触诊的操作目的与操作准备。

3. 了解:胸部异常体征的其他相关因素。

胸部指颈部以下和腹部以上的区域。可分为前胸部、侧胸部和背部。胸廓由锁骨、胸骨、12 个胸椎和 12 对肋骨组成。胸部检查的内容较多,本章以视、触、叩、听的顺序依次介绍胸部以及乳腺检查内容与方法,心脏检查另列章节介绍。

第一节 胸部视诊

胸部视诊的内容包括胸部的体表标志、胸壁与胸廓以及呼吸运动、呼吸频率、呼吸节律。

(一)操作目的

1. 能正确识别胸部的体表标志,并通过体表标志确定胸廓内各脏器的位置。
2. 能识别蜘蛛痣、胸壁静脉曲张并知晓其相关疾病。
3. 能识别异常胸廓并知晓其相关疾病。
4. 能识别异常的呼吸运动、频率、节律并知晓其相关疾病。

(二)适应证

1. 全身体格检查。
2. 胸部疾病的专科检查。

(三)操作准备

1. 设备准备　计数器。
2. 操作者准备

(1) 着装整齐、洁净,仪表端庄、举止大方、语言文明、表现出良好的职业素养。

(2) 保持手部温暖。

(四)患者准备

1. 采取坐位或卧位。
2. 充分暴露胸部。

(五)操作步骤

1. 检查胸部的体表标志　包括骨骼标志、垂直线标志、自然陷窝和解剖分区。

(1) 骨骼标志:胸部的骨骼标志见图 2-7-1。

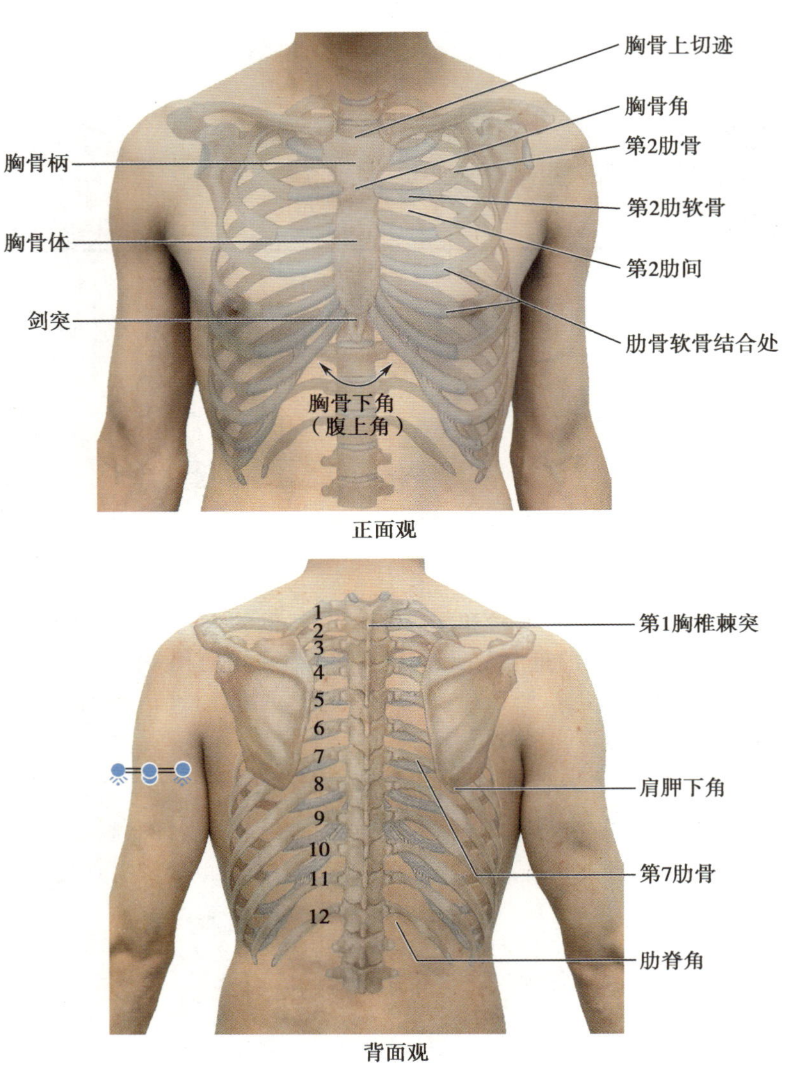

图 2-7-1　胸部的骨骼结构

1）胸骨：位于胸壁前正中，由上而下可分为胸骨柄、胸骨体、剑突。

2）胸骨上切迹：位于胸骨柄上方，正常气管位于其后正中。

3）剑突：位于胸骨体下端的三角形部分。

4）胸骨角：由胸骨柄与胸骨体连接处向前突起所形成。其两端与第 2 肋软骨相连，可由此开始计数肋间隙和肋骨。胸骨角还标志支气管分叉、心房上缘和上下纵隔交界、第 4 胸椎水平。

5）腹上角：为左右肋弓在胸骨下端汇合所形成的夹角，也称胸骨下角。相当于横膈的穹窿部，其后为肝左叶、胃及胰腺。

6）肩胛下角：肩胛骨位于后胸壁第 2~8 肋骨之间，其最下端称肩胛下角。操作者取直立位或端坐位，两臂自然下垂，此时肩胛下角位于第 7 肋或第 7 肋间、第 8 胸椎的水平。可以此作为后胸部计算肋骨的标志。

7）第 7 颈椎棘突：颈部前屈，颈根部最突出的部位即为第 7 颈椎棘突。其下方为胸椎的起点，常以此处作为计数胸椎的标志。

8）肋脊角：为第 12 肋骨与脊柱构成的夹角。其前为肾脏和输尿管上端所在的区域。

（2）垂直线标志

1）前正中线：即胸骨中线，为通过胸骨正中的垂直线。即上端位于胸骨柄上缘的中点，向下通过剑突中央的垂直线。

2）锁骨中线（左、右）：为通过锁骨中点的垂直线。正常情况下，锁骨中线正好穿过乳头。

3）胸骨线（左、右）：为沿胸骨边缘与前正中线平行的垂直线。

4）胸骨旁线（左、右）：为通过胸骨线和锁骨中线中间的垂直线。

5）腋前线（左、右）：为通过腋窝前皱襞沿前侧胸壁向下的垂直线。

6）腋中线（左、右）：为自腋窝顶端于腋前线和腋后线之间向下的垂直线。

7）腋后线（左、右）：为通过腋窝后皱襞沿后侧胸壁向下的垂直线。

8）肩胛下角线（左、右）：为双臂下垂时通过肩胛下角与后正中线平行的垂直线。

9）后正中线：即脊柱中线。为通过椎骨棘突，或沿脊柱正中下行的垂直线。

（3）自然陷窝和解剖分区

1）腋窝（左、右）：为上肢内侧与胸壁相连的凹陷部。

2）胸骨上窝：为胸骨柄上方的凹陷部，正常气管位于其后。

3）锁骨上窝（左、右）：为锁骨上方的凹陷部，相当于两肺上叶肺尖的上部。

4）锁骨下窝（左、右）：为锁骨下方的凹陷部，下界为第3肋骨下缘。相当于两肺上叶肺尖的下部。

5）肩胛上区（左、右）：为肩胛冈以上的区域，其外上界为斜方肌的上缘。相当于上肺尖的下部。

6）肩胛下区（左、右）：为两肩胛下角的连线与第12胸椎水平线之间的区域。后正中线将此区分为左、右两部。

7）肩胛间区（左、右）：为两肩胛骨内缘之间的区域。后正中线将此区分为左、右两部。

胸部体表标线与分区见图2-7-2。

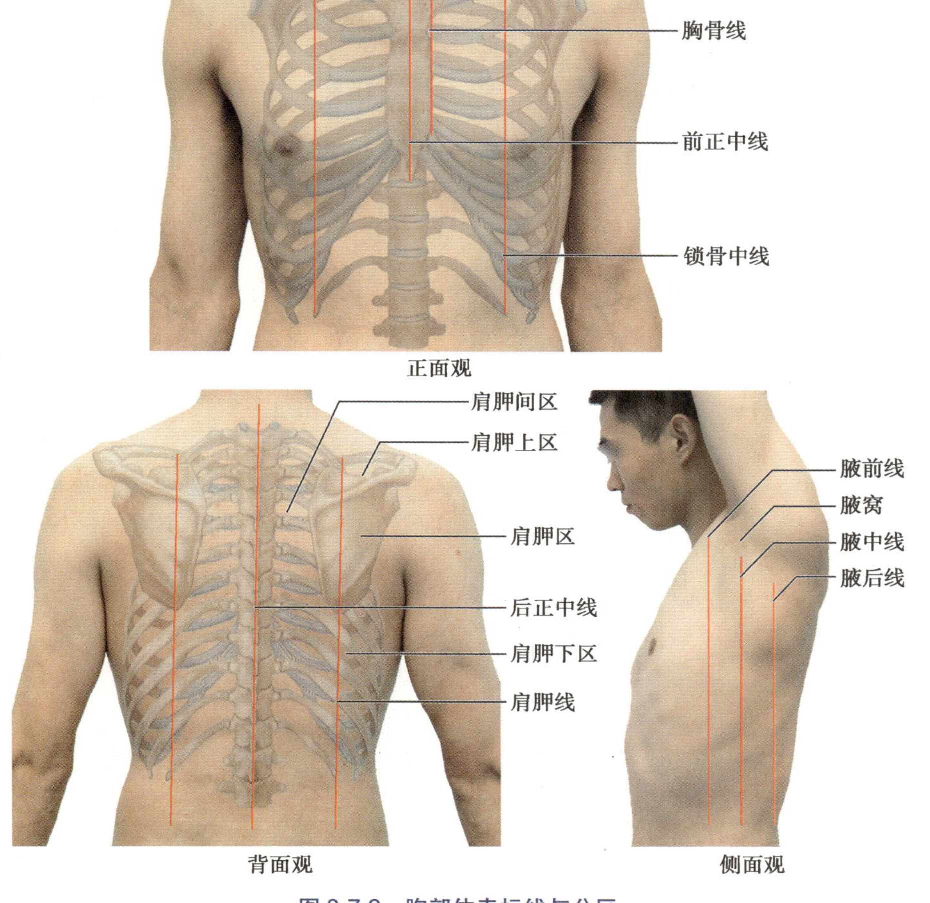

图2-7-2 胸部体表标线与分区

2. 检查胸壁与胸廓

（1）胸壁视诊

1）患者充分暴露前胸部。取坐位时，操作者站在患者前面或右侧，取仰卧位时，操作者站于患者右侧。

2）视诊内容包括有无皮疹、瘢痕、蜘蛛痣，胸壁静脉有无充盈、曲张。

a. 蜘蛛痣：为皮肤小动脉分支末段扩张所形成，痣体有一个中心点，周围有呈辐射形的小血管分支，形态似蜘蛛，故而称为蜘蛛痣，多出现在胸前（图 2-7-3）。操作者用竹签等物品压迫痣的中心点，其辐射状小血管网即刻消失，去除压力后又复出现。

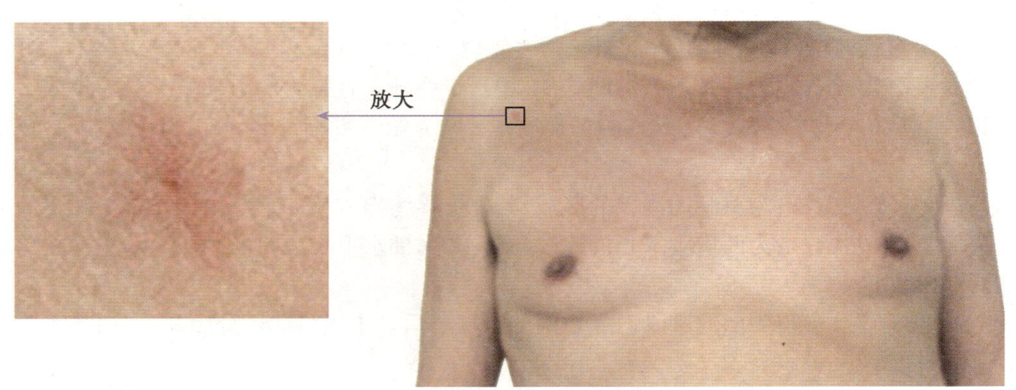

图 2-7-3 蜘蛛痣

b. 胸壁静脉：正常胸壁无明显静脉可见。当上腔静脉或下腔静脉血流受阻建立侧支循环时，胸壁静脉可充盈或曲张，此时应检查其血流方向（方法为：操作者将右手示指和中指并拢压在静脉上，然后一只手指紧压静脉向外滑动，挤出该段静脉内血液，至一定距离后放松该手指，另一手指紧压不动，看静脉是否充盈，如迅速充盈，则血流方向是从放松的一端流向紧压手指的一端。再同法放松另一手指，观察静脉充盈速度，即可判断出血流方向）。上腔静脉阻塞时，静脉血流方向自上而下；下腔静脉阻塞时，血流方向则自下而上。

（2）胸廓视诊

1）操作者充分暴露前胸部和背部。取坐位时，操作者站在患者前面或右侧；取仰卧位时，操作者站于患者右侧。

2）观察胸廓形状，两侧是否对称，有无畸形、局部隆起，肋间隙有无异常。

3）常见胸廓异常：

a. 扁平胸：胸廓呈扁平状，其前后径不及左右径的一半。

b. 桶状胸：胸廓前后径增加，有时与左右径几乎相等，甚或超过左右径，故呈圆桶状。肋间隙增宽且饱满。腹上角增大，且呼吸时改变不明显。

c. 佝偻病胸：佝偻病所致的胸廓改变，多见于儿童（图 2-7-4）。沿胸骨两侧各肋软骨与肋骨交界处常隆起，形成串珠状，谓之佝偻病串珠。下胸部前面的肋骨常外翻，沿膈附着的部位其胸壁向内凹陷形成的沟状带，称为肋膈沟。若胸骨剑突处显著内陷，形似漏斗，谓之漏斗胸。胸廓的前后径略长于左右径，其上下距离较短，胸骨下端常前突，胸廓前侧壁肋骨凹陷，称为鸡胸。

3. 检查呼吸运动、呼吸频率、呼吸节律

（1）操作者站在患者右侧，患者取仰卧位时，操作者下蹲使视线与患者胸廓同水平视诊，仔细观察胸部与腹部的起伏情况。

（2）注意区分呼吸运动类型（腹式呼吸与胸式呼吸）。

（3）仔细观察呼吸运动的强弱，两侧呼吸运动是否对称。

（4）观察并计数呼吸频率，计数时间为 1min，正常呼吸频率为 16～20 次/min，超过 24 次/min 为呼吸过速，小于 12 次/min 为呼吸过缓。

（5）仔细观察呼吸节律是否均匀而整齐。

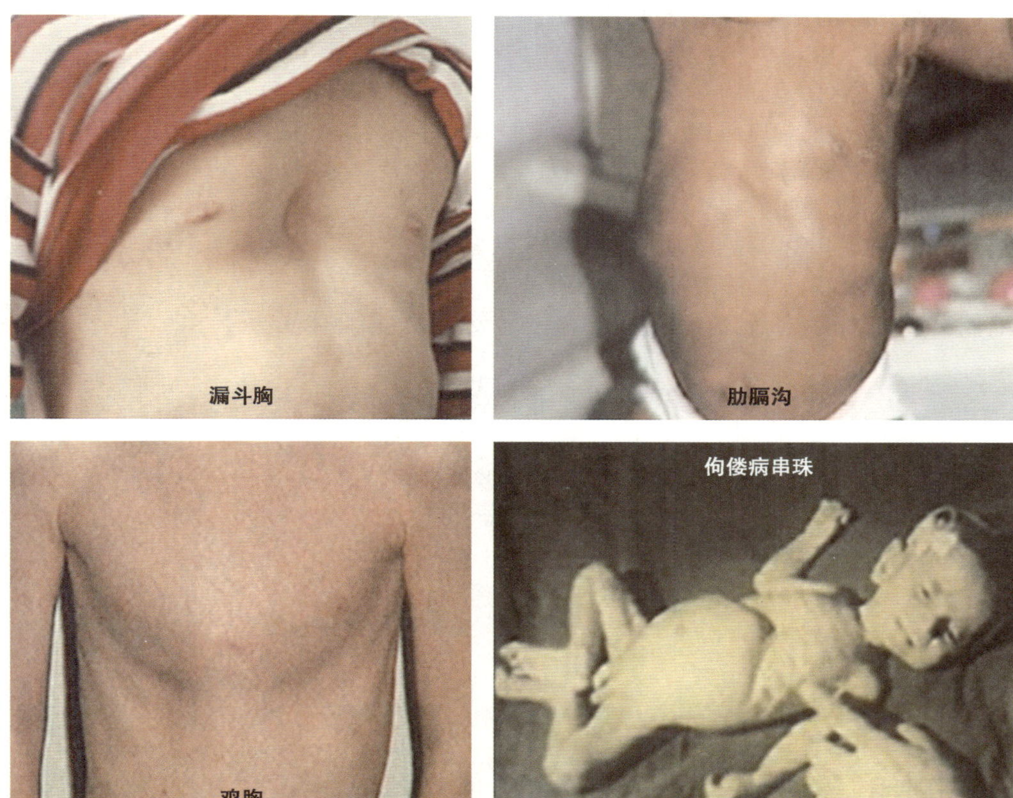

图 2-7-4 佝偻病胸

（6）观察有无反常式呼吸运动：胸廓局部吸气时膨起，呼气时塌陷，为反常呼吸。

4. 检查结束，描述检查结果。

（六）操作中的关键点提示

1. 体表标志视诊不明显时，可以结合触诊定位。

2. 检查时若发现胸壁静脉有充盈或曲张，需判断其血流方向。

3. 检查前需向患者告知，并征得患者同意以获得配合。与操作者沟通态度和蔼，检查过程中注意为患者保暖，动作轻柔，注意保护患者隐私。检查结束后告知，全过程有爱伤意识。

（七）异常体征的相关疾病与其他因素

1. 胸壁与胸廓

（1）蜘蛛痣：可见于孕妇和肝炎、肝硬化患者。

（2）扁平胸：可见于慢性消耗性疾病，如肺结核等。

（3）胸壁静脉曲张：可见于纵隔肿瘤、肺门肿瘤、纵隔炎症、严重气腹、巨大腹腔肿瘤等。

（4）桶状胸：见于严重肺气肿。

（5）佝偻病胸：见于小儿缺钙导致的佝偻病。

（6）胸廓一侧变形：胸廓一侧膨隆多见于大量胸腔积液、气胸、或一侧严重代偿性肺气肿；胸廓一侧平坦或下陷常见于肺不张、肺纤维化、广泛性胸膜增厚和粘连等。

（7）胸廓局部隆起：见于心脏明显肿大、心包大量积液、主动脉瘤、胸内或胸壁肿瘤、肋骨骨折等。

（8）脊柱畸形引起的胸廓改变：严重脊柱前凸、后凸或侧凸，可导致胸廓两侧不对称，肋间隙增宽或变窄。

2. 呼吸运动

（1）呼吸频率与幅度变化：呼吸过速常见于高热、重度甲状腺功能亢进及心力衰竭；呼吸过缓见于麻醉剂或镇静剂过量、颅压增高和呼吸衰竭晚期；呼吸加快伴幅度加深见于代谢性酸中毒，呼吸变慢伴幅度变浅见于代谢性碱中毒。

（2）反常呼吸运动：见于多根多段肋骨骨折。

（八）关键问题

1. 请指出肩胛下区的范围。
2. 用肩胛下角定位肋骨应注意什么？
3. 请说出胸骨角的临床意义。
4. 佝偻病胸的常见类型有哪些？
5. 引起胸廓一侧膨隆的常见原因有哪些？
6. 说出反常式呼吸运动的表现及相关疾病。
7. 右侧大量胸腔积液患者，通过胸部视诊检查可发现哪些阳性体征？

第二节　胸部触诊

胸部触诊的内容包括胸廓扩张度、语音震颤和胸膜摩擦感。

（一）操作目的

1. 能进行胸廓扩张度检查。
2. 能进行语音震颤检查。
3. 能进行胸膜摩擦感检查。

（二）适应证

1. 全身体格检查。
2. 胸部疾病专科检查。

（三）操作准备

1. 设备准备　无需特殊用具。
2. 操作者准备

（1）着装整齐、洁净，仪表端庄、举止大方、语言文明、表现出良好的职业素养。

（2）保持手部温暖。

（3）操作前做手消毒。

3. 患者准备

（1）可采取卧位或坐位。

（2）充分暴露胸部（前胸部和背部）。

（四）操作步骤

1. 检查胸廓扩张度

（1）前胸廓扩张度的检查：操作者两手置于患者胸廓下面的前侧部，左右拇指分别沿两侧肋缘指向剑突，拇指尖在前正中线两侧对称部位，而手掌和伸展的其他手指置于前侧胸壁，嘱患者做深呼吸运动。在吸气相时，观察两手拇指随胸廓扩张而分离的距离（图 2-7-5），同时感觉呼吸运动范围和对

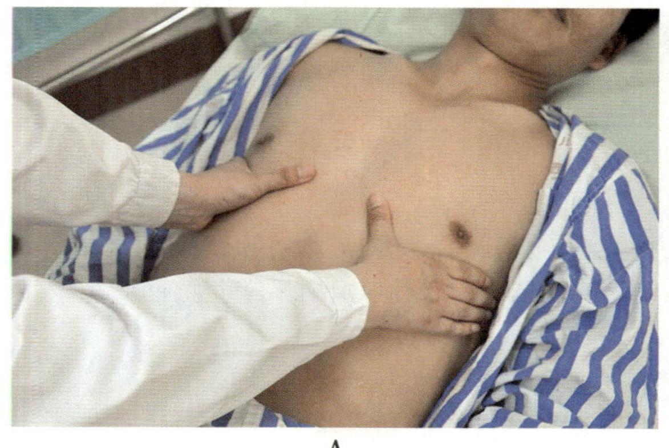

A

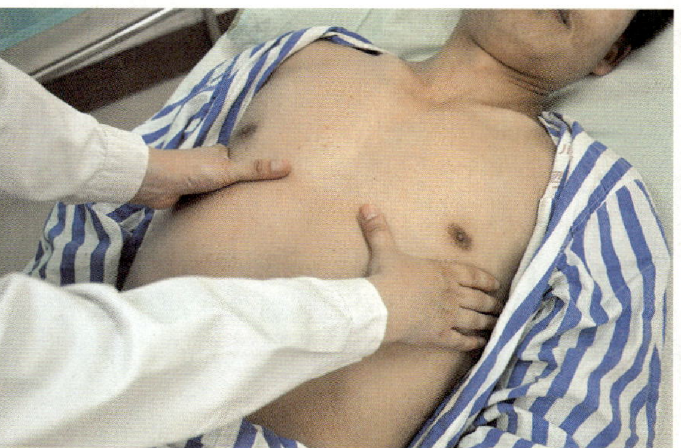

B

图 2-7-5　胸廓扩张度检查法（前胸）

称性(比较两手的动度是否一致)。

(2) 后胸廓扩张度的检查:操作者两手平置于患者背部,约于第10肋水平,拇指与中线平行,并将两侧皮肤向中线轻推,嘱患者做深呼吸运动,观察比较两手的动度是否一致(图2-7-6)。正常人的两侧胸廓扩张度应相等。

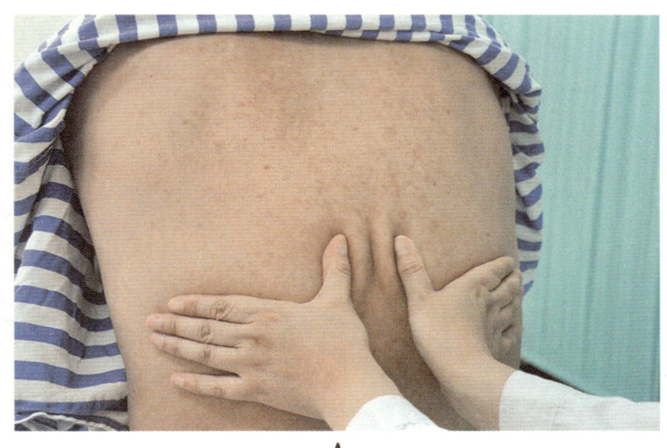
A

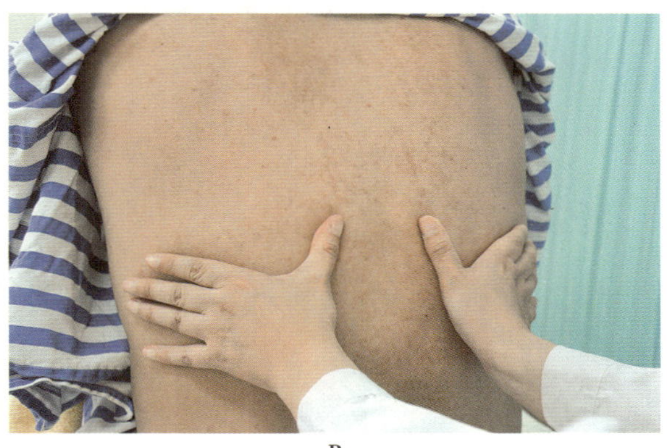
B

图2-7-6 胸廓扩张度检查法(背部)

2. 检查语音震颤(触觉震颤)

(1) 操作者将左右手掌的尺侧缘或掌面轻放于两侧胸壁的对称部位,然后嘱患者用同等的强度重复发"yi"长音,比较两侧相应部位两手感触到的语音震颤的异同,注意有无增强或减弱(图2-7-7)。

(2) 在同一部位双手交叉重复1次(图2-7-8)。

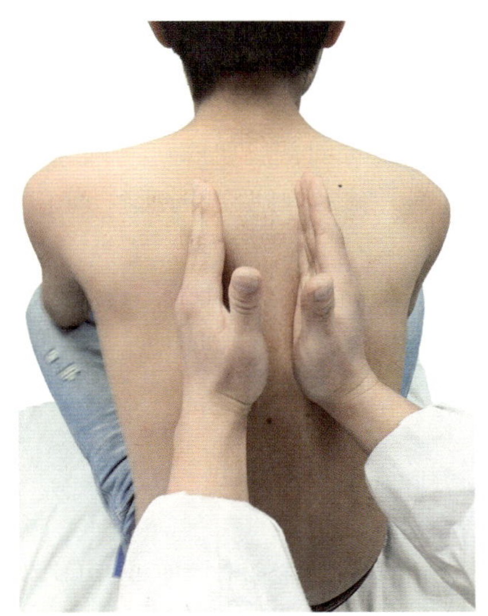
图2-7-7 语音震颤的检查手法

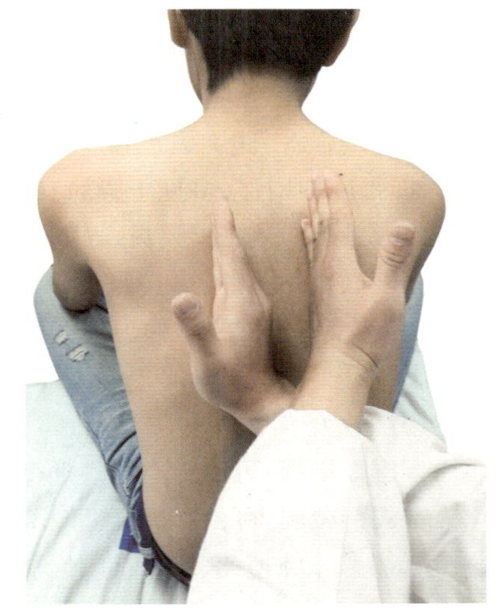
图2-7-8 语音震颤的检查手法

(3) 自上而下、从内到外、先前胸后背部重复上述动作。

(4) 语音震颤检查的部位及顺序见图2-7-9。

3. 检查胸膜摩擦感

(1) 操作者将两手掌平置于前胸的下前侧部或腋下部(腋中线第5、6肋间)。

(2) 嘱患者做深呼吸运动,注意感受有无如皮革样相互摩擦的感觉。

(3) 嘱患者屏住呼吸,重复前述检查。正常情况下触不到胸膜摩擦感。

(4) 检查结束,报告检查结果。

(五)操作中的关键点提示

1. 胸廓扩张度检查的重点是前胸廓扩张度的检查。

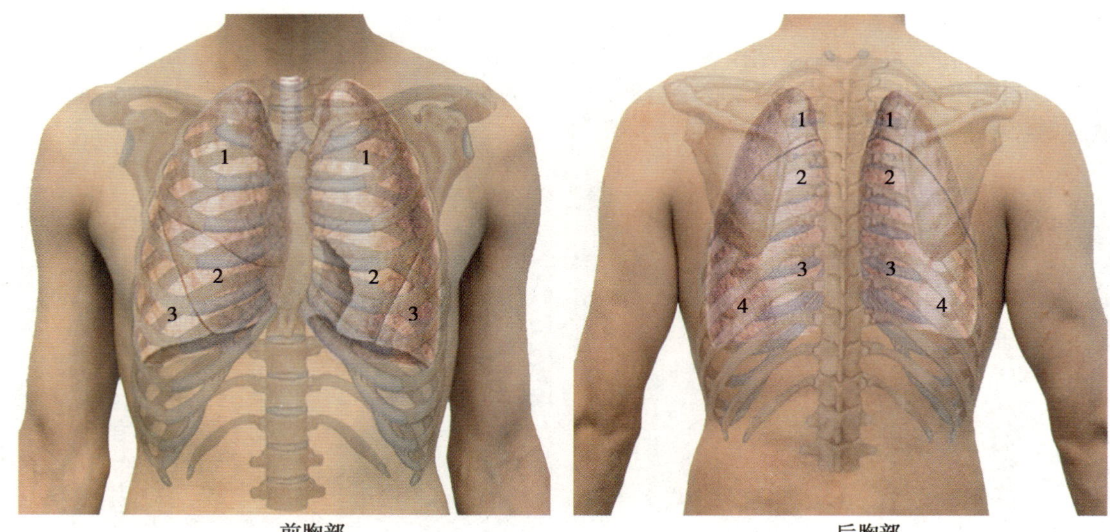

图 2-7-9　语音震颤检查的部位与顺序

2. 操作者语音震颤时，双手掌的尺侧缘一定要轻放在胸壁而不能用力，在同一部位需要双手交叉重复检查一次。语音震颤检查的部位不要遗漏。

3. 熟记胸膜摩擦感的检查部位。

4. 检查结束后报告检查结果务求内容完整，语言规范准确。

5. 检查前需向患者告知，并征得患者同意以获得配合。与患者沟通态度和蔼，检查过程中注意为患者保暖，动作轻柔，注意保护患者隐私。检查结束后告知，全过程有爱伤意识。

（六）异常体征的相关疾病与其他因素

1. 胸廓扩张度改变

（1）扩张度增强：一侧胸廓扩张度增强，见于对侧肺扩张受限，如对侧膈肌麻痹、肺不张或肋骨骨折；两侧胸廓扩张度均增强，多见于膈肌在吸气时向下运动障碍，使腹式呼吸减弱所致，如腹腔积液、肝脾大、腹内巨大肿瘤、急性腹膜炎、膈下脓肿等。

（2）扩张度减弱：一侧胸廓扩张度减弱，见于肺炎、肺不张、肺部肿瘤、肺纤维化、胸膜炎、胸腔积液、肋骨骨折、肋骨肿瘤等；两侧胸廓扩张度均减弱，见于中枢神经系统病变或周围神经病变、呼吸肌无力或广泛肺部病变。

2. 语音震颤改变

（1）语音震颤增强：可由肺空洞性病变、支气管扩张、肺气肿等引起。

（2）语音震颤减弱：可由肺炎、胸腔积液、胸膜增厚、肺纤维化等引起。

3. 胸膜摩擦感　肺梗死、尿毒症、肺炎和结核性胸膜炎导致胸膜腔有渗出性改变，可产生胸膜摩擦感。

（七）关键问题

1. 前胸廓扩张度的检查方法是什么？

2. 引起胸廓扩张度减弱的主要相关疾病有哪些？

3. 语音震颤检查的原理是什么？

4. 引起语音震颤改变的主要相关疾病有哪些？

第三节　胸 部 叩 诊

用于胸部叩诊的方法有间接叩诊法和直接叩诊法。本节介绍的是胸部的间接叩诊法。胸部叩诊的内容包括前胸、侧胸、背部及肺上下界的叩诊。

（一）操作目的

1. 能正确进行胸部叩诊检查。
2. 能辨识胸部叩诊音。
3. 能准确叩出肺上下界。
4. 能正确进行肺下界移动度叩诊检查。

（二）适应证

1. 全身体格检查。
2. 胸部疾病的专科检查。

（三）操作准备

1. 设备准备　直尺、记号笔。

2. 操作者准备

（1）着装整齐、洁净，仪表端庄、举止大方、语言文明，表现出良好的职业素养。

（2）保持手部温暖。

3. 患者准备

（1）可采取坐位或卧位，肌肉放松，两臂自然下垂，呼吸均匀。

（2）充分暴露胸部（可脱去上衣，使腰部以上的胸部充分暴露）。

（四）操作步骤

1. 检查顺序与叩诊方法　检查顺序为前胸　侧胸　背部（口诀：自上而下、由外向内、先前后背、左右对称）。叩诊方法为间接叩诊，即操作者一手中指的远侧两节作为叩诊板（板指），另一手的中指指端作为叩诊指（叩指），叩指以垂直方向叩击于板指上，辨别胸壁及深部结构发出的声音性质（清音、过清音、浊音、实音），正常为清音。

2. 前胸的叩诊检查

（1）自锁骨上窝的斜方肌前缘中央部开始，逐渐叩向外侧，当由清音变为浊音时，即为肺上界的外侧终点，在此点做好标记；然后再由上述中央部叩向内侧，直至清音变为浊音时，即为肺上界的内侧终点，同样在此点做好标记。用直尺测量内外侧终点间的距离，即为肺上界的宽度，正常成人为4~6cm。

（2）沿锁骨中线、腋前线自第1肋间隙从上至下逐一肋间隙进行叩诊。每一肋间隙均先叩诊左侧，再叩诊右侧；每侧均由外向内叩诊。

（3）当叩诊音从清音变为浊音（右侧）或鼓音（左侧）时，即为肺下界，在锁骨中线的肺下界点做好标记。

3. 侧胸的叩诊方法

（1）嘱患者举起上臂置于头部，自腋窝开始沿腋中线、腋后线叩诊，自上而下逐一肋间隙进行叩诊直至肋缘。

（2）先叩诊左侧，再叩诊右侧。

（3）在腋中线的肺下界点做好标记。

4. 背部叩诊

（1）嘱患者取坐位，向前稍低头，双手交叉抱肘，尽可能使肩胛骨移向外侧方，上半身略向前倾。叩诊自肺尖（斜方肌上部肌束中点）开始，先叩出肺尖宽度。

（2）沿肩胛线自上而下逐一肋间隙进行叩诊，每一肋间隙先左后右对称叩诊，直至在肩胛下角线叩出肺下界，并做好标记。

5. 肺下界移动度叩诊

（1）嘱患者取坐位，向前稍低头，两臂自然下垂。

（2）操作者先找到肩胛下角，在肩胛下角线上叩出肺下界，并做好标记。

（3）嘱患者做深吸气后屏住呼吸，操作者沿肩胛下角线继续向下叩诊，当由清音变为浊音时，即为肩胛线上肺下界的最低点，在此点做好标记。

（4）嘱患者平静呼吸2、3个周期，再嘱患者做深呼气后屏住呼吸，操作者沿肩胛下角线肺下界点

往上叩诊，直至浊音变为清音时，即为肩胛线上肺下界的最高点，在此点做好标记。

（5）用直尺测量最高至最低两点间的距离，测得数据即为肺下界的移动范围（肺下界移动度），正常成人移动范围为6~8cm。

6. 检查结束，报告检查结果。

（五）操作中的关键点提示

1. 叩诊时板指应平贴于肋间隙并与肋骨平行，叩击力量要均匀，轻重应适宜，频率不宜过快。

2. 叩击动作由右腕关节和掌指关节的运动来完成，避免肘关节和肩关节参与活动，叩击动作要灵活、短促，富有弹性，在同一部位连续叩诊2、3下。

3. 患者体位摆放及呼吸配合正确。

4. 叩诊顺序正确。

5. 注意左右、内外对比。

6. 检查前需向患者告知，并征得患者同意以获得配合。与患者沟通态度和蔼，检查过程中注意为患者保暖，动作轻柔，注意保护患者隐私。检查结束后告知，全过程有爱伤意识。

（六）异常体征的主要相关疾病

1. 肺上界宽度异常　肺上界变宽可由肺气肿引起；肺上界变窄可由肺尖部结核病灶浸润、肺纤维化引起。

2. 肺下界移动范围异常　移动范围减小可由肺气肿、肺炎、肺水肿、肺不张、肺纤维化引起；大量胸腔积液、气胸、广泛胸膜粘连时叩不出肺下界。

3. 浊音或实音　可由肺炎、肺不张、肺水肿、肺梗死、胸腔积液、胸膜粘连肥厚、较大肺肿瘤引起。

4. 过清音　可由肺气肿、较大肺结核空洞、肺囊肿引起。

（七）关键问题

1. 说出胸部叩诊检查方法与主要检查内容。

2. 说出正常成人肺上界宽度和肺上界变窄、变宽的临床意义。

3. 胸部叩诊过清音的发生机制是什么？可能由哪些疾病引起？

4. 肺下界移动度减小的发生机制是什么？可能由哪些疾病引起？

第四节　胸 部 听 诊

胸部听诊的内容包括呼吸音、啰音、语音共振及胸膜摩擦音。

（一）操作目的

1. 能正确进行肺部听诊检查。

2. 能指出四种正常呼吸音的听诊部位。

3. 能正确进行语音共振检查。

4. 能正确进行胸膜摩擦音检查。

（二）适应证

1. 全身体格检查。

2. 胸部疾病的专科检查。

（三）操作准备

1. 设备准备　听诊器。

2. 操作者准备

（1）着装整齐、洁净，仪表端庄、举止大方、语言文明，表现出良好的职业素养。

（2）保持手部温暖。

3. 患者准备

（1）充分暴露胸部。

（2）患者可采取坐位或卧位。

（四）操作步骤

1. 操作要求与顺序

（1）操作者先用手掌心捂热听诊器胸件。双耳戴上听诊器耳件，右手拇指与中指握住听诊器胸件，示指放于听诊器胸件的背面，将听诊器胸件紧密而适度地置于听诊部位（图 2-7-10）。

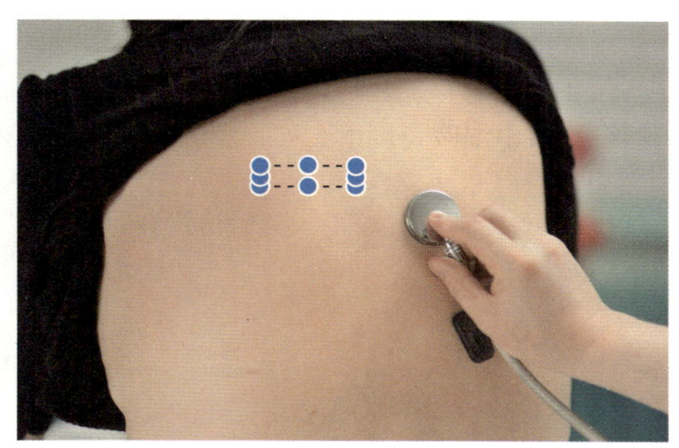

图 2-7-10 听诊器胸件的持握方法

（2）嘱患者做均匀呼吸，必要时可做较深的呼吸或咳嗽数声后立即听诊。

（3）听诊由肺尖开始，自上而下，左右对称听诊。分别检查前胸部、侧胸部和背部，顺序与叩诊相同，听诊前胸部应沿锁骨中线和腋前线；听诊侧胸部应沿腋中线和腋后线；听诊背部应沿肩胛线，自上至下逐一肋间进行，而且要在上下、左右两侧对称部位进行对比。每处至少听 1、2 个呼吸周期。

2. 四种正常呼吸音的听诊

（1）气管呼吸音：声音粗糙、响亮，于胸外气管上面可闻及。

（2）支气管呼吸音：声音如同张口抬舌呼气时发出的“ha”音，吸气相较呼气相短，于喉部、胸骨上窝、背部第 6、7 颈椎及第 1、2 胸椎附近可闻及。

（3）支气管肺泡呼吸音：声音与肺泡呼吸音相似，但音调较高，于胸骨两侧第 1、2 肋间隙，肩胛间区第 3、4 胸椎水平以及肺尖前后部的肺野部位可闻及。

（4）肺泡呼吸音：声音如叹息样或柔和吹风样的“fu-fu”声，除上述三种正常呼吸音听诊部位以外的大部分肺野内均可闻及。

3. 语音共振检查

（1）嘱患者用同等的强度重复发“yi”长音，操作者将听诊器胸件放在患者前胸、背部，自上而下、左右两侧对称部位对比听诊。

（2）语音共振检查的部位及顺序与语音震颤检查的部位和顺序完全相同（见本章第二节）。

4. 胸膜摩擦音检查

（1）操作者将听诊器胸件放在患者前胸的下前侧部或腋下部（腋中线第 5、6 肋间）进行听诊。

（2）嘱患者作深慢呼吸，注意听诊吸气相和呼气相有无胸膜摩擦的声音。

（3）如闻及胸膜摩擦音，嘱患者屏住呼吸，摩擦音即消失。以此证实闻及的摩擦音为胸膜摩擦音，而非心包摩擦音。

5. 异常呼吸音与啰音的辨识

（1）异常肺泡呼吸音：包括肺泡呼吸音减弱或增强、呼气音延长、断续呼吸音和粗糙呼吸音。

（2）异常支气管呼吸音：在正常肺泡呼吸音部位闻及支气管呼吸音，即异常支气管呼吸音。

（3）异常支气管肺泡呼吸音：在正常肺泡呼吸音部位闻及支气管肺泡呼吸音，即异常支气管肺泡呼吸音。

（4）啰音：是正常呼吸音之外的附加音，包括干啰音和湿啰音。

6. 检查结束，报告检查结果。

（五）操作中的关键点提示

1. 检查前应将听诊器胸件捂热；持握听诊器胸件的手姿必须正确；不得隔衣听诊。
2. 听诊部位及顺序必须正确。
3. 必须自上而下、左右两侧对称部位对比听诊，每处至少听 1、2 个呼吸周期。
4. 语音共振检查的部位及顺序必须正确，且不得遗漏。
5. 胸膜摩擦音的检查部位必须正确；应嘱患者屏住呼吸，以确认之。
6. 检查前需向患者告知，并征得患者同意以获得配合。与患者沟通态度和蔼，检查过程中注意为

患者保暖，动作轻柔，注意保护患者隐私。检查结束后告知，全过程有爱伤意识。

7. 胸部触诊、叩诊、听诊检查结束后做手消毒。

（六）胸部听诊异常体征的主要相关疾病

1. 异常肺泡呼吸音　肺泡呼吸音减弱可由重症肌无力、膈肌瘫痪、阻塞性肺气肿、胸腔积液、气胸等引起；肺泡呼吸音增强可由发热、严重贫血、酸中毒引起。

2. 异常支气管呼吸音　可由大叶性肺炎实变期、肺脓肿、较大肺结核空洞、胸腔积液等。

3. 异常支气管肺泡呼吸音　可由支气管肺炎、肺结核、大叶性肺炎早期引起。

4. 湿啰音　粗湿啰音可由支气管扩张、肺水肿等引起；中湿啰音可由支气管炎、支气管肺炎等引起；细湿啰音可由细支气管炎、支气管肺炎、肺淤血等引起。

5. 干啰音　弥漫于双侧肺部的干啰音可由支气管哮喘、慢性支气管炎、心源性哮喘引起；局限性干啰音可由支气管内膜结核和支气管肿瘤引起。

（七）关键问题

1. 说出四种正常呼吸音的听诊部位。
2. 在胸壁左前下侧听到摩擦音时，如何区别胸膜摩擦音与心包摩擦音？
3. 胸部听诊时哪些部位听到支气管呼吸音属不正常呼吸音？
4. 胸腔积液时患侧胸部听诊有何变化？
5. 哮喘患者发作时可出现严重的呼气性呼吸困难，听诊时有哪些重要体征？
6. 管状呼吸音的特点及临床意义？

第五节　乳 房 检 查

（一）操作目的

1. 能进行正确的乳房检查。
2. 知晓乳房检查的内容。
3. 知晓乳房异常体征的相关疾病。

（二）适应证

1. 全身体格检查。
2. 乳房疾病的专科检查。

（三）操作准备

1. 环境准备　检查环境安静、温暖，光线充足，有相对独立的空间或屏风遮挡。

2. 操作者准备

（1）着装整齐、洁净，仪表端庄、举止大方、语言文明，表现出良好的职业素养。

（2）操作前洗手。

（3）保持手部温暖。

（4）操作者站在患者前面或右侧。

（5）操作者为男性，患者为女性，需要女性医务工作者陪同。

3. 患者准备

（1）充分暴露前胸部。

（2）可采取坐位或卧位。

（四）操作步骤

1. 乳房视诊　内容包括乳房形态、皮肤及乳头。

（1）患者双臂自然下垂，需要时可嘱患者双臂高举过头部或双手叉腰。

（2）检查乳房外形轮廓，查看乳房大小（有无巨乳或乳腺发育过小）、双侧是否对称、大小是否一致，有无畸形。

（3）检查乳房皮肤，查看有无发红、水肿、溃疡、色素沉着、瘢痕和局部凹陷。

（4）检查乳头，查看双侧乳头位置、大小、是否对称一致，有无乳头内陷、回缩，有无分泌物。

2. 乳房触诊

(1) 患者取坐位，先双臂自然下垂，然后双臂高举过头部或双手叉腰。取仰卧位时，双臂充分外展或高举过头部，可在肩部垫一小枕以抬高肩部。

以乳头为中心做一水平线和垂直线，可将乳房分为内上、外上、内下、外下4个象限（图2-7-11）。

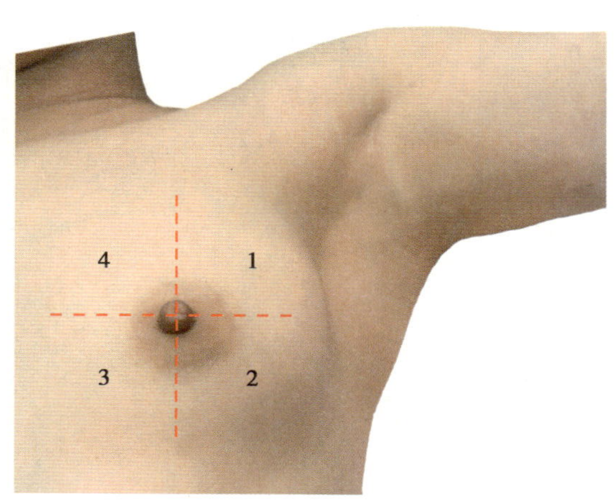

图2-7-11 乳房象限划分

(2) 操作者的手指和手掌应平置在患者乳房上，五指并拢，用除拇指之外的四指指腹轻施压力，以旋转或来回滑动进行触诊。

(3) 检查左侧乳房时由外上象限开始，沿顺时针方向进行，由浅入深触诊，直至4个象限检查完毕为止，最后触诊乳头和乳晕区。

(4) 检查右侧乳房时也从外上象限开始，沿逆时针方向进行，由浅入深触诊，直至4个象限检查完毕为止，最后触诊乳头。

(5) 感觉乳腺质地、弹性，检查有无压痛、包块（部位、大小、外形、硬度、压痛、活动度）。

(6) 用拇指和示指从上下、内外两个方向轻轻捏挤乳头，感觉弹性、有无硬结和触痛；示指、中指并拢用指腹由乳晕一侧向乳头挤压，或用拇指、示指分别置于乳晕两侧撑开皮肤向下压，查看有无液体或分泌物自乳头溢出。

3. 检查完毕，报告检查结果。

（五）操作中的关键点提示

1. 乳房触诊除乳头外，必须五指并拢用拇指以外的其他四指指腹进行，切忌用抓握或捏挤的方法进行乳房触诊。

2. 乳房触诊两侧乳房均从外上象限开始检查，左侧沿顺时针方向进行，右侧沿逆时针方向进行，最后均应检查乳头。

3. 检查结果报告（记录）完整、规范。

4. 检查前需向患者告知，并征得患者同意以获得配合。与患者沟通态度和蔼，检查过程中注意为患者保暖，动作轻柔，注意保护患者隐私。检查结束后告知，全过程有爱伤意识。

5. 检查后做手消毒。

（六）乳房异常体征的主要相关疾病

1. 皮肤红肿、有压痛，可由急性乳腺炎、浆细胞性乳腺炎和炎性乳腺癌引起。

2. 乳腺皮肤颜色呈橘黄色或暗绿色，毛孔增大，为橘皮样外观，可由乳腺癌引起。

3. 乳腺皮肤局部凹陷，可由乳腺癌或脂肪坏死引起。

4. 乳头自出生后一直未露出乳房表面，但牵拉乳头可出露为乳头内陷，为先天性发育所致；既往乳头显露但近期显露高度降低为乳头回缩，可由乳腺癌引起。

5. 哺乳期乳腺内触及包块伴疼痛可由乳汁淤积引起。

6. 乳腺组织质地不均匀，触及片状、条索状中等硬度的包块，可由乳腺增生引起。

7. 乳腺组织内触及球形、椭球形包块，表面光滑，质地较硬，界限清楚、活动良好，多为乳腺纤维腺瘤。

8. 乳腺组织内触及不规则性包块、质地韧硬、表面欠光滑、界限不清、不易活动，多为乳腺癌。

9. 乳头检查时若有液体自乳腺导管开口溢出，为乳头溢液。可由乳腺导管扩张、导管内乳头状瘤、乳腺癌或脑垂体瘤引起。

（七）关键问题

1. 说出乳腺视诊的检查内容。

2. 说出乳腺触诊正确的检查方法。

3. 乳房皮肤橘皮样外观的表现，引起此种改变的相关疾病是什么？

4. 乳房触诊发现包块，应注意包块的哪些特征？
5. 乳头溢液的相关疾病有哪些？

案例分析

关键问题参考答案

（班润武）

第八章 心脏检查

学习目标

1. 掌握:心脏视、触、叩、听诊的操作步骤;心音的听诊特点与鉴别。
2. 熟悉:心脏视、触、叩、听诊操作准备工作;根据病情采用正确的体位。
3. 了解:心脏视、触、叩、听诊的操作目的。

在进行心脏检查时,需现场环境安静,光线充足,患者多取卧位,操作者位于患者右侧,一方面注意采取视诊、触诊、叩诊、听诊依次进行,以全面地了解心脏情况;另一方面在确定某一异常体征时,也可同时将这几种检查方法交替应用,以利于做出正确的判断。

第一节 心脏视诊

(一) 操作目的

1. 能对心脏进行正确的视诊检查。
2. 能描述和检查出正常和异常的心脏视诊体征。
3. 能描述心前区隆起、心尖搏动异常的临床意义。
4. 能描述心前区其他部位异常搏动的临床意义。

(二) 检查内容

1. 心脏视诊的检查方法。
2. 心前区隆起的检查方法。
3. 心尖搏动的位置、范围、强弱、节律等有无异常的检查方法。
4. 心前区其他部位异常搏动的检查方法。

(三) 操作准备

1. 操作者准备

(1) 仪表端庄,举止大方,着装整洁,白大衣干净。

(2) 做好解释,取得患者合作。

2. 患者准备　患者采取坐位或仰卧位,解开上衣,暴露心前区。

(四) 操作步骤

1. 心前区隆起

(1) 操作者站在患者右侧或足端。

(2) 在自然光线下仔细观察心前区有无隆起和异常搏动。

(3) 必要时可将视线与患者胸廓同高。

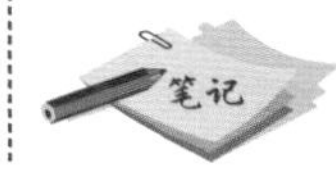

2. 心尖搏动、心前区其他部位搏动

（1）操作者站在患者右侧或足端，两眼或视线与心尖搏动点成切线位置。

（2）在自然光线下仔细观察心尖搏动点。

（3）指出心尖搏动点的位置、范围。

（4）观察心前区其他部位有无异常搏动。

（5）观察心前区有无负性心尖搏动。

（五）操作中的关键点提示

1. 患者注意保持身体不要倾斜，以免使心脏的位置发生变化。
2. 部分正常人的心尖搏动看不见。
3. 观察心尖搏动时应注意其位置、范围、强弱、节律等有无异常。
4. 正常心尖搏动的位置受人体体型、年龄、体位、呼吸等因素的影响。
5. 心尖搏动强弱与胸壁的厚薄有关。肥胖者胸壁厚，搏动较弱；瘦弱者胸壁薄，搏动较强，范围亦较大。剧烈运动、精神紧张、发热、甲状腺功能亢进时，心尖搏动常增强。

（六）关键问题

1. 心前区隆起见于哪些疾病？
2. 正常人心尖搏动的位置、范围？
3. 体型对正常心尖搏动位置的改变有哪些？
4. 年龄对正常心尖搏动位置的改变有哪些？
5. 体位对正常心尖搏动位置的改变有哪些？
6. 呼吸对正常心尖搏动位置的改变有哪些？
7. 心脏哪些疾病使心尖搏动位置发生改变？
8. 胸部哪些疾病使心尖搏动位置发生改变？
9. 腹部哪些疾病使心尖搏动位置发生改变？
10. 胸壁的厚薄与心尖搏动强弱有何关系？
11. 心脏哪些疾病使心尖搏动强弱发生改变？
12. 负性心尖搏动见于哪些疾病？
13. 心前区其他部位异常搏动见于哪些疾病？

关键问题参考答案

第二节 心脏触诊

（一）操作目的

1. 能对心脏进行正确的触诊检查。
2. 能描述和检查出正常和异常的心脏触诊体征。
3. 能描述心尖搏动与心前区搏动、心前区震颤、心包摩擦感的临床意义。

（二）检查内容

1. 心脏触诊的检查方法。
2. 心前区搏动的检查方法。
3. 心前区震颤的检查方法。
4. 心包摩擦感的检查方法。

（三）操作准备

1. 操作者准备

（1）仪表端庄，态度和蔼，着装整洁，白大衣干净。

（2）做好解释，取得合作。

2. 患者准备 采取坐位或仰卧位，解开上衣，暴露心前区。

（四）操作步骤

1. 操作者站在患者右侧。

2. 操作者先用右手全手掌开始检查，置于心前区，然后逐渐缩小到用手掌尺侧（小鱼际）或示指和中指指腹并拢同时触诊，必要时也可单指指腹触诊。

3. 仔细感觉心尖搏动位置、强弱有无改变，心前区有无异常搏动，心前区有无震颤、心包摩擦感。

（五）操作中的关键点提示

1. 心脏触诊与视诊同时进行，除可证实视诊的结果外，还可发现视诊未发现的体征，能起到互补效果。

2. 患者采取坐位或平卧位时，两上肢自然平放或下垂于躯干的两侧，身体勿左右倾斜以免影响心尖搏动的位置。

3. 心脏触诊的部位，除心尖部外，应依次检查心前区、胸骨两旁及上腹部。

4. 当触及任何搏动时，均应注意搏动的位置、范围、强度及时期等。

5. 心包摩擦感在胸骨左缘第3、4肋间处较易触及，心脏收缩期及舒张期均能触知，收缩期更明显；坐位前倾或呼气末时更易触及。如心包腔内渗液增多，使心包脏层与壁层分离，摩擦感消失。

（六）关键问题

1. 心尖抬举样搏动能说明有左心室肥大吗？
2. 心尖搏动能确定收缩期或舒张期吗？
3. 心前区触及震颤一定有器质性心血管疾病吗？
4. 收缩期震颤见于哪些疾病？
5. 舒张期震颤见于哪些疾病？
6. 连续性震颤见于哪些疾病？
7. 心包摩擦感见于哪些疾病？

关键问题参考答案

第三节 心脏叩诊

心脏叩诊检查是物理诊断技术的重要方法之一。目的在于确定心界，判定心脏大小、形状及其在胸腔内的位置。心脏为不含气器官，其不被肺遮盖的部分，叩诊呈绝对浊音（实音）；而心左右缘被肺遮盖的部分叩诊呈相对浊音；叩诊心界是指叩诊心脏相对浊音界，相对浊音界反映心脏的实际大小。因此，分辨这两种心浊音界具有重要的临床实用价值。

（一）操作目的

1. 确定心界，分辨心脏绝对浊音界和相对浊音界。
2. 判定心脏大小、形状及其在胸腔内的位置。
3. 根据心脏大小、形态及其位置，判断心脏浊音界改变的原因。

（二）操作准备

1. 设备准备 测量尺、笔、纸。

2. 操作者准备

（1）仪表端庄，态度和蔼，着装整洁，白大衣干净。

（2）核对患者姓名，查阅病历及相关辅助检查资料。

（3）向患者说明检查的目的，消除患者顾虑。

（4）清洁双手（双手喷涂消毒液或洗手）。

3. 环境　诊室温度适宜，安静舒适，光线适当。

（三）操作步骤

1. 体位　患者采取仰卧位或坐位，解开上衣，暴露心前区。医生位于患者右侧，或与其相对而坐。

2. 叩诊方法　采用间接叩诊法。以左手中指作为扳指，紧贴胸壁与肋间隙肋间平行（仰卧位）也可与心脏外缘平行（坐位）。叩诊力度适中：根据患者胖瘦采取适当力度叩诊，用力要均匀，过强与过轻印诊均不能正确叩出心界大小。

3. 叩诊顺序　一般可先叩左界，后叩右界，由下而上，由外向内。

4. 叩诊心左界　从心尖搏动最强点外 2~3cm 处开始（一般为第 5 肋间左锁骨中线稍外），由外向内印诊，叩诊音由清音变为浊音时用笔做标记，如此向上逐一肋间叩诊，直至第 2 肋间。连接各肋间的记号，即为心浊音界的左界。

5. 叩诊心右界　在右锁骨中线上，先叩出肝浊音界，然后于其上一肋间（通常为第 4 肋间）由外向内印出浊音界，逐一肋间向上至第 2 肋间，分别做标记。连接各肋间的记号，即为心浊音界的右界。

6. 由外向内叩诊中，叩诊音由清音变为浊音时，表示已达心脏边界，此即心脏的相对浊音界。再继续向内叩诊，叩诊音变为实音时，表示已达心脏无肺遮盖区的边界，即心脏的绝对浊音界（图 2-8-1）。心脏相对浊音界反映心脏的实际大小和形状。

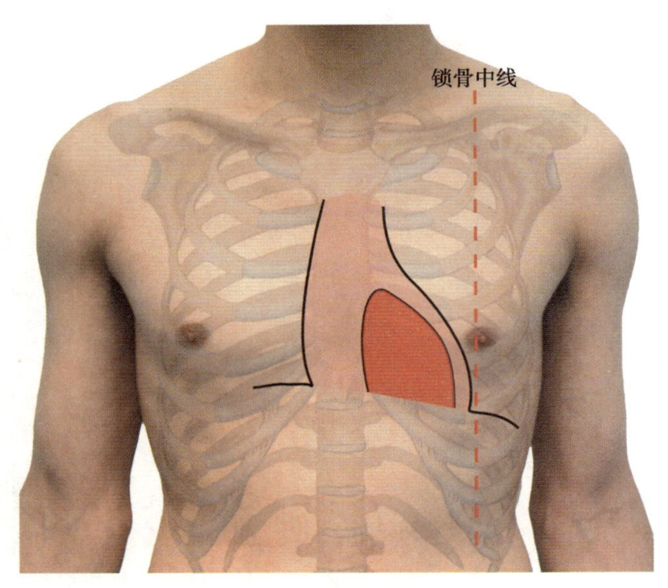

图 2-8-1　心脏相对浊音界和绝对浊音界

7. 用硬尺平放于胸壁上，测出各肋间的浊音界距前正中线的垂直距离，再测量左锁骨中线至前正中线的距离。并记录。

8. 判断说出该患者心脏浊音界是否正常。

（四）正常心浊音界

正常心浊音界指心脏的左右相对浊音界。正常成人心脏相对浊音界为：

1. 左界　第 2 肋间处，大约与胸骨左缘同；第 3 肋间处，距胸骨正中线约 4cm；第 4 肋间处，距胸骨正中线 4~6cm；第 5 肋间处，距胸骨中线 7~9cm，不超出锁骨中线。

2. 右界　一般与胸骨右缘平齐，但第 3、4 肋间可在胸骨右缘稍外方 1~2cm 处。正常人心脏左右相对浊音界与前正中线的距离（表 2-8-1）。

表 2-8-1 正常成人心脏相对浊音界

右界/cm	肋间	左界/cm
2~3	Ⅱ	2~3
2~3	Ⅲ	3.5~4.5
3~4	Ⅳ	5~6
	Ⅴ	7~9

注:左锁骨中线距胸骨中线的距离为 8~10cm。

(五)心浊音界各部分的组成

1. 心左界　第 2 肋间处相当于肺动脉段,第 3 肋间为左房耳,第 4、5 肋间为左室。主动脉与左室交接处向内凹陷部分,称心腰。

2. 心右界　第 2 肋间相当于升主动脉和上腔静脉,第 3 肋间以下为右房。

(六)心浊音界改变的临床意义

心浊音界大小、形态和位置可受多种因素的影响。

1. 左心室增大　心左界向左下扩大,心腰加深近似直角,心浊音界呈靴形。常见于主动脉瓣关闭不全,故又称主动脉型心脏。也可见于高血压性心脏病(图 2-8-2)。

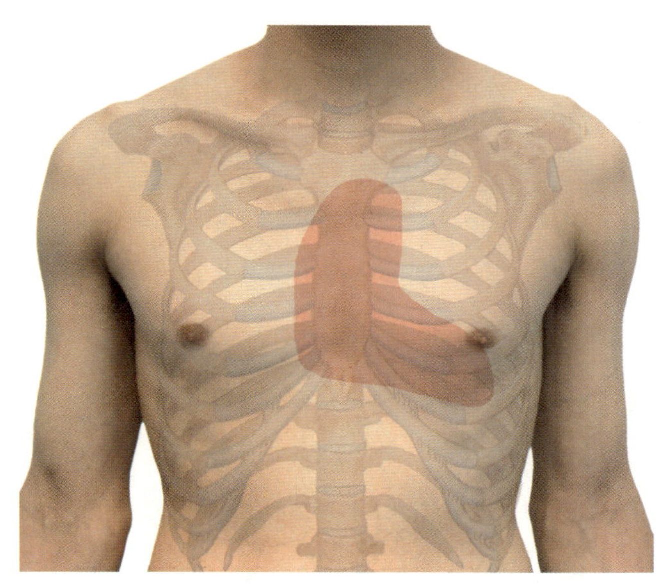

图 2-8-2 主动脉瓣关闭不全的心浊音界(靴形心)

2. 右心室增大　轻度增大时,只是心绝对浊音界增大,心左界叩诊不增大。显著增大时,相对浊音界向左右扩大,但因心脏长轴发生顺钟向转位,故向左增大较为明显,浊音界不向下扩大。常见于肺心病、房间隔缺损、单纯二尖瓣狭窄等。

3. 双心室增大　心浊音界向两侧扩大,且左界向下扩大,称普大型心脏。常见于扩张型心肌病、克山病、重症心肌炎、全心衰竭等(图 2-8-3)。

4. 左心房增大　显著增大时,胸骨左缘第 3 肋间心浊音界向外扩大。

5. 左心房及肺动脉扩大　胸骨左缘第 2、3 肋间心浊音界向外扩大。心腰饱满或膨出,心浊音界如梨形,常见于二尖瓣狭窄,故又称二尖瓣型心脏(图 2-8-4)。

6. 心包积液　坐位时心浊音界呈三角形(烧瓶形),仰卧位时心底部浊音区增宽,这种随体位改变而变化的心浊音界是心包积液的典型体征(图 2-8-5)。

7. 大量胸腔积液、积气时,心界在患侧叩不出,健侧心浊音界向外移。肺实变、肺肿瘤或纵隔淋巴结肿大时,如与心浊音界重叠则心界叩不出。肺气肿时,心浊音界变小,甚至叩不出。

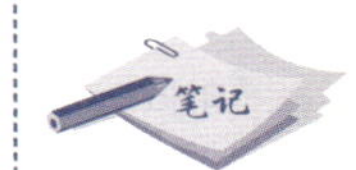

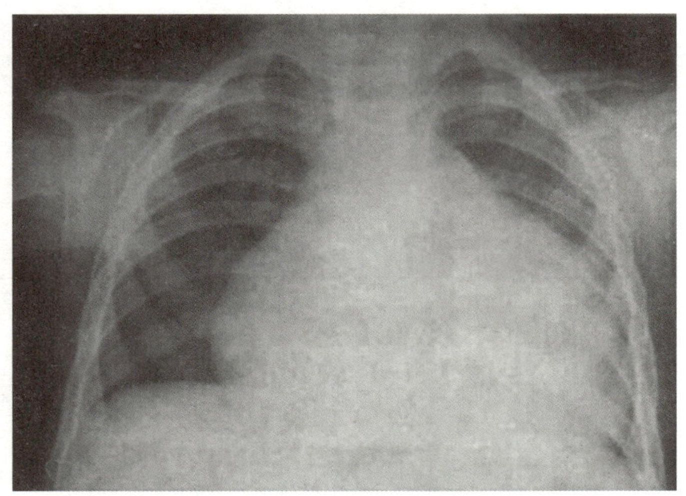

图 2-8-3　扩张性心肌病(普大型心脏)

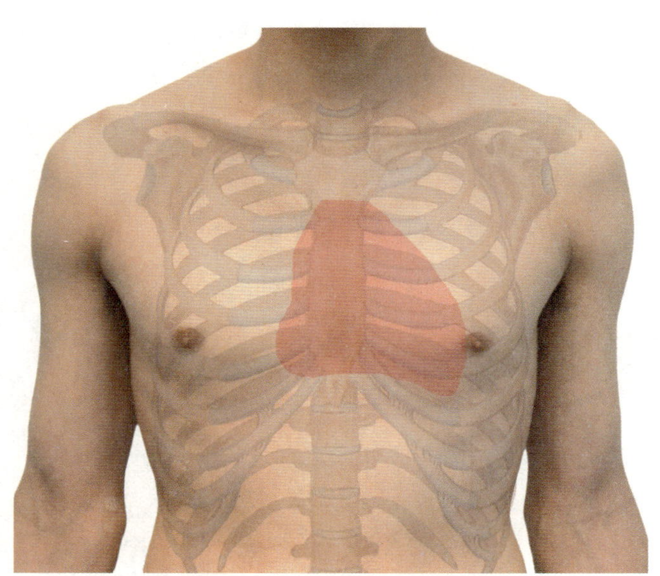

图 2-8-4　二尖瓣狭窄型心脏(梨形心)

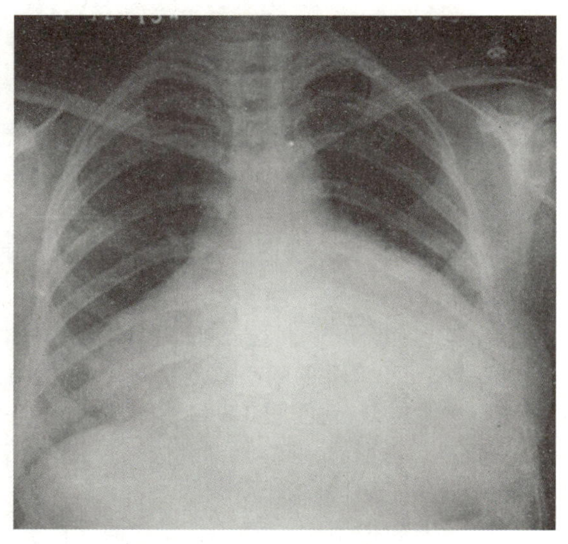

图 2-8-5　心包积液(烧瓶形)

8. 大量腹腔积液或腹腔巨大肿瘤，使膈升高，心脏横位，叩诊时心界扩大。

9. 右位心　可在胸骨右侧相应位置叩出心浊音界。

（七）操作中的关键点提示

1. 叩诊时环境应安静，仔细听诊叩诊音的变化。

2. 板指方向与采取的体位有关，患者坐位时，操作者左手叩诊板指与心缘平行（即与肋间垂直）；患者仰卧时，操作者站于患者右侧，左手叩诊板指与心缘垂直（即与肋间平行）。

3. 板指一定要紧贴皮肤表面，叩诊力度适中，根据患者胖瘦采取适当力度叩诊，用力要均匀，一般采用轻叩法。

4. 叩诊时叩诊手指与板指一定要垂直，叩诊要用腕部力量，要有弹性。

5. 叩诊时板指每次移动的距离不宜过大。

6. 测量心浊音界的距离时一定要测量垂直距离（不能将软尺斜放或随胸壁的弯曲度测量）。

7. 胸部疾病　大量胸腔积液或气胸时，心界在患侧叩不出，在健侧则外移；肺实变、肺部肿瘤或纵隔淋巴结肿大时，如与心浊音界重叠，则无法确定心界；肺气肿时，心浊音界缩小或叩不出。

8. 腹部情况　腹腔大量积液、巨大肿瘤及妊娠末期等，可使横膈升高，心脏呈横位，叩诊时心界扩大。

案例分析

（八）关键问题

1. 如何判断心相对浊音界正常？

2. 右心室扩大，心浊音界如何改变？

3. 主动脉扩张、主动脉瘤，心浊音界如何改变？

4. 心包积液，心浊音界如何改变？

关键问题参考答案

第四节　心 脏 听 诊

听诊是诊断心脏疾病重要的检查方法之一。心音、心律等变化往往是心脏疾病最早出现的体征。例如风心病二尖瓣狭窄，心尖部的隆隆样舒张期杂音常常出现在心电图、X 线变化之前，故在听诊时能发现心尖部隆隆样舒张期杂音，基本可诊断二尖瓣狭窄。

（一）操作目的

1. 听取正常心音在心脏各瓣膜听诊区的特点，分辨收缩期和舒张期。

2. 判断病理性心音、心律等，以作为诊断心脏疾患的证据。

（二）操作准备

1. 设备准备　听诊器。

2. 操作者准备

（1）仪表端庄，态度和蔼，着装整洁，白大衣干净。

（2）核对患者姓名，查阅病历及相关辅助检查资料。

（3）向患者说明检查的目的，消除患者顾虑。

（4）清洁双手（双手喷涂消毒液或洗手）。

3. 环境　诊室温度适宜，安静舒适，光线适当。

（三）操作步骤

1. 体位　操作者位于患者右侧，或与其相对而坐；让患者采取仰卧位或坐位，必要时可嘱患者变换体位进行心脏听诊检查。

2. 确定心脏瓣膜听诊区　心脏各瓣膜开闭时所产生的声音传导至体表，听诊最清楚的部位则称为心脏瓣膜听诊区（图 2-8-6）。

（1）二尖瓣听诊区：心尖部，即第 5 肋间左侧锁骨中线内侧 0.5~1cm 处。

（2）肺动脉瓣听诊区：在胸骨左缘第 2 肋间。

（3）主动脉瓣听诊区：在胸骨右缘第 2 肋间。

（4）主动脉瓣第二听诊区：在胸骨左缘第 3、4 肋间。

（5）三尖瓣区：在胸骨体下端近剑突处，胸骨左缘 4、5 肋间。

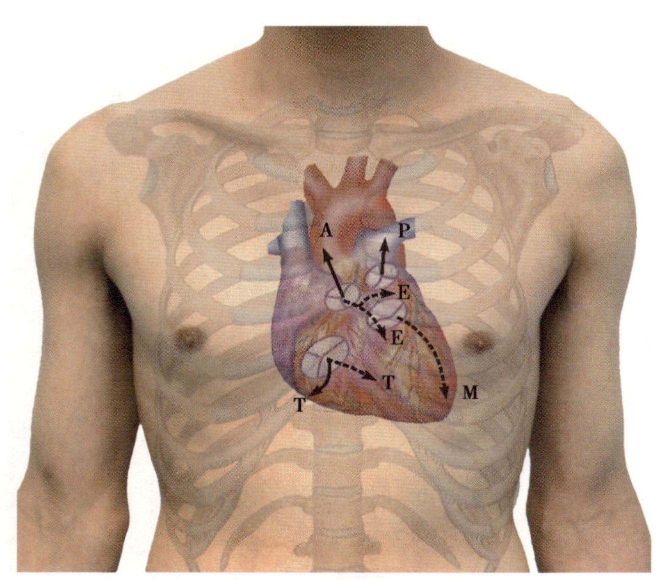

图 2-8-6　心脏瓣膜解剖部位及瓣膜听诊区

M. 二尖瓣听诊区；A. 主动脉瓣区；E. 主动脉瓣第二听诊区；P. 肺动脉瓣听诊区；T. 三尖瓣听诊区。

3. 听诊顺序

（1）通常按逆时针方向依次听诊：从心尖部（二尖瓣区）开始　肺动脉瓣区　主动脉瓣区　主动脉瓣第二听诊区　三尖瓣区。

（2）“8”字形听诊顺序：按照二尖瓣听诊区　主动脉瓣区　主动脉瓣第二听诊区　肺动脉瓣听诊区　三尖瓣听诊区的顺序进行听诊。

4. 听诊内容　包括心率、心律、心音、额外心音、杂音及心包摩擦音等。

（1）心率

1）指每分钟心跳的次数。一般在心尖部听取第一心音，计数 1min。

2）正常成人心率范围 60~100 次/min，女性稍快，儿童偏快（3 岁以下儿童的心率多在 100 次/min 以上），老年人多偏慢。

3）成人心率>100 次/min、婴幼儿心率>150 次/min 称为心动过速。运动、兴奋、激动等生理情况下心率增快，可达 100~150 次/min；如心率突然增快至 160~240 次/min，持续一段时间后突然终止，宜考虑为阵发性室上性心动过速；冠状动脉粥样硬化性心脏病和风湿性心瓣膜病患者易发生多种类型

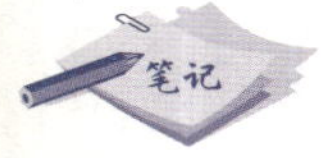

的心动过速。

4）心率<60次/min称为心动过缓，可由生理性、病理性或药物性因素引起。迷走神经张力过高、颅压增高、阻塞性黄疸、甲状腺功能低下、病态窦房结综合征、Ⅱ度或Ⅲ度房室传导阻滞，或服用某些药物（普萘洛尔等）均可使心率减慢。注意有不少健康者，尤其是运动员、长期从事体力劳动的工人或农民，安静时心率可低于60次/min，但没有临床意义。

（2）心律：指心脏搏动的节律。

1）正常人心律规则，心率稍慢者及儿童的心律稍有不齐，部分年轻人随呼吸改变的心律，吸气时心率增快，呼气时心率减慢，称为窦性心律不齐，一般无临床意义。

2）期前收缩：在心律规则的基础上，突然提前出现1次心跳，其后有一个较长的间歇。期前收缩按其来源可分为房性、交界性和室性三种。每分钟期前收缩<5次者为偶发，≥5次者为频发。如果每次窦性搏动后出现一次期前收缩称为二联律；每两次窦性搏动后出现一次期前收缩称为三联律。精神刺激、过度疲劳、过量饮酒或浓茶，以及某些药物等可诱发期前收缩。见于各种器质性心脏病或健康人。

3）心房颤动：

听诊特点：心律绝对不齐；第一心音强弱不等；脉率少于心率，这种脉搏脱漏现象称脉搏短绌或短绌脉。房颤可发生的原因绝大多数为器质性心脏病所致，常见于二尖瓣狭窄、高血压性心脏病、冠心病、甲状腺功能亢进症等。

（3）心音：按其在心动周期中出现的先后顺序，可依次命名为第一心音（S_1）、第二心音（S_2）、第三心音（S_3）、第四心音（S_4）。听诊健康心脏时只能听到S_1和S_2，某些健康儿童和青少年可听到S_3，一般听不到S_4，如能听到则多为病理性。

1）第一心音（first heart sound，S_1）：产生机制主要是由二尖瓣和三尖瓣关闭，瓣叶突然紧张引起振动所致。其他如半月瓣的开放、心室肌收缩、血流冲击心室壁和大血管壁所引起的振动，以及心房收缩的终末部分，也参与第一心音的形成。第一心音标志着心室收缩期的开始。

听诊特点：音调较低；声音较响；性质较钝；占时较长（持续约0.1s）；与心尖搏动同时出现；心尖部听诊最清楚。

2）第二心音（second heart sound，S_2）：产生机制主要是由主动脉瓣和肺动脉瓣的关闭引起瓣膜振动所致。此外，房室瓣开放、心室舒张开始时心肌舒张和乳头肌、腱索的振动，以及血流对大血管壁的冲击引起的振动，也参与第二心音的形成。第二心音标志着心室舒张期的开始。

听诊特点：音调较高；强度较低；性质较清脆；占时较短（持续约0.08s）；在心尖搏动后出现；心底部听诊最清楚。

正确区分第一心音和第二心音，才能正确判断收缩期和舒张期，确定额外心音或杂音出现的时期以及与第一、第二心音间的时间关系。因此，辨别第一心音和第二心音具有重要的临床意义。辨别要点有：第一心音较长而音调较低，第二心音则较短而音调较高。第一心音与第二心音的间距较短，而第二心音与第一心音间的时间较长，即舒张期较收缩期长。第一心音与心尖搏动同时出现，第二心音在心尖搏动后出现。第一心音在心尖部较强，第二心音在心底部较强。一般情况下第一心音和第二心音的辨别并不困难，但在复杂的心律失常时则需借助以下方法进行判断：利用心尖或颈动脉搏动与S_1同步或几乎同步，听诊时触摸颈动脉搏动来帮助辨别；心底部肺动脉瓣听诊区清晰的第二心音则有助于区分第二心音和第一心音，同时也能确定收缩期和舒张期。

3）第三心音（third heart sound，S_3）：出现在心室舒张早期，第二心音后0.12~0.18s。第三心音的产生是由于心室舒张早期快速充盈的血流自心房突然冲入心室，使心室壁、乳头肌和腱索紧张、振动所致。

听诊特点：音调低；强度弱；性质重浊而低钝；持续时间较短（约0.04s）；在心尖部及其上方较清楚；左侧卧位、呼气末、下肢抬高使静脉回流量增加时，可使第三心音更易听到。第三心音通常只是在部分儿童和青少年中听到，成年人一般听不到。

4）第四心音（fourth heart sound，S_4）：出现在舒张晚期，收缩期前；产生与心房收缩使房室瓣及其相关组织（瓣膜、瓣环、腱索和乳头肌）突然紧张、振动有关。属于病理性。

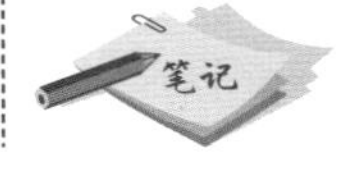

听诊特点：低调、沉浊、很弱，在心尖部及其内侧较明显。

（4）心音的改变及其临床意义：心音的改变包括心音强度、性质的改变和心音分裂。

1）心音强度改变：影响心音强度的主要因素有心肌收缩力、心室充盈程度、瓣膜位置的高低、瓣膜的完整性和活动性等。此外，胸壁厚度、胸壁与心脏间的距离也可影响听诊时心音的强度，如肥胖、肺气肿、胸腔积液、心包积液等，心音减弱甚至听不见。

a. 第一心音增强：可见于二尖瓣狭窄。由于心室充盈减少，心室开始收缩时二尖瓣位置低垂，瓣叶到达闭合位置距离长，振动幅度增大，致第一心音增强。其次，由于瓣口狭窄，左心室充盈减少，收缩时间缩短，左心室内压迅速上升，二尖瓣关闭速度加快，振动增大，使第一心音增强。但若瓣叶显著增厚、僵硬或纤维化、钙化时，瓣膜活动明显受限，则第一心音反而减弱。P-R间期缩短时，左心室充盈减少，瓣膜位置低，使第一心音增强。心动过速或心肌收缩力加强时，如运动、发热、甲状腺功能亢进症等，舒张期变短、充盈不足，瓣膜在舒张晚期处于低垂状态，致第一心音增强。完全性房室传导阻滞及干扰性房室分离。因心房与心室各自以自己固有的节律搏动，若P-R间期缩短时，则第一心音增强；若心房与心室恰好同时收缩，则第一心音极度增强，称为大炮音。

b. 第一心音减弱：可见于二尖瓣关闭不全。由于左心室舒张期过度充盈，舒张晚期二尖瓣位置较高，离闭合位置较近，二尖瓣关闭时活动幅度小；瓣叶的损坏使其活动性减小，也影响心音的强弱；P-R间期延长时，左心室充盈过度，瓣膜位置较高；主动脉瓣关闭不全；心肌炎、心肌病、心肌梗死、左心衰竭等均可致心肌收缩力下降，使第一心音减弱。

c. 第一心音强弱不等：主要见于心房颤动和频发性室性期前收缩。

d. 第二心音强度改变：S_2 有两个主要成分，即主动脉瓣成分（A_2）和肺动脉瓣成分（P_2），通常P2在肺动脉瓣区最清晰，A_2 在主动脉瓣区最清晰。

e. 第二心音增强：主动脉瓣区第二心音增强：由于体循环阻力增高或血流量增加时，主动脉内压力增高，主动脉瓣关闭有力，振动大，以致 A_2 增强或亢进。见于高血压、主动脉粥样硬化。肺动脉瓣第二心音增强：由于肺循环阻力增高或血流量增加时，肺动脉内压力增高，肺动脉瓣关闭有力，以致 P_2 增强或亢进。常见于原发性肺动脉高压症、风湿性二尖瓣狭窄及关闭不全、肺气肿、肺心病、肺纤维化等病所致的继发性肺动脉高压症。房间隔缺损、室间隔缺损、动脉导管未闭、主-肺动脉隔缺损等病左向右分流时，导致肺循环血流增多，造成肺动脉瓣关闭有力，也可使肺动脉瓣第二心音亢进。

f. 第二心音减弱：主动脉瓣区第二心音减弱：体循环阻力降低、任何使自左心室进入主动脉的血流量减少或速度减慢，从而使体循环血压下降的疾病，均可使主动脉瓣区第二心音减弱。常见于主动脉瓣狭窄或二尖瓣狭窄、左心室衰竭、末梢循环衰竭、心房颤动者、低血压、主动脉瓣关闭不全。肺动脉瓣区第二心音减弱：由于肺循环阻力降低，流量减少，使肺动脉压力降低，肺动脉瓣关闭无力或不能很好关闭，导致肺动脉瓣区第二心音减弱。常见于单纯性肺动脉瓣狭窄、三尖瓣狭窄、法洛四联症及与瓣膜粘连的肺动脉血栓等。

g. 第一、第二心音同时改变：见表2-8-2。

表2-8-2　第一、第二心音同时改变特点

分　类	特　点
S_1、S_2 同时增强	见于心脏活动增强时，如劳动、情绪激动、贫血等。胸壁薄者，心音听诊清晰有力，但并非心音增强
S_1、S_2 同时减弱	见于心肌炎、心肌病、心肌梗死等心肌严重受损和休克等循环衰竭时。心包积液、左侧胸腔大量积液、肺气肿、胸壁水肿等，使心音传导受阻，听诊时 S_1、S_2 皆减弱。肥胖者听诊时心音远较消瘦者减低

2）心音性质改变：心肌严重病变时，S_1 失去原有的低钝性质且明显减弱，S_2 也弱，S_1、S_2 极相似，可形成单音律。当心动过速时，使舒张期缩短，与收缩期时限几乎相等，听诊极似钟摆声，故又称钟摆律或胎心律，提示病情严重，如大面积心肌梗死和重症心肌炎等。

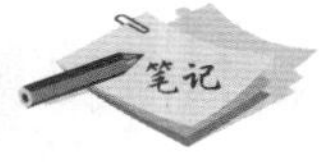

3）心音分裂：在生理情况下，心室收缩时二尖瓣与三尖瓣关闭并不完全同步。三尖瓣关闭约迟

于二尖瓣0.02~0.03s。心室舒张时主动脉瓣与肺动脉瓣的关闭也不完全同步，肺动脉瓣关闭约迟于主动脉瓣0.02~0.03s。一般情况下，这种差别人耳不能分辨，听诊时仍为单一的S_1和S_2。当这种差别增大，在听诊时出现一个心音分成两个部分的现象，称为心音分裂。

构成S_1两个主要成分即二尖瓣和三尖瓣关闭时间差距加大，形成S_1分裂。

构成S_2两个主要成分即主动脉瓣和肺动脉瓣关闭时间差距加大，形成S_2分裂。

a. 第一心音分裂：正常时左右心室的收缩略不同步，二尖瓣和三尖瓣的关闭时间先后略有差异，但不易听出。在左右心室收缩的不同步变得显著，二尖瓣成分和三尖瓣成分两顶峰间隔超过0.03s时，则可听到第一心音分裂。临床上分为：正常分裂(生理性分裂)，常见于正常人尤其是儿童及青年，胸廓扁平、瘦小者，在体力劳动或运动后易出现第一心音分裂。异常分裂：常见于完全性右束支传导阻滞，由于右心室的收缩落后于左心室，导致第一心音分裂。二尖瓣狭窄、左或右心房黏液瘤等病时，二尖瓣或三尖瓣延迟关闭，可产生第一心音分裂。一侧心室衰竭，导致该侧心肌收缩无力，压力上升迟缓，两侧房室瓣关闭的时距加大，而产生第一心音分裂。房间隔缺损、肺动脉高压等，由于三尖瓣关闭延迟而导致第一心音分裂。

b. 第二心音分裂：临床上常见，以肺动脉瓣区明显。正常分裂又称生理性分裂，指正常人吸气时第二心音的A_2与P_2间距平均增宽0.03~0.04s，听诊时分裂为二个音。系由于吸气时右室充盈增加，右室机械收缩略为延长，肺动脉瓣关闭音更为延迟所致。此种分裂采取坐位并于呼气时消失。第二心音生理性分裂可见于50岁以下的正常人，以儿童及青少年尤为多见。通常分裂，是S2分裂最常见的类型，即由于某些疾病，使右室排血时间延长，肺动脉瓣关闭明显迟于主动脉瓣关闭时间，或主动脉瓣关闭时间提前。前者常见于完全性右束支传导阻滞、肺动脉瓣狭窄、二尖瓣狭窄等；后者常见于二尖瓣关闭不全、室间隔缺损等。反常分裂又称逆分裂，是指第二心音的两个主要成分的顺序逆转，形成P_2在先，A_2在后的分裂现象，于呼气时明显。常见于完全性左束支传导阻滞、动脉导管未闭、主动脉狭窄及高血压病等。固定分裂，是指吸气与呼气时第二心音的A_2-P_2间期均增加至0.03s以上，两者变动不超过0.02s。主要见于大量左向右分流的先天性心脏病，如房间隔缺损、肺静脉部分畸形引流等。

（5）额外心音：指除正常的S_1、S_2之外听到的附加心音，多为病理性。包括收缩期额外心音(收缩早期喷射音、中期或晚期喀喇音)和舒张期额外心音(奔马律、开瓣音、心包叩击音)，最常见的是舒张早期奔马律。

1）舒张期奔马律：指在第二心音之后出现的一个较响亮的额外的附加音与正常的第一、二心音共同组成三音律，其韵律犹如骏马奔驰时的蹄声，故称为舒张期奔马律。

按其出现时间可分为三种：即舒张早期奔马律，为病理性第三心音(又称第三心音奔马律或室性奔马律)；收缩前期奔马律(又称舒张晚期奔马律)，为病理性第四心音(又称第四心音奔马律或房性奔马律)；重叠型奔马律(又称舒张中期奔马律)(表2-8-3)。

舒张早期奔马律与生理性第三心音的鉴别：舒张早期奔马律出现在有严重器质性心脏病的患者；而生理性S_3出现于健康人，尤其是儿童和青少年多见；舒张早期奔马律出现于心率较快，常在100次/min以上时；生理性S_3多出现在心率低于100次/min时；舒张早期奔马律不受体位影响，生理性S_3于坐位或立位时消失；生理性S_3距S_2较近，声音较低；舒张早期奔马律的额外心音距S_2较远，三个心音间隔大致相等，声音较响。

2）开瓣音：又称二尖瓣开放拍击音。

听诊特点：此音在胸骨左缘第3、4肋间，或心尖与胸骨左缘之间最易听到；紧跟第二心音之后出现；音调较高；响亮、清脆、短促，呈拍击样；呼气时增强。

临床意义：该音的存在表明瓣膜尚有一定的弹性，其活动度特别是二尖瓣的前叶活动度尚好，无严重的纤维化、钙化或粘连，可作为二尖瓣分离术的指征之一。可见于二尖瓣腱索断裂、左房黏液瘤，某些先天性心脏病左向右分流时，如动脉导管未闭、室间隔缺损等引起左心室负荷过重，较大的血流量以较快的速度突然打开二尖瓣流入左心室，而产生二尖瓣开放拍击音。

3）心包叩击音：在心尖部、胸骨下段左缘、或心前区闻及一出现于舒张早期的额外音响为心包叩击音。此音属于三音节律的一种。不伴随滚筒样舒张期杂音，高音调，响度变化较大，响亮时可呈拍

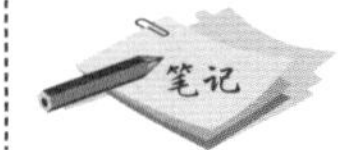

击性。听诊特点：在整个心前区均可听到，但以胸骨左缘第3、4肋间最清楚；出现在第二心音主动脉瓣成分开始之后0.09~0.12s（平均0.1s）处；频率高于S_3；历时短促。

表2-8-3　舒张期奔马律分类及临床意义

按出现时间分类	特　点	临床意义
舒张早期奔马律	为最常见的一种奔马律。听诊特点：音调较低；强度较弱；其额外心音出现在舒张期即S2后；听诊最清晰部位，左室奔马律在心尖部，右室奔马律在胸骨下端左缘；呼吸的影响，左室奔马律呼气末明显，吸气时减弱；右室奔马律吸气时明显，呼气时减弱	舒张早期奔马律的出现提示心肌功能失去代偿，极可能是心力衰竭的最早表现。常见于心力衰竭、急性心肌梗死、急性心肌炎、心肌病、贫血性心脏病和慢性肺源性心脏病等
舒张晚期奔马律	音调较低；强度较弱；额外心音距S_2较远，距S_1近；听诊最清晰部位在心尖区稍内侧（如来自右房者则在胸骨左缘3、4肋间）；在左侧卧位时听诊最明显，坐位或立位时，可减轻或消失；呼气末最响（如来自右房者则在吸气末加强）	舒张晚期奔马律反映心室收缩期压力负荷过重，室壁顺应性降低，多见于压力负荷过重引起心室肥厚的心脏病，如高血压性心脏病、肥厚型心肌病、主动脉瓣狭窄、肺动脉瓣狭窄等；也可见于心肌受损出现的心肌顺应性下降等疾病，如冠状动脉粥样硬化性心脏病、心肌炎、心肌病等
重叠奔马律	称舒张中期奔马律、又称"火车头"奔马律。当心率增至相当快（>120次/min）时，舒张早期奔马律的S_3与舒张晚期奔马律的S_4互相重叠，称为重叠奔马律。当心率减慢时，又恢复为四音律	重叠奔马律常见于左或右心力衰竭伴心动过速；也可见于风湿热伴有P-R间期延长与心动过速的患者，偶可见于正常人心动过速时

临床意义：心包叩击音为缩窄性心包炎的重要体征，一旦发现此音，应疑有心包疾患存在，如缩窄性心包炎、钙化性心包炎。心包积液时也偶可闻及此音。

4）肿瘤扑落音：在心尖与胸骨左缘之间第3、4肋间处第二心音之后，闻及一个与舒张期杂音同时出现的音调较高而清脆、易随体位和时间而变化的音响，为肿瘤扑落音。

听诊特点：此音一般出现在舒张早期，于第二心音之后0.08~0.12s处。与开瓣音相似，音调不及开瓣音响常随体位改变而变化。听诊部位在心尖部及胸骨左缘3、4肋间。

临床意义：此音为心房黏液瘤常见体征。

5）收缩早期喷射音：按发生部位可分为肺动脉喷射音和主动脉喷射音（表2-8-4）。

表2-8-4　收缩早期喷射音分类及临床意义

按发生部位分类	特　点	临床意义
主动脉喷射音	主动脉喷射音为一种收缩早期喷射音，在胸骨右缘第2、3肋间闻及出现于第一心音之后的高音调、尖锐、清脆、呈爆裂样的附加音，即为主动脉喷射音。此音不随呼吸运动而变化，可向心尖区或胸骨上部及右侧胸锁关节处传导	可见于健康的儿童和青少年。在成人则多为病理性。见于主动脉扩张、高血压、主动脉瓣狭窄、主动脉瓣关闭不全、先天性主动脉缩窄、法洛四联症、动脉导管未闭、主动脉瘤、主动脉硬化以及老年与肺气肿等
肺动脉喷射音	肺动脉喷射音为一种收缩早期喷射音，在胸骨左缘第2、3肋间闻及出现于第一心音之后（约0.05s）的高音调、尖锐而清脆、呈爆裂样的附加音，即为肺动脉喷射音。此音呼气时增强，吸气时减弱或消失，多局限于肺动脉瓣区，很少传导。与主动脉喷射音的鉴别点是：此喷射音不向心尖区传导	是由于肺动脉明显扩张及肺动脉压明显增高所致。见于：原发性肺动脉扩张症、原发性肺动脉高压症、轻度或中度单纯性肺动脉瓣狭窄、二尖瓣狭窄、房间隔缺损、室间隔缺损、动脉导管未闭动静脉瘘等所致的继发性肺动脉高压症时。也可见于甲状腺功能亢进、贫血以及孕妇等

笔记

6）收缩中、晚期喀喇音：

听诊特点：响度较响，音调较高，清脆而短促，呈爆裂样音、摩擦样音或搔抓样音，有的似雁鸣声；可单个或多个同时出现，如为多个，则类似心包摩擦音；该音在心尖区及其稍内侧听诊最清楚；常随呼吸及体位改变而变化，且每次查体时，时而存在，时而消失；伴有震颤。

临床意义：非心源性的多由于邻近器官或组织随着心跳发生活动，而相互碰撞牵拉所引起。如肋骨软骨或胸骨软骨与剑突胸骨关节运动及牵拉、胸膜与心包粘连、心包粘连、左侧气胸、纵隔气肿或胸廓畸形等引起。心源性的常见于乳头肌功能失调、主动脉瓣关闭不全、室壁瘤、膜部室间隔瘤伴有小型缺损、三尖瓣下垂畸形等。

（6）心脏杂音：

听诊要点：当听到杂音时，应按下述要点仔细听诊，进行分辨和分析，以正确识别和判定杂音及其临床意义。

1）最响部位：杂音在某瓣膜听诊区最响，提示病变在该区相应的瓣膜。例如，杂音在心尖部最响，提示二尖瓣病变；杂音在胸骨左缘第3、4肋间听到响亮而粗糙的收缩期杂音，首先想到室间隔缺损；杂音在胸骨左缘第2、3肋间有连续性机器样粗糙杂音，应想到动脉导管未闭。

2）时期：分为收缩期杂音、舒张期杂音、双期杂音和连续性杂音。杂音在收缩期或舒张期出现的早晚可分为早期、中期、晚期和全期。一般认为，舒张期杂音和连续性杂音均为器质性杂音，而收缩期杂音则可能为器质性或功能性。

3）性质：可形容为吹风样、隆隆样（雷鸣样）、机器样、喷射样、叹气样、乐音样等。按音调高低又分为粗糙、柔和两种。功能性杂音多较柔和，器质性杂音多较粗糙。根据杂音的不同性质可协助临床诊断。如，心尖区粗糙的吹风样收缩期杂音，常提示二尖瓣关闭不全。心尖区舒张期隆隆样杂音是二尖瓣狭窄的特征。主动脉瓣区叹气样杂音为主动脉瓣关闭不全的特点。机器样杂音主要见于动脉导管未闭。乐音样杂音为高调、音乐性的杂音，多由于瓣膜穿孔、乳头肌或腱索断裂形成，见于感染性心内膜炎、梅毒性心脏病等。收缩期鸟鸣样杂音，调高而尖，可见于风湿性心脏瓣膜病。

4）传导：杂音沿血流方向传导，也可经周围组织传导。根据杂音最响部位及传导方向，可判断杂音的临床意义。二尖瓣关闭不全时杂音向左腋下及左肩胛下角处传导；二尖瓣狭窄时杂音局限于心尖区。主动脉瓣狭窄时杂音主要向颈部、胸骨上窝传导。主动脉瓣关闭不全时杂音主要沿胸骨左缘下传并达心尖部。

鉴别某瓣膜听诊区听到的杂音是该瓣膜产生的还是传导而来的，可用下述方法判定：将听诊器从听到杂音的一个瓣膜区向另一个瓣膜区移动，杂音逐渐减弱，则另一瓣膜区的杂音可能是传导而来；杂音先逐渐减弱，当移至另一瓣膜区时，杂音又增强，则考虑两个瓣膜皆有病变。

5）强度与形态：即杂音的响度及其在心动周期中的变化规律。按杂音的响度，可采用Levine6级分级法将收缩期杂音分为1~6级。一般认为2/6级以下的收缩期杂音多为功能性，3/6级以上的收缩期杂音多为器质性，但应结合杂音性质、粗糙程度、有无传导以及临床情况综合分析（表2-8-5）。

表2-8-5 心脏杂音形态及变化规律

杂音形态	杂音变化规律	举例
递增型杂音	杂音开始较弱，逐渐增强	二尖瓣狭窄时舒张期隆隆样杂音
递减型杂音	杂音开始时较强以后逐渐减弱	主动脉瓣关闭不全时舒张期叹气样杂音
递增递减型杂音	又称菱形杂音，即杂音开始较弱，逐渐增强后又逐渐减弱	主动脉瓣狭窄时收缩期杂音
连续型杂音	杂音由收缩期开始，逐渐增强，至 S_2 时达最高峰，在舒张期逐渐减弱，至下一心动周期的 S_1 前消失	动脉导管未闭的杂音
一贯型杂音	杂音的强度保持一致	二尖瓣关闭不全时的收缩期杂音

6）体位、呼吸和运动对杂音的影响：体位、呼吸和运动等可使某些杂音增强或减弱，对判断杂音的临床意义有一定作用。

7）各瓣膜区杂音的特点及临床意义

a. 收缩期杂音和舒张期杂音：表 2-8-6。

表 2-8-6　各瓣膜区收缩期、舒张期杂音听诊特点及临床意义

部位	听诊特点级临床意义	
	收缩期杂音	舒张期杂音
二尖瓣区	功能性：杂音性质柔和，吹风样，一般 1~2/6 级，时限短，较局限，原因去除后，杂音消失常见于发热、轻中度贫血、甲状腺功能亢进、妊娠、剧烈运动等 相对性：杂音性质粗糙，吹风样，时限较长，2~3/6 级。见于扩张型心肌病、贫血性心脏病、高血压性心脏病等引起左室扩张，导致二尖瓣相对关闭不全而产生的杂音 器质性：杂音性质较粗糙，吹风样，高调，强度≥3/6 级，持续时间长，占据整个收缩期，可遮盖第一心音，常向左腋下传导，吸气时减弱，呼气时加强，左侧卧位时更明显。主要见于风湿性心脏病二尖瓣关闭不全、二尖瓣脱垂、乳头肌功能失调等	器质性：杂音呈递增型舒张中晚期隆隆样，最响部位在心尖区，较局限，不向远处传导，平卧或左侧卧位易听到，常伴有震颤及 S_1 增强，可有开瓣音。主要见于风湿性心脏病二尖瓣狭窄 相对性：递减型舒张早期柔和杂音，无震颤，不伴有 S_1 亢进和开瓣音。主要见于主动脉瓣关闭不全引起的相对性二尖瓣狭窄
三尖瓣区	相对性。杂音性质柔和，吹风样，强度在 3/6 级以下，吸气时增强。此杂音随右室增大可传导至心尖区，易误为二尖瓣关闭不全。多见于右室扩大引起三尖瓣相对性关闭不全而产生的杂音 器质性：极少见，杂音特点与器质性二尖瓣关闭不全类似，但不传导	杂音多局限于胸骨左缘第 4、5 肋间，隆隆样，深吸气末增强，见于三尖瓣狭窄，极少见
主动脉瓣区	相对性：为较柔和的吹风样杂音，常伴有 A_2 亢进。主要见于主动脉粥样硬化、高血压病等。 器质性：为典型的响亮而粗糙的喷射性收缩中期杂音，呈递增递减型，向颈部传导，常伴有震颤和 A_2 减弱。主要见于主动脉瓣狭窄	杂音呈舒张早期即开始的递减型柔和叹气样，胸骨左缘第 3 肋间听诊最清楚，向胸骨左缘及心尖区传导，坐位前倾更易听到，呼气末屏气时杂音增强。主要见于主动脉瓣关闭不全、梅毒性心脏病
肺动脉瓣区	功能性：柔和、吹风样杂音，音调低，不向远处传导，强度 1~2/6 级以下，卧位时明显，坐位时减轻或消失。多见于健康儿童或青少年。 相对性：与功能性杂音类似，但杂音较响，P_2 亢进。见于二尖瓣狭窄、房间隔缺损 器质性：杂音呈典型的收缩中期喷射性、响亮而粗糙的杂音，强度≥3/6 级，常伴有震颤，P_2 减弱并有 S_2 分裂。见于肺动脉瓣狭窄	杂音呈舒张期递减型，柔和、吹风样，胸骨左缘第 2 肋间听诊最响，平卧位及吸气末增强，常合并 P_2 亢进，称为 Graham-Steel 杂音。常见于二尖瓣狭窄伴肺动脉高压、肺源性心脏病、原发性肺动脉高压等。器质性病变引起者少见，多由于肺动脉扩张引起瓣膜相对关闭不全所致
其他部位	室间隔缺损时可于胸骨左缘第 3、4 肋间听到响亮而粗糙的收缩期杂音，强度 3/6 级以上，常伴有震颤，向心前区传导	

b. 连续性杂音：

动脉导管未闭：杂音最响部位在胸骨左缘第 2 肋间，性质粗糙、响亮似机器转动时的噪声，又称机器样杂音，持续整个收缩期和舒张期，呈大菱形，掩盖第二心音而常听不到，常伴有震颤。

主动脉-肺动脉间隔缺损：此时产生连续性杂音的机制和特点与动脉导管未闭基本相同，听诊位置位于胸骨左缘第 3、4 肋间。

动静脉瘘及主动脉窦瘤破裂：也可产生连续性杂音。

（7）心包摩擦音：听到性质粗糙、高音调、搔抓样、较表浅，类似纸张摩擦的声音。在心前区或胸

骨左缘第3、4肋间最响亮，坐位前倾及呼气末更明显，见于各种心包炎。

（四）操作中的关键点提示

1. 环境应安静，听诊器体件与胸壁间不能隔有衣物。
2. 操作者注意力要高度集中，听诊过程应认真仔细，规范而有序。
3. 患者一般采取仰卧位或坐位，为了更好地听清心音或杂音，有时需让患者改变体位，做深吸气或深呼气，或做适当运动。
4. 使用一副耳件与外耳道接触紧密、胶管长短适度（听诊器总长度不超过60cm为宜）并具备钟型和鼓型体件的听诊器，钟型体件用于低频心音和杂音，鼓型体件用于听取高频心音和杂音。
5. 心脏扩大时，则以心尖搏动最强点为二尖瓣听诊区。
6. 主动脉瓣关闭不全的舒张早期杂音常在主动脉瓣第二听诊区最响亮。
7. 对疑有心脏病的患者除在上述各个瓣膜听诊区进行听诊外，还应在颈部、腋下等处进行听诊，以便及时发现心血管疾病的异常体征。
8. 每个瓣膜区听诊的时间不宜过短。

案例分析

（五）关键问题

1. 如何辨别第一、二心音？
2. 正确辨别第一、二心音有何临床意义？
3. 第一心音增强、第一心音减弱见于何种疾病？
4. 钟摆律有何临床意义？
5. 第一心音分裂有何临床意义？
6. 第二心音生理分裂、通常分裂有何临床意义？
7. 第二心音逆分裂有何临床意义？
8. 第二心音固定分裂有何临床意义？
9. 收缩早期喷射音有何临床意义？
10. 收缩中、晚期喷射音有何临床意义？
11. 奔马律有何临床意义？
12. 二尖瓣开放拍击音有何临床意义？
13. 心包叩击音有何临床意义？
14. 听到心脏杂音的注意事项有哪些？
15. 杂音最响的部位和杂音发生的病变部位有何关系？
16. 听到心脏杂音一定有器质性心脏病吗？
17. 杂音的性质分为几种？
18. 哪些因素影响杂音的强度？
19. 收缩期杂音的强度如何分级？
20. 听到收缩期杂音一定是病理性的吗？
21. 功能性与器质性收缩期杂音的鉴别？
22. 杂音的传导方向如何改变？
23. 如何判断杂音是来自一个瓣膜区或两个瓣膜区？
24. 改变呼吸对杂音响亮有何影响？
25. 改变体位对杂音响亮有何影响？
26. 运动对杂音响亮有何影响？
27. 二尖瓣关闭不全的听诊特点有哪些？

28. 肺动脉瓣区收缩性杂音有何临床意义？
29. 主动脉瓣狭窄听诊特点有哪些？
30. 三尖瓣关闭不全的听诊特点有哪些？
31. 室间隔缺损的听诊特点有哪些？
32. 风湿性心脏病二尖瓣狭窄听诊特点有哪些？
33. 主动脉瓣关闭不全的听诊特点有哪些？
34. 动脉导管未闭的听诊特点有哪些？

关键问题参考答案

（孟庆革　张勉）

第九章 腹部检查

学习目标

1. 掌握:腹部体表标志,划线分区及腹腔内脏的对应关系。
2. 熟悉:腹部检查的检查项目及视、触、叩、听的检查方法。
3. 了解:腹部异常体征的临床意义。

第一节 腹部视诊

(一)操作目的

1. 掌握腹部体表标志及分区。
2. 进行正确的腹部视诊。
3. 判断各种疾病状态下腹部外形异常表现。

(二)适应证

1. 健康人体检。
2. 各种疾病状态下的腹部视诊检查。

(三)操作准备

1. 设备准备　软尺一把,检查床或病床。
2. 操作者准备

(1) 着装整洁、白大衣干净,仪表端庄、举止大方、语言文明,表现出良好的职业素养。

(2) 站于患者右侧。

3. 患者准备

(1) 患者采取仰卧位,双腿屈曲,排空膀胱,腹部放松。

(2) 充分暴露腹部,上自剑突,下至腹股沟韧带及耻骨联合。

4. 环境准备　检查环境安静、温暖,光线充足。

(四)操作步骤

1. 腹部的体表标志及分区

(1) 体表标志:包括肋弓下缘、腹上角、髂前上棘、腹直肌外缘、腹中线、腹股沟韧带和肋脊角等。

(2) 腹部分区:包括九分区法、四分区法。

1) 九分区法:由两条水平线和两条垂直线将腹部分为井字形,共九区。上水平线为两侧肋弓下缘连线,下水平线为两侧髂前上棘连线,两条垂直线通过左右髂前上棘至腹中线连线的中点。四线相交将腹部分为左右上腹部(季肋部)、左右侧腹部(腰部)、左右下腹部(髂部)及上腹部、中腹部和下腹部9个区域(图2-9-1)。

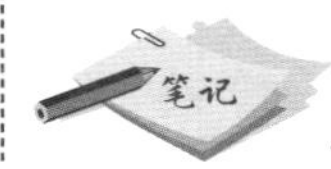

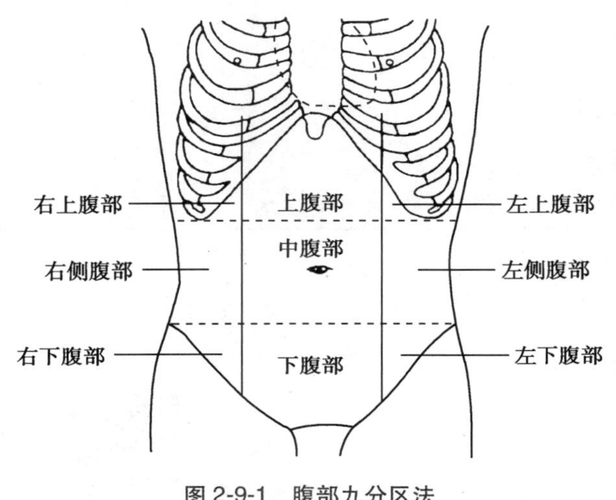

图 2-9-1　腹部九分区法

右上腹部：肝右叶、胆囊、结肠肝曲、右肾、右肾上腺。

右侧腹部：升结肠、空肠、右肾。

右下腹部：盲肠、阑尾、回肠末段、淋巴结、女性右侧卵巢及输卵管、男性右侧精索。

上腹部：胃、肝左叶、十二指肠、大网膜、横结肠、胰头和胰体、腹主动脉。

中腹部：下垂的胃或横结肠、十二指肠、空肠和回肠、输尿管、腹主动脉、肠系膜及其淋巴结、大网膜。

下腹部：回肠、充盈的膀胱、增大的子宫、乙状结肠、输尿管。

左上腹部：脾、胃、结肠脾曲、胰尾、左肾、左肾上腺。

左侧腹部：降结肠、空肠或回肠、左肾。

左下腹部：乙状结肠、女性左侧卵巢及输卵管、男性左侧精索。

2）四分区法：划一水平线与垂直线，两线相交于脐部，将腹部分为四区，即右上腹、右下腹、左上腹和左下腹（图 2-9-2）。

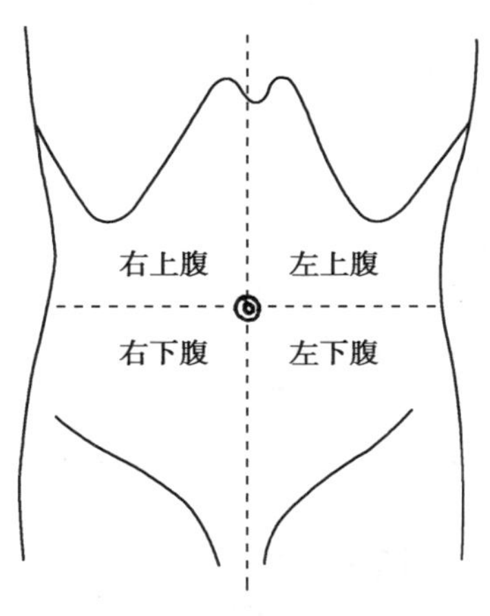

图 2-9-2　腹部四分区法

右上腹：肝、胆囊、幽门、十二指肠、小肠、胰头、右肾上腺、右肾、结肠肝曲、部分横结肠、下腔静脉。

右下腹：盲肠、阑尾、部分升结肠、小肠、右输尿管、充盈的膀胱、增大的子宫、女性右侧输卵管、男性右侧精索。

左上腹：肝左叶、脾、胃、小肠、胰体、胰尾、左肾上腺、左肾、结肠脾曲、部分横结肠、腹主动脉。

左下腹：乙状结肠、部分降结肠、小肠、充盈的膀胱、增大的子宫、女性左侧卵巢和输卵管、男性左侧精索、左输尿管。

2. 腹部外形、腹围

（1）外形：健康人平卧时前腹面大致处于肋缘至耻骨联合连线水平或略低，称为腹部平坦；明显高于该水平称为腹部膨隆；明显低于该水平称为腹部凹陷（图 2-9-3A～C）。

（2）全腹膨隆的腹外形可呈球状或蛙腹样。主要见于：

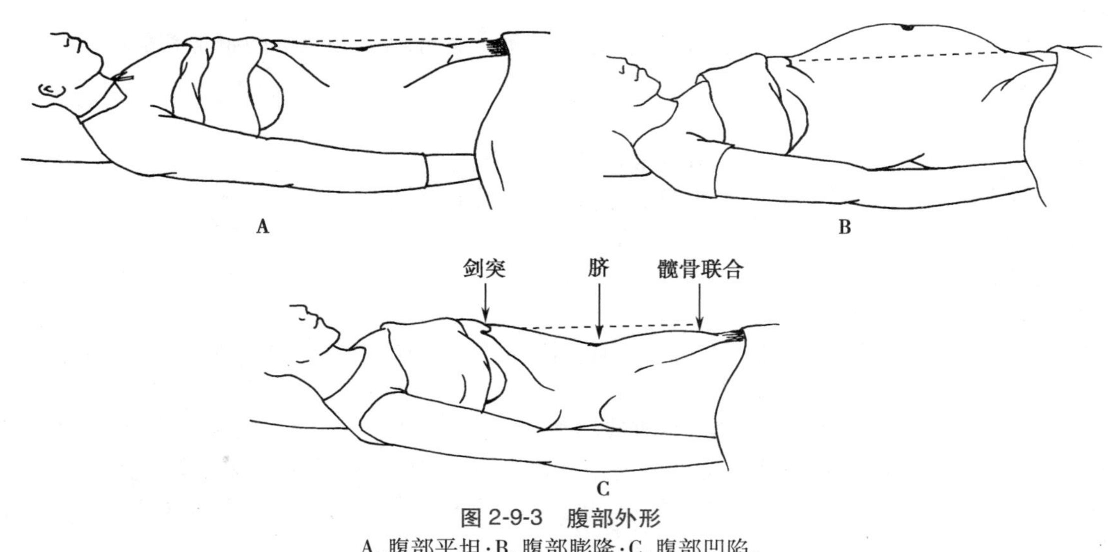

图 2-9-3　腹部外形

A. 腹部平坦；B. 腹部膨隆；C. 腹部凹陷。

1）大量腹腔积液时腹部呈蛙腹，常见于肝硬化、心功能不全、缩窄性心包炎、腹膜转移癌、肾病综合征和结核性腹膜炎。

2）胃肠胀气腹部呈球形，两侧腰部膨出不明显，转动躯体时其形状无明显改变。多见于肠梗阻、肠麻痹等。

3）巨大腹部包块如巨大的卵巢囊肿时，全腹膨隆呈球形。

4）气腹见于人工气腹等，此时腹部呈均匀性膨大如球状。

局部膨隆为腹部局限性膨隆，见于腹内有增大的脏器、肿瘤、炎性包块、局部积液或局部肠曲胀气，以及腹壁上的肿物和疝等。视诊时应注意局部膨隆的部位、外形、有无搏动和是否随体位变更，或随呼吸运动而移位等。局部肿物是在腹腔内或腹壁上，应予以鉴别。鉴别方法是：嘱患者两手托头，从仰卧位做起坐动作，使腹壁肌肉紧张，如肿物更为明显，说明是在腹壁上，被腹肌托起而明显；反之，如果肿物变得看不清楚或消失，说明肿物可能在腹腔内，被收缩变硬的腹肌所掩盖。

全腹凹陷多见于显著消瘦、严重脱水、恶病质等，吸气时出现全腹凹陷可见于膈肌麻痹和上呼吸道梗阻。早期急性弥漫性腹膜炎引起的腹肌痉挛性收缩，膈疝时腹内脏器进入胸腔内，都可导致全腹凹陷。

局部凹陷多由于手术后腹壁瘢痕收缩所致，当患者取立位或加大腹压时，凹陷与卧位时相同或更为明显；腹直肌分裂或腹壁疝患者仰卧时可见局部凹陷，但当患者由卧位转为立位或加大腹压时凹陷反向外膨出。

腹围测量可了解全腹膨隆的程度和变化。让患者排尿后平卧，用一软尺经脐绕腹一周，测得的周长即为腹围。通常以厘米为单位。观察变化时，应定期在同样条件下进行测量、比较。

3. 腹壁皮肤

（1）皮疹：见于发疹性高热疾病。有些发疹性传染病的皮肤病变，在腹壁皮肤出现最早，如伤寒的玫瑰疹不仅最早见于腹壁皮肤，且常常仅见于此处。

（2）色素：系腰带部位有褐色素沉着，可见于肾上腺皮质功能减退症。Grey-Turner 征：左腰部皮肤呈蓝色，为血液自腹膜后间隙渗到侧腹壁的皮下，可见于急性出血坏死性胰腺炎。Cullen 征：脐周围或下腹壁皮肤发蓝为腹腔内大出血的征象，见于异位妊娠破裂或急性出血坏死性胰腺炎。腹部和腰部不规则的斑片状色素沉着，见于多发性神经纤维瘤。妇女妊娠后，在脐与耻骨之间的中线上有褐色色素沉着，形成褐黑色线。常持续至分娩后才逐渐消退。

（3）条纹：妊娠纹出现于下腹部和髂部，与身体长轴平行，条纹处皮肤稍薄，在妊娠中呈淡蓝色或粉红色，产后不久则转为银白色而长期存在。腹部紫纹是皮质醇增多症的一个常见征象，其走向与妊娠纹相同，但分布范围较广，除下腹和髂部外，还出现于大腿上部、臀外侧和髂嵴下部。

（4）瘢痕：腹部瘢痕多为外伤、手术或皮肤感染的遗迹，有时对诊断很有帮助。特别是腹部某处的手术瘢痕，表示过去曾行过某种手术。如有瘢痕即应询问导致瘢痕的原因，以便了解过去所患的疾病。

（5）腹部体毛：腹部体毛增多或女性阴毛呈男性型分布见于皮质醇增多症状和先天性肾上腺皮质增生症。腹部体毛稀少见于垂体前叶功能减退症、黏液性水肿和性腺功能减退症。

（6）脐：脐明显突出见于大量腹腔积液高度腹胀时。脐凹分泌物呈浆液性或脓性，有臭味，多为炎症所致；分泌物呈水样，具有尿臊味，为脐尿管未闭的征象；脐部溃疡如果是坚硬、固定而突出的，多为癌性。脐部发炎溃烂，可能是由化脓性或结核性感染所致。

（7）疝：腹外疝是腹腔内容物经腹壁或骨盆壁的间隙或薄弱部分向体表突出而形成。脐疝多见于婴幼儿，成人则可见于经产妇或有高度腹胀的腹腔积液患者；手术瘢痕薄弱处可出现腹壁疝；上腹疝突出穿过腹白线而出现于脐孔上方；股疝位于腹股沟韧带内下方，多见于女性；腹股沟疝则发生于耻骨结节外侧，男性斜疝可下降至阴囊。因疝突出在咳嗽或直立位时明显，平卧位时可缩小或消失，所以必要时还可变换体位检查。

4. 呼吸运动　当腹膜有炎症时，腹肌和膈肌痉挛强直，腹式呼吸运动即受限制，如在消化性溃疡穿孔、急性腹膜炎时，腹式呼吸运动消失；剧烈腹痛、膈肌麻痹、腹腔积液或其他原因使膈肌上升时，均可使腹式呼吸运动减弱或消失。

5. 腹壁静脉 一般不可见，但在消瘦、老人或皮肤白皙者可见静脉显露，病理状态下可见腹壁静脉曲张。检查腹壁曲张静脉的血流方向，有助于判定静脉阻塞的部位。检查血流方向的方法，选择一段没有分支的静脉，操作者将右手示指和中指并拢压在该段静脉上，然后将一只手指沿着静脉紧压而向外移动，将静脉中的血液挤出，到一定距离后放松这一手指，另一指仍紧压静脉，如果这一段挤空的静脉很快充盈，血流方向是从放松的手指一端流向紧压的手指一端（图 2-9-4）。

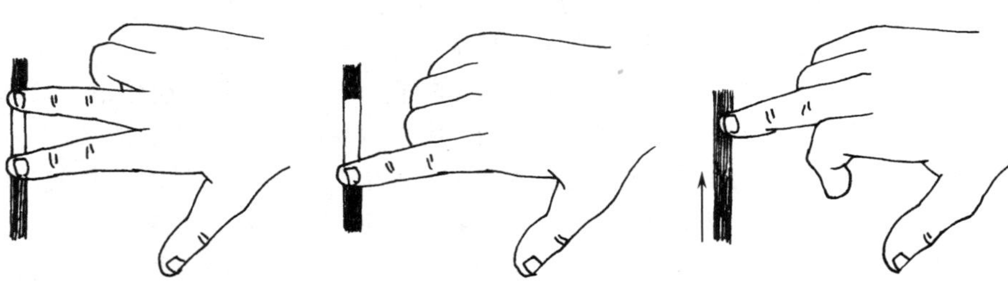

图 2-9-4 检查腹壁静脉血流方向

正常情况下脐水平线以上的腹壁静脉血流自下向上经胸壁静脉和腋静脉而进入上腔静脉；脐水平以下的腹壁静脉自上向下经大隐静脉而流入下腔静脉。病理状态下，下腔静脉阻塞时，脐水平线以下的腹壁静脉血液的流向不是向下，而是向上流入胸壁静脉和腋静脉（图 2-9-5）；上腔静脉阻塞时，上腹部的静脉血流方向不是向上，而是向下流入腹壁静脉和大隐静脉；门静脉阻塞时，偶可见到自脐部向四周发散的一簇曲张静脉，称海蛇头，又名水母头。这是门脉高压症的体征之一（图 2-9-6）。

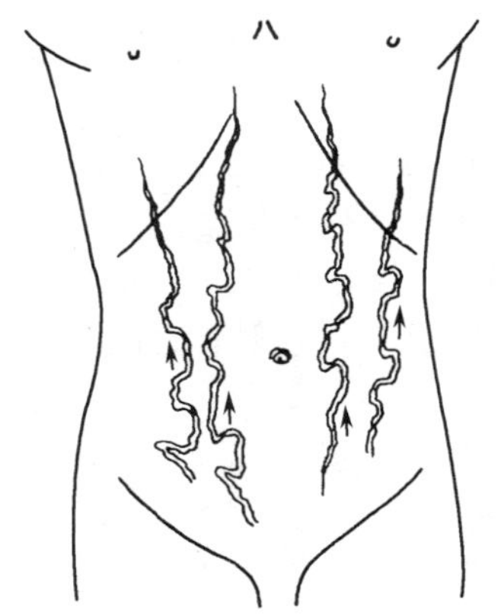

图 2-9-5 下腔静脉梗阻时腹壁浅静脉血流分布和方向

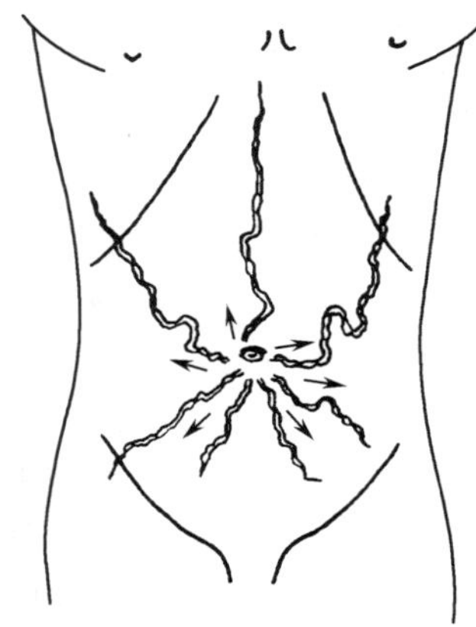

图 2-9-6 门静脉梗阻时腹壁浅静脉血流分布和方向

6. 胃肠型和蠕动波 正常人不出现。胃肠道梗阻时，梗阻近端的胃或肠段扩张而隆起，可呈现胃肠的轮廓，同时伴有该部位的蠕动增强，可以看到蠕动波。

幽门梗阻时，可以看到胃蠕动波，表现为自左肋缘下开始缓慢地向右推进的较大蠕动波，到达右腹直肌下（幽门区）消失，有时尚可见到自右向左的逆蠕动波，这种蠕动波的前后均为隆起的胃体，随蠕动波进行观察，可以大致看出胃的轮廓，故又称胃型。嘱患者饮水，或操作者按摩和拍击上腹部，可激发蠕动波出现。

肠梗阻时，在腹壁上可以看到肠蠕动波和肠型。小肠阻塞所致的蠕动波均见于脐部。严重梗阻时，胀大的肠袢呈管状隆起，横行排列于腹中部，组成多层梯形肠型，并可看到明显的肠蠕动波，运行方向不一致，起伏不已，全腹膨胀，伴以“咕噜”样肠鸣声。当发生肠麻痹时，蠕动波消失。如结肠因远端梗阻而胀大时，其宽大的肠型出现于腹壁周边，同时盲肠多胀大成球形，随每次蠕动波的到来而更形凸起，常见于结肠癌或直肠癌等。

（五）操作中的关键点提示

1. 腹围测量时注意用软尺经脐绕腹一周测量。观察变化时，应定期在同样条件下进行测量、

比较。

2. 下腔静脉阻塞时,脐水平线以下的腹壁静脉血液的流向是向上流入胸壁静脉和腋静脉。上腔静脉阻塞时,上腹部的静脉血流方向是向下流入腹壁静脉和大隐静脉。门静脉阻塞时,偶可见到自脐部向四周发散的一簇曲张静脉,称海蛇头,又名水母头。

3. 幽门梗阻时可看到胃蠕动波,表现为自左肋缘下开始缓慢地向右推进的较大蠕动波,到达右腹直肌下(幽门区)消失,有时尚可见到自右向左的逆蠕动波,这种蠕动波的前后均为隆起的胃体,随蠕动波进行观察,可以大致看出胃的轮廓,故又称胃型。小肠阻塞所致的蠕动波均见于脐部。结肠因远端梗阻而胀大时,其宽大的肠型出现于腹壁周边,同时盲肠多胀大成球形,随每次蠕动波的到来而更形凸起。

(六)关键问题

1. 如何检查腹壁静脉曲张的血流方向?
2. 何为蛙腹、尖腹、舟状腹?
3. 上腔静脉阻塞、下腔静脉阻塞、门静脉阻塞时腹壁静脉血流方向如何?

第二节 腹部触诊

一、腹壁触诊

(一)操作目的

1. 掌握各种腹部触诊的手法。
2. 掌握腹壁紧张度的检查方法。
3. 掌握压痛、反跳痛的检查方法。

(二)适应证

1. 健康人体检。
2. 各种疾病状态下的腹壁触诊检查。

(三)操作准备

1. 设备准备 检查床或病床。

2. 操作者准备

(1) 着装整洁、白大衣干净,仪表端庄、举止大方、语言文明,表现出良好的职业素养。

(2) 检查前六步洗手法洗手。

(3) 双手温暖。

(4) 站于患者右侧。

3. 患者准备

(1) 被检查采取仰卧位,双腿屈曲、排空膀胱、腹部放松。

(2) 充分暴露腹部,上至剑突,下至腹股沟韧带及耻骨联合。

4. 环境准备 检查环境安静、温暖,光线充足。

(四)操作步骤

腹部触诊时患者一般采取仰卧位,头垫低枕,两手平放于躯干两侧,两腿屈起并稍分开,张口缓缓作腹式呼吸运动,使腹肌松弛。医生位于患者右侧,面对患者,前臂应与其腹部表面在同一水平。检查时,手掌温暖,动作轻柔,由浅入深,从健康部位开始,逐渐移向病变区域。一般先从左下腹部开始,循逆时针方向,由下而上,先左后右,将腹部各区仔细进行触诊。

1. 触诊手法的应用

(1) 浅触诊法:腹壁压陷1cm左右,用于检查腹壁的紧张度,表浅的压痛、肿块、搏动和皮下脂肪瘤、结节等。

(2) 深触诊法:腹壁压陷2cm以上,用于检查压痛、反跳痛以及腹腔脏器、腹腔内肿物的状况。

(3) 滑动触诊法:触及腹腔脏器或肿块时,在其上做上下、左右的滑动触摸,以了解脏器或肿块的

形态及大小。

（4）双手触诊法：用于检查肝、脾、肾和腹腔内肿块等。

（5）浮沉（冲击）触诊法：用于大量腹腔积液时检查深部的脏器和肿块。

（6）钩指触诊法：用于肝、脾检查。

2. 腹壁紧张度

（1）腹壁紧张度增加：按压腹壁时，阻力较大，有明显的抵抗感。多为炎性或化学性物质刺激腹膜引起的腹肌反射性痉挛所致。全腹高度紧张最多见于胃肠道穿孔或实质脏器破裂所致急性弥漫性腹膜炎。全腹紧张度增加，触之犹如揉面团一样，常见于结核性腹膜炎。此征亦可见于癌性腹膜炎。右下腹壁紧张多见于急性阑尾炎。右上腹壁紧张多见于急性胆囊炎。

（2）腹壁紧张度减低或消失：按压腹壁时，感到腹壁松软无力。全腹紧张度减低，见于慢性消耗性疾病或刚放出大量腹腔积液者，也可见于身体瘦弱的老年人和经产妇。全腹紧张度消失，见于脊髓损伤所致腹肌瘫痪和重症肌无力症等。腹壁局部松软无力常为该部腹肌瘫痪或缺陷所致，前者见于脊髓灰质炎或周围神经损伤，后者见于疝或腹直肌分离等。

3. 压痛及反跳痛

（1）压痛：正常腹部触诊时无疼痛感，重按时可有一种压迫感。触诊时，由浅入深进行按压，发生疼痛者，称为压痛。压痛多来自腹壁或腹腔内的病变，如果抓捏腹壁或仰卧屈颈抬肩时触痛明显，可视为腹壁病变，否则多为腹腔内病变。腹部压痛常因炎症、结核、结石、肿瘤等病变引起。压痛的部位常提示相关腹腔脏器的病变。临床常见的压痛点和压痛部位有：

1）阑尾点又称麦氏点：位于脐与右髂前上棘连线的中、外 1/3 处，阑尾炎时此处有压痛。

2）胆囊点：位于右侧腹直肌外缘与肋弓交界处，胆囊炎时此处有明显的压痛。操作者用左手手掌平放于患者右胸下部。以拇指指腹勾压于右肋下胆囊点处，然后嘱患者缓慢深吸气，在吸气过程中发炎的胆囊下移时碰到用力按压的拇指，即可引起疼痛，此为胆囊触痛，如因剧烈疼痛而致吸气中止称墨菲征（Murphy sign）阳性。

3）急性肝炎可在右季肋部、上腹部产生压痛。

4）十二指肠溃疡可在中上腹部产生压痛。

5）胰腺炎症可在左侧腹部产生压痛。

6）子宫及附件的疾病可在下腹部产生压痛。

7）肾脏和尿路有炎症或其他疾病时可在相应部位出现压痛点。

a. 季肋点（前肾点）：第 10 肋骨前端，右侧位置稍低，相当于肾盂位置。

b. 上输尿管点：在脐水平线腹直肌外缘。

c. 中输尿管点：在髂前上棘水平腹直肌外缘，相当于输尿管第二狭窄处。

d. 肋脊点：背部第 12 肋骨与脊柱的交角（肋脊角）的顶点。

e. 肋腰点：第 12 肋骨与腰肌外缘的交角（肋腰角）顶点。

肋脊点和肋腰点压痛阳性，常提示肾脏一些炎症性疾病，如肾盂肾炎、肾脓肿、肾结核等。季肋点压痛阳性，也提示肾脏病变。上输尿管点和中输尿管点压痛阳性，提示输尿管结石、结核、化脓性炎症。

（2）反跳痛：当检查到压痛后，手指按压在原处稍停片刻，使压痛感稍趋于稳定，然后迅速将手抬起，如果患者感觉腹痛骤然加重，并伴有痛苦表情或呻吟，称为反跳痛。反跳痛的出现是腹膜壁层受到炎症累及的征象，见于腹腔内脏器病变累及邻近腹膜、腹膜炎。腹壁紧张，同时伴有压痛和反跳痛，是急性腹膜炎的重要体征，称为腹膜刺激征（或腹膜炎三联征）。

（五）操作中的关键点提示

1. 为避免患者腹肌紧张，操作者可先将手掌置于腹壁上，使患者适应片刻，再行触诊检查。

2. 检查时可同时与患者交谈，转移其注意力，减少腹肌紧张。

3. 各种触诊手法应结合不同的检查部位，灵活应用。

（六）关键问题

1. 何为腹部饱满、板状腹及腹壁揉面感？

2. 如何鉴别局部肿块是在腹腔内还是在腹壁上？
3. 何为墨菲征阳性？
4. 麦氏点位于何处？临床意义如何？

关键问题参考答案

二、腹部包块

（一）操作目的

1. 掌握腹部包块的检查方法。
2. 正确描述腹部包块。

（二）适应证

适用于各种腹部包块的检查。

（三）操作准备

1. 设备准备　检查床或病床。
2. 操作者准备
（1）着装整洁、白大衣干净，仪表端庄、举止大方、语言文明，表现出良好的职业素养。
（2）检查前六步洗手法洗手。
（3）温暖双手。
（4）站于患者右侧。
3. 患者准备
（1）患者采取仰卧位，双腿屈曲，排空膀胱，腹部放松。
（2）充分暴露腹部，上至剑突，下至腹股沟韧带及耻骨联合。
4. 环境准备　检查环境安静、温暖，光线充足。

（四）操作步骤

腹部包块多由肿大的或异位的脏器，肿瘤、囊肿、炎性组织或肿大的淋巴结等所形成。触诊腹部包块时必须注意其位置、大小、形态、硬度质地、压痛、搏动、移动度和与邻近之关系。

1. 位置　有助于寻找包块起源的脏器，某区的包块多来源于该区的脏器（带蒂包块，肠系膜、大网膜包块位置多变）。

2. 大小　触及包块均应测量其上下（纵长）、左右（横宽）和前后径（深厚），明确大小便于动态观察。巨大包块来源于卵巢、肾、肝、胰、子宫；胃、肠肿物很少超过其内腔。

3. 形态　形状、轮廓、边缘、表面光滑与否，有无特征，如肿大的脾脏、肿大的胆囊。硬度、质地：柔软（囊肿、脓肿）；中等（急性炎性包块）；坚硬（恶性肿瘤、炎性包块）。

4. 压痛　炎性包块有明显压痛。

5. 搏动　正常瘦弱者可触到腹主动脉搏动。如在腹中线附近触到明显的膨胀性搏动，则应考虑腹主动脉或其分支的动脉瘤。

6. 移动度　肝、脾、肾、胃或其肿物，胆囊及横结肠肿物随呼吸移动；肠、肠系膜包块可推动；带蒂的肿物（游走脾、游走肾）移动度较大。

7. 与邻近的关系　触到包块，还应确定是否与邻近组织粘连。

8. 正常腹部可触及的包块　腹直肌肌腹和腱划、腰椎椎体和骶骨岬、乙状结肠粪块、横结肠、盲肠。

9. 病理性包块　炎性包块：质中、压痛、不移动；良性肿瘤：质中、光滑、无压痛、移动度大；恶性肿瘤：质硬、表面不平、无压痛、移动度差。

（五）操作中的关键点提示

触诊腹部包块时必须注意其位置、大小、形态、硬度、质地、压痛、搏动、移动度和与邻近之关系。

（六）关键问题

1. 触诊腹部包块时需要从哪几个方面描述？

2. 正常腹部可触及哪些包块？

3. 腹部体检时如触及病理性包块，如何从质地、压痛、移动度等方面鉴别炎性包块、良性包块、恶性包块？

关键问题参考答案

三、肝脏触诊

（一）操作目的

1. 正确进行肝脏触诊。

2. 掌握肝脏触诊的几种基本手法。

（二）适应证

1. 健康人肝脏体检。

2. 肝脏疾病患者检查或随访，以了解肝脏下缘的位置和肝脏的质地、表面、边缘及搏动情况等。

（三）操作准备

1. 设备准备　检查床或病床。

2. 操作者准备

（1）着装整洁、白大衣干净，仪表端庄、举止大方、语言文明，表现出良好的职业素养。

（2）检查前六步洗手法洗手。

（3）温暖双手。

（4）站于患者右侧。

3. 患者准备

（1）患者采取仰卧位、双腿屈曲、排空膀胱、腹部放松。

（2）充分暴露腹部，上自剑突，下至腹股沟韧带及耻骨联合。

4. 环境准备　检查环境安静、温暖，光线充足。

（四）操作步骤

1. 肝脏触诊方法　分单手触诊、双手触诊、钩指触诊法。

（1）单手触诊法：操作者右手放于患者右腹部，拇指向外侧展开，右手四指并拢，掌指关节伸直，与协缘大致平行地放在右侧腹部估计肝下缘的下方或叩诊肝浊音界的下方，估计肝脏巨大者应放置于右下腹部。嘱患者深呼吸，随患者呼气时，手指压向腹壁深部，吸气时，手指向上迎触下移的肝缘。如此反复进行，手指逐渐向肋缘移动，直到触到肝缘或肋缘为止，需在右锁骨中线上及前正中线上，分别触诊肝缘并在平静呼吸时分别测量其与肋缘或剑突根部的距离，以厘米表示。

（2）双手触诊法：操作者右手位置同单手法。左手托住患者右腰部，拇指张开置于肋部，触诊时左手向上推，使肝下缘紧贴前腹壁下移，并限制右下胸扩张，以增加膈下移的幅度，这样吸气时下移的肝脏就更易碰到右手指，可提高触诊的效果。

（3）钩指触诊法：适用于儿童和腹壁薄软者，触诊时，操作者位于患者右肩旁，面向其足部，将右手掌搭在其右前胸下部，右手第 2~5 指弯成钩状，嘱患者做深呼吸动作，操作者随吸气而更进一步屈曲指关节，这样指腹容易触到下移的肝下缘。此手法亦可将双手第 2~5 指并拢，弯成钩状进行。

2. 触及肿大肝脏时，应详细体会并描述下列内容：

（1）大小：正常成人的肝脏，一般在肋缘下触不到，但腹壁松软瘦长体形者，于深吸气时可在肋弓下触及肝下缘，但在 1cm 以内。在剑突下可触及肝下缘，多在 3cm 以内，在腹上角较锐的瘦高者剑突

根部下可达5cm，但不会超过剑突根部至脐距离的中、上1/3交界处。肝下界超出上述标准，应考虑是否为肝下移。如果肝脏质地柔软，表面光滑，无压痛，肝上界也相应降低，肝上下径正常，则为肝下移；如肝上界正常或升高，则为肝肿大。肝下移常见于内脏下垂，肺气肿、右侧胸腔大量积液导致膈肌下降时。肝肿大可分为弥漫性及局限性。弥漫性肿大见于病毒性肝炎、肝淤血、脂肪肝、早期肝硬化、布-加综合征、白血病、血吸虫病，华支睾吸虫病等。局限性肝肿大见于肝脓肿、肝肿瘤及肝囊肿等。肝缩小见于急性、亚急性重型肝炎、门静脉性肝硬化晚期。

（2）质地：分为三级。质软、质韧（中等硬度）和质硬。正常肝脏：肝质地柔软，如触噘起之口唇。急性肝炎及脂肪肝：肝质地稍韧。慢性肝炎及肝淤血：肝质韧如触鼻尖。肝硬化：肝质硬。肝癌：肝质地最坚硬，如触前额。肝脓肿或囊肿：大而表浅者可能触到波动感。

（3）边缘和表面状态：触及肝脏时应注意肝脏的边缘的厚薄，是否整齐，表面是否光滑、有无结节。正常肝脏边缘整齐且薄厚一致，表面光滑。肝癌、多囊肝和肝包虫病患者：肝边缘多不规则，表面不光滑，呈不均匀的结节状。巨块型肝癌或肝脓肿患者：肝脏表面呈大块状隆起。肝梅毒患者：肝呈明显分叶状者。脂肪肝或肝淤血患者：肝边缘钝圆。

（4）压痛：正常肝脏无压痛，如果肝包膜有炎性或因肝肿大受到牵拉时，肝脏有压痛。轻度弥漫性压痛见于肝炎、肝淤血等，局限性剧烈压痛见于较表浅的肝脓肿（常在右侧肋间隙处）。叩击痛见于深部肝脓肿。

（5）搏动：正常肝脏以及因炎症、肿瘤等原因引起的肝脏肿大并不伴有搏动。如果肝肿大未压迫到腹主动脉或右心室未增大到向下推压肝脏时，也不出现肝脏的搏动。如果触到肝脏搏动，应注意其为单向性或扩张性。单向性常为传导性搏动，系因肝脏传导了其下面的腹主动脉的搏动所致，手掌置于肝脏表面感受到上下运动。扩张性搏动为肝脏本身的搏动，见于三尖瓣关闭不全。由于右心室的收缩搏动通过右心房、下腔静脉而传导至肝脏，使其呈扩张性。如手掌置于肝脏上面或用两手分放于肝脏的前后两面，即可感到其开合样搏动。

（6）肝区摩擦感：检查时将右手的掌面轻贴于肝区，让患者做腹式呼吸动作。肝周围炎时可触诊到肝区摩擦感。

（五）操作中的关键点提示

1. 操作者右手示指桡侧缘大致与肋缘平行，用示指前桡侧指腹触诊肝脏。

2. 肝脏触诊时操作者触诊的动作需与患者腹式呼吸配合。呼气下压，吸气前上引触肝缘。手指上抬速度要慢于吸气速度。

3. 一般从脐水平开始触诊，如果肝脏肿大明显，应从肝下界下方开始触诊，避免肝上摸肝。

4. 双线触诊（右锁骨中线、前正中线）。

5. 大量腹腔积液时可冲击触诊。

6. 易误认为肝下缘的其他腹腔内容：横结肠为横行索条状物，可用滑行触诊法于上腹部或脐水平触到，与肝缘感觉不同。腹直肌腱有时酷似肝缘，但左右两侧对称，不随呼吸上下移动。右肾下极位置较深，边缘圆钝，不向两侧延伸。

7. 触到肿大肝脏后要注意其大小、质地、边缘与表面情况、压痛、搏动、肝区摩擦感、肝震颤。

（六）关键问题

1. 肝脏触诊常见有哪几种手法？

2. 触及肿大肝脏时，应从哪几个方面描述？

3. 肝-颈静脉回流征阳性提示什么疾病？

4. 弥漫性肝肿大及局限性肝肿大分别见于什么疾病？

5. 大量腹腔积液时可用什么方法进行肝脏触诊？

关键问题参考答案

四、脾脏触诊

（一）操作目的

1. 正确进行脾脏触诊。

2. 掌握脾脏触诊的几种基本手法。

3. 正确测量肿大的脾脏。

（二）适应证

1. 健康人脾脏体检。

2. 脾脏疾病患者检查，以了解脾脏下缘的位置和脾脏的质地、表面、边缘及搏动情况等。

（三）操作准备

1. 设备准备　检查床或病床。

2. 操作者准备

（1）着装整洁、白大衣干净，仪表端庄、举止大方、语言文明，表现出良好的职业素养。

（2）检查前六步洗手法洗手。

（3）温暖双手。

（4）站于患者右侧。

3. 患者准备

（1）患者采取仰卧位、双腿屈曲、排空膀胱、腹部放松。

（2）充分暴露腹部，上自剑突，下至腹股沟韧带及耻骨联合。

4. 环境准备　检查环境安静、温暖，光线充足。

（四）操作步骤

正常情况下脾脏不能触及。内脏下垂或左侧胸腔积液、积气时膈下降，可使脾向下移位。除此以外能触到脾脏则提示脾脏肿大。

1. 脾脏触诊方法

（1）浅部触诊法：脾脏肿大明显且又表浅时，用右手单手触诊轻用力即可触及肿大的脾脏。

（2）双触诊法：患者仰卧位，两腿屈曲，操作者左手绕过患者腹前方，手掌置于其左胸下部第9~11肋处，试将脾脏从后向前托起，并限制了胸廓活动，右手掌平放于脐部，与左肋弓大致成垂直方向，自脐平面开始触诊。嘱患者深呼吸，随呼气时，手指压向腹壁深部，吸气时，手指缓慢抬起朝肋缘方向向上迎触下移的脾尖。如此反复进行，手指逐渐向肋缘移动，直到触到脾缘或肋缘为止。轻度肿大而仰卧位不易触到时，可嘱患者改用右侧卧位，右下肢伸直，左下肢屈髋、屈膝进行检查，则较易触到轻度肿大的脾脏。

（3）冲击触诊法：用于腹腔积液患者触诊脾脏。

（4）反击触诊法：此法通过检查脾脏的移动度，来判断脾脏有无粘连。方法与双手触诊法相似，一手按在前腹壁的脾脏表面，固定不动；另一手在背部骶棘肌外侧的肋骨下方的间隙内，向前腹壁的方向顶动冲击，可反复数次。如前腹壁的手有冲击感，说明脾脏周围无粘连。

2. 肿大的脾脏测量（肿大以厘米表示，图2-9-7）

（1）第Ⅰ线测量：又称甲乙线。左锁骨中线与左肋缘交点至脾脏下缘之间的距离。

（2）第Ⅱ线测量：又称甲丙线。左锁骨中线与左肋缘交点至脾脏最远点之间的距离。

（3）第Ⅲ线测量：又称丁戊线。超过正中线，测量脾右缘至正中线的最大距离以“+”表示；未超过正中线，测量脾右缘与正中线的最短距离以“-”表示。

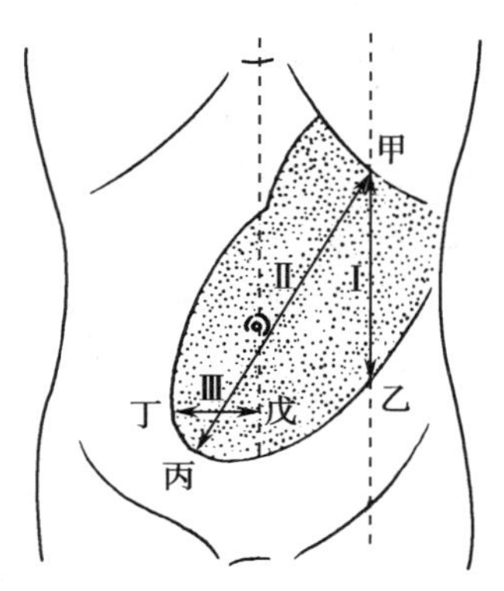

图 2-9-7　脾肿大测量示意图

3. 临床记录中，常将脾肿大分为轻、中、高三度。

（1）轻度肿大：脾缘不超过肋下缘2cm。见于肝炎、伤寒、急性疟

疾、粟粒性结核、败血症、亚急性感染性心内膜炎。

（2）中度肿大：脾缘超过肋下缘 2cm，在脐水平线以上。见于肝硬化、疟疾后遗症、系统性红斑狼疮、淋巴瘤、慢性淋巴细胞白血病。

（3）高度肿大：超过脐水平线或前正中线，又称巨脾。此时应加做第Ⅱ线测量和第Ⅲ线测量。见于慢性粒细胞白血病、骨髓纤维化、慢性疟疾、黑热病等。

（五）操作中的关键点提示

1. 操作者右手手掌平放于脐部，与左肋弓大致成垂直方向进行触诊。

2. 脾脏触诊时操作者触诊的动作需与患者腹式呼吸配合。呼气下压，吸气时，手指缓慢抬起朝肋缘方向向上迎触下移的脾尖。

（六）关键问题

1. 触到肿大的脾脏后要注意哪几个方面？
2. 简述脾肿大分度，及其临床意义？
3. 简述肿大的脾脏测量？
4. 左肋缘下触及包块时，除考虑肿大的脾脏外，还需与哪些疾病鉴别？

关键问题参考答案

五、液波震颤、振水音

（一）操作目的

1. 正确进行液波震颤检查。
2. 正确进行振水音检查。

（二）适应证

1. 健康人体检。
2. 液波震颤检查适用于大量腹腔积液患者检查。
3. 振水音适用于幽门梗阻或胃扩张患者检查。

（三）操作准备

1. 设备准备　检查床或病床。
2. 操作者准备
（1）着装整洁、白大衣干净，仪表端庄、举止大方、语言文明，表现出良好的职业素养。
（2）检查前六步洗手法洗手。
（3）温暖双手。
（4）站于患者右侧。
3. 被检查准备
（1）被检查采取仰卧位，双腿屈曲、排空膀胱、腹部放松。
（2）充分暴露腹部，上自剑突，下至腹股沟韧带及耻骨联合。
4. 环境准备　检查环境安静、温暖，光线充足。

（四）操作步骤

1. 液波震颤：患者平卧，操作者以一手掌面贴于被检查中一侧腹壁，另一手四指并拢屈曲，用指端叩击对侧腹壁，贴于腹壁的手掌随叩击有被液体波动冲击的感觉。为防止震动波沿腹壁传导出现假阳性，可嘱患者（或第三人）用手掌尺侧缘轻压在脐部。见于大量腹腔积液患者，腹腔积液量常在 3 000~4 000ml 以上。

2. 振水音：患者仰卧，医生以耳凑近上腹部，同时以冲击触诊法震动上腹部，可听到气、液撞击的声音，为振水音。也可用听诊器进行听诊。正常人见于餐后或饮多量液体时。如果清晨空腹或者餐

后 6~8h 仍有此音提示幽门梗阻或胃扩张。

（五）操作中的关键点提示

液波震颤检查不如移动性浊音敏感，大量腹腔积液才能检测出。

（六）关键问题

1. 腹腔积液量达到多少时，液波震颤检查阳性？

2. 清晨空腹患者出现振水音阳性，提示什么？

关键问题参考答案

第三节　腹 部 叩 诊

（一）操作目的

1. 掌握肝脏、脾脏、膀胱叩诊方法。

2. 掌握肝脏叩击痛、肾区叩击痛检查方法。

3. 掌握移动性浊音叩诊方法。

（二）适应证

1. 健康人体检。

2. 肝脏叩诊、肝脏叩击痛检查适用于肝脏疾病患者的检查或随访。

3. 脾脏叩诊适用于脾脏疾病患者的检查。

4. 肾区叩击痛适用于肾脏疾病患者的检查。

5. 膀胱叩诊适用于了解有无尿潴留。

（三）操作准备

1. 设备准备　检查床或病床。

2. 操作者准备

（1）着装整洁、白大衣干净，仪表端庄、举止大方、语言文明，表现出良好的职业素养。

（2）检查前六步洗手法洗手。

（3）温暖双手。

（4）站于患者右侧。

3. 患者准备

（1）采取仰卧位，双腿屈曲，排空膀胱，腹部放松。

（2）充分暴露腹部，上自剑突，下至腹股沟韧带及耻骨联合。

4. 环境准备　检查环境安静、温暖，光线充足。

（四）操作步骤

1. 全腹叩诊　先以直接叩诊法叩诊全腹一遍，再以间接叩诊法叩诊全腹一遍。一般从左下腹开始，逆时针方向。正常腹部叩诊除肝脏、脾脏呈浊音或实音外，其余均为鼓音。当胃肠高度胀气、胃肠穿孔、人工气腹时腹部呈高度鼓音。当患者大量腹腔积液、腹腔内有肿瘤时，叩诊鼓音范围缩小，病变其余呈浊音或实音。

2. 肝脏叩诊

（1）肝浊音区：叩诊呈实音。叩诊肝脏上界：沿右侧锁骨中线自上而下，当清音转为浊音时，即为肝上界，此时尚有肺遮盖肝顶部，故又称肝脏相对浊音界；继续向下叩诊由浊音转为实音，即为肝脏绝对浊音界，相当于肺下界。一般成年人正常肝上界（相对浊音界）位于右锁骨中线第 5 肋间，肝绝对浊音界比相对浊音界位置低一肋骨。叩诊肝脏下界：自肝脏绝对浊音界继续向下叩，实音转为鼓音处，即为肝下界。也可由腹部鼓音区沿锁骨中线自脐水平向上叩诊。由鼓音转为浊音处即是肝下界。但

肝下界因与结肠等重叠，叩诊定位不准确，多采用触诊。一般叩得的肝下界比触得的肝下缘高 2~3cm。肝下界一般位于右肋缘下。肝上界至肝下界之间称肝浊音区，正常成人为 9~11cm。瘦长体型者肝上、下界均可低一个肋间，矮胖体型者则可高一个肋间（表 2-9-1）。

表 2-9-1 肝浊音界异常的临床意义

异常类别	临床意义
肝浊音界扩大	肝癌、肝脓肿、肝炎、肝淤血和多囊肝
肝浊音界缩小	爆发性肝炎、急性肝坏死、肝硬化和胃肠胀气等
肝浊音界消失代之以鼓音者	由于肝表面覆有气体所致，是急性胃肠穿孔的一个重要征象，但也可以见于腹部大手术后数日内、人工气腹后、间位结肠（结肠位于肝和膈之间）、全内脏转位
肝浊音界上移	右肺纤维化、右下肺不张、气腹和鼓肠等
肝浊音界下移	慢性肺气肿、右侧张力性气胸等

（2）肝脏叩击痛：操作者将左手手掌平放在患者肝区，右手握拳叩击左手背，起初轻轻叩击，以后可渐加重，问患者有无疼痛。肝区叩击痛阳性提示肝脏炎症或者肝脏急剧增大（图 2-9-8）。

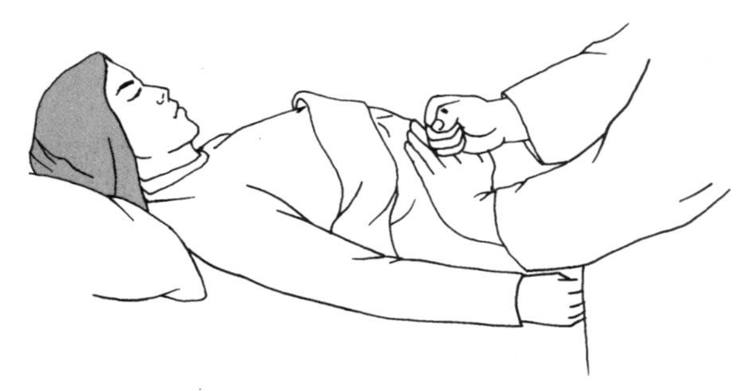

图 2-9-8 肝脏叩击痛

3. 脾脏叩诊 宜采用轻叩法。患者右侧卧位，于左侧腋中线自上而下轻叩诊，于第 10 肋间叩其宽度。正常脾脏于左腋中线第 9~11 肋间，其宽度 4~7cm，前方不超过腋前线。

脾脏浊音界异常的临床意义：脾浊音界缩小或消失提示左侧气胸、胃扩张、鼓肠等。脾浊音界扩大提示脾肿大。

4. 移动性浊音 先嘱患者仰卧，由脐部开始向左侧叩诊，直到出现浊音。叩诊板指不动，嘱患者右侧卧，再次叩诊变为鼓音即为移动性浊音阳性。为避免腹腔内脏器或包块移动造成移动性浊音的假象，可在右侧卧位的情况下，向右叩诊直至再次出现浊音，然后嘱患者左侧卧位，叩诊板指不动，再次叩诊该部位转为鼓音，则确定为移动性浊音阳性。临床上一般腹腔存在游离液体，且液体量超过 1 000ml 时，移动性浊音阳性。如果患者腹腔积液量少，可嘱患者胸膝位，使脐部处于最低点，叩诊脐部，如该处仰卧位时叩诊为鼓音，此时变为浊音，则也提示腹腔积液存在。

巨大的卵巢囊肿与腹腔积液鉴别见图 2-9-9。

（1）卵巢囊肿所致浊音于仰卧时在腹中部，鼓音区在两侧。

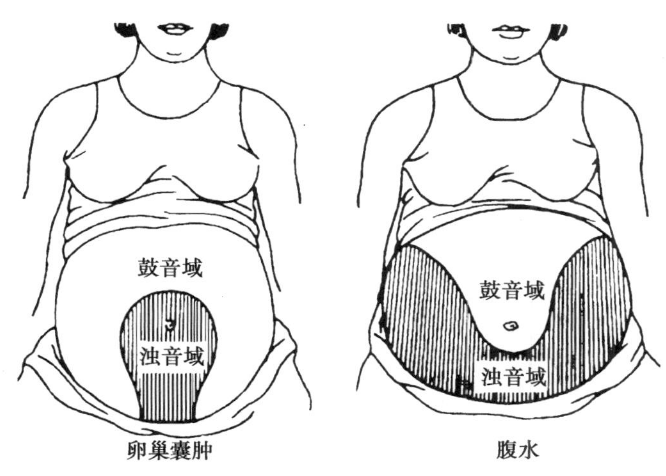

图 2-9-9 卵巢囊肿与腹腔积液鉴别

（2）卵巢囊肿的浊音不呈移动性。

（3）卵巢囊肿尺压试验呈阳性。

5. 肾区（肋脊角）叩击痛　检查时患者采取坐位或侧卧位，操作者用左手掌平放在其脊肋角处，右手握拳用由轻到中等的力量叩击左手背（图 2-9-10）。正常无叩击痛。叩击痛阳性见于肾炎、肾盂肾炎、肾结石、肾结核、肾周炎。

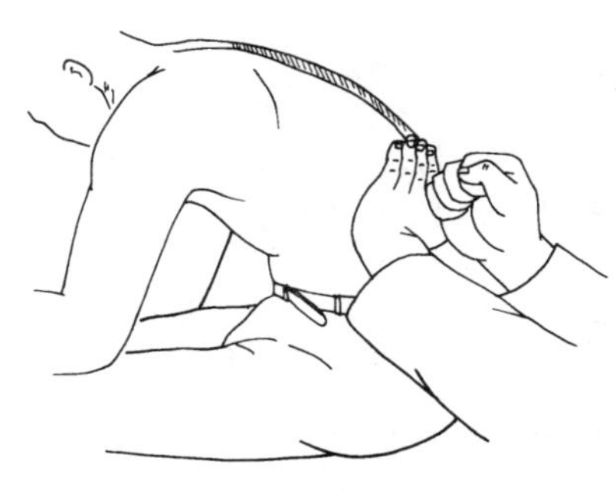

图 2-9-10　肾区叩击痛示意图

6. 膀胱叩诊　在耻骨联合上方由上而下进行叩诊。膀胱空虚时不能叩及，耻骨联合上方为鼓音。膀胱充盈时该区呈圆形浊音区。妊娠的子宫、子宫肌瘤或卵巢囊肿需与充盈的膀胱鉴别，排尿后浊音区消失即为膀胱。

（五）操作中的关键点提示

1. 叩诊肝脏上界　沿右侧锁骨中线自上而下，当清音转为浊音时，即为肝上界，此时尚有肺遮盖肝顶部，故又称肝脏相对浊音界；继续向下叩诊由浊音转为实音，即为肝脏绝对浊音界，相当于肺下界。通常肝上界为第 5 肋间，肺下界为第 6 肋间。

2. 叩诊移动性浊音　当叩诊为浊音时，叩诊板指不动，嘱患者向对侧卧位。操作时始终记住腹腔积液位于体位的低处。

3. 如果患者腹腔积液量少，可嘱患者胸膝位，使脐部处于最低点，叩诊脐部，如该处仰卧位时叩诊为鼓音，此时变为浊音，则也提示腹腔积液存在。

（六）关键问题

1. 腹腔积液为多少时可出现移动性浊音阳性？

2. 患者腹腔积液量大于 1 000ml 时，移动性浊音叩诊阳性。如果腹腔积液量少，如何进行叩诊？

3. 肾区叩击痛阳性常见于哪些疾病？

关键问题参考答案

第四节　腹部听诊

（一）操作目的

1. 正确进行腹部听诊。

2. 掌握肠鸣音、血管杂音、摩擦音、搔弹音等的听诊方法。

3. 掌握肠鸣音异常的临床意义。

（二）适应证

1. 健康人体检。

2. 听诊肠鸣音适用于各种类型肠梗阻患者。

3. 听诊血管杂音适用于动脉狭窄等患者。

4. 听诊摩擦音适用于脾周围炎、肝周围炎或胆囊炎等患者。

5. 听诊搔弹音适用于微量腹腔积液的测定。

（三）操作准备

1. 设备准备　听诊器 1 件。检查床或病床。

2. 操作者准备

（1）着装整洁、白大衣干净，仪表端庄、举止大方、语言文明，表现出良好的职业素养。

（2）检查前六步洗手法洗手。

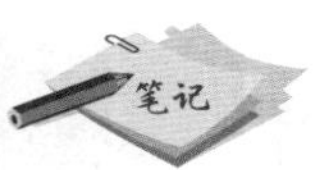

（3）温暖双手。

（4）站于患者右侧。

3. 患者准备

（1）患者采取仰卧位，双腿屈曲，排空膀胱，腹部放松。

（2）充分暴露腹部，上至剑突，下至腹股沟韧带及耻骨联合。

4. 环境准备　检查环境安静、温暖，光线充足。

（四）操作步骤

腹部听诊的主要内容为肠鸣音、血管杂音、摩擦音、搔弹音。

1. 肠鸣音　肠蠕动时，肠管内气体和液体随之而流动，产生一种断断续续的咕噜声（或气过水声）称为肠鸣音。检查方法：将听诊器放于脐部附近，听诊至少1min，注意肠鸣音的次数、音调强度。正常情况下肠鸣音应为每分钟4、5次。

（1）肠鸣音活跃：每分钟10次以上，音调不高亢，见于饥饿状态、急性胃肠炎，服用泻剂或胃肠道大出血。

（2）肠鸣音亢进：次数多，肠鸣音响亮，高亢甚至呈金属调，见于机械性肠梗阻。

（3）肠鸣音减弱：明显减少，数分钟1次，声音较弱，见于急性腹膜炎、低血钾。

（4）肠鸣音消失：持续3~5min未听到，见于急性腹膜炎、电解质紊乱或严重脓毒血症所致的麻痹性肠梗阻。

2. 血管杂音　腹部血管杂音对某些疾病的诊断有一定的作用，分动脉血管杂音和静脉血管杂音两种。

（1）动脉血管杂音（图2-9-11）：常在腹中部或腹部两侧，分收缩期和舒张期（表2-9-2）。

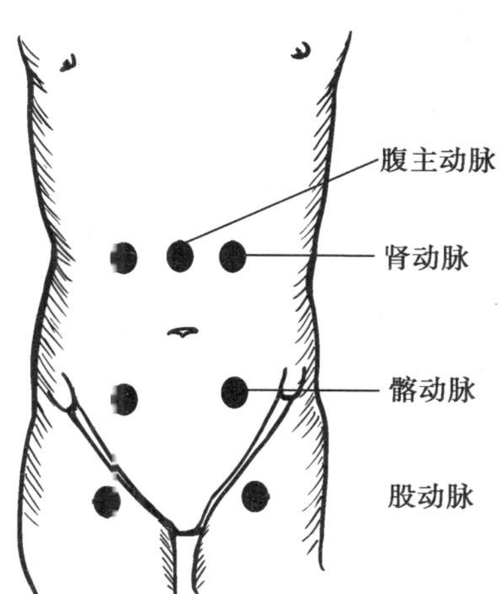

图2-9-11　腹部血管杂音听诊部位示意图

表2-9-2　动脉血管杂音分类及特点

分类	特　点
腹主动脉瘤	中腹部的收缩期血管杂音（喷射性杂音），还可触到搏动的包块
腹主动脉狭窄	中腹部听到收缩期血管杂音，下肢血压低于上肢，严重者足背动脉触不到
肾动脉狭窄	左右上腹部吹风样杂音，强弱不等
髂动脉狭窄	杂音在下腹两侧
肝区血管杂音	肝癌压迫肝动脉或主动脉腹部时，可在包块部位听到吹风栏杂音，对肝癌诊断有决定性意义

（2）静脉血管杂音：为连续性潺潺声，无收缩期和舒张期性质。肝硬化门脉高压：有时在脐附近或剑突下可听到静脉的“嗡鸣”声。音低弱，压迫脾脏时，此音加强。

3. 摩擦音　在脾梗死致脾周围炎、肝周围炎或胆囊炎累及局部腹膜等情况下，可于深呼吸时，于各相应部位听到摩擦音，严重时可触及摩擦感。腹膜纤维渗出性炎症时，亦可在腹壁听到摩擦音。

4. 搔弹音　搔弹音的原理是实质性脏器对声音的传导优于空腔脏器，可用于确定肝脏边缘和微量腹腔积液。

（1）肝下缘的测定：患者仰卧位，双腿屈曲。操作者左手示指中指固定听诊器于剑突下，左手拇指按在右锁骨中线与肋缘交界处，右手掌面向上，示指和中指均匀用力弹击腹壁（由下向上）。当听到响亮而近耳的“嘭、嘭”声时即为肝下界。

（2）微量腹腔积液的测定：患者取肘膝位，医生将听诊器放在脐部，用手指轻弹腹壁并静听其声音。当声音突然变响时，此处即为腹腔积液的边缘。此法可检查出少至120ml的游离腹腔积液。

（五）操作中的关键点提示

1. 肠鸣音听诊至少 1min。

2. 动脉性杂音常在腹中线或腹部一侧，分收缩期及舒张期；静脉性杂音常在脐周或上腹部，为连续性嗡鸣音。

（六）关键问题

1. 什么是肠鸣音活跃？临床意义如何？
2. 什么是肠鸣音亢进？临床意义如何？
3. 什么是肠鸣音减弱？临床意义如何？
4. 什么是肠鸣音消失？临床意义如何？
5. 如何区别动脉性和静脉性血管杂音？
6. 腹部中线听到血管性杂音要考虑什么？如何进一步检查？
7. 搔弹音可检测出多少量的腹腔积液？

关键问题参考答案

案例分析

（邹 扬）

笔记

第十章 肛门指检

学习目标

1. 掌握:肛门指检的操作步骤及方法、适应证及禁忌证。
2. 熟悉:肛门指检的操作准备。
3. 了解:肛门指检的操作目的。

肛门指检是用一手指头伸进患者的肛管和直肠,以检查肛管直肠疾病,是一种简便易行却非常重要的临床检查方法。准确的肛门直肠指检,大致可以确定距肛缘 7~10cm 的肛门、直肠有无病变和病变的性质。

(一)操作目的

1. 明确肛门、直肠的局部病变。
2. 协助诊断盆腔疾病。
3. 不同程度地扩张肛门。

(二)适应证

1. 肛门直肠疾病,如痔疮、直肠肛管周围间隙脓肿、肛瘘、大便失禁、肛门直肠损伤、溃疡性结肠炎、直肠良恶性肿瘤、尖锐湿疣等。
2. 腹盆腔疾病,如阑尾炎、盆腔脓肿、前列腺精囊腺疾病、子宫输卵管病变等。
3. 肛门狭窄的扩肛治疗、肛裂的肛外指检。
4. 有大肠癌家族史、癌相关标志物检测阳性、粪便隐血检查阳性的人群筛查。

(三)禁忌证

1. 肛裂的肛内指检。
2. 严重肛门狭窄者。
3. 暂不配合操作者。

(四)操作准备

1. 设备准备

(1) 一次性无菌橡胶手套 1 副。
(2) 口罩、帽子各 1 副。
(3) 需扩肛时,备 2%利多卡因 5ml(1 支)及消毒用品及 5ml 注射器、10ml 注射器各 1 具。
(4) 润滑剂如液状石蜡一包、肥皂水、凡士林。
(5) 检查床。

2. 操作者准备

(1) 核对患者姓名,查阅病历及相关辅助检查资料。
(2) 测血压、脉搏以决定检查体位。

（3）向患者说明检查目的和大致过程，消除患者顾虑。

（4）引导患者进入操作室，无关人员回避，男医生检查女患者，需要有女性医务工作者陪同检查。

（5）戴帽子、口罩。

3. 患者准备

（1）根据患者情况，根据医生要求采取适当体位，如膝胸位、侧卧位、截石位。

（2）操作过程中若有明显的压迫感或剧痛等不适，及时告知医护人员。

（3）检查前排空膀胱及排便。

（4）患者在检查过程中通过深呼吸，有利于保持放松状态。

（五）操作步骤

1. 体位　根据患者具体病情及要求选用。

（1）膝胸位：即患者两肘关节屈曲，置于检查床上，胸部尽量接近床面，两膝关节屈曲成直角跪在床上，臀部抬高（图 2-10-1A）。特别适用于检查男性患者，尤其适用于做前列腺及精囊的检查，而且也是检查肛门、直肠的最佳体位，医生可以直视肛门周围的情况。

（2）左侧卧位：即患者向左侧卧在检查床上，右腿向腹部屈曲，左腿略屈，臀部靠近检查床右边（图 2-10-1B）。适用于检查病重、年老体弱者难于支撑身体于膝胸位时。

（3）仰卧位：较为少用。患者仰卧，操作者右手经患者屈曲的右大腿下进行检查，同时可将左手置于耻骨上协助检查（图 2-10-1C）。有腹腔疾患或不便于改变体位时采用，身体虚弱者尤为适用。

（4）截石位：患者仰卧在专用检查床上，臀部垫高，两腿屈曲、抬高并外展（图 2-10-1D）。双合诊检查、可疑肿物位置较高时、同时肛门直肠手术用此体位。

（5）蹲位：患者下蹲成排便姿势，屏气向下用力（图 2-10-1E）。可疑肿物位置较高，通过屏气肿物会稍做下降，指诊便于触摸。或观察肿物脱出情况时使用，例如Ⅱ期内痔或长蒂直肠息肉的坠出等。

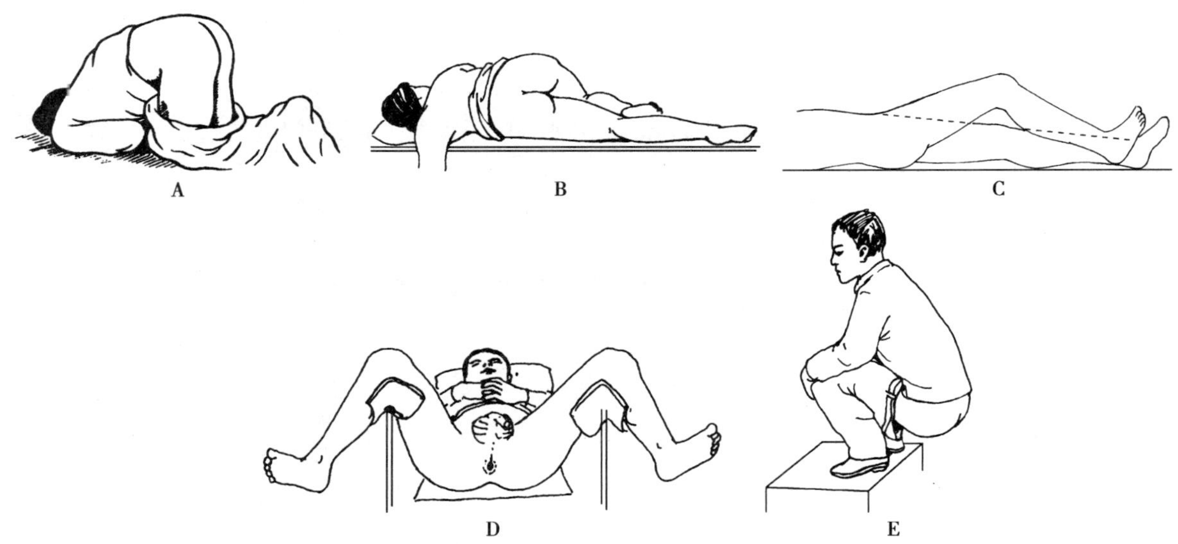

图 2-10-1　肛门指检检查体位

A. 膝胸位；B. 左侧卧位；C. 仰卧位；D. 截石位；E. 蹲位。

2. 肛外指检　一般用右手检查。右手戴手套，示指涂润滑剂（常用液状石蜡、凡士林或肥皂液），分开臀沟，先观察肛门周围有无红肿、血、脓、黏液、瘘口、外痔、疣状物、溃疡、肿块及脱垂等。示指置于肛缘轻轻按摩，等待肛门括约肌放松，然后示指触及肛门四周有无硬结、肿物和压痛，有无波动感，并检查肛外皮下有无瘘管、索条走向等（图 2-10-2）。

3. 肛内指检　右手示指轻轻按摩肛缘，嘱患者深呼吸，分散其注意力，使括约肌松弛，然后将示指

指腹旋转伸入肛管，并徐徐伸入肛管、直肠内。

（1）肛管直肠环的情况：首先要进行的是肛门括约肌和肛管直肠环的松紧度检查。

（2）直肠内情况：其次检查肛管直肠前、后壁，感觉其周围是否光滑，有无触痛、搏动、肿块，并应注意肿块的描写：位置（时钟方向）、形状、大小、硬度、活动度（图 2-10-3）。对于位置较高的肿块，可在蹲位或截石位做肛门指检，必要时做直肠与腹部双合诊或直肠与阴道双合诊检查。

（3）直肠周边情况：在直肠前壁，男性可触及前列腺，女性可触及子宫颈，观察有无异常结节等。

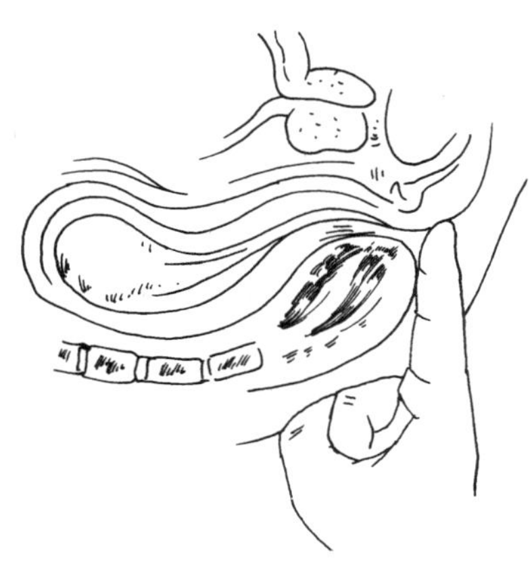

图 2-10-2　肛外指检

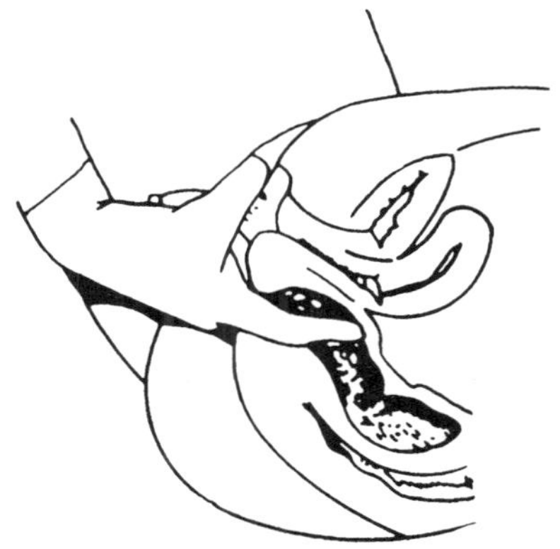

图 2-10-3　肛内指检

4. 退出手指　检查完毕抽出手指，观察指套上有无血迹或黏液，必要时应做涂片检查。患者安返病房，脱手套并放入医疗废物桶。

（六）操作中的关键点提示

1. 肛门指检目前是直肠癌检查中最基本和最重要的检查方法，很多肛管直肠疾病可通过直肠指检即早期发现，应充分重视。

2. 对身体虚弱者不能强行采用胸膝位甚至侧卧位，需行仰卧位检查。而对身体允许且可疑位置较高的肿块，需在蹲位或截石位下检查，必要时可做直肠与腹部双合诊或直肠与阴道双合诊检查，对癌肿侵犯的范围可提供有价值的资料；在直肠膀胱陷凹或直肠子宫陷凹触及结节，应考虑腹腔内肿瘤的种植转移。

3. 肛外指检时如肛缘有红肿、压痛、硬块，常提示有肛周脓肿；前后正中处触痛明显，常提示有肛裂，可进一步轻微分开肛门注意有无肛管裂口，若有则禁忌继续肛内指检；肛缘外有溃破口并伴皮下索条形肿物，常提示有肛瘘。

4. 肛内指检时示指应徐徐旋转伸入肛门直肠，若突然将手指插入肛门，括约肌会痉挛，不仅不易插入，并将产生疼痛，影响进一步检查。

5. 肛内指检时肛管的紧张度分析　正常肛管有较好的收缩力和弹性，仅能伸入一手指。若肛门括约肌松弛，则失去弹性，可进 2、3 指；如肛管的紧张度提高，常提示狭窄或有炎症反应。

6. 肛内检查除需注意松紧度外，要注意肛管直肠前、后壁及其周围光滑情况，有无触痛、搏动、肿块，如有肿块应注意其大小、质地、活动度等。

案例分析

（七）关键问题

1. 行肛门指检的适应证是什么？

2. 肛门指检的临床意义有哪些？
3. 临床遇到哪些情形需做肛门指检？
4. 肛门指检遇到肿瘤时应注意什么？

关键问题参考答案

（高瑞忠）

第十一章 脊柱检查

学习目标

1. 掌握：脊柱一般检查的方法及临床意义。
2. 熟悉：脊柱正常的功能及活动范围。
3. 了解：脊柱特殊检查的方法及临床意义。

（一）操作目的

1. 识别脊柱各段的解剖结构特点。
2. 能正确地对脊柱进行物理查体。
3. 学习脊柱常见疾病的体征表现。

（二）适应证

1. 正常脊柱的体格检查。
2. 脊柱先天性疾病、退行性疾病、外伤、肿瘤及炎症的检查。

（三）操作准备

1. 设备准备

（1）度量用具：皮尺、关节量角器、旋转测量器、枕外隆凸垂线。

（2）神经检查用具：叩诊锤、棉签、大头针、音叉、冷热水玻璃管、皮肤标记笔。

2. 操作者准备

（1）着装整洁、仪表端庄、举止大方、言语文明，表现出良好的职业素养。

（2）检查前六步洗手法洗手。

3. 患者准备　患者双足并拢站立，双下肢直立，双手自然下垂，两眼平视，下颌内收，充分暴露脊柱及骨盆。

（四）操作步骤

1. 视诊

（1）识别脊柱的体表定位：第7颈椎椎体棘突最长、无分叉，体表最隆起，常常为计数椎骨序数的标志（图2-11-1）；第3胸椎棘突与肩胛冈内侧端平齐；第7胸椎棘突与肩胛骨下角平齐（图2-11-2）；第4腰椎棘突（或棘间）与髂嵴最高点平齐；第2骶椎棘突与髂后上棘平齐；第3骶椎棘突与髂后下棘平齐（图2-11-3）。

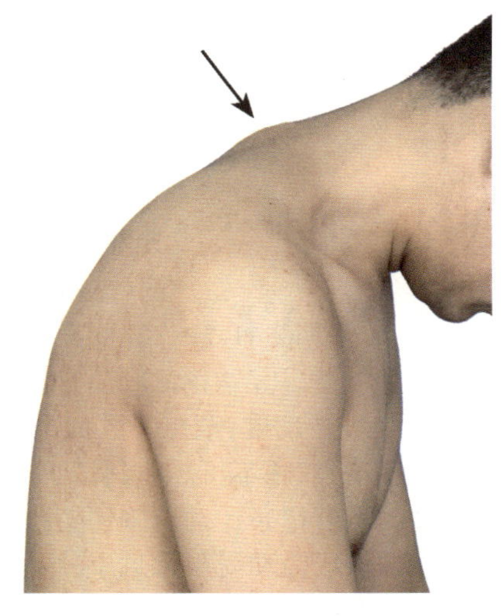

图2-11-1　第7颈椎棘突体表定位

（2）观察脊柱的生理性弯曲是否正常：正常人直立时，脊柱从侧面观察有四个生理弯曲，即颈椎段稍向前凸、胸椎段

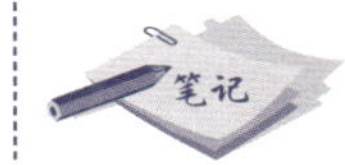

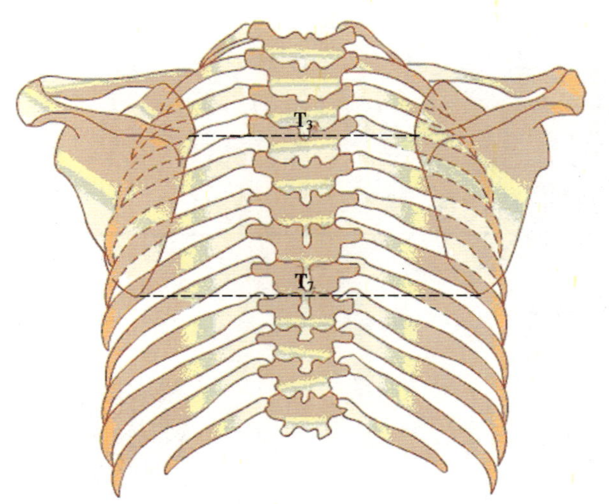

图 2-11-2　第 3、7 胸椎棘突体表定位

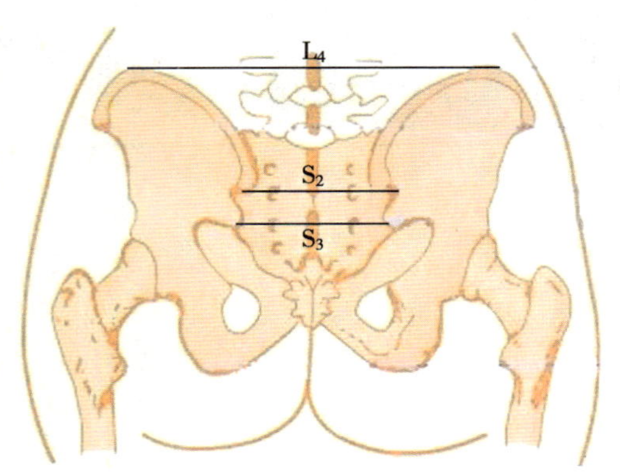

图 2-11-3　第 2、3 骶椎棘突体表定位

稍向后凸、腰椎段明显向前凸、骶椎则明显向后凸，类似“S”形（图 2-11-4）。常见生理弯曲异常，有佝偻病、结核病、强直性脊柱炎、脊柱退行性变及脊柱压缩性骨折等常常导致胸、腰段生理性后凸增大；晚期妊娠、大量腹腔积液、腰椎滑脱征、先天性髋关节发育不良等可以导致腰椎段生理性前凸增加。

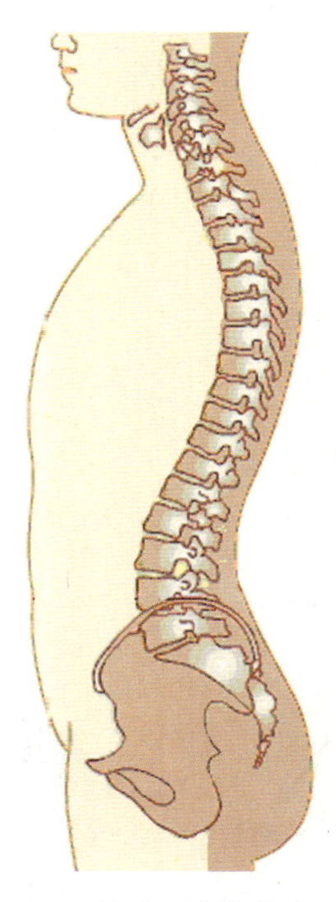
图 2-11-4　脊柱的生理性弯曲

（3）观察脊柱是否存在侧凸畸形：背面观察其两肩是否对称，两肩胛骨下角连线与两髂嵴最高点连线是否平行，枕外隆凸或颈7 椎体棘突向地面做垂线是否通过臀沟正中，且各棘突也应在此线上，如出现异常说明脊柱存在侧弯。

2. 触诊　棘突、棘旁压痛：嘱患者取端坐位，身体稍向前倾。以第 7 颈椎棘突为骨性标志，计数病变椎体位置，操作者以右手拇指自上而下逐个按压脊椎棘突及椎旁肌肉，观察有无疼痛（图 2-11-5）。正常情况下脊椎棘突及椎旁肌肉均无压痛。某部位压痛多示其相应的脊椎或肌肉有病变，如脊椎结核、椎间盘脱出、脊椎外伤或骨折等。若椎旁肌肉有压痛常为腰背肌纤维炎或劳损所致。

3. 叩诊　检查方法有两种：

（1）直接叩击法：操作者用中指或叩诊锤直接叩击各椎体的棘突。这主要用于胸椎与腰椎的检查。

（2）间接叩击法：嘱患者取坐位。操作者将左手掌面置于患者头顶部，右手半握拳用小鱼际肌部位叩击左手背，观察患者有无疼痛（图 2-11-6）。

4. 脊柱活动度　正常人脊柱有一定活动度，但各部位的活动范围明显不同。其特点：颈椎段与腰椎段的活动范围最大；胸椎段活动范围较小；骶椎和尾椎已融合成骨块状，几乎无活动性。

（1）颈椎活动度：患者取坐位或站立位，头居正中，两眼平视前方。嘱其做颈椎的前屈、后伸、左右侧屈及旋转运动，并用角度测量器记录运动范围（选择中立位零度法记录），如颈椎前屈 40°，后伸 40°，应记录为颈椎屈伸：40°-0°-40°（图 2-11-7）。脊柱颈椎段活动受限常见于：①颈部肌肉肌纤维炎及颈肌韧带劳损。②颈椎增生性关节炎。③结核或肿瘤浸润使颈椎骨质破坏。④颈椎外伤、骨折或关节脱位。

（2）腰椎活动度：嘱患者取标准的立正姿势，然后依次进行下列动作的检查。需注意，在运动中双足不准移动，双膝不可屈曲，骨盆不可左右旋转。嘱其做腰椎的前屈、后伸、左右侧屈及旋转运动，并用角度测量器记录运动范围（选择中立位零度法记录，图 2-11-8）。

脊柱腰椎段活动受限常见于：腰肌肌纤维炎及腰肌韧带劳损；腰椎增生性关节炎；椎间盘脱出，可使腰椎段各方向的运动均受限；结核或肿瘤使腰椎骨质破坏；腰椎骨折或脱位，多发生于外伤后。检查时应注意询问病史，观察局部有无肿胀或变形等。

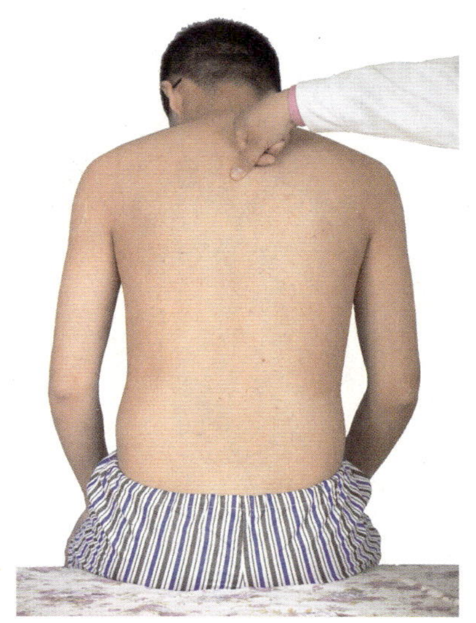

图 2-11-5 棘突、椎旁触诊

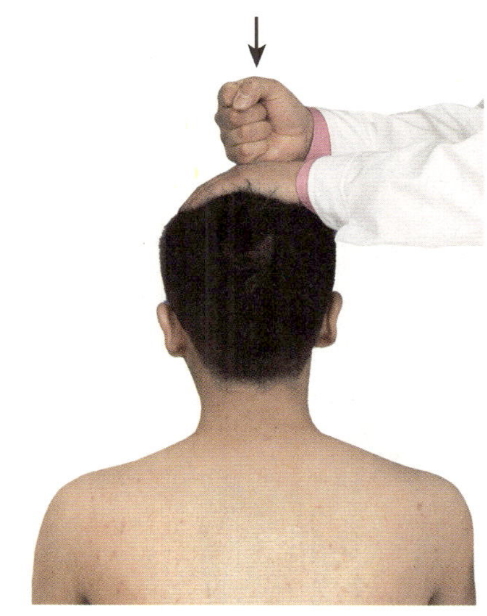

图 2-11-6 颈椎间接叩诊法

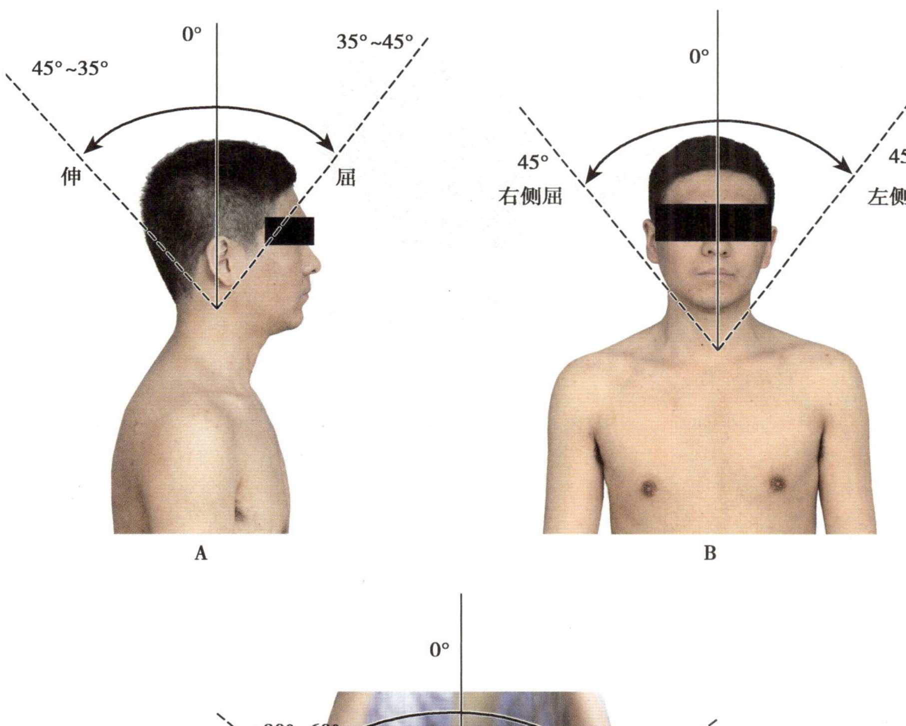

图 2-11-7 颈椎活动范围

A. 颈椎伸屈活动范围；B. 颈椎左右侧屈活动范围；C. 颈椎旋转活动范围。

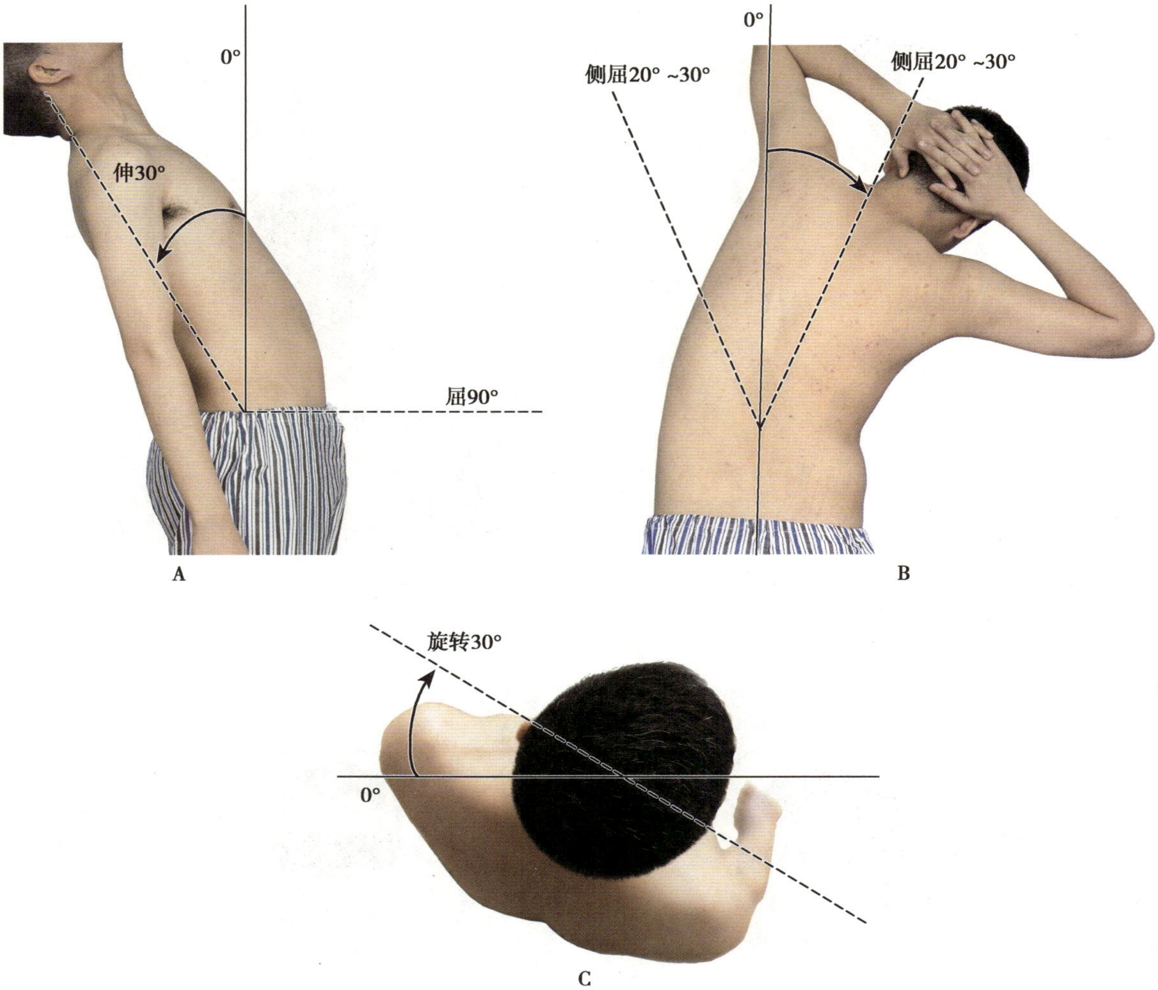

图 2-11-8　腰椎活动范围

A. 腰椎前屈后伸活动范围；B. 腰椎左右侧屈活动范围；C. 腰椎旋转活动范围。

5. 脊柱特殊检查

（1）前屈旋颈试验（Fenz 征）：嘱患者头颈部前屈，再做左右旋转活动，若颈椎处出现疼痛即为阳性，提示颈椎骨关节病变，表明颈椎小关节有退行性变。

（2）臂丛神经牵拉试验（Eaten sign）：操作者一手扶患侧颈部，一手握患腕，向相反方向牵拉。此时因臂丛神经被牵张，刺激已受压之神经根而出现放射痛、麻木感，为阳性，见于神经根型颈椎病（图 2-11-9）。

（3）椎间孔挤压试验（击顶试验或 Spurling sign）：患者端坐位，头后仰并偏向患侧。操作者用手掌在其头顶加压，出现颈痛并向患手放射为阳性，见于神经根型颈椎病（图 2-11-10）。

（4）椎间孔分离试验：又称屈颈试验。患者取仰卧位，也可取端坐或直立位，操作者一手置于患者胸前，另一手置于枕后，缓慢、用力的上抬其头部，使颈前屈，若出现下肢放射痛，则为阳性。常见于腰椎间盘突出症的“根肩型病人”（图 2-11-11）。

（5）拾物试验：多用于小儿腰部屈曲运动的检查。患者于地上拾物，患者屈膝屈髋而不弯腰为阳性，常见于下胸椎及腰椎病变，如腰椎间盘脱出，腰肌外伤及炎症。

（6）直腿抬高试验及加强试验：患者仰卧，两腿伸直，操作者一手压患膝，一手托患者脚踝部，抬高下肢，如下肢出现放射性疼痛、麻木症状为直腿抬高试验阳性，记录其角度，一般于 30°～70°出现症状者才有意义，常提示腰椎间盘突出症或梨状肌综合征。在上述检查患肢出现症状后略放低患肢至疼痛刚好消失，操作者保持患者膝关节伸直，快速背伸其踝关节，再次诱发患肢放射性疼痛、麻木症状者为直腿抬高加强试验阳性（图 2-11-12），意义同前。

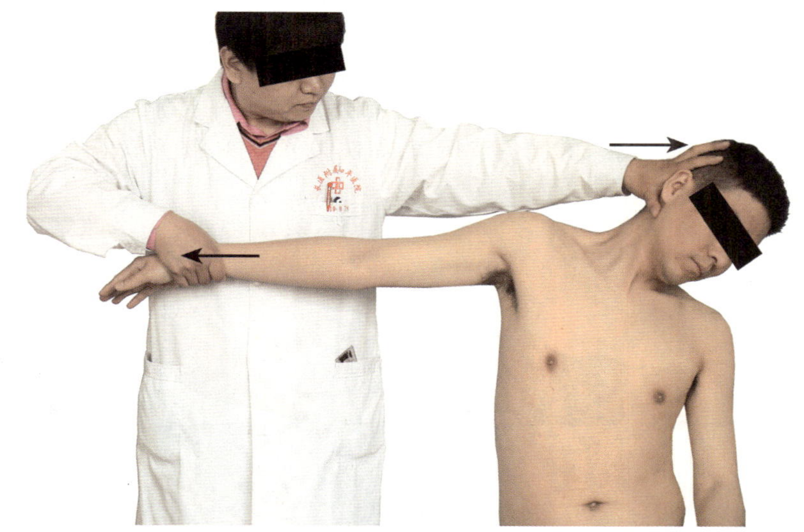

图 2-11-9　臂丛神经牵拉试验

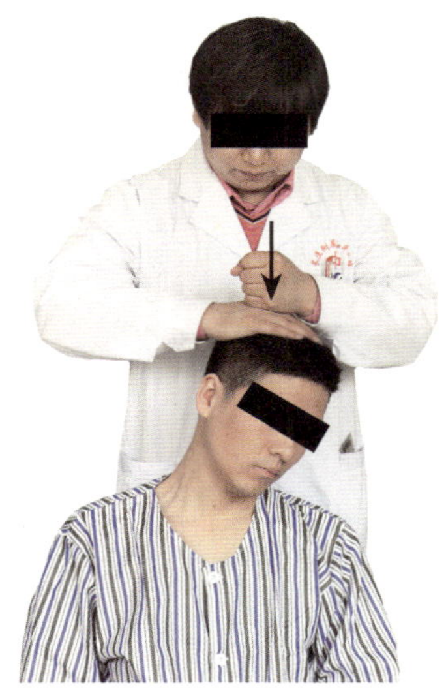

图 2-11-10　椎间孔挤压试验

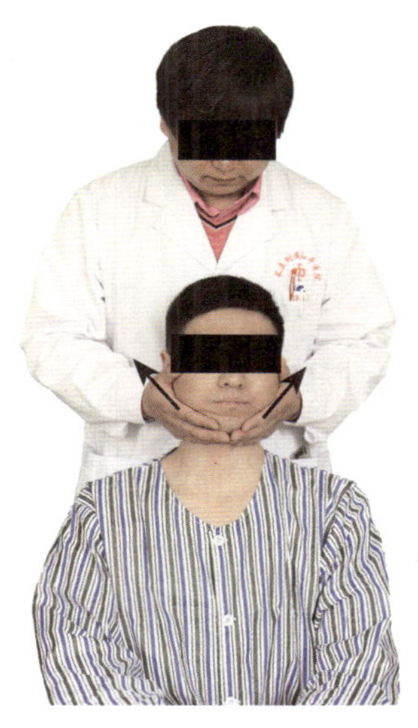

图 2-11-11　椎间孔分离试验

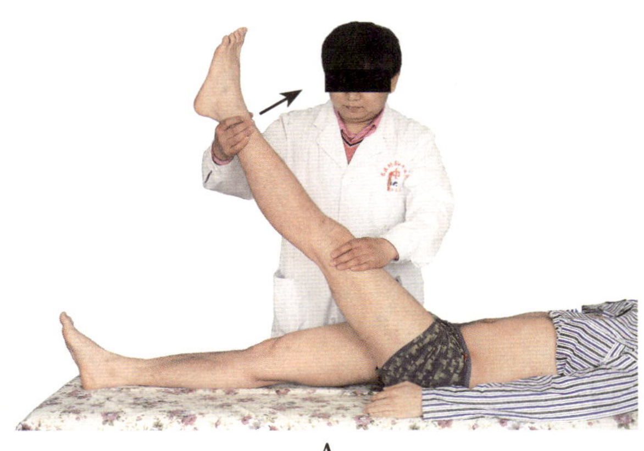

A

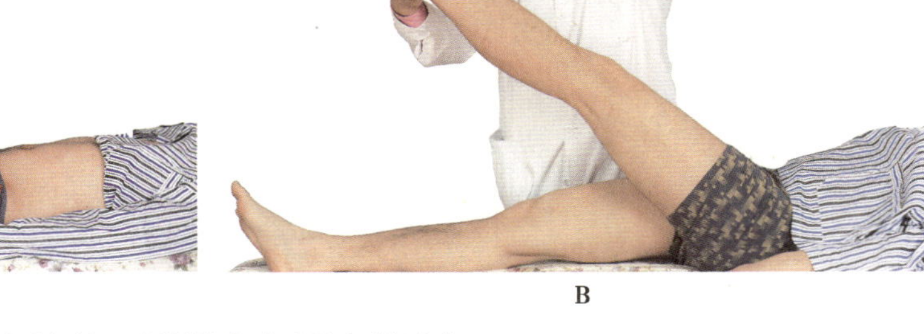

B

图 2-11-12　直腿抬高试验及加强试验
A. 直腿抬高试验；B. 直腿抬高试验加强试验。

（7）股神经牵拉试验：患者俯卧，髋关节、膝关节完全伸直。操作者将其一侧下肢抬起，使髋关节过伸，出现大腿前侧放射性疼痛、麻木者为阳性，常见于高位腰椎间盘突出症。

（8）托马斯征（Thomas sign）：患者仰卧，双下肢伸直，则腰部前凸；屈曲健侧髋关节，迫使脊柱代偿性前凸消失，则患侧下肢被迫屈髋、屈膝（图 2-11-13）。常见于：①腰部疾病，如腰椎结核、腰大肌流注脓肿、化脓性髂腰肌炎等。②髋关节疾病，如髋关节结核、髋关节增生性关节炎和骨性强直等。

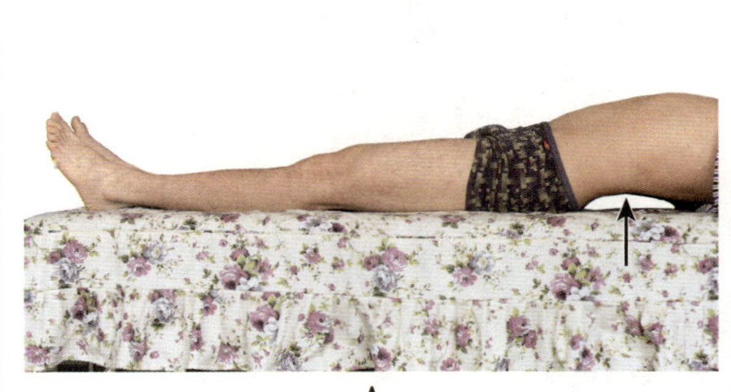

A

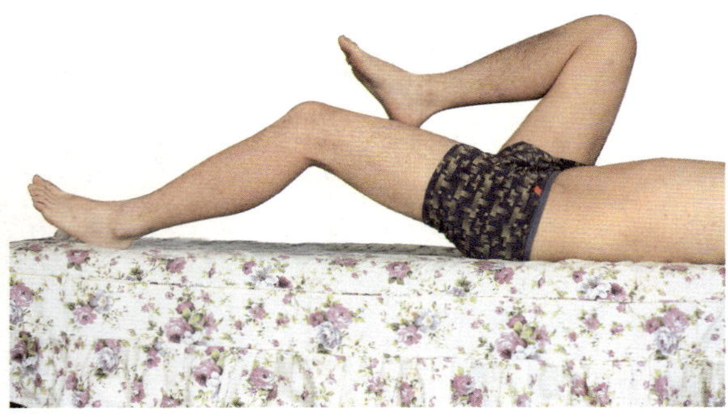

B

图 2-11-13　托马斯征

A. 双下肢伸直，则腰部前凸；B. 脊柱代偿性前凸消失，则患侧下肢屈髋、屈膝。

案例分析

（五）关键问题

1. 计数椎体的体表标志有哪些？
2. 脊柱的生理性弯曲有几个？
3. 脊柱常见的特殊检查有哪些？

关键问题参考答案

（李红倬）

第十二章 四肢、关节检查

学习目标

1. 掌握:四肢关节正确的检查方法及临床意义。
2. 熟悉:四肢关节正常的功能及活动范围。
3. 了解:四肢关节的解剖特点。

(一)操作目的

1. 识别四肢关节的解剖结构特点。
2. 能对四肢关节进行正确的体格查体。
3. 认识四肢关节常见疾病的体征表现。

(二)适应证

1. 正常四肢关节的体格检查。
2. 四肢关节先天性疾病、退行性疾病、外伤、肿瘤及炎症的体格检查。

(三)操作准备

1. 设备准备　度量用具:皮尺、关节量角器、旋转测量器、枕外隆凸垂线。

2. 操作者准备

(1) 着装整洁、仪表端庄、举止大方、言语文明,表现出良好的职业素养。

(2) 检查前六步洗手法洗手。

3. 患者准备　检查时肢体处于中立位,充分暴露检查部位,常需要双侧对比。各关节的中立位:

(1) 肩关节:上肢自然下垂、靠近躯干,亦可为上臂贴近胸壁,屈肘 90°,前臂伸向前方。

(2) 肘关节:为肘关节伸直成一条直线。

(3) 腕关节:手掌向下,手与前臂成一直线。

(4) 拇指:拇指伸直并列于第 2 指。第 2 至第 5 指—伸直位。

(5) 髋关节:仰卧位,腰椎不要过分前凸(离床不超过 2cm),两侧髂前上棘与耻骨联合在同一水平线上,下肢自然伸直且垂直于两侧髂前上棘连线,髌骨向上。

(6) 膝关节:大腿与小腿成一直线或坐位屈膝 90°,脚趾向前。

(7) 踝关节:足纵轴与小腿成 90°。

(8) 足:脚尖向前方,足趾与足底在同一水平线面。

(四)操作步骤

1. 肩关节与肩锁部

(1) 视诊:注意两肩胛是否等高、对称,肩部是否呈弧形,锁骨“S”形的形态是否正常。方肩征现象提示肩部肌肉萎缩、肩关节脱位、腋神经麻痹等;翼状肩提示前锯肌瘫痪。

（2）触诊

1）掌握肩关节周围常见的局限性压痛点的定位及意义。

2）常见压痛点：肱骨结节间处压痛，提示肱二头肌长头腱鞘炎；肱骨大结节的压痛，提示冈上肌腱损伤；肩峰下方稍内侧压痛，提示肩峰下滑囊炎。

（3）叩诊：患者屈肘位，操作者握拳自肘部沿肱骨长轴向上叩击，若肱骨干或肩关节疼痛，则提示肱骨干及肩关节病变。

（4）动诊及量诊：嘱患者做自主运动，或操作者固定肩胛骨，另一手持前臂进行多个方向的活动，观察并记录肩关节的活动范围。正常肩关节前屈可达 70°～90°，后伸 40°，外展 80°～90°，内收 20°～40°，上举 180°，外旋 45°～60°，内旋 45°～70°（图 2-12-1）。关节周围炎时，关节各方向的活动均受限，称冻结肩。冈上肌腱炎时肩关节外展达 60°范围时感疼痛，超过 120°时则消失，这个活动范围称疼痛弧。

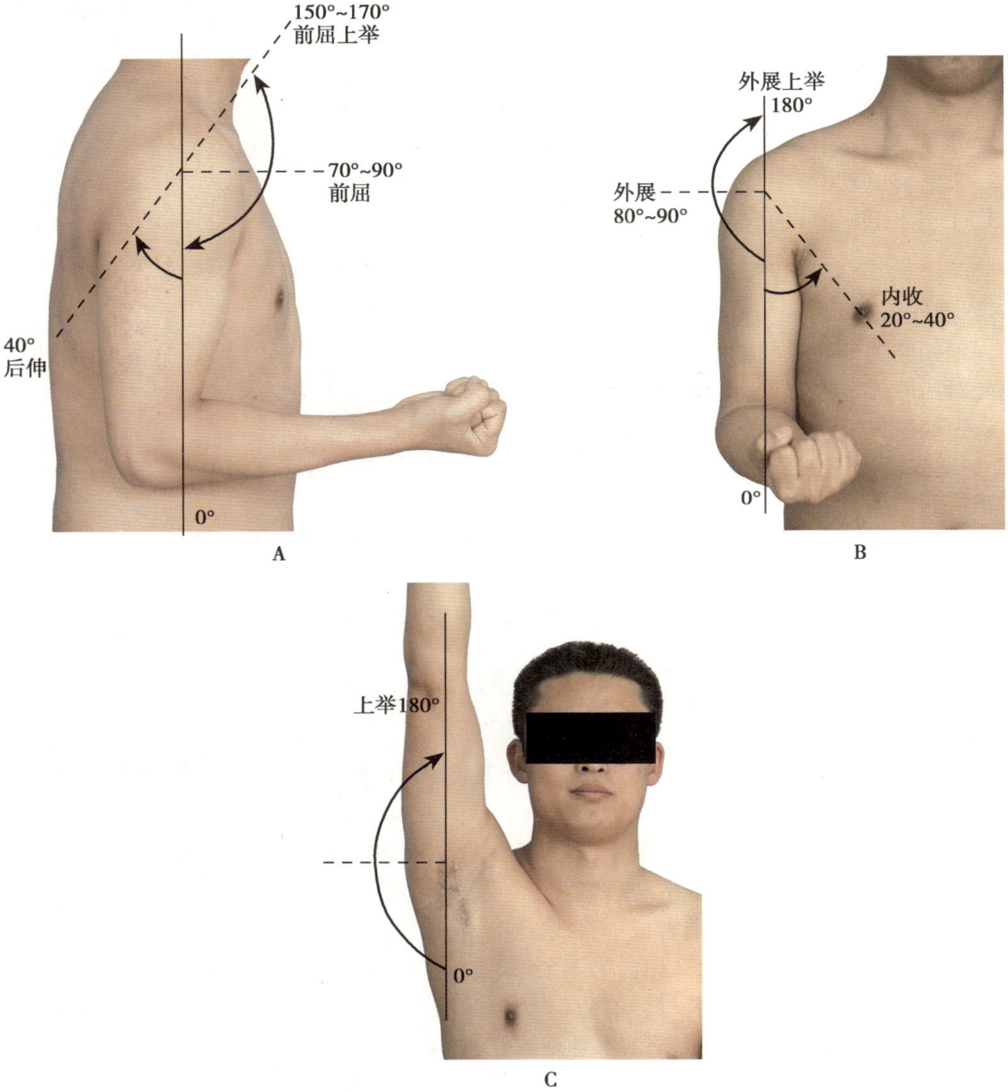

图 2-12-1　肩关节活动范围

A. 肩关节前屈、后伸范围；B. 肩关节外展、内收范围；C. 肩关节上举范围。

（5）特殊检查

1）杜加斯（Dugas）征：让患者屈曲患肢肘关节，然后用患肢的手搭到对侧肩部，若肘关节能贴近胸壁即为正常，否则为阳性，说明有肩关节脱位。Dugas 征阳性可有三种情况：①当手搭对侧肩部时，

肘关节不能靠近胸壁。②当肘关节靠近胸壁时，手不能搭在对侧肩部。③手搭肩和肘靠胸壁均不可能（图 2-12-2）。

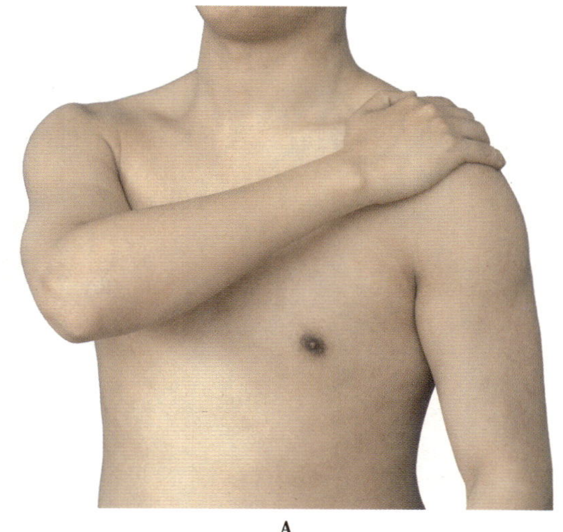
A

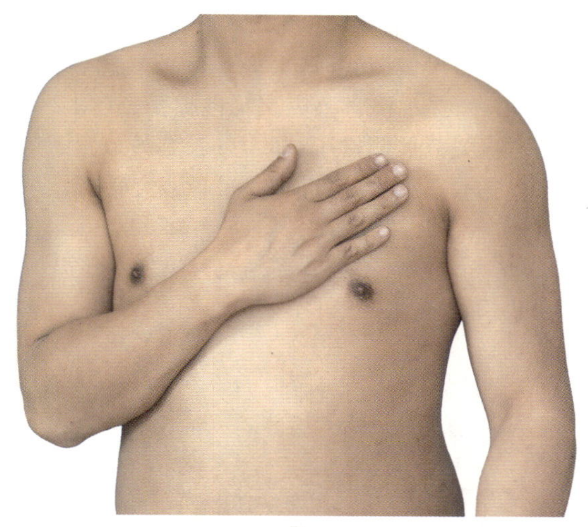
B

图 2-12-2　杜加斯征

A. 手搭对侧肩部时，肘关节不能靠近胸壁；B. 肘关节靠近胸壁时，手不能搭在对侧肩部。

2）肱二头肌长头紧张试验：患者屈曲肘关节，前臂外旋，给予前臂阻力后使之屈曲，若结节间沟区引发疼痛，提示肱二头肌长头肌腱炎。

2. 肘关节

（1）视诊：注意有无肘部肿块，有无内、外翻畸形等。肘关节肿胀有全关节肿胀、关节内侧肿胀及外侧肿胀之分。

（2）触诊：肱骨外上髁局限压痛常见于肱骨外上髁炎，多见于网球运动员，故又称网球肘。

（3）动诊及量诊：正常情况下，肘关节屈曲可达到 135°～150°，后伸达到 10°（图 2-12-3）。

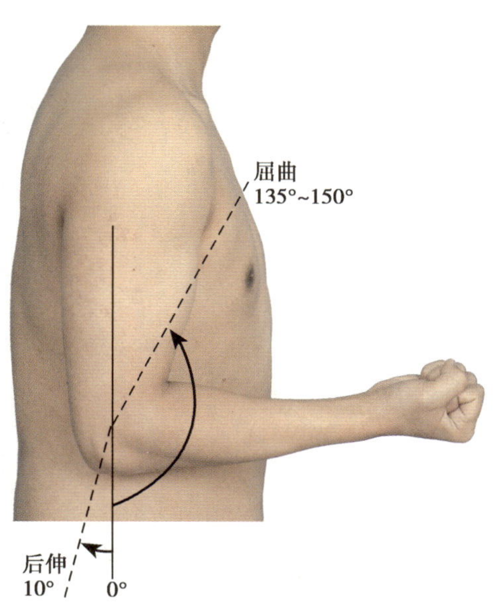

图 2-12-3　肘关节活动范围

（4）特殊试验

1）肘后三角与肘后直线：肘关节伸直，正常时，肱骨内外上髁与尺骨鹰嘴在一条直线上；当屈曲肘关节时，上述三点成一等腰三角形。若三者关系改变，提示肘关节脱位。

2）伸肌腱牵拉试验：又称 Mill 征，患者伸直患侧肘关节，前臂旋前，操作者将患侧腕关节屈曲，若患者肱骨外上髁区疼痛，则为阳性，提示肱骨外上髁炎。

3. 腕关节与手部

（1）视诊：腕及手部有无包块、有无畸形。餐叉样畸形提示 Colles 骨折；垂腕征提示桡神经损伤；爪状手提示尺神经损伤；平手状提示正中神经损伤；猿手征提示正中神经合并尺神经损伤；此外有并指、多指、锤状指、纽扣指及鹅颈畸形等。“鼻烟壶”消失提示舟骨骨折；个别指骨梭形肿胀提示骨结核或内生软骨瘤；双手多发、对称的关节梭形肿胀提示类风湿关节炎。

（2）触诊：手握拳，桡偏位，沿掌骨纵轴方向叩击第 3 掌骨，如有震痛，则提示舟骨骨折；而尺偏，沿掌骨纵轴方向叩击第 4 掌骨；如有震痛，则提示月骨骨折。中指轴向压痛，提示月骨坏死。

（3）动诊及量诊：正常情况下，腕关节掌屈可达到 50°～60°，背伸 35°～60°，桡偏 25°～30°，尺偏 30°～40°（图 2-12-4）。掌指关节掌屈可达到 90°，背伸达 30°（图 2-12-5）。近节指间关节屈曲达 90°（图 2-12-6），远节指间关节屈曲达 60°（图 2-12-7）。拇掌指关节内收达 45°，外展达 40°（图 2-12-8）。

（4）特殊检查

1）握拳尺偏试验（Finkel-Stein 征）：患者握拳（拇指埋于拳内），使腕部尺偏，若桡骨茎突处出现疼痛为阳性，提示桡骨茎突狭窄性腱鞘炎（图 2-12-9）。

2）腕关节尺侧挤压试验：患者腕关节置于中立位，操作者将其尺偏并挤压，若下尺桡关节处疼痛为阳性，提示三角软骨盘损伤、尺骨茎突骨折。

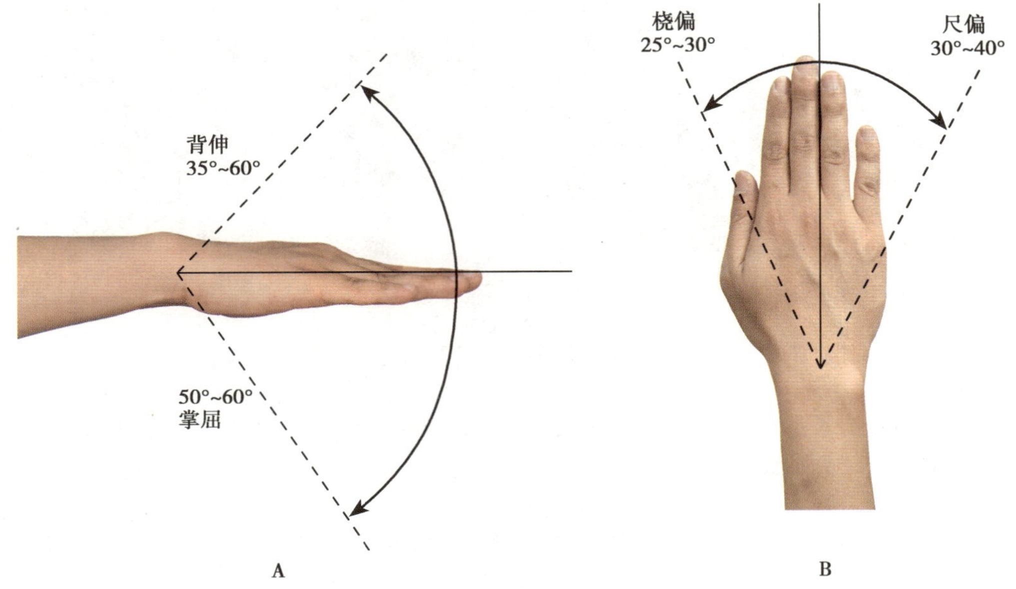

图 2-12-4　腕关节活动范围

A. 腕关节屈、伸范围；B. 腕关节桡、尺偏范围。

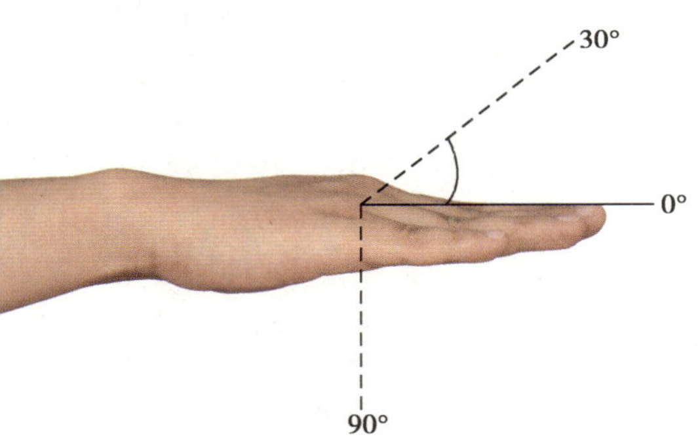

图 2-12-5　掌指关节活动范围

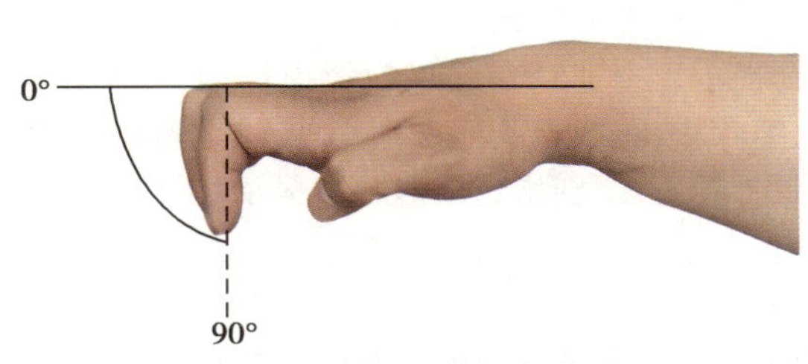

图 2-12-6　近节指间关节活动范围

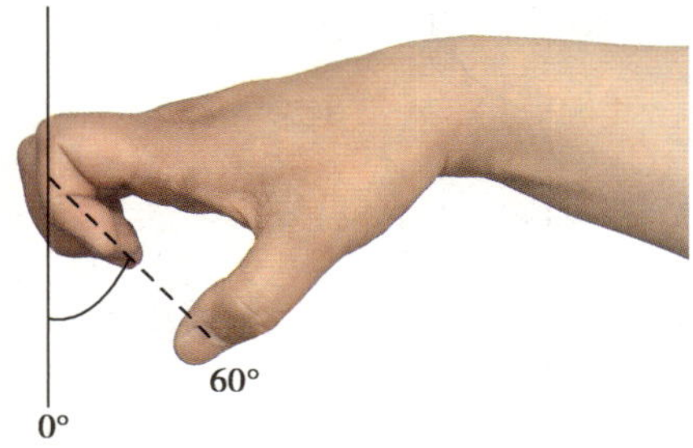

图 2-12-7　远节指间关节活动范围

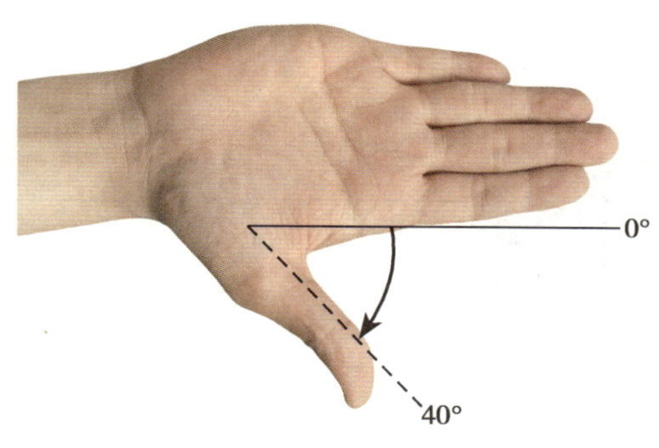

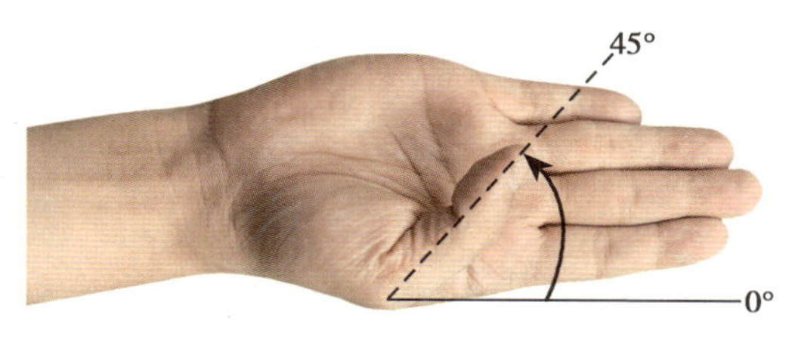

图 2-12-8　拇掌指关节活动范围

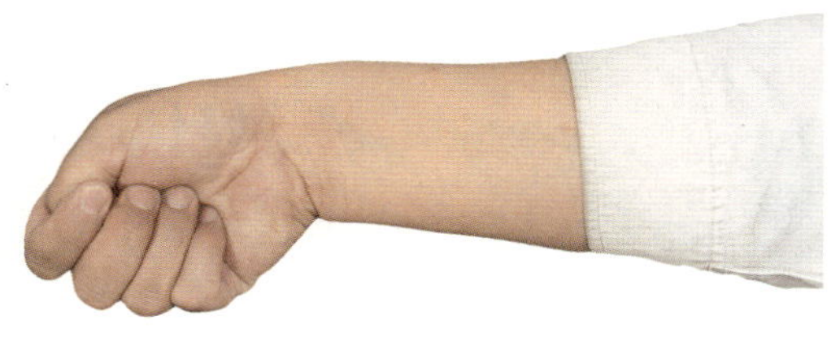

图 2-12-9　握拳尺偏试验

4. 髋关节

（1）视诊：髋关节有无畸形、肿胀、窦道、瘢痕等。需检查姿势是否正确、步态是否稳定，速度是否均匀。髋关节脱位者有独特的站立姿势。跛行常见于下肢骨关节疼痛或短缩。先天性髋关节脱位者臀部后凸，行走呈鸭步。剪刀步见于脑性瘫痪。股骨颈骨折者患肢外旋畸形。股三角区应注意有无包块，其性质如何，应注意疝和寒性脓肿的鉴别。臀部异常骨隆起可能为髋关节后脱位，耻骨或闭孔部异常骨隆起可能为髋关节前脱位。

（2）触诊：腹股沟中点处及臀部压痛、髋关节轴向叩击痛，多提示髋关节病变；若大转子处有浅压痛，多为大转子滑囊炎表现。

（3）动诊及量诊：正常情况下，髋关节屈曲达 130°～140°，后伸达 10°；外展达 30°～45°，内收达 20°～30°（图 2-12-10）；伸髋位，内旋达 40°～50°，外旋达 30°～40°；而屈髋位，内旋达 30°～40°，外旋达 40°～50°。

（4）特殊检查

1）轴向叩击试验：伸髋，伸膝，叩击足跟引发髋部疼痛为阳性，提示关节面破坏。

2）屈氏试验（Trendelenburg 试验）：嘱患者裸露双臀部，双下肢交替持重和抬高，注意观察骨盆的动作，抬腿侧骨盆不上升反而下降，为阳性。阳性提示：持重侧不稳定，臀中肌、臀小肌麻痹和松弛，如小儿麻痹后遗症；骨盆与股骨之间的支持性不稳定，如先天性髋关节脱位、股骨颈骨折。

3）Allis 征：患者仰卧，屈髋屈膝，双足平放于床面。双膝不等高为阳性，多见于先天性髋关节脱位，低侧一般为脱位侧。

4）望远镜征（Dupuytren 征）：患者仰卧。操作者一手握膝，一手固定骨盆，上下推动股骨干，若察觉有上下移动感即为阳性，提示小儿先天性髋关节脱位。

5）髂胫束试验（Ober 征）：患者健侧卧位，健侧屈髋、屈膝。操作者一手固定骨盆，一手握踝，屈患髋膝达 90°，外展并伸直患膝，大腿不能自然下落，并可于大腿外侧触及索条样物或患侧主动内收，足尖不能触及创面，则为阳性，提示髂胫束挛缩（图 2-12-11）。

6）Ortolani 征：小儿仰卧，髋、膝关节屈曲 90°，双髋外展，患侧膝关节不能接触床面，若操作者给予适当外展力，则先有一滑动声响，患侧膝关节便能接触床面，多提示先天性髋关节脱位。

7）托马斯征：详见腰椎特殊检查。

8）髂股三角（Bryant 三角）：患者仰卧。自髂前上棘向床面做垂线，测大转子顶端与此垂线的最短距离。双侧应相等，若缩短，提示股骨头脱位或股骨颈骨折。

9）髂坐线（Nelaton 线）：患者侧卧。髂前上棘到坐骨结节的连线正通过大转子的最高点，否则为阳性，提示髋关节脱位或股骨颈骨折。

5. 膝关节

（1）视诊：观察有无皮肤色斑、瘢痕、窦道等。观察膝关节有无肿胀：伸膝位髌骨上极两侧或屈曲位髌韧带两侧“象眼”消失，提示肿胀；股骨内外侧髁一侧肿胀伴浅静脉怒张，提示有肿瘤可能。观察

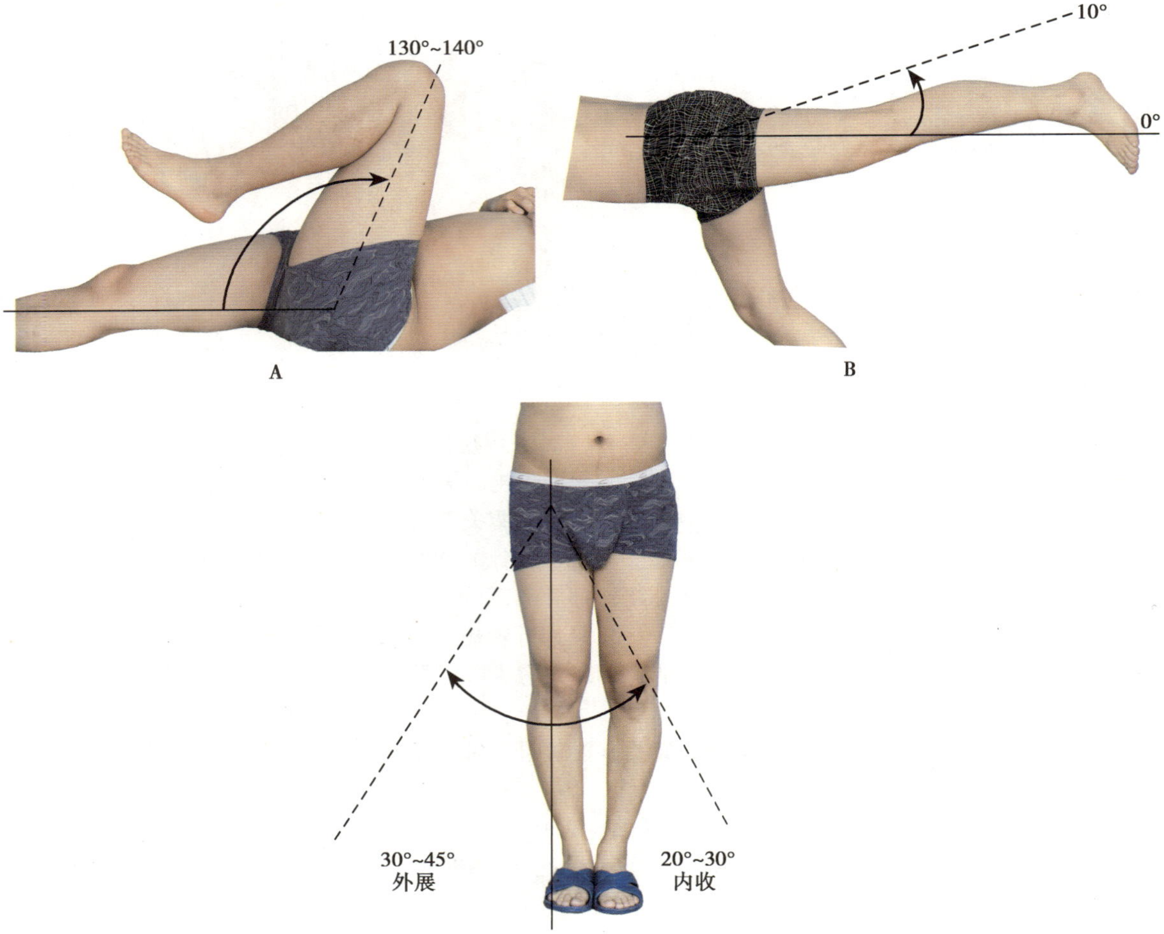

图 2-12-10　髋关节活动范围

A. 髋关节屈曲范围；B. 髋关节后伸范围；C. 髋关节外展内收范围。

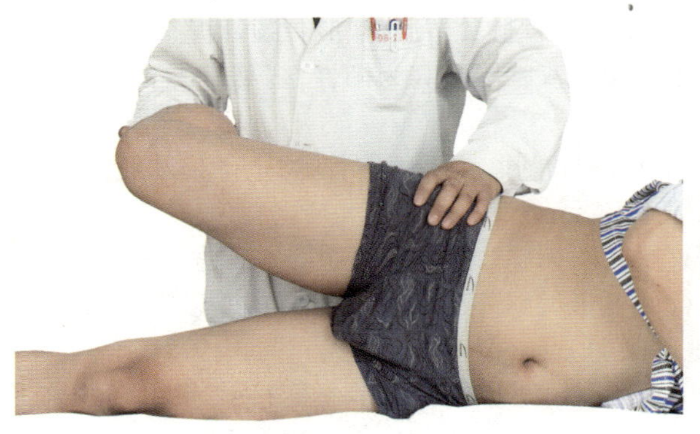

图 2-12-11　髂胫束试验

膝关节有无内外翻畸形，有无屈曲挛缩畸形。

（2）触诊：膝关节表面软组织较少，压痛点的位置往往就是病症的位置。

（3）动诊及量诊：正常情况下，膝关节屈曲可达 130°～140°，伸展达 5°～10°。在半屈曲位时，尚可做轻度旋转运动（图 2-12-12）。

（4）特殊检查

1）髌骨摩擦试验（Soto-Holl 征）：患者仰卧，伸膝，操作者一手按压髌骨，使其在股骨髌关节面上下活动，引发疼痛为阳性，一般多见髌骨软骨软化症。

2）浮髌试验：患者仰卧，伸膝，放松股四头肌。操作者一手虎口卡于患者髌骨上极，压迫髌上囊，将膝关节内液体挤入髌骨下，另一手轻压髌骨后快速松开，可感觉到髌骨浮起，则为阳性，提示关节内大量积液（图 2-12-13）。

3）回旋挤压试验（McMurray 试验）：患者仰卧。操作者一手拇指及其余四指分别按住膝内外侧，另一手握住足跟极度屈膝，屈伸膝过程中当小腿内收、外旋有弹响或合并疼痛，提示内侧半月板损伤；或当小腿外展内旋有弹响或合并疼痛，提示外侧半月板病变。

4）研磨试验（Apley 试验）：患者俯卧，膝关节屈曲 90°。操作者将小腿用力下压，并做内旋外旋运

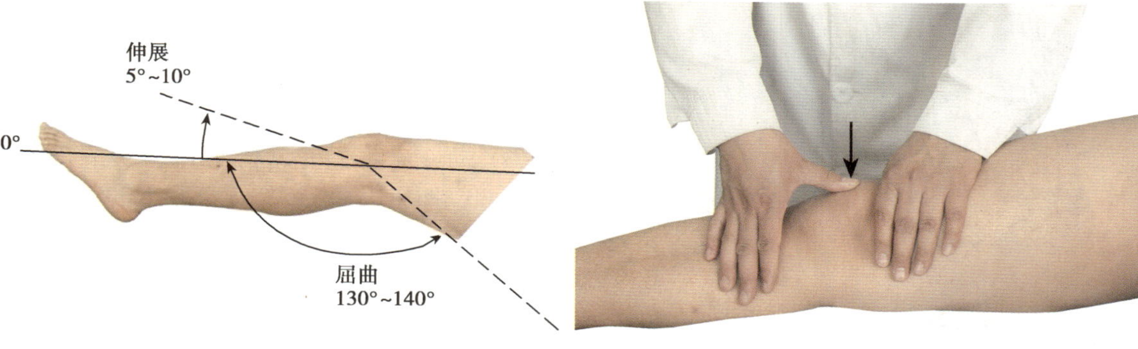

图 2-12-12　膝关节活动范围

图 2-12-13　浮髌试验

动，使股骨与胫骨之间发生摩擦，若旋转时发生疼痛，提示半月板损伤。

5）侧方应力试验：患者仰卧，伸膝。操作者一手握小腿，一手扶膝，将膝关节内翻或外翻施加应力，若膝部外侧或内侧出现疼痛，分别提示外侧或内侧副韧带损伤（图 2-12-14）。

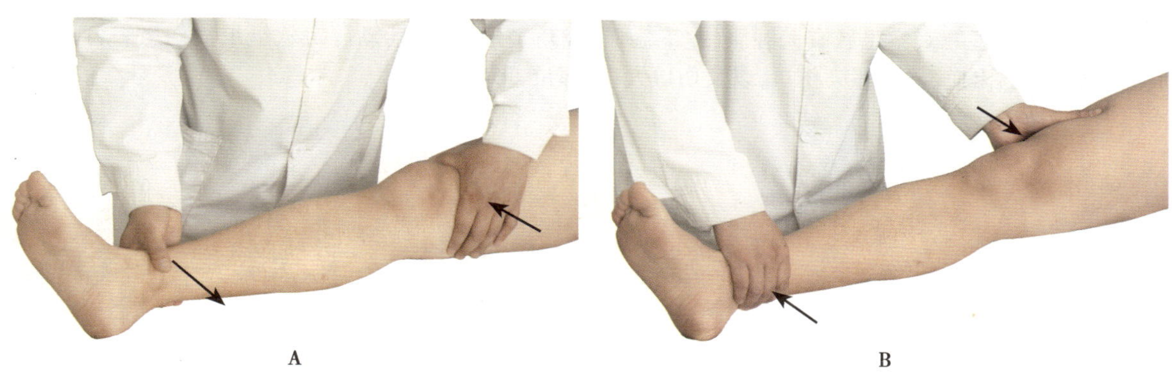

图 2-12-14　侧方应力试验

A. 膝关节内翻应力试验；B. 膝关节外翻应力试验。

6）抽屉试验：患者仰卧，屈膝。操作者双手握住小腿近端，向后推压，胫骨后移，则提示后交叉韧带损伤，向前提拉，胫骨前移，则提示前交叉韧带损伤，须与健侧对比（图 2-12-15）。

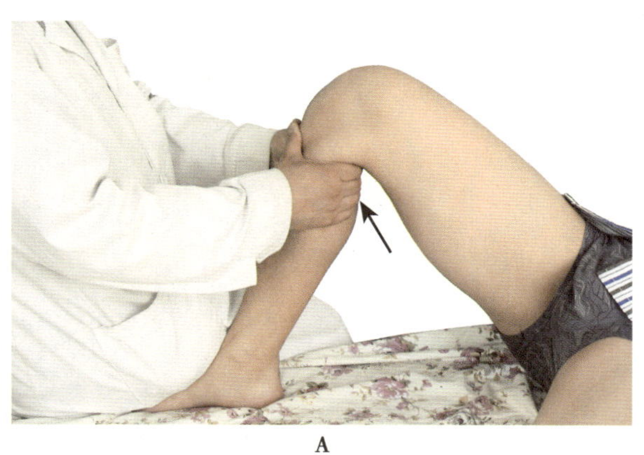

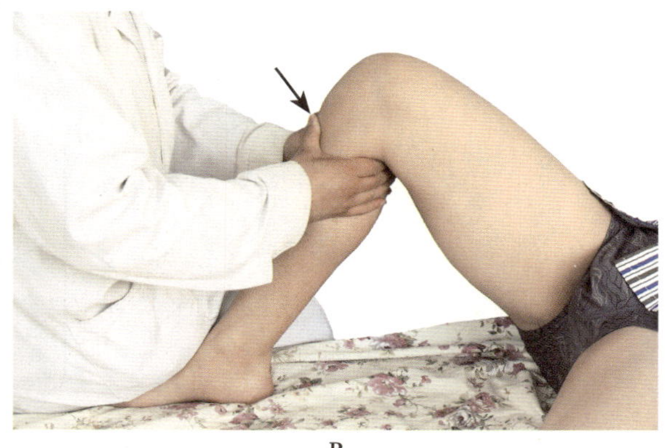

图 2-12-15　抽屉试验

A. 检查前交叉韧带；B. 检查后交叉韧带。

7）蹲走试验：嘱患者下蹲，朝不同方向走鸭步。若出现膝关节后方疼痛或弹响，为阳性，提示半月板后角损伤（图 2-12-16）。

6. 踝关节与足部

（1）视诊：检查踝足部有无畸形（如足内外翻、扁平足、马蹄足等）、肿块、瘢痕、跛行、肌肉萎缩等。

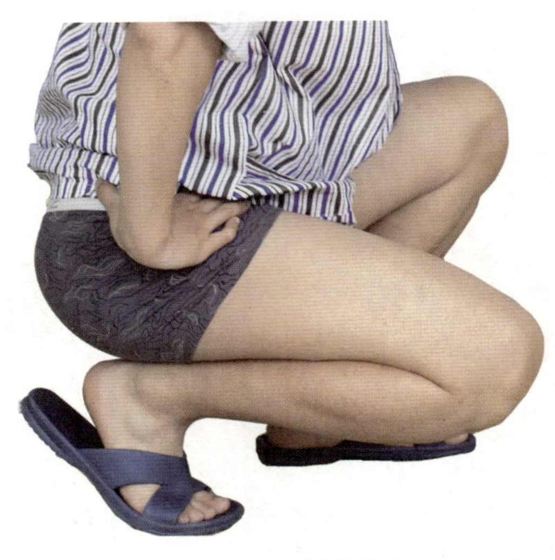

图 2-12-16　蹲走试验

（2）触诊：足踝部软组织较薄，局部压痛点往往提示病症部位。压痛在跟腱上，可能提示跟腱本身或腱旁组织病变；在跟腱止点处，可能是跟腱滑囊炎；在跟腱后下方可能是 Sever 病。

（3）动诊及量诊：正常情况下，踝关节背屈可达 20°～30°，跖屈达 40°～50°；足外翻达 30°～35°，内翻达 30°，外展达 25°，内收达 25°（图 2-12-17）。跖趾关节背屈可达 45°，跖屈达 30°～40°（图 2-12-18）。

（4）特殊检查

1）前足横向挤压试验：操作者双手自前足两侧挤压，前足引起疼痛，提示跖骨骨折、跖间肌损伤等。

2）小腿三头肌挤压试验：患者俯卧。操作者以手捏其三头肌肌腹，踝跖曲为正常；反之，提示跟腱断裂。

7. 四肢关节外骨折与软组织损伤检查

（1）视诊：注意观察患肢有无肿胀、皮下瘀斑、成角畸形、反常活动。对软组织损伤患者，应注意有无皮肤破损、出血、异物污染伤口，以及伤口大小、部位、形状等。

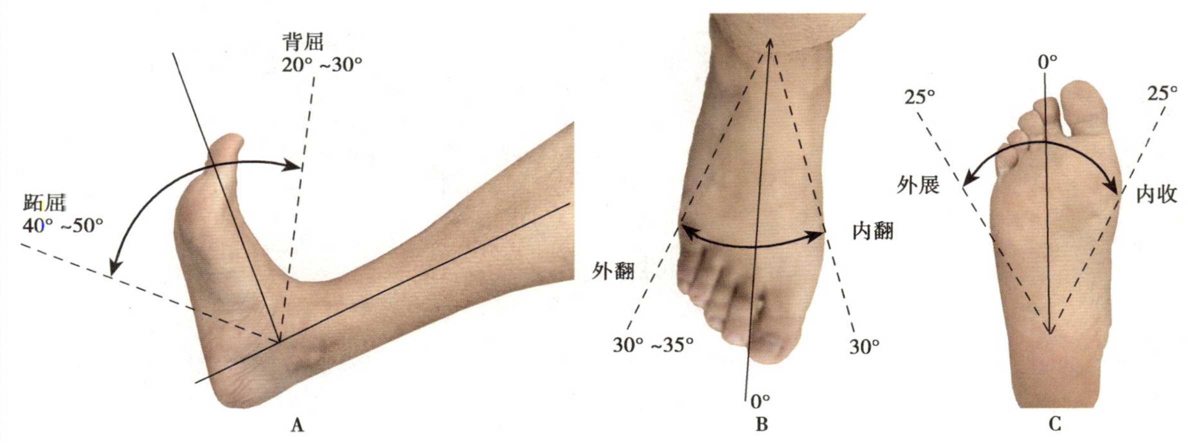

图 2-12-17　踝关节活动范围

A. 踝关节跖、背屈范围；B. 踝关节内、外翻范围；C. 踝关节内收、外展范围。

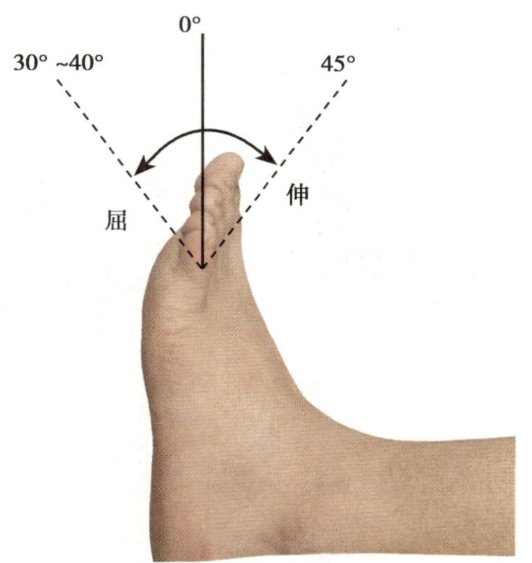

图 2-12-18　跖趾关节活动范围

（2）触诊：主要检查患肢有无压痛、叩痛以及肢体功能障碍。
（3）动诊：重点检查有无反常活动、骨擦音及骨擦感。
（4）特殊检查：有无骨擦音和骨擦感，皮下瘀斑常位于成角畸形处。

案例分析

（五）关键问题

1. 肩关节脱位时典型的表现及特殊检查有哪些？
2. 什么叫疼痛弧？见于哪种疾病？
3. 肘后三角及肘后直线的意义有哪些？
4. 髋关节的常见特殊检查有哪些？
5. 膝关节的特殊检查有哪些？

关键问题参考答案

（李红倬）

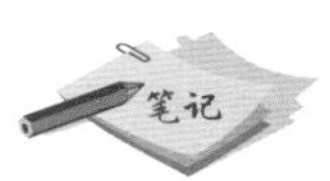

第十三章 深反射检查

学习目标

1. 掌握:深感觉检查的检查方法、适应证。
2. 熟悉:深感觉检查的操作准备。
3. 了解:深感觉检查的操作目的。
4. 具备进行标准深感觉体格检查的能力。

(一)操作目的

1. 了解深反射包含内容。
2. 对深反射进行正确检查。
3. 描述和检查正常深反射和异常深反射。
4. 描述出不同深反射的反射中枢。

(二)适应证

1. 正常深反射的检查。
2. 异常深反射的检查。

(三)操作准备

1. 设备准备 叩诊锤。
2. 操作者准备

(1)着装整洁、仪表端庄、举止大方、言语文明,表现出良好的职业素养。

(2)检查前六步洗手法洗手。

3. 患者准备 患者取仰卧位或坐位,向患者及家属告知进行该项操作的目的和方法,消除患者紧张情绪,取得合作。

(四)操作步骤

1. 肱二头肌腱反射($C_{5\sim6}$) 将患者前臂屈曲。操作者一手拇指置于其肱二头肌腱上,另一手用叩诊锤叩击该手拇指。正常反应为前臂做屈曲动作,操作者可感觉到肱二头肌腱的收缩(图 2-13-1)。

2. 肱三头肌腱反射($C_{6\sim7}$) 患者前臂稍屈曲,叩击鹰嘴突上方 2cm 处的肱三头肌腱。正常反应为前臂做伸直运动(图 2-13-2)。

3. 桡骨膜反射($C_{5\sim8}$) 患者肘关节半屈曲,前臂略外旋,叩击其桡骨远端。正常反应为前臂旋前和屈肘(图 2-13-3)。

4. 膝反射($L_{2\sim4}$) 患者取坐位或卧位。操作者用左手托起其膝关节,使髋关节和膝关节呈稍屈曲状,叩击膝盖髌骨下方股四头肌腱。正常反应为小腿伸展(图 2-13-4)。

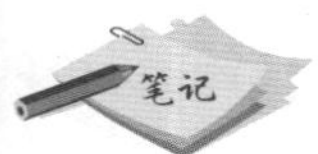

5. 跟腱反射($S_{1\sim2}$) 患者取跪位或仰卧,足背屈,叩击跟腱。正常反应为足向跖面屈曲(图 2-13-5)。

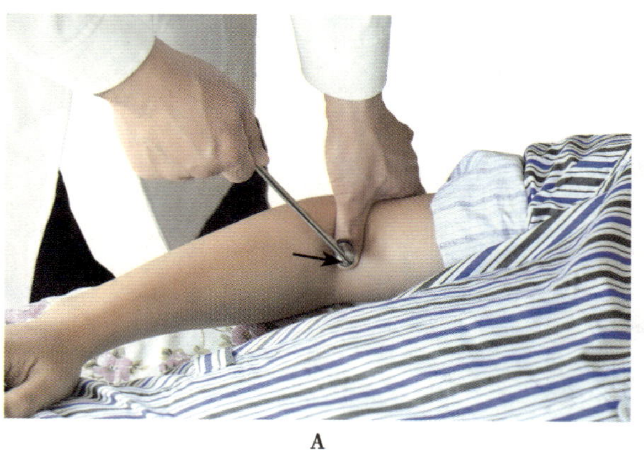
A

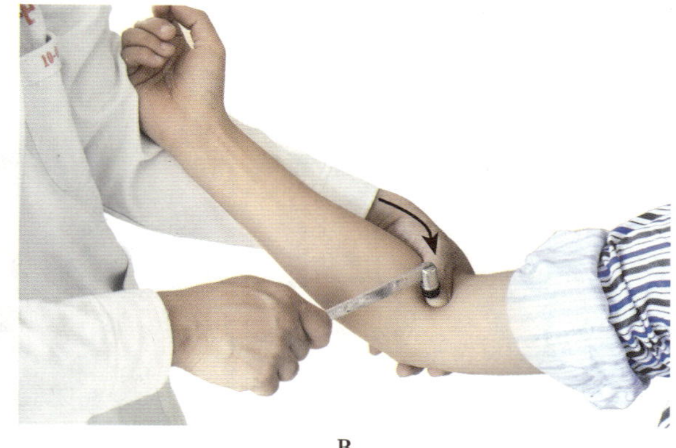
B

图 2-13-1　肱二头肌腱反射
A. 卧位检查；B. 坐位检查。

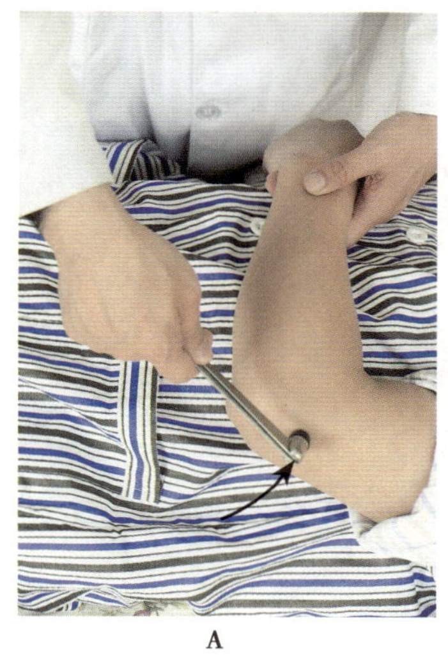
A

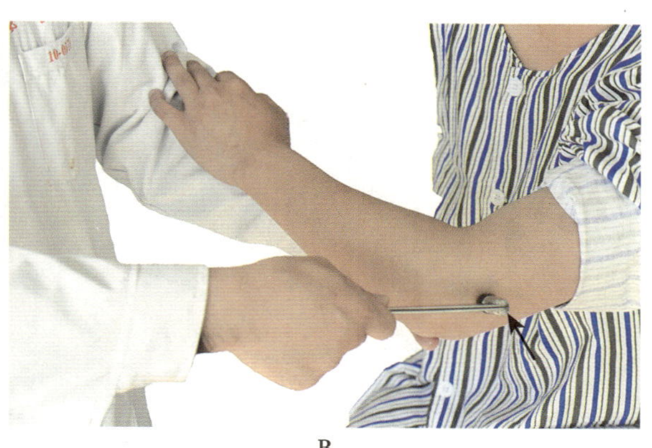
B

图 2-13-2　肱三头肌腱反射
A. 卧位检查；B. 坐位检查。

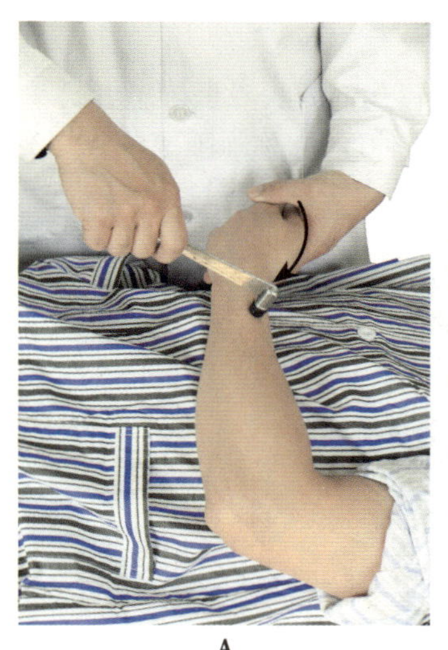
A

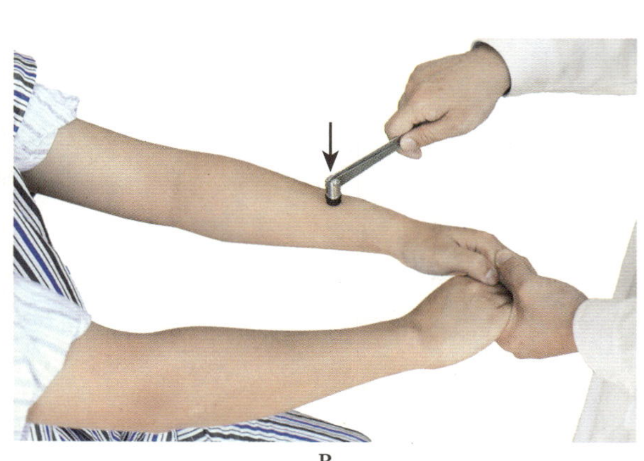
B

图 2-13-3　桡骨膜反射
A. 卧位检查；B. 坐位检查。

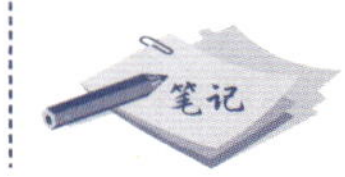

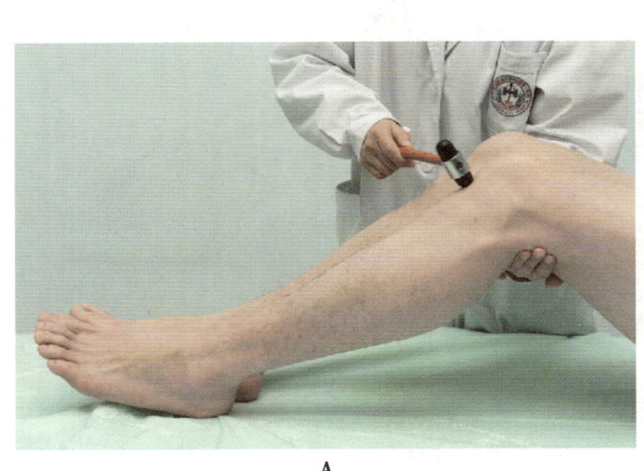

A

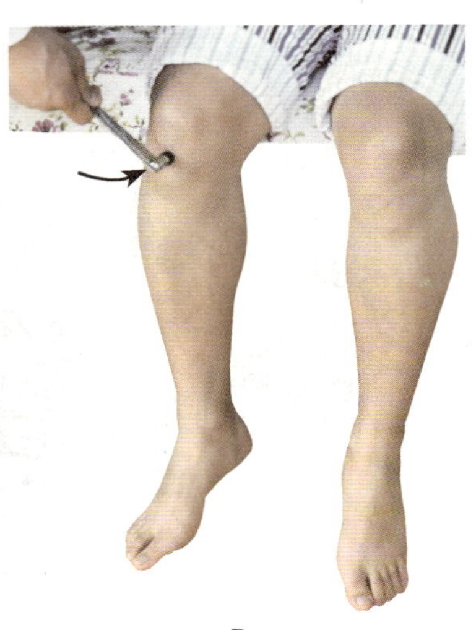

B

图 2-13-4　膝反射
A. 卧位检查；B. 坐位检查。

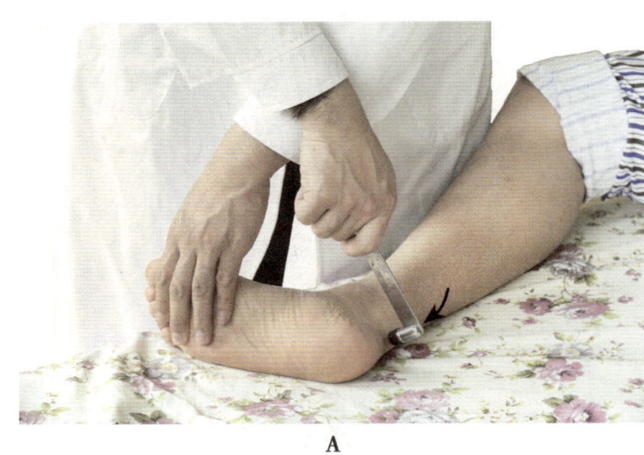

A

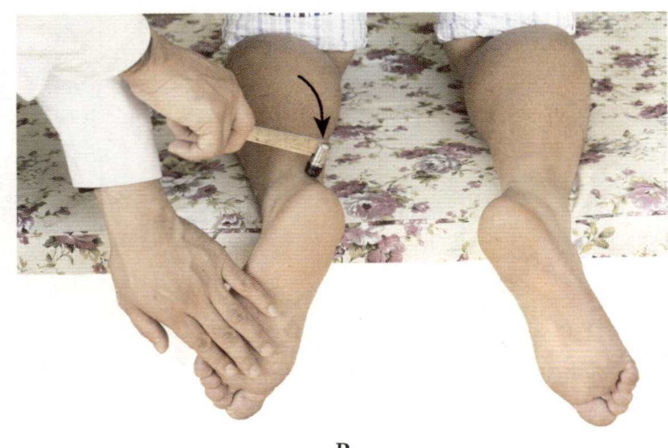

B

图 2-13-5　跟腱反射
A. 仰卧位检查；B. 俯卧位检查。

6. 髌阵挛　患者仰卧，伸直下肢。操作者用手将其髌骨迅速由上向下推动，并维持推动数秒。髌骨发生连续上、下抽动，称髌阵挛（图 2-13-6）。

7. 踝阵挛　患者仰卧，髋关节与膝关节稍屈，操作者一手持患者小腿，一手持患者足掌前端，突然用力使踝关节背屈并维持之。阳性表现为该足呈连续的上、下屈伸颤动，称踝阵挛（图 2-13-7）。

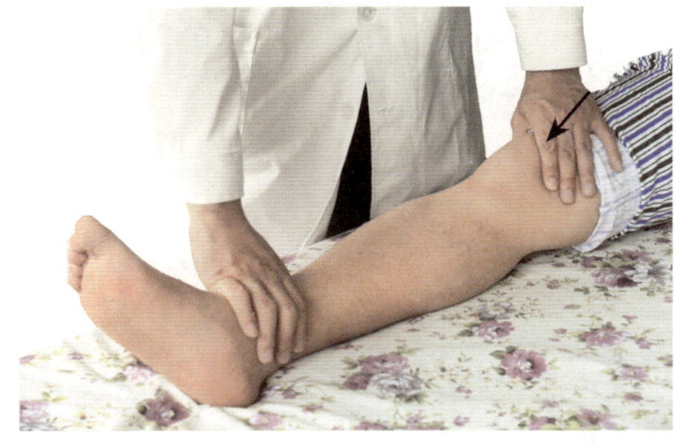

图 2-13-6　髌阵挛

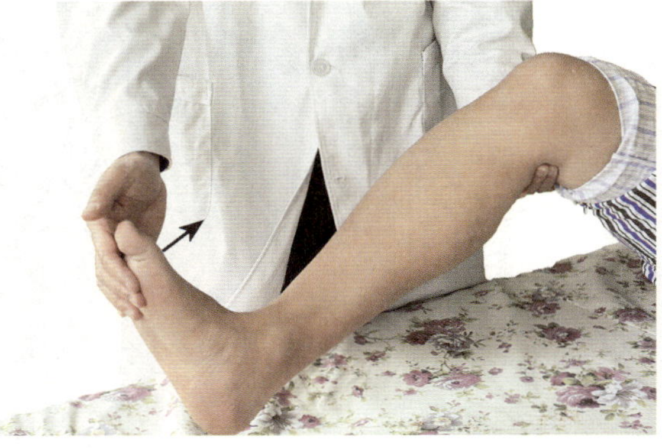

图 2-13-7　踝阵挛

（五）操作中的关键点提示

1. 检查时患者要合作，肢体应放松。
2. 检查时叩击力量要均等，注意双侧对比进行。
3. 反射活动的强弱存在个体差异，两侧不对称或两侧明显改变时对定位诊断有重要价值。

案例分析

（六）关键问题

1. 各深反射的反射中枢？
2. 深反射程度分级？
3. 异常深反射的临床意义？

关键问题参考答案

（李红伟）

第十四章 浅反射检查

学习目标

1. 掌握:浅感觉检查的检查方法、适应证。
2. 熟悉:浅感觉检查的操作准备。
3. 了解:浅感觉检查的操作目的。

(一)操作目的

1. 了解浅反射包含内容。
2. 对浅反射进行正确检查。
3. 描述和检查出正常浅反射和异常浅反射。
4. 描述不同浅反射的反射中枢。

(二)适应证

1. 正常浅反射的检查。
2. 异常浅反射的检查。

(三)操作准备

1. 设备准备 棉签或钝头竹签。

2. 操作者准备

(1)着装整洁、仪表端庄、举止大方、言语文明,表现出良好的职业素养。

(2)检查前六步洗手法洗手。

3. 患者准备 患者取仰卧位或坐位,向患者及家属告知进行该项操作的目的和方法,消除患者紧张情绪,取得合作。

(四)操作步骤

1. 腹壁反射 用钝头竹签在腹壁两侧由外向内,沿肋缘下(上腹壁反射,$T_{7\sim8}$)、脐孔水平(中腹壁反射,$T_{9\sim10}$)、腹股沟上方(下腹壁反射,$T_{11\sim12}$)划过腹壁皮肤。正常反应为上、中、下腹肌收缩(图2-14-1)。

2. 提睾反射($L_{1\sim2}$) 用钝头竹签轻划大腿内侧近阴囊处皮肤。正常反应为同侧睾丸向上提缩(图2-14-2)。

3. 肛门反射($S_{4\sim5}$) 用钝头竹签轻划肛门周围皮肤。正常反应为肛门外括约肌收缩(图2-14-3)。

4. 跖反射($S_{1\sim2}$) 用钝头竹签轻划足底外侧,由足跟向前至小趾的趾跖关节处转向踇趾侧。正常反应为足跖屈曲(即 Babinski 征阴性,图2-14-4)。

(五)操作中关键点提示

1. 检查时患者需合作,肢体应放松。

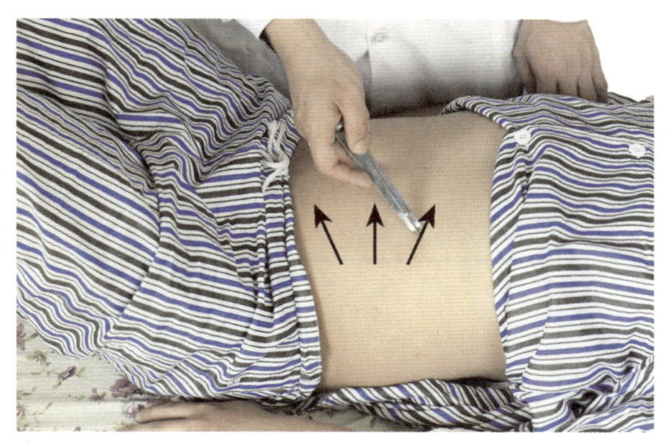

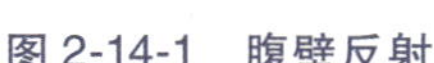

图 2-14-1　腹壁反射

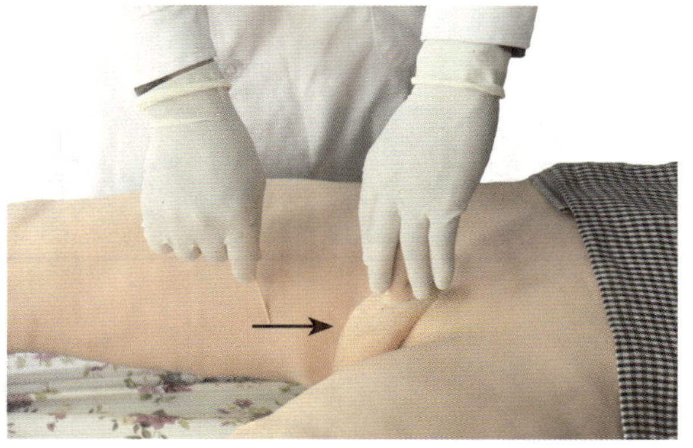

图 2-14-2　提睾反射

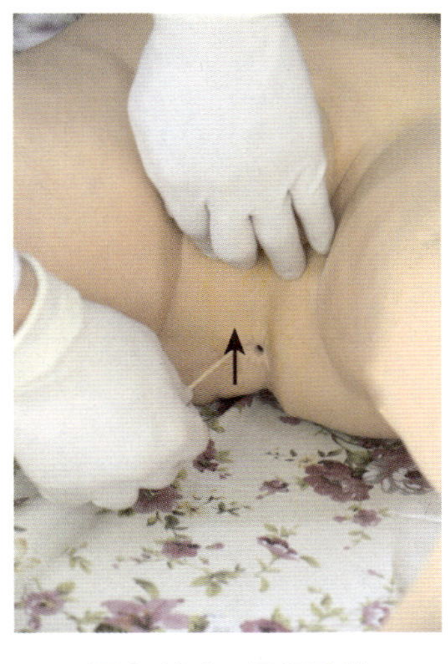

图 2-14-3　肛门反射

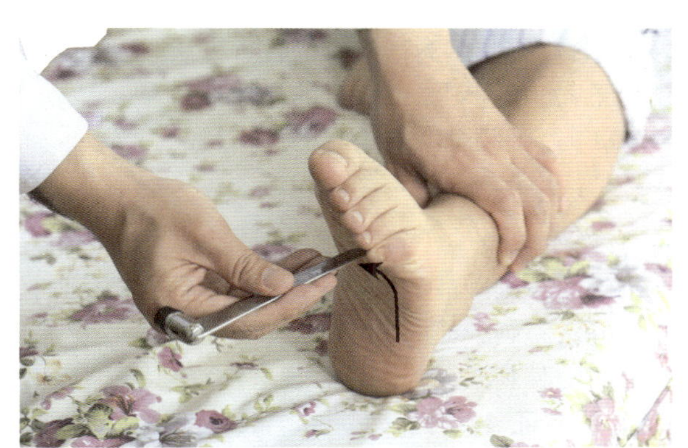

图 2-14-4　跖反射

2. 检查时注意双侧对比进行。
3. 反射活动的强弱存在个体差异，两侧不对称或两侧明显改变时对定位诊断有重要价值。

案例分析

（六）关键问题

1. 各浅反射的传导通路是什么？
2. 各浅反射消失的临床意义？

关键问题参考答案

（李红伟）

第十五章　脑膜刺激征检查

学习目标

1. 掌握:脑膜刺激征检查的检查方法、适应证。
2. 熟悉:脑膜刺激征检查的操作准备。
3. 了解:脑膜刺激征检查的操作目的。

(一)操作目的

1. 了解脑膜刺激征的检查内容。
2. 掌握脑膜刺激征的检查方法。
3. 描述脑膜刺激征的阳性表现。

(二)适应证

需要进行脑膜刺激征检查的患者。

(三)操作准备

1. 设备准备　无需特殊设备。
2. 操作者准备

(1) 着装整洁、仪表端庄、举止大方、言语文明,表现出良好的职业素养。

(2) 检查前六步洗手法洗手。

3. 患者准备　患者取仰卧位。向患者及家属告知进行该项操作的目的和方法,消除患者紧张情绪,取得合作。

(四)操作步骤

1. 颈强直　患者仰卧,双下肢伸直,操作者以一手托患者枕部,另一手置于胸前做屈颈动作。正常人下颏可触及其前胸部。阳性者下颏不能接触前胸,并有后颈部僵直、疼痛。严重脑膜炎患者颈项抵抗明显,伴剧烈疼痛,托颈时上身可被抬起,并与头位保持一直线。

2. Kernig 征　患者仰卧,抬起一侧下肢,屈髋、膝关节成 90°。操作者一手固定患者膝关节,另一手握住足跟,将小腿慢慢上抬,使其被动伸展膝关节,如果患者大腿与小腿之间夹角不到 135°就出现抵抗感,伴大腿后侧及腘窝疼痛,则为阳性(图 2-15-1)。

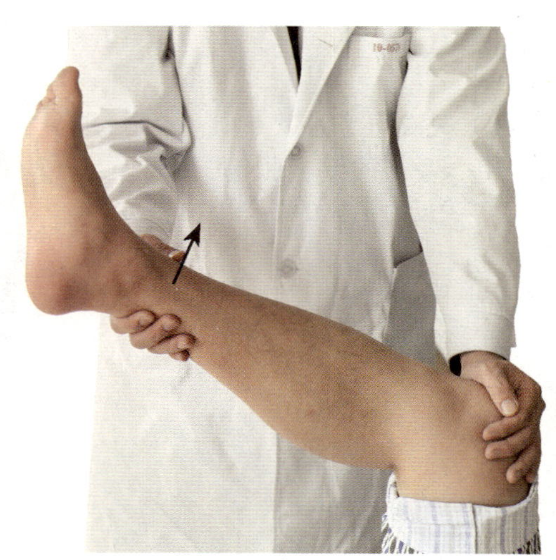

图 2-15-1　Kernig 征

3. Brudzinski 征　患者仰卧,伸直双下肢。操作者一手托起患者枕部,另一手按于其胸前。当头部

前屈时，出现下肢屈曲缩腿为阳性（图 2-15-2）。

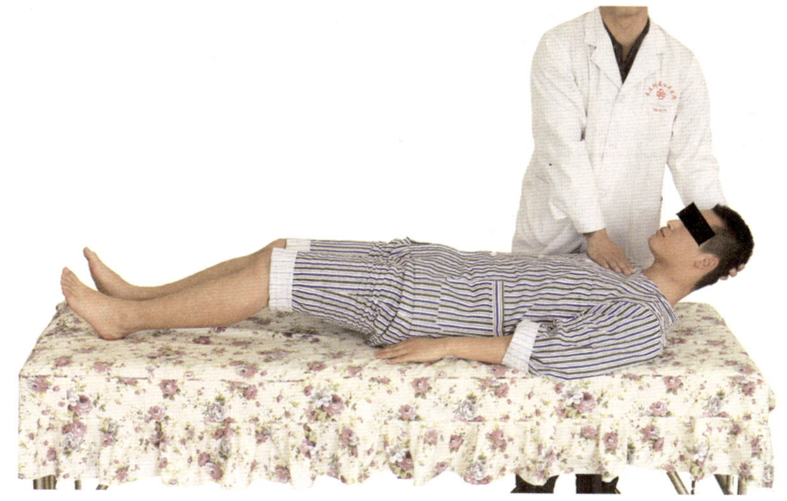

图 2-15-2　Brudzinski 征

（五）操作中关键点提示

1. 检查时患者要合作，肢体应放松。
2. 颈椎病、颈椎结核、骨折、脱位、肌肉损伤等也可出现颈项强直。检查时注意鉴别。

案例分析

（六）关键问题

1. 脑膜刺激征检查包括哪几项？
2. Kernig 征与直腿抬高试验检查时有什么不同？
3. 脑膜被激惹时是伸肌还是屈肌最易受刺激？
4. 颈强直见于哪些疾病？

关键问题参考答案

（李红倬）

第十六章　病理反射检查

学习目标

1. 掌握:病理反射的检查方法。
2. 熟悉:病例反射的适应证和操作准备。
3. 了解:脑膜刺激征阳性的临床意义。

（一）操作目的

1. 了解病理反射的检查内容。
2. 掌握病理反射的检查方法。
3. 描述病理反射的阳性表现。

（二）适应证

需要进行病理反射检查的患者。

（三）操作准备

1. 设备准备　叩诊锤或棉签杆。
2. 操作者准备

（1）着装整洁、仪表端庄、举止大方、言语文明,表现出良好的职业素养。

（2）检查前六步洗手法洗手。

3. 患者准备　患者取仰卧位或坐位,向患者及家属告知进行该项操作的目的和方法,消除患者紧张情绪,取得合作。

（四）操作步骤

1. Babinski 征　用叩诊锤手柄的尖端或棉签杆等,在足底外侧向前轻划至小趾根部再转向内侧。若踇趾向足背屈曲,其余四趾呈扇形散开,则为阳性(图 2-16-1)。

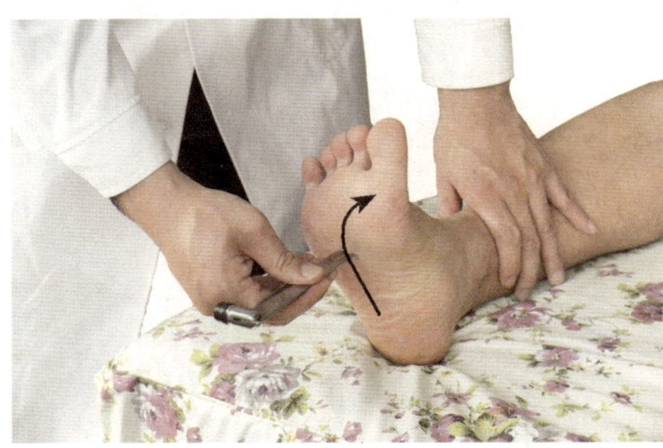

图 2-16-1　Babinski 征

2. Babinski 征等位征　刺激其他部位也能引起同 Babinski 征同样的反应。

（1）Oppenheim 征：以拇指和示指用力沿小腿胫骨前缘从上向下划过（图 2-16-2）。

（2）Chaddock 征：用钝针划过足外侧（图 2-16-3）。

（3）Gordon 征：检查时，操作者用手以一定力量挤捏腓肠肌，阳性表现同 Babinski 征（图 2-16-4）。

3. Hoffmann 征　操作者左手握住患者的腕关节，右手示指和中指夹住患者的中指并稍向上提，用拇指迅速弹拨其中指指甲。若患者拇指屈曲内收，其余四指有屈曲动作，为阳性表现（图 2-16-5）。

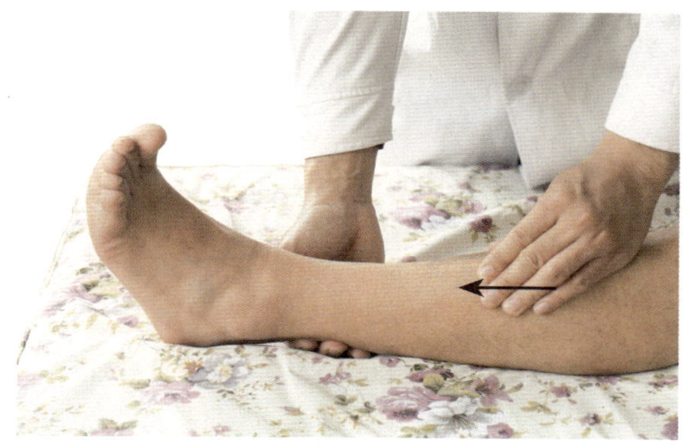

图 2-16-2　Oppenheim 征

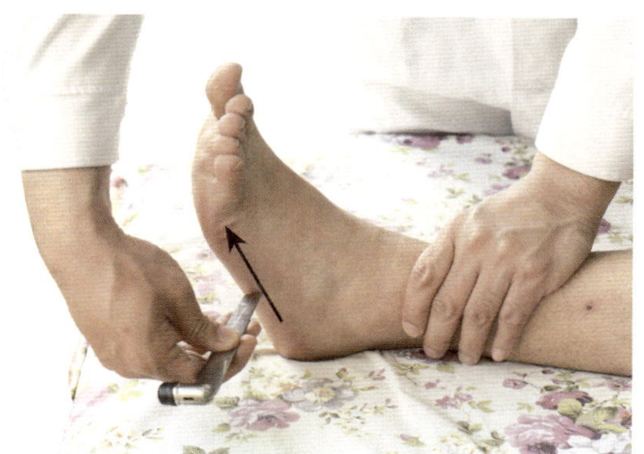

图 2-16-3　Chaddock 征

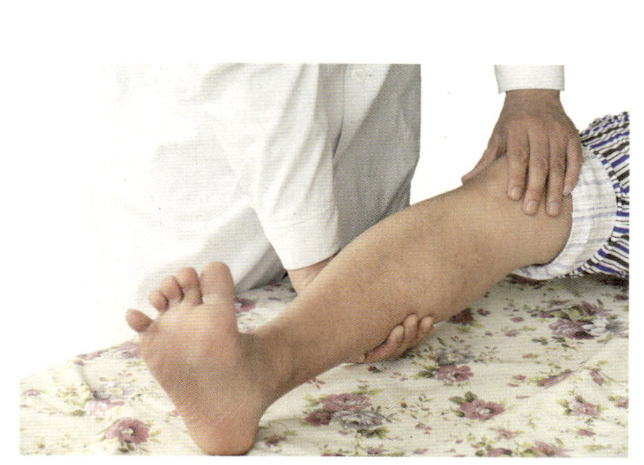

图 2-16-4　Gordon 征

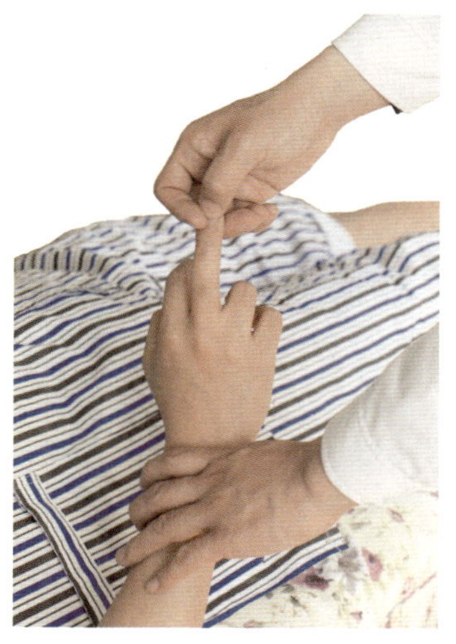

图 2-16-5　Hoffmann 征

（五）操作中关键点提示

1. 检查时患者要合作，肢体应放松。
2. 检查对侧病理反射，同时进行其他体征如运动和感觉等查体。
3. 在所有病理反射中，Babinski 征是确定锥体束损害最可靠的指征。
4. 霍夫曼征可见于正常人，如双侧均出现而不伴任何神经系统症状和体征者，则无定位意义。

案例分析

（六）关键问题

1. 病理反射阳性的临床意义？
2. 正常人能否出现 Babinski 征（+）？
3. 当一侧肢体病理征（+）时，还需要进行什么体格检查？

关键问题参考答案

（李红伟）

第三篇 外科手术基本技能

第一章 外科无菌技术

学习目标

1. 掌握:常用的手术人员刷手和手臂消毒方法、步骤;穿脱手术衣和戴无菌手套的步骤;手术区皮肤消毒及铺单的原则要求。

2. 熟悉:手术人员刷手、手臂消毒和穿脱手术衣、带无菌手套的注意事项。

3. 了解:灭菌和消毒的概念;常用的灭菌和消毒方法及其特点;不同手术部位皮肤消毒的要求。

第一节 概 论

微生物普遍存在于我们周围的环境中,医疗过程中微生物可以通过直接或者间接的途径进入到体内而导致感染。无菌术是针对感染微生物的来源而采取的一系列预防措施,包括灭菌、消毒和一定的操作规范和管理制度等。

灭菌(sterilization):指杀灭或清除传播媒介上一切微生物的处理。临床上灭菌主要采用物理方法或者灭菌剂,彻底消灭与手术区或伤口接触的物品上所附带的包括芽孢在内的微生物。消毒(disinfection):又称抗菌法,是指杀灭或清除传播媒介上病原微生物或其他有害微生物,使其达到无害化的处理。常采用化学方法进行消毒,如手术器械的消毒、手术室空气消毒、患者手术区皮肤消毒和手术人员手臂的消毒等。

一、临床常用的灭菌方法

(一)常用的物理灭菌法

1. 压力蒸汽灭菌 压力蒸汽灭菌适用于耐高温、耐高湿的医疗器械和物品的灭菌,不能用于凡士林等油类和粉剂的灭菌。根据排放冷空气的方式和程度不同,压力蒸汽灭菌器分为下排气式压力蒸汽灭菌器和预真空压力蒸汽灭菌器两大类。

下排气式压力蒸汽灭菌器分手提式和卧式两种,其工作过程是利用重力置换原理,使热蒸汽在灭菌器中从上而下,将冷空气由下排气孔排出,排出的冷空气由饱和蒸汽取代,利用蒸汽释放的潜热使物品达到灭菌。一般设计灭菌器内的压力为102.9kPa(1.05kg/cm^2),此时温度达121℃,根据消毒物品性质及有关要求,维持该压力时间20~30min;需要干燥的物品,打开排气阀,慢慢放气,待压力恢复到零位后开盖取物;液体类物品,待压力恢复到零位,自然冷却到60℃以下,再开盖取物。

预真空压力蒸汽灭菌器的灭菌原理是利用机械抽真空的方法,使灭菌柜室内形成负压,蒸汽得以迅速穿透到物品内部进行灭菌。蒸汽压力达205.8kPa(2.1kg/cm^2),温度达132℃或以上,开始灭菌,

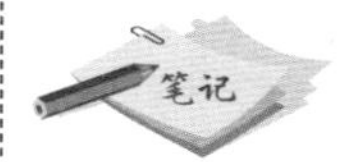

到达灭菌时间后，抽真空使灭菌物品迅速干燥。根据一次性或多次抽真空的不同，分为预真空和脉动真空两种，后者因多次抽真空，空气排除更彻底，效果更可靠。预真空压力蒸汽灭菌整个过程约需25min，脉动真空压力蒸汽灭菌整个过程需29~36min。

2. 干热灭菌　干热灭菌适用于高温下不损坏、不变质、不蒸发物品的灭菌；用于不耐湿热的器械以及蒸汽或气体不能穿透物品的灭菌，如玻璃、油脂、粉剂和金属等制品的消毒灭菌。

干热灭菌方法包括烧灼和干烤。烧灼用于耐高温物品、小件金属器械的灭菌；干烤用干热灭菌箱进行灭菌，灭菌条件为：160℃ 2h；或者 170℃ 1h；或者 180℃ 30min。多采用机械对流型烤箱。

干热灭菌的物品灭菌前应洗净，防止造成灭菌失败或污物炭化；玻璃器皿灭菌前应洗净并干燥；灭菌时勿与烤箱底部及四壁接触，灭菌后要待温度降到40℃以下再开箱，以防止炸裂。物品包装不能过大，不超过 10cm×10cm×20cm，物品不能超过烤箱高度的 2/3，物品间应留有充分的空间（可放入一只手），油剂、粉剂的厚度不得超过 0. 6cm；凡士林纱布条厚度不得超过 1. 3cm。温度高于 170℃时，有机物会碳化。故有机物品灭菌时，温度不可过高。

（二）常用的化学灭菌法

1. 低温蒸汽甲醛气体灭菌　甲醛对所有的微生物都有杀灭作用，包括细菌繁殖体、芽孢、真菌和病毒。甲醛气体灭菌效果可靠，使用方便，对消毒、灭菌物品无损害。可用于对湿、热敏感、易腐蚀的医疗用品的灭菌。甲醛气体可通过加热甲醛溶液或多聚甲醛获得，也可采用甲醛消毒液雾化法得到。使用甲醛消毒、灭菌，必须在甲醛消毒、灭菌箱中进行。

用甲醛消毒箱消毒物品时，不可用自然挥发法；环境温度和湿度对消毒效果影响较大，消毒时应严格控制在规定范围；被消毒物品应摊开放置，中间应留有一定空隙，污染表面应尽量暴露，以便甲醛气体有效地与之接触；消毒后，一定要去除残留甲醛气体，也可用抽气通风或用氨水中和法；甲醛有致癌作用，不宜用于室内空气消毒。

2. 环氧乙烷气体灭菌　环氧乙烷在低温下为无色液体，具有芳香醚味，沸点为 10. 8℃，易燃易爆，其最低燃烧浓度为 3%。环氧乙烷气体杀菌力强、杀菌谱广，可杀灭包括细菌芽孢的各种微生物。环氧乙烷不损害灭菌的物品且穿透力很强，故多数不宜用一般方法灭菌的物品均可用环氧乙烷消毒和灭菌。例如，电子仪器、光学仪器、医疗器械、书籍、皮毛、化纤、塑料制品、木制品、内镜、透析器和一次性使用的诊疗用品等。环氧乙烷是目前最主要的低温灭菌方法之一。灭菌气体有效浓度为 450~1 200mg/L，灭菌室温度 37℃~63℃时，需持续作用 6h 才能达到灭菌效果。

需灭菌的物品必须彻底清洗干净，不能有水滴或过多水分，以免造成环氧乙烷稀释和水解。不能用于环氧乙烷灭菌的包装材料有金属箔、聚氯乙烯、玻璃纸、尼龙、聚酯、聚偏二氯乙烯、不能通透的聚丙烯。灭菌柜内装载物品上下左右均应有空隙（灭菌物品不能接触柜壁），物品应放于金属网状篮筐内或金属网架上；物品装载量不应超过柜内总体积的 80%。环氧乙烷灭菌器必须安放在通风良好的地方，切勿接近火源。

3. 戊二醛灭菌　戊二醛具有广谱高效杀菌、对金属腐蚀性小、受有机物影响小等特点。戊二醛常用的灭菌浓度为 2%，复方戊二醛在一定条件下灭菌效果更好。戊二醛适用于不耐热的医疗器械和精密仪器等消毒与灭菌。

戊二醛灭菌常用浸泡法：将清洗、晾干待灭菌处理的医疗器械及物品浸没于装有戊二醛的容器中，加盖，浸泡 10h 后取出，用无菌水冲洗干净，擦干后使用。戊二醛消毒，浸泡时间一般 20~45min，取出后用灭菌水冲洗干净并擦干。

戊二醛对手术刀片等碳钢制品有腐蚀性，使用前应先加入 0. 5% 亚硝酸钠防锈。戊二醛对皮肤黏膜有刺激性，接触戊二醛溶液时应戴橡胶手套，防止溅入眼内或吸入体内。盛装戊二醛消毒液的容器应加盖，放于通风良好处。

二、临床常用的消毒方法

（一）紫外线消毒

紫外线消毒适用于室内空气、物体表面和水及其他液体的消毒。常用紫外线消毒灯和紫外线消毒器。消毒使用的紫外线是 C 波紫外线，其波长范围是 200~275nm，杀菌作用最强的波段是

250～270nm。

用于消毒的紫外线灯在电压为220V、环境相对湿度为60%、温度为20℃时，辐射的253.7nm紫外线强度不得低于70μW/cm²（普通30W直管紫外线灯在距灯管1m处测定，特殊紫外线灯在使用距离处测定）。紫外线灯使用过程中其辐照强度逐渐降低，故应定期测定消毒紫外线的强度，一旦降到要求的强度以下时，应及时更换。

紫外线消毒器采用低臭氧紫外线杀菌灯制造，可用于有人条件下的室内空气消毒。紫外线表面消毒器，采用低臭氧高强度紫外线杀菌灯制造，以使其能快速达到满意的消毒效果；紫外线消毒箱，采用高臭氧高强度紫外线杀菌灯或直管高臭氧紫外线灯制造，一方面利用紫外线和臭氧的协同杀菌作用，另一方面利用臭氧对紫外线照射不到的部位进行消毒。

紫外线可以杀灭各种微生物，包括细菌繁殖体、芽孢、分枝杆菌、病毒、真菌、立克次体和支原体等，凡被上述微生物污染的物品表面，水和空气均可采用紫外线消毒。紫外线辐照能量低，穿透力弱，仅能杀灭直接照射到的微生物，因此消毒时必须使消毒部位充分暴露于紫外线。用紫外线消毒纸张、织物等粗糙表面时，要适当延长照射时间，且两面均应受到照射。紫外线消毒的适宜温度范围是20～40℃，温度过高过低均会影响消毒效果，可适当延长消毒时间，用于空气消毒时，消毒环境的相对湿度低于80%为好，否则应适当延长照射时间。

用紫外线做物品表面消毒时，最好使用便携式紫外线消毒器近距离移动照射，也可采取紫外灯悬吊式照射，小件物品可放紫外线消毒箱内照射。做室内空气消毒时，首选高强度紫外线空气消毒器，不仅消毒效果可靠，而且可在室内有人活动时使用，一般开机消毒30min即可达到消毒合格；在室内无人条件下，可采取紫外线灯悬吊式或移动式直接照射。对水和其他液体的消毒，可采用水内照射或水外照射，采用水内照射法时，紫外线源应装有石英玻璃保护罩，无论采取何种方法，水层厚度均应小于2cm，根据紫外线源的强度确定水流速度。

在使用过程中，应保持紫外线灯表面的清洁；紫外线灯消毒室内空气时，房间内应保持清洁干燥，减少尘埃和水雾；用紫外线消毒物品表面时，应使照射表面受到紫外线的直接照射，且应达到足够的照射剂量；不得使紫外线源照射到人，以免引起损伤。

（二）液体化学消毒剂使用

1. 过氧乙酸　属灭菌剂，具有广谱、高效、低毒、对金属及织物有腐蚀性、受有机物影响大、稳定性差等特点。其浓度为16%～20%（W/V）。适用于耐腐蚀物品、环境及皮肤等的消毒与灭菌。

常用消毒方法有浸泡、擦拭、喷洒等。①浸泡法：对一般污染物品的消毒，用0.05%（500mg/L）过氧乙酸溶液浸泡；对细菌芽孢污染物品的消毒用1%（10 000mg/L）过氧乙酸浸泡5min；灭菌时，浸泡30min。②擦拭法：对大件物品或其他不能用浸泡法消毒的物品用擦拭法消毒。消毒所用药物浓度和作用时间参见浸泡法。③喷洒法：对一般污染表面的消毒用0.2%～0.4%（2 000～4 000mg/L）过氧乙酸喷洒作用30～60min。

过氧乙酸不稳定，应贮存于通风阴凉处，用前应测定有效含量，稀释液临用前配制。过氧乙酸对金属有腐蚀性，对织物有漂白作用。金属制品与织物经浸泡消毒后，即时用清水冲洗干净。使用浓溶液时，谨防溅入眼内或皮肤黏膜上，一旦溅上，即时用清水冲洗。

2. 乙醇　属中效消毒剂，具有中效、无毒、作用快速、对皮肤黏膜有刺激性、对金属无腐蚀性、受有机物影响很大、易挥发、不稳定等特点。适用于皮肤、环境表面及医疗器械的消毒等。

常用乙醇消毒方法有浸泡法和擦拭法。①浸泡法：将待消毒的物品放入装有乙醇溶液的容器中，加盖。对细菌繁殖体污染的医疗器械等物品的消毒，用75%的乙醇溶液浸泡10min以上；手术者手臂消毒，可用75%的乙醇溶液浸泡5min。②擦拭法：对皮肤的消毒，用75%乙醇棉球擦拭。

乙醇易燃，忌明火；必须使用医用乙醇，严禁使用工业乙醇消毒和作为原材料配制消毒剂。

3. 碘伏　属中效消毒剂，具有中效、低毒、作用快速、稳定性好、对皮肤黏膜无刺激、无黄染、对二价金属有腐蚀性、受有机物影响很大等特点，适用于皮肤、黏膜等的消毒。

碘伏常用消毒方法有浸泡、擦拭、冲洗等方法。①浸泡法：对细菌繁殖体污染物品的消毒，用含有效碘500mg/L的消毒液浸泡30min。②擦拭法：用于皮肤、黏膜擦拭消毒。外科洗手用含有效碘2 500～

5 000mg/L 的消毒液擦拭作用 3min；手术部位及注射部位的皮肤消毒，用含有效碘 2 500~5 000mg/L 的消毒液局部擦拭 2 遍，作用共 2min；口腔黏膜及伤口创面消毒，用含有效碘 500~1 000mg/L 的消毒液擦拭，作用 3~5min。③冲洗法：对阴道黏膜及伤口黏膜创面的消毒，用含有效碘 250mg/L 的消毒液冲洗 3~5min。

碘伏应于阴凉处，避光、防潮、密封保存；碘伏对二价金属制品有腐蚀性，不应做相应金属制品的消毒；消毒时，若存在有机物，应提高药物浓度或延长消毒时间。

第二节　手术刷手法

（一）操作目的

1. 手术前手术人员准备，去除手术人员手臂皮肤上的致病微生物。
2. 手术中手术者被患者血液、体液等污染手臂，预防其中病原微生物感染手术者。

（二）适应证

1. 各种类型手术前手术人员准备。
2. 侵入性检查前的操作者准备。
3. 受污染的术者手臂消毒。

（三）禁忌证

1. 手臂有感染病灶者。
2. 手臂有开放伤口者。
3. 其他不适宜参加手术者。

（四）操作准备

030102

手术刷手法（视频）

1. 设备准备　医用消毒口罩、帽子各 1 包，消毒肥皂液 1 盒，消毒毛刷 1 盒，消毒液 1 盒，消毒毛巾或方巾 1 盒，盛有消毒液的泡手桶 1 个。

2. 操作者准备

（1）剪短指甲，并摩擦光滑。

（2）进入更衣室更换手术室专用的清洁鞋和洗手衣裤。

（3）戴口罩、帽子。口罩要盖住鼻孔，帽子要盖住全部头发。

（五）操作步骤

1. 肥皂刷手方法

（1）洗手：参加手术者先用肥皂和水按照“六步洗手法”洗手，并将前臂、肘、上臂下 2/3（肘上 10cm）清洗一遍。

（2）刷手：用消毒毛刷蘸灭菌肥皂膏或肥皂水刷洗手和臂，先刷指甲缘、甲沟，再由拇指桡侧开始，渐次到指背、尺侧、掌侧，依次刷完双手五指；然后分段交替刷左右手掌、手背、前臂、上臂至肘上 10cm。刷手时要特别注意甲缘、甲沟、指蹼等处，要刷洗周到。一次刷完后，手指朝上，肘部最低，用清水冲洗手臂上的肥皂水。刷完第一遍后，更换另一消毒毛刷，以相同方法再刷洗两遍，每遍刷洗区域要比前一遍肘上范围低 2cm，三遍共需 10min（图 3-1-1）。刷手期间，手臂不可触碰他物，如误触他物，必须重新刷洗。

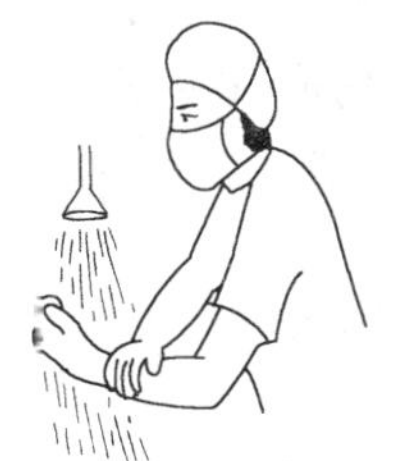
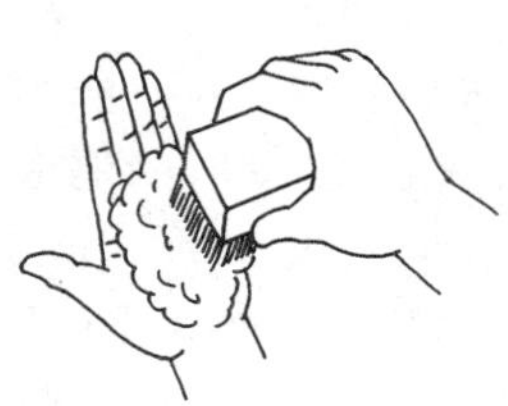
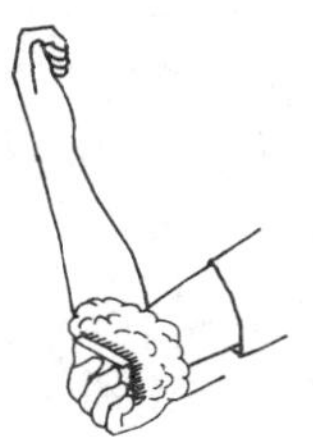
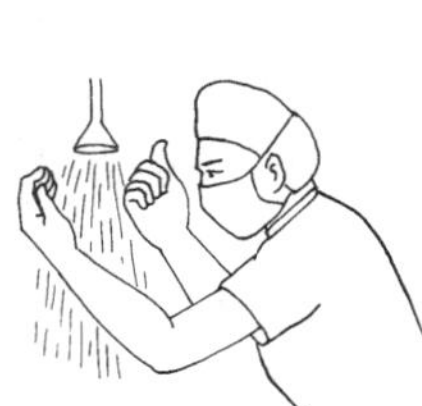
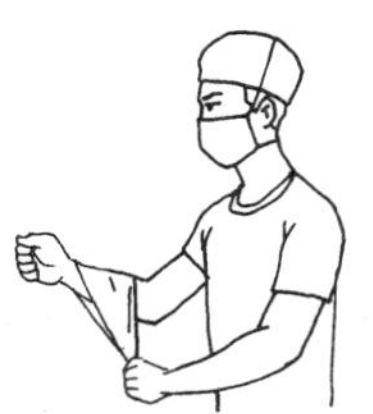

图 3-1-1　肥皂刷手法示意图

笔记

（3）擦手：拿取无菌小毛巾或纱布，抖开后对折，对折线部分向上搭于一只手上，另一只手捏住对折线的两端的角，两手配合转动毛巾和手臂，自手向上依次擦干至肘上，弃掉此毛巾；另取一块无菌小毛巾或纱布擦干另一手臂。擦干的方向只能从手向上单向进行，不可返回，拿毛巾的手不要碰触已擦过皮肤的巾面，毛巾不要擦至上臂未刷洗过的皮肤。

2. 手臂消毒　手臂消毒包括传统消毒液泡手法和目前常用的消毒液涂抹法。

（1）消毒液泡手：将擦干后的手臂浸泡在70%酒精或0.1%苯扎溴铵溶液桶内5min，浸泡范围应至肘上6cm，注意在放入和离开浸泡桶时，不要碰触液面以上的桶壁。手臂浸泡完毕后，屈肘，使手臂液体由肘部滴入桶内，然后双手合拢于胸前保持拱手姿势，手臂不应下垂，也不可再接触未经消毒的物品，否则，应重新刷手。

（2）消毒液涂抹法：擦干手臂后，用浸透0.5%碘伏或灭菌王的纱布球涂擦手和前臂一遍，作用1min，稍干后穿手术衣和戴手套。

3. 灭菌王刷手及消毒法　灭菌王是不含碘的高效复合型消毒液。清水冲洗双手、前臂至肘上10cm后，用消毒刷蘸灭菌王3~5ml刷手臂至肘上6cm，时间3min，流水冲净，用无菌纱布擦干，再用吸足灭菌王的纱布球擦手和前臂。皮肤干后穿手术衣和戴手套。

（六）操作中的关键点提示

1. 肥皂刷手方法

（1）范围：手、前臂、肘、上臂至肘上10cm。

（2）次序：分段交替刷左右手指、手掌、手背、前臂、上臂。

（3）重点：注意甲缘、甲沟、指蹼等处刷洗周到。

（4）水流：始终保持手部高，肘部最低，水自肘部流下。

（5）时间：刷手三遍，10min。

2. 手部消毒

（1）范围：至肘上6cm。

（2）时间：浸泡5min。

（3）姿势：浸泡完毕后，屈肘、双手合拢于胸前保持拱手姿势。

第三节　穿脱手术衣

（一）操作目的

1. 保护患者，防止手术者身体上的微生物污染手术野。

2. 保护手术者，防止被患者血液、体液和组织中病原微生物感染。

（二）适应证

1. 各种类型手术前的手术人员准备。

2. 各种侵入性检查的操作者准备。

3. 进入无菌条件要求高的诊断和治疗环境，如某些移植病房等。

（三）禁忌证

穿好手术衣后，不得随意走动，不得离开无菌区，避免污染手术衣。

穿脱手术衣
（视频）

（四）操作准备

1. 设备准备　无菌手术衣1包，无菌手套1包，器械台1个。

2. 操作者准备　更换手术室清洁拖鞋、洗手衣；按要求进行刷手和手臂消毒；手臂擦干，双手拱拳样置于胸前。

（五）操作步骤

1. 穿手术衣

（1）穿传统无菌手术衣的方法

1）取衣：抓起或接过护士递过来的手术衣；看清其上下、正反面，并注意折叠方法（一般是按手术衣里面向外折叠）。

2）入袖：提住衣领，抖开手术衣，将里面朝向自己，然后略向前向上抛掷手术衣，显露两袖管于面前，两手同时迅速插入袖管内，两上肢向前平伸，由巡回护士协助穿上。

3）系带：护士系好背部系带后，术者身体略前倾，使手术衣腰带自然下垂，双手交叉拿住腰带中段，由两侧向后递，但手不可超过腋中线，巡回护士在身后接住腰带末端并系紧（图 3-1-2）。

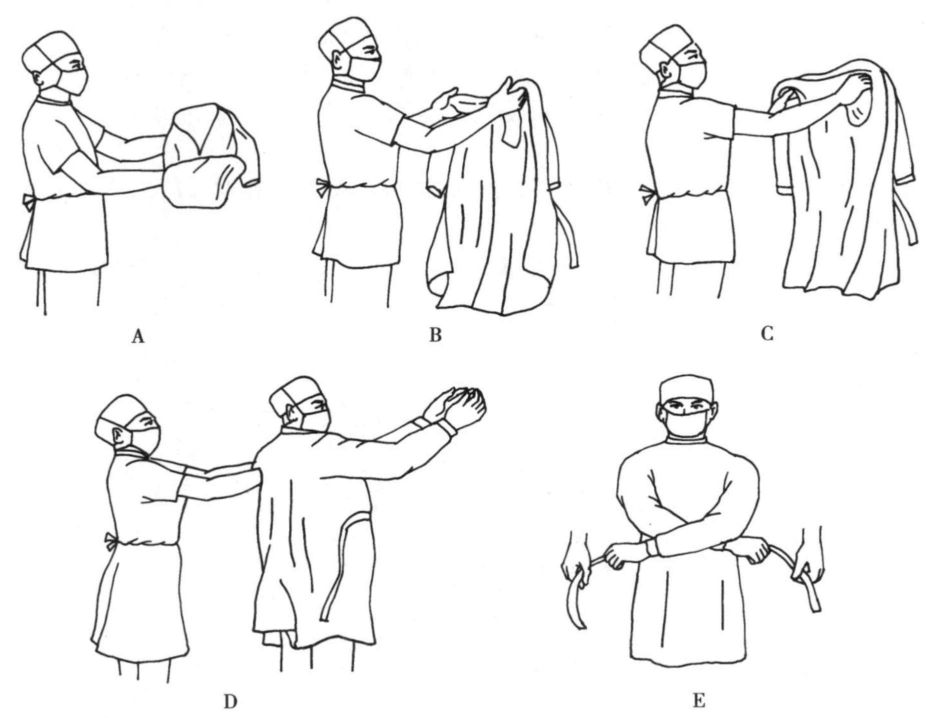

图 3-1-2　穿传统无菌手术衣示意图

传统无菌手术衣的无菌范围一般包括：两个手臂，肩部以下、腰部以上、腋前线以前的区域。

（2）穿包背式无菌手术衣的方法：包背式无菌手术衣穿衣法基本同上。只是当术者穿上手术衣、戴好无菌手套后，器械护士再将腰带传递给术者自己系扎，包背式手术衣的后页盖住术者的身后部分使其背后亦无菌（图 3-1-3）。

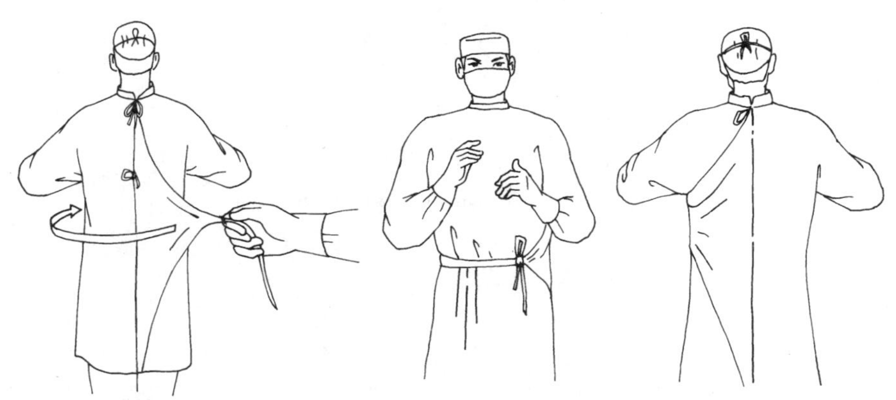

图 3-1-3　穿包背式无菌手术衣示意图

2. 脱手术衣及手套　手术后，手术者的手术衣和手套上沾有患者的体液、分泌物等，此时手术衣的内侧相对于外侧是清洁的，为避免上述成分污染到手术者的皮肤，可按以下方法脱手术衣。

（1）解开手术衣的所有系带。

（2）交叉用手抓住对侧手术衣的后方领角，向前翻扯，使手术衣翻转至内面向外脱下，手套腕部

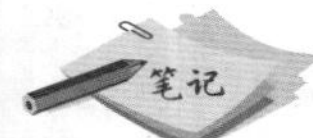

被手术衣带动翻转于手上。

（3）右手抓住左手手套的袖口边缘部位，将左手手套向远端扯至手掌部位。

（4）左手手指抓住并脱去右手手套。

（5）右手指在左手掌部推下左手手套。

（六）操作中的关键点提示

1. 穿手术衣

（1）取衣：分清上下端、反正面，找到衣领。

（2）入袖：抛掷高度适当，看准衣袖，迅速插入。

（3）系带：术者身体前倾拿取腰带，避免手指碰到手术衣表面；助手拿腰带的末端，避免触碰到手术者的手。

2. 脱手术衣　此时，手术衣和手套的内面相对清洁，因此要确保手术衣和手套的外面不接触到术者的皮肤。

第四节　戴无菌手套

（一）操作目的

1. 保护患者，防止手术者手臂上的微生物污染手术野。

2. 保护手术者，防止被患者血液、体液和组织中病原微生物污染。

（二）适应证

1. 各种类型手术前的手术人员准备。

2. 各种侵入性检查的操作者准备。

3. 进入无菌条件要求高的诊断和治疗环境，如某些移植病房等。

4. 有较严重感染的伤口换药前。

（三）禁忌证

无。

（四）操作准备

1. 设备准备　无菌手术衣1包，无菌手套1包，器械台1个。

2. 操作者准备　更换手术室清洁拖鞋、洗手衣，按要求进行刷手和手臂消毒，穿无菌手术衣。

戴无菌手套（视频）

（五）操作步骤

目前多数医院采用经高压蒸汽灭菌的干手套，戴湿手套的已罕见。此处只介绍无菌干手套戴法。

戴无菌干手套的方法：先穿手术衣。将双手涂以滑石粉，使之干燥光滑。用一只手捏住手套的翻折部，将手套取出，看准左右手，使手套的掌面对合。用左手捏住右侧手套的翻折部的内面，插入右手，使指、掌到位。再用已戴手套的右手拇指以外的4指并拢，插入左侧手套翻折部内（注意拇指应翘起，避免接触手套的翻折部位），向上挑起手套，左手指、掌插入手套内。最后分别将手套翻折部返回盖住手术衣袖口（图3-1-4）。

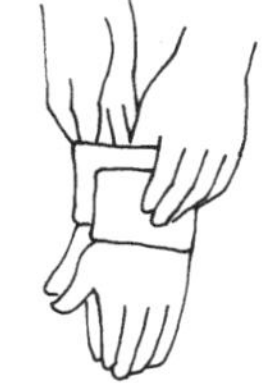
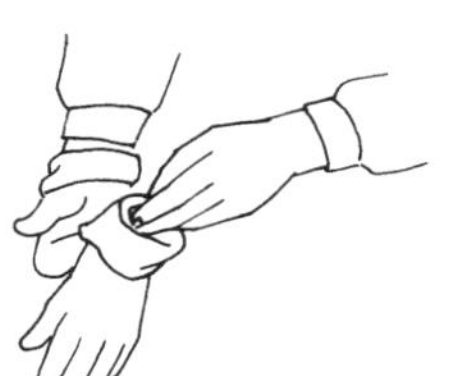
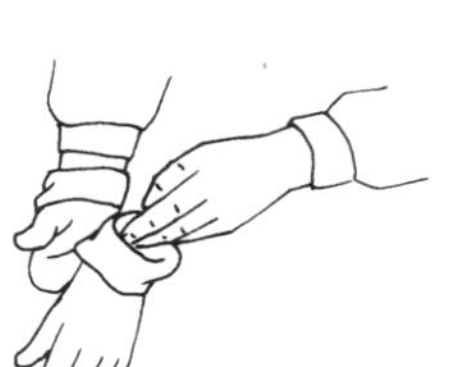
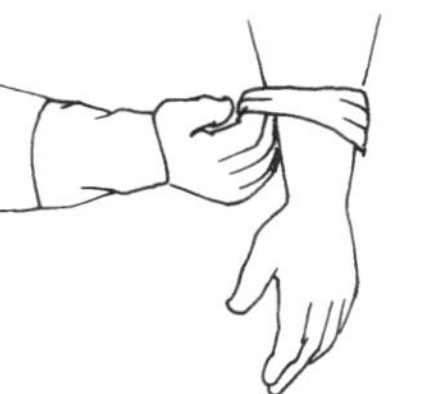
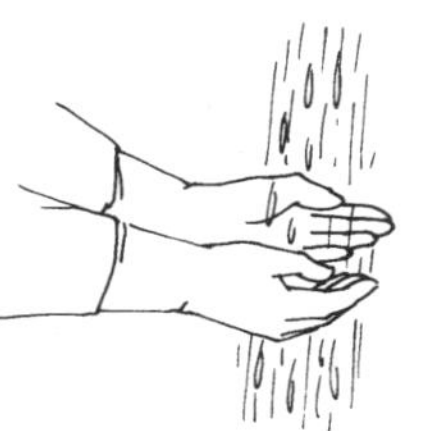

图3-1-4　戴无菌干手套示意图

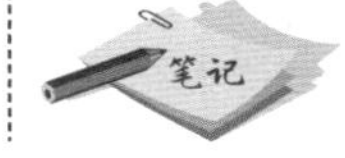

（六）操作中的关键点提示

1. 未戴上手套的手只可接触手套的内面，而不应接触手套的外面。
2. 戴上手套的手只可接触手套的外面，而不应接触内面。
3. 戴好手套后，要用无菌盐水冲净手套外面的滑石粉，以免滑石粉落入伤口内。
4. 等待手术时，双手应拱手置于胸前，切不可下垂或双手交叉夹置于腋下。

第五节 患者手术区消毒与铺单

（一）操作目的

1. 清除患者手术区皮肤表面的暂居菌，抑制常居菌的移动，避免进入手术野引起感染。
2. 遮盖手术区及其周围的皮肤，减少污染机会，为手术提供一个相对较大的无菌操作平面。

（二）适应证

1. 各种类型手术前患者的准备。
2. 各种侵入性检查前患者的准备。

（三）禁忌证

无。

（四）操作准备

1. 设备准备

（1）无菌器械台1个。

（2）消毒用具一套：肾形盘1个，消毒钳2把，无菌脱脂棉球数个，碘伏1瓶（含有效碘2 500mg/L）。

（3）无菌单一套：小方巾4个，中单4个，大手术单1个，护肤膜1张。

2. 操作者准备

（1）更换手术室清洁拖鞋、洗手衣。

（2）按要求进行刷手和手臂消毒。

（3）穿无菌手术衣，戴无菌手套。

3. 患者准备

（1）术前1天沐浴。

手术区消毒和铺巾（视频）

（2）清洗干净拟定切口附近的胶布粘贴痕迹和油污等。

（3）剃去拟定切口部位可能影响手术操作的较浓密的毛发并清洗干净。

（4）特殊要求的手术，术前做预消毒，如酒精纱布包扎等。

（五）操作步骤

1. 手术区消毒

（1）患者体位摆放：患者进入手术室后，依手术切口的位置，安置好患者体位（图3-1-5），达到充分暴露手术区。

（2）检查拟定切口及周围皮肤：检查有无油脂或胶布痕迹，如有必要，可用脱脂类液体如汽油、乙醚等清洁皮肤。

（3）皮肤消毒

1）一般部位手术区皮肤消毒：①传统碘酊、酒精消毒法，先用2.5%碘酊涂擦皮肤，待碘酊干后用70%酒精涂擦脱碘两次。②如患者对碘、汞过敏，可用0.1%苯扎溴铵溶液或0.1%氯己定溶液涂擦3遍。③碘伏消毒法，用0.5%的碘伏均匀擦拭2遍，时间不少于2min。

2）婴儿面部、会阴部、黏膜处消毒：忌用碘酊，一般用0.1%苯扎溴铵、0.1%氯己定或0.05%～0 1%碘伏涂擦两次消毒。

2. 手术区铺单

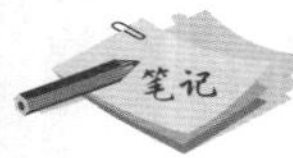

（1）消毒完毕后开始铺无菌手术巾、单。

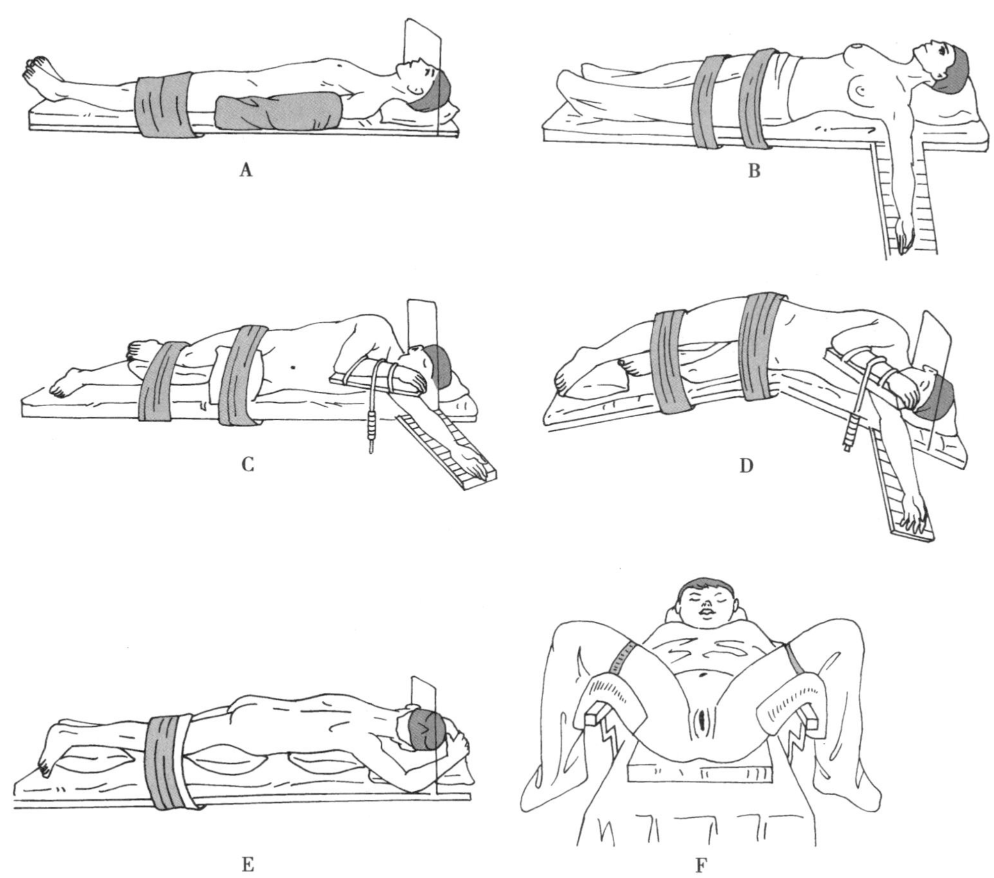

图 3-1-5 常见手术体位示意图

A. 平卧位；B. 乳房手术体位；C. 左侧卧位；D. 肾脏手术的侧卧位；E. 脊柱后路手术的俯卧位；F. 会阴部手术的截石位。

（2）一般用四块手术巾，近切口缘折叠 1/4 成双层手术巾。

（3）未穿手术衣者铺手术巾应先铺操作者的对侧，再铺相对不洁区（如会阴部、下腹部），最后铺靠近操作者的一侧；如操作者已穿好手术衣、戴好手套，则应先铺操作者的一侧。

（4）铺好手术巾后用巾钳固定四块手术巾重叠处的四个交叉角，以防移动（手臂消毒后未穿手术衣的铺巾者，铺巾后再用 70%酒精浸泡手 1min，或用碘伏涂抹手臂）。

（5）由穿好手术衣、戴好手套的手术者和器械护士铺盖中单和大孔单，并将大孔单的洞对准手术区拟定切口处，上端铺盖过麻醉架，下端铺盖过患者的足趾，两侧和足端应垂下超过手术台边缘 30cm。

（六）操作中的关键点提示

1. 手术区消毒

（1）消毒范围：皮肤消毒范围因手术不同而异，消毒范围至少应包括切口周围 15cm 的区域（图 3-1-6），术中有可能延长切口的相应扩大消毒范围。

（2）消毒顺序：对清洁的皮肤，消毒时应以切口为中心向两侧扩大，消毒至周围后不可再返回已消毒过的区域，在向外消毒过程中，每次涂擦时应重叠 1/3，不可留有空白区，第二、三遍消毒范围应较前一遍略小 1~2cm，不可超过前一遍的范围；对感染伤口或肛门等处手术，则应自手术区外周涂向感染伤口或会阴肛门处，已经接触污染部位的药液纱球，不能再返擦清洁处。第一遍消毒后，更换消毒钳进行第二和第三遍消毒。

2. 手术区铺单

（1）原则是除手术野外，至少要有两层无菌布单遮盖，手术切口附近最好要有四层无菌巾单。

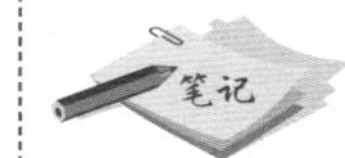

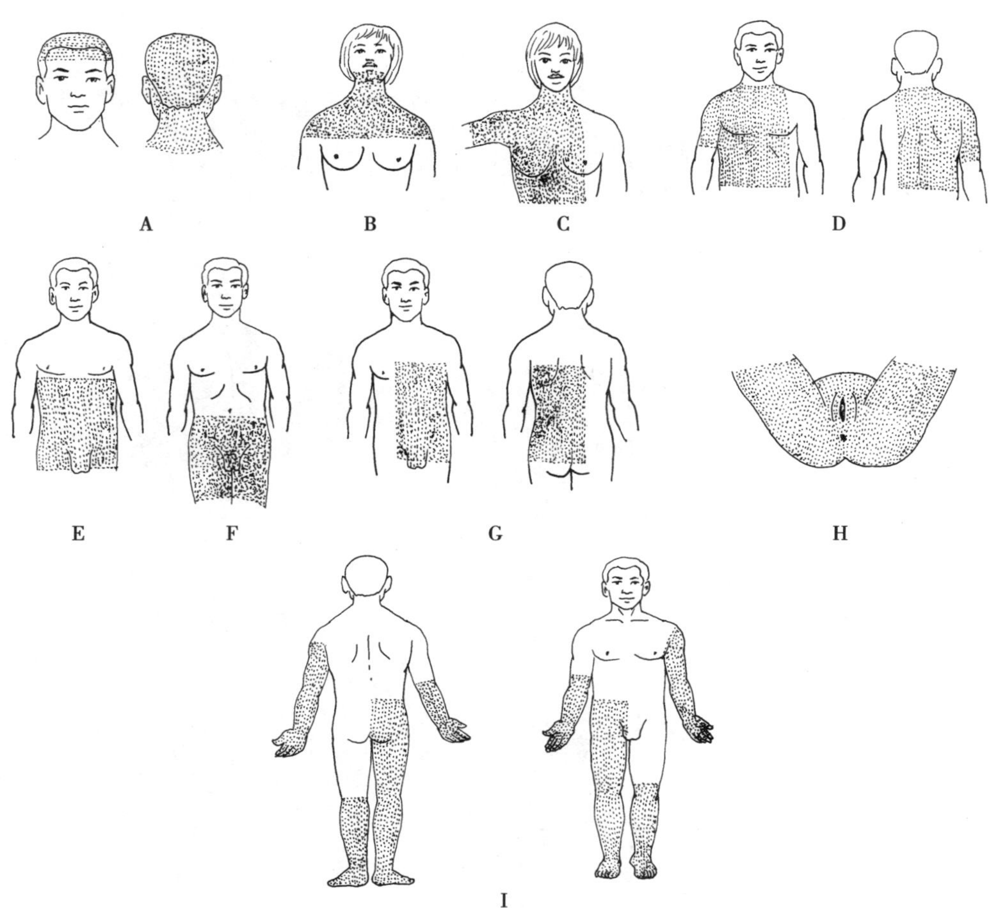

图 3-1-6 不同手术部位手术皮肤消毒范围示意图

A. 颅脑手术；B. 颈部手术；C. 乳房手术；D. 胸部手术；E. 腹部手术；F. 腹股沟和阴囊手术；G. 肾脏手术；H. 会阴及肛门部手术；I. 四肢手术。

（2）无菌巾、单铺好后，不可随意移动，如位置不准确，则只能由手术区向外移动，而不可向内移动。

（七）关键问题

1. 刷手消毒的目的是什么？
2. 刷手消毒的范围和顺序是什么？
3. 泡手的范围和时间分别是多少？
4. 为什么要穿手术衣？
5. 传统手术衣的无菌范围是哪些？
6. 手术结束后脱手术衣时，手术衣的相对清洁区是否有变化？
7. 戴好一只手套后，如何拿起另一只手套？
8. 戴好手套后为什么要用无菌盐水冲净手套？
9. 婴儿面部、会阴部、黏膜处消毒时应注意什么？
10. 术者是否已经穿好手术衣，在铺手术巾时有什么不同？为什么？

案例分析

关键问题参考答案

（顾润国）

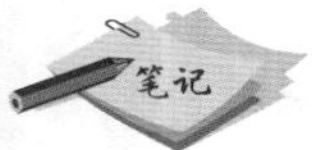

第二章　常用手术器械介绍及使用

学习目标

1. 掌握:常用手术器械的名称和正确的握持方法。
2. 熟悉:常用手术器械的用途。
3. 了解:不同类型手术器械的结构特点和用途区别。

手术器械种类繁多,随着外科专业分工细化和技术发展,手术器械顺应需要而改进,不断地出现一些新的、特殊的器械。本章只介绍临床最常用、最基本的手术器械,一些专用的手术器械,可在将来临床工作中学习和使用。

(一)操作目的

1. 认识常用手术器械。
2. 了解常用手术器械的功能和用途。
3. 掌握常用手术器械的正确使用方法。

(二)操作准备

1. 设备准备　手术器械盘 1 个,常用手术器械 1 套,基本手术操作技能训练盒 1 个。
2. 操作者准备　操作者按要求穿手术衣、带无菌手套;教师先示教,然后学生练习。

(三)操作步骤

各种器械的认识和使用,见本章各节。

第一节　手术刀及其使用

(一)种类及用途

按照刀柄与刀片是否一体,手术刀分固定刀柄和活动刀柄两种。固定刀柄者刀片与刀柄为一整体,目前已很少使用;活动刀柄者由可装卸的刀片和刀柄两部分组成,优点是可以根据需要随时更换相应型号和类型的刀片。

根据不同手术需要,刀柄与刀片设计有许多种型号。图 3-2-1 和 3-2-2 所示为几种常用的刀柄与刀片。最常用的刀片(10 号、20 号、21 号、22 号)为肋状背缘及圆突的刀刃。刀柄末端刻有号码,一般根据其长短及大小来分型。一把刀柄可以安装几种不同型号的刀片,如 4 号刀柄可安装 20 号以上的较大刀片;3 号刀柄用于安装小型刀片。此外,细长的 7 号及 9 号刀柄,其前端与 3 号者等大,可用同类型刀片。

手术刀主要用于切割和锐性分离组织,刀柄有时也可以用作钝性分离。

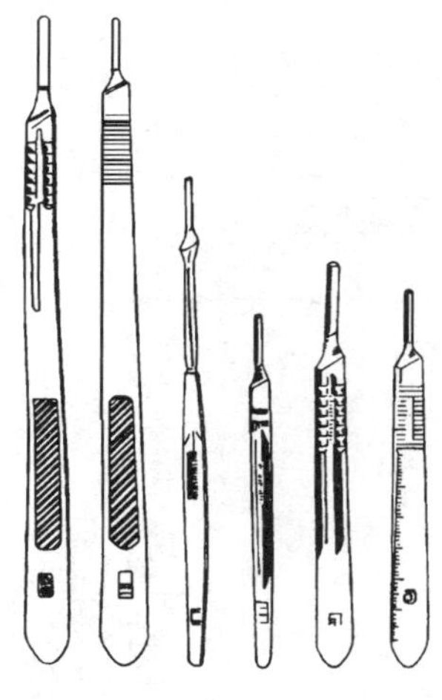

图 3-2-1　手术刀柄示意图

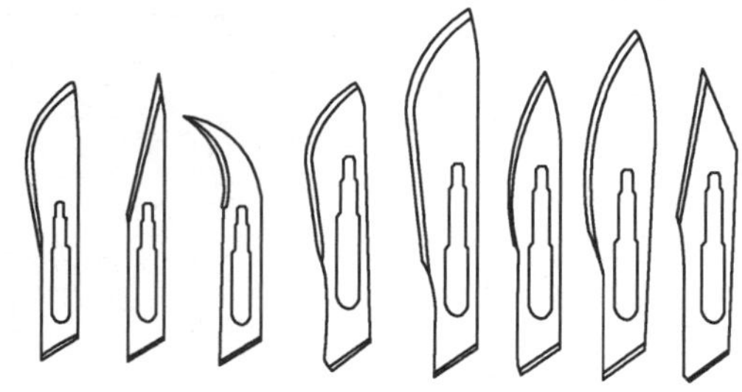

图 3-2-2　手术刀片示意图

（二）使用方法

1. 手术刀片的更换　目前临床多用活动式刀柄，可以根据需要随时安装和更换刀片。安装刀片时，用持针器夹持刀片前端背部，将刀片的缺口对准刀柄前部两侧的槽沟，仔细向后推，可使刀片嵌入刀柄侧槽沟，完成安装；拆卸刀片时，左手握持刀柄，右手用持针器夹持刀片尾端背部，稍用力抬起刀片并向前推，即可卸下刀片（图 3-2-3）。

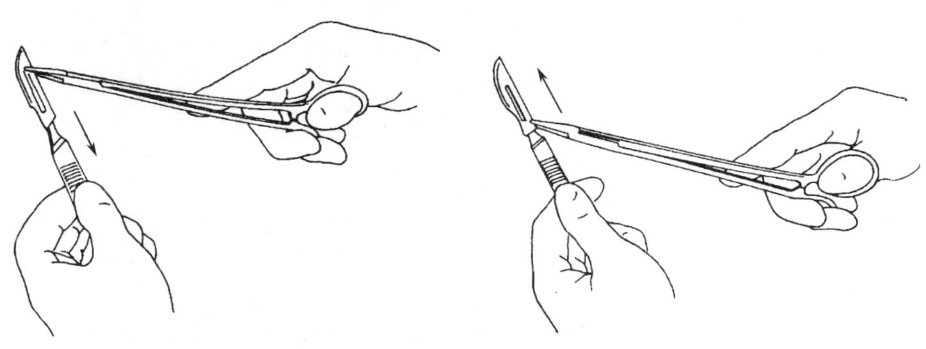

图 3-2-3　手术刀片装卸示意图

2. 执刀法　使用手术刀主要靠腕部及手指各关节的活动，要求既牢稳控制又灵活运行，使其均匀一致地达到预期的切开范围和深度。按照手术部位和组织性质的不同，有不同的执刀方法。常用的执刀法有如下四种。

（1）执弓式：是最常用的一种执刀方式。用右手拇指与第二、三、四指捏住刀柄，用刀片最圆突部分，亦即刀片最锋利部位切（图 3-2-4A）。此法运行灵活，动作范围大，适用于做较长的皮肤切口。如切开部位组织韧性较大，可以示指放在刀柄背缘上适当加压，以便于切开。

（2）握持式：全手握持刀柄，拇指与示指紧捏刀柄的刻痕处（图 3-2-4B）。此式适用于切割范围较大、组织坚厚、用力较大的切开。例如，截肢切断肌肉时常用。

（3）执笔式：执刀方法与执铅笔姿势相同，用刀片尖部切割（图 3-2-4C）。此法动作轻柔，操作灵巧准确，适用于短小切口及精细手术。如解剖血管、神经。

（4）反挑式：是执笔式的一种转换形式，刀刃向上挑开，可避免深部组织的损伤（图 3-2-4D）。常用 11 号刀片做脓肿切开，切断钳夹组织、扩大皮肤切口等也用此法。

（三）操作中的关键点提示

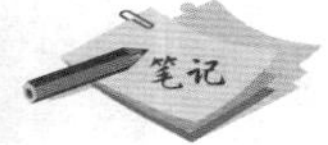

1. 根据手术需要选择不同的手术刀。

2. 手术刀片非常锋利，应随时注意，避免伤及自己或他人。

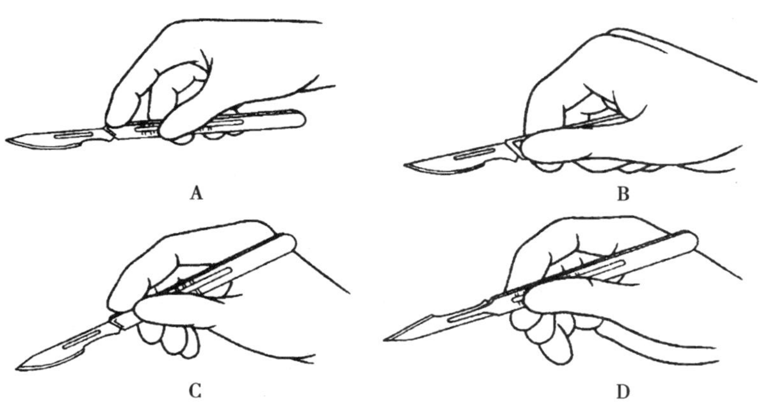

图 3-2-4　执刀法示意图

3. 安装和拆卸手术刀片时，只可以用持针器夹持刀片，不得用其他器械或用手抓取；刀片前端要向下对着器械台，不得对着任何人员。

4. 手术台上传递手术刀时，应将手术刀放入弯盘内端到手术者面前，由手术者自己拿取手术刀；或者传递者握住刀柄与刀片衔接处的背部，将刀柄尾端缓慢送至术者的手里，不可将刀刃指向术者传递以免造成损伤。

第二节　手术剪及其使用

（一）种类及用途

按不同手术要求，手术剪有不同的形状和型号。一般分为两类，即组织剪和线剪（图 3-2-5）。

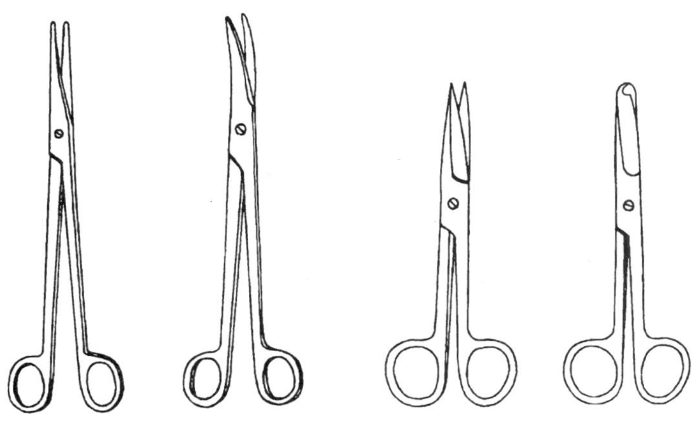

图 3-2-5　手术剪示意图

1. 组织剪　又名解剖剪。其刃部有直弯两型；柄部有长短不同的尺码。与线剪相比组织剪的刃部短而厚，远端圆钝光滑。除剪开组织外，组织剪有时也用于分离组织，扩大组织间隙，以便剪开等。直组织剪用于剪开表浅组织；弯组织剪用于剪开手术野较深部的组织。

2. 线剪　线剪刃部比组织剪薄而略长。其两刃部顶端或均尖锐，或一尖一圆或均圆钝。两刃部顶端均圆钝者，通常作剪线使用，尤其适用于手术野深部剪线。一端或两端尖锐者，除可用作浅部剪线及拆除缝线外，还可用于狭小空间内作细微剪开。另有一种改形的线剪，在一侧刃部上有凹口，适用于拆除缝线。可利用该凹口钩住将要剪断的缝线，以避免用普通线剪时缝线在刃部上滑动。

（二）使用方法

正确的执剪方法：拇指与无名指分别插入两侧环内，中指置于无名指前，示指压在剪刀轴部或一

侧剪刀柄上，如此可以很牢稳地控制住剪刀，减少颤动；根据手术需要，又可分为正剪法和反剪法（图3-2-6）。在一般情况下使用剪刀刃部之远段部分进行剪切；若遇坚韧组织需要用力剪开时，可以使用剪刀刃之根部剪开。

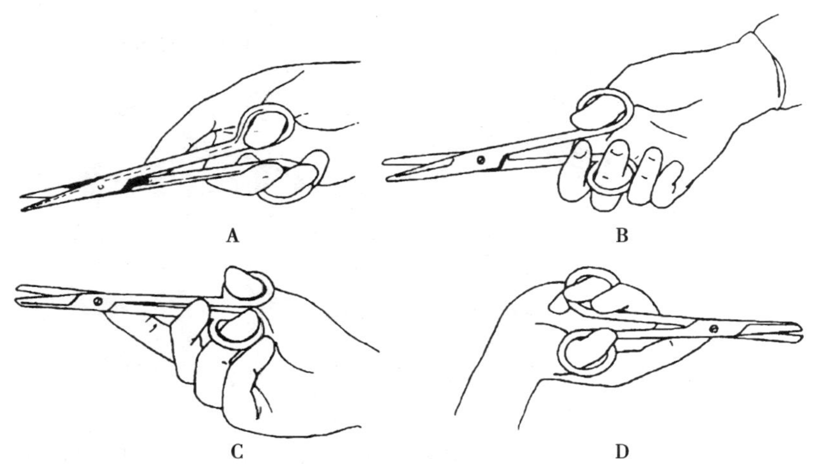

图3-2-6　执剪方式示意图

A. 正确的执剪方式；B. 错误的执剪方式；C. 正剪法；D. 反剪法。

（三）注意事项

1. 为了避免误伤重要组织结构，必须在清楚地看见两个尖端时再闭合剪刀。在特殊情况下，确实不能看到一侧剪刀刃时（如剪开腹膜时），需将左手示指和中指置于深部的剪刀刃两侧起保护作用，避免周围组织进入而误伤。

2. 在伤口或胸、腹腔等深部位置剪线有可能发生误伤重要组织结构时，不得使用前端尖锐的剪刀。

3. 手术台上传递手术剪时，应将剪刀闭合，握持剪刀臂的中部，剪刀柄朝向术者传递，不得将剪刀尖端朝向术者。

第三节　手术镊及其使用

（一）种类及用途

手术镊种类很多，用途各异。有长短、粗细之别，前端分为有齿和无齿，还有专科用的特殊镊子。主要用于夹持或提起组织，便于剥离、剪开和缝合等（图3-2-7）。

1. 有齿镊　镊子两侧尖端相对面上有一至数个齿牙可以相互咬合。镊齿又分粗齿及细齿。粗齿夹持力强，不易滑脱，但对组织损伤较重，只用于夹持皮肤、皮下组织、筋膜等较坚实的组织；细齿镊用于肌腱缝合及整形等精细手术。

2. 无齿镊　又称平板镊。前端两相对面上有横纹防止夹持物滑脱，用于夹持纤弱组织及器官。精细的无齿镊对组织损伤轻，用于血管、神经手术或夹取嵌入组织内的异物碎片等。

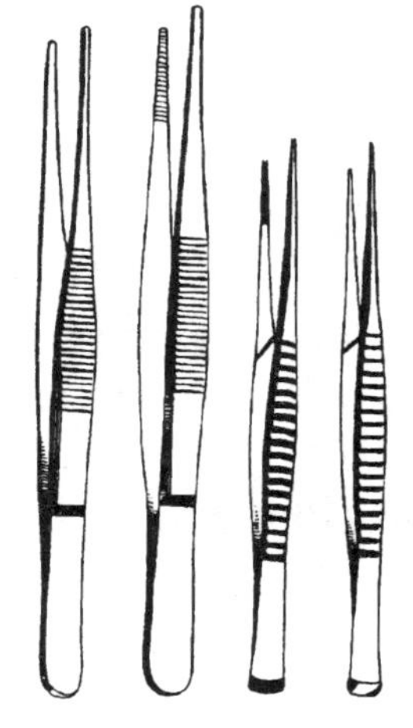

图3-2-7　手术镊示意图

（二）使用方法

正确的持镊姿势：拇指相对于示、中指，把持于镊子柄的中部或稍偏上，镊子前端向前下方（图3-2-8）。左右手均可使用。在手术过程中，常用左手持镊夹住组织，右手持手术刀或剪刀进行解剖，或持针进行缝合。

（三）注意事项

不能用有齿镊夹持空腔脏器或血管、神经等纤弱器官、结构，以免造成损伤。

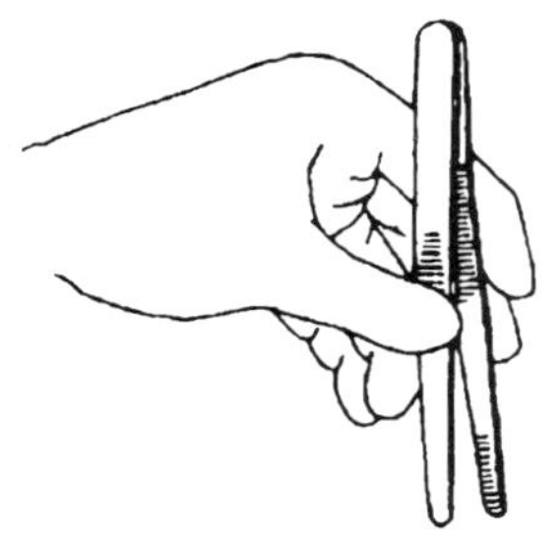
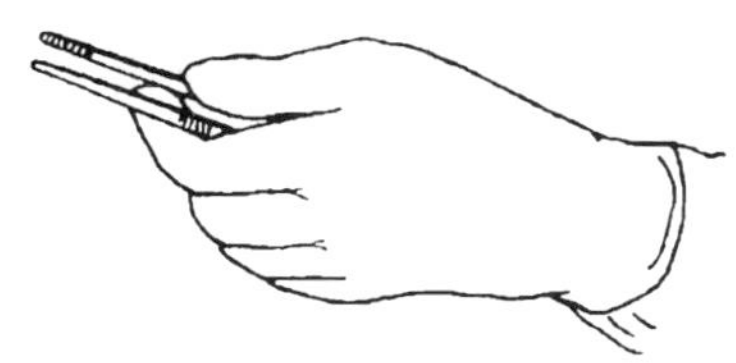
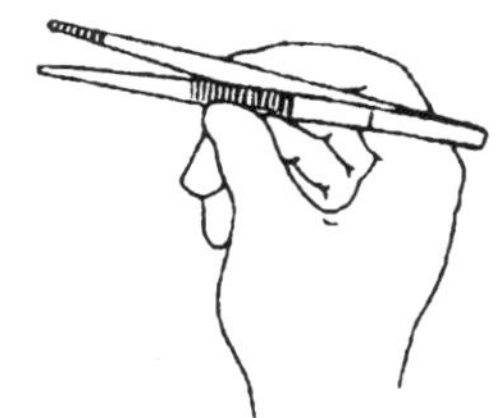

图 3-2-8　持镊方式示意图

第四节　持针器及其使用

（一）种类及用途

持针器也叫持针钳，主要用以夹持缝针，缝合各种组织，有时也用于器械打结。其种类较多，大小长短不一。持针器的前端部短，柄长，钳叶内有密集的交叉纹络，使夹持缝针更稳定，不易滑脱（图 3-2-9）。缝合时用持针器夹持针的中后 1/3 交界处，缝合针置于持针器的前端向后约 2mm 处（图 3-2-10）。

执持针器的姿势有指扣式（同执剪刀）、单扣式和握持式（图 3-2-11）。手术者可根据习惯和缝合组织的需要选用。持针器传递时，传递者握住持针器中部，将柄端递给术者（图 3-2-12）。

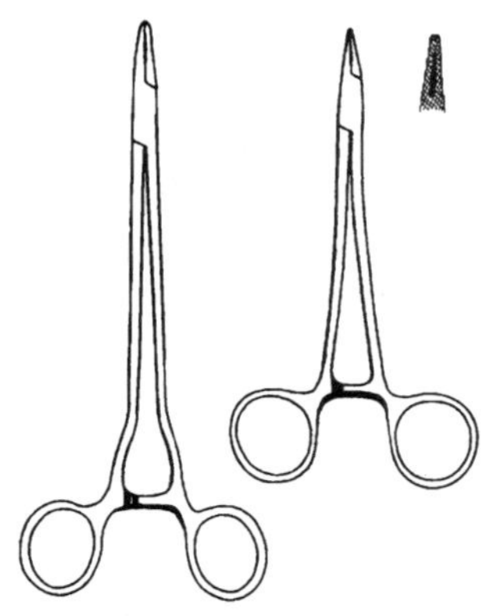

图 3-2-9　持针钳示意图

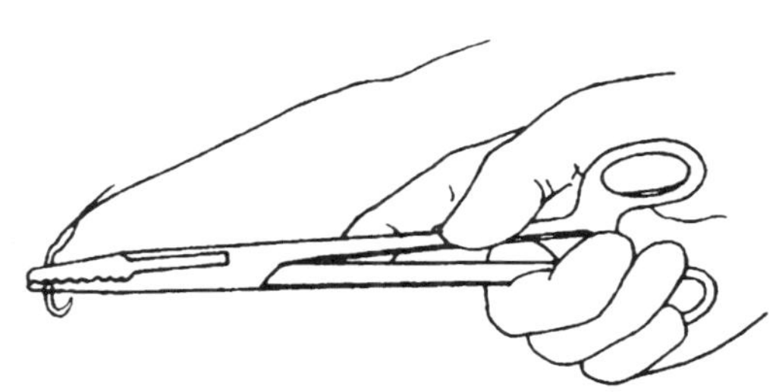

图 3-2-10　持针钳夹针示意图

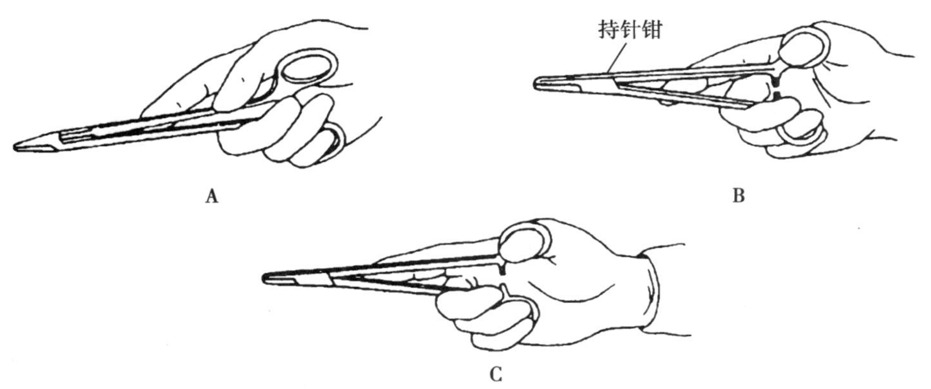

图 3-2-11　持针钳执握方式示意图

A. 握持式；B. 指扣式；C. 单扣式。

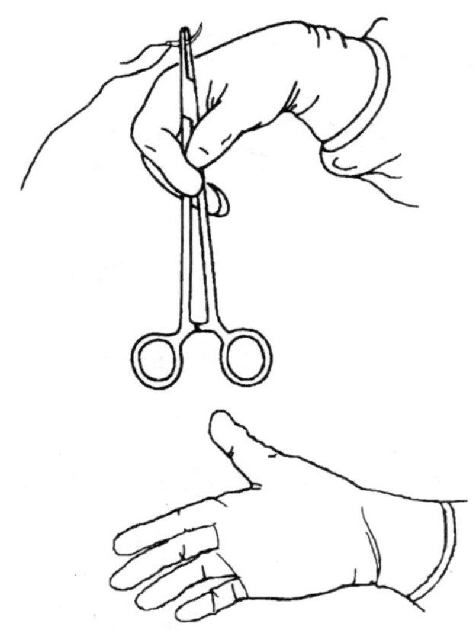

图 3-2-12　持针钳的传递示意图

（二）注意事项

1. 持针器夹持针应牢固可靠，避免滑落。
2. 在持针器的传递和使用过程中，切不可刺伤手术人员。

第五节　血管钳及其使用

（一）种类及用途

临床上血管钳种类很多，其结构特点是前端平滑，依齿槽床的不同可分为弯、直、直角、弧形、有齿、无齿等，钳柄处均有扣锁钳的齿槽。血管钳主要用于钳夹血管或出血点，亦称止血钳；还可用于分离、解剖、夹持组织；也可用于牵引缝线，拔出缝针或代手术镊使用。常见种类有以下几种（图 3-2-13）：

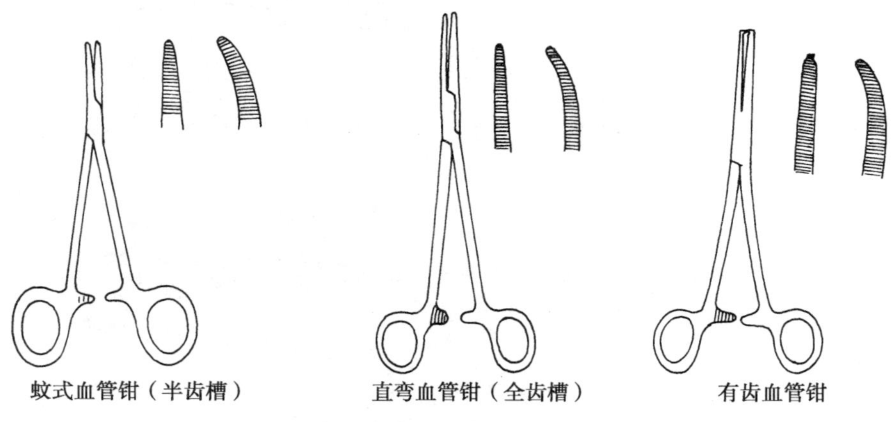

图 3-2-13　常见血管钳示意图

1. 直血管钳　用以夹持皮下及浅层组织出血，协助拔针等。
2. 弯血管钳　用以夹持深部组织或内脏血管出血，有大、中、小三种型号。
3. 有齿血管钳　用以夹持较厚组织及易滑脱组织内的血管出血，如肠系膜、大网膜等，也可用于切除组织的夹持牵引。注意前端钩齿可防止滑脱，但对组织的损伤较大，不能用作一般的止血。

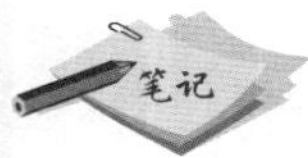

4. 蚊式血管钳　有弯、直两种。为细小精巧的血管钳，可做微细解剖或钳夹小血管；用于脏器、面部及整形等手术的止血，不宜用于大块组织的钳夹。

（二）使用方法

1. 持钳法　持钳法是用拇指及无名指分别伸入两个柄环内，中指置于无名指侧的柄环上方，示指置于无名指侧的钳柄或血管钳的关节处起稳定作用，这样可避免钳端的摆动；有时还可采用掌握法或执钳操作（图 3-2-14），应避免错误执钳方法（图 3-2-15）。

2. 松钳法（图 3-2-16）

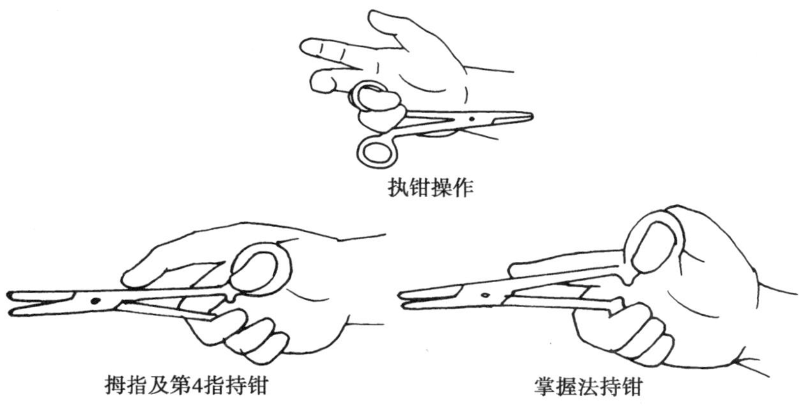

图 3-2-14　正确持钳法

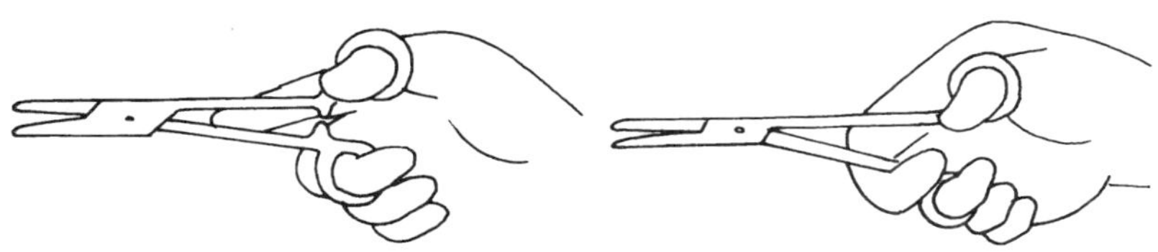

图 3-2-15　错误持钳法

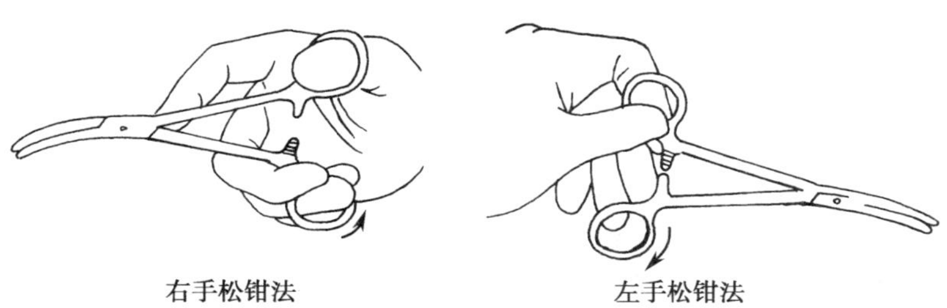

图 3-2-16　松钳法

（1）用右手时，将拇指及第四指套入柄环内，向内挤使扣环分开，即可打开血管钳。

（2）用左手时，拇指及示指持一柄环，第三、四指顶住另一柄环，二者相对用力，即可松开。

3. 血管钳的传递（图 3-2-17）

（1）术者掌心向上，拇指外展，其余四指并拢伸直。

（2）传递者握血管钳前端，以柄环端轻敲术者手掌，传递至术者手中。

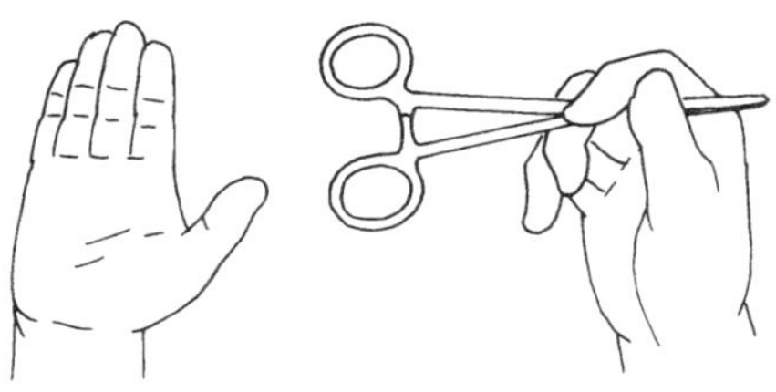

图 3-2-17　血管钳的传递

（三）注意事项

1. 血管钳代镊使用时不宜夹持皮肤、脏器及较脆弱的组织。

2. 止血时只扣上一、二齿即可，要检查扣锁是否失灵，有时钳柄会自动松开，造成出血，应警惕。使用前应检查前端横形齿槽两页是否吻合严密，以防止血管钳夹持组织滑脱。

3. 弯血管钳用于一般止血时，止血钳的尖端朝下，应与组织垂直，夹住出血血管断端，尽量少夹附近组织；如用于缝扎或结扎止血时，应注意使尖端朝上，便于结扎或缝合。

4. 为了节约传递器械时间，可携带血管钳进行其他操作。

第六节　组织钳及其使用

（一）用途

组织钳：又叫鼠齿钳（Allis），特征是钳翼细且长，头端有一排啮合细齿，弹性较好，钳柄较狭窄，也有大小之分，酌情选用（图 3-2-18）。对组织的压榨较血管钳轻，故一般用于夹持组织，如皮瓣、筋膜或即将被切除的组织器官；也用于钳夹纱布垫与皮下组织的固定。

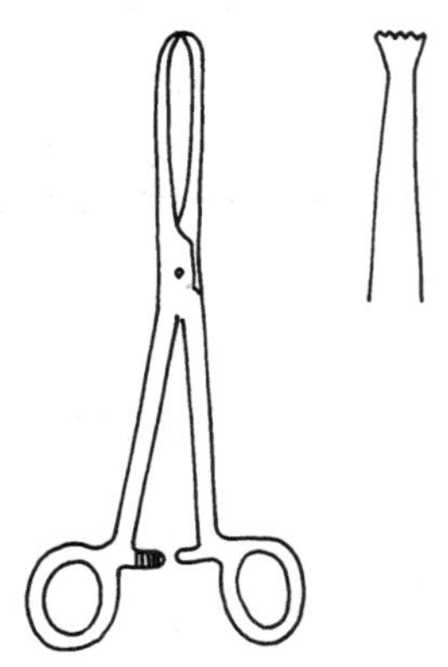

图 3-2-18　组织钳示意图

（二）使用方法

组织钳的持法、关闭、开放方法同血管钳。

（三）注意事项

组织钳不用于钳夹不被切除的内脏组织。

第七节　布巾钳及其使用

（一）用途

布巾钳：简称巾钳，构造与血管钳相似，但其头端为弯曲的相互重叠的两个细齿（图 3-2-19）。用于夹持、固定手术巾单；钳夹手术巾单，固定手术中的吸引管道、电源线及纤维导管等。

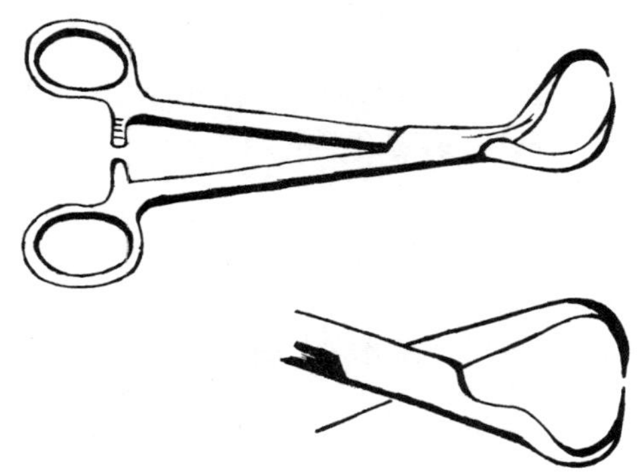

图 3-2-19　布巾钳示意图

（二）使用方法

布巾钳的执法、关闭、开放方法与血管钳相同。

（三）注意事项

注意使用时勿夹损正常皮肤组织。

第八节 持物钳及其使用

（一）用途

持物钳：弹性较好，关节轴几乎位于整个钳体中间部位，其顶端为卵圆形，又名卵圆钳。分为有齿纹、无齿纹两种（图 3-2-20）。有齿纹的持物钳主要用以夹持、传递已消毒的器械、缝线、缝针、敷料、引流管等；有齿纹的持物钳也用于钳夹蘸有消毒液的纱布，以消毒手术野的皮肤，或用于手术野深处拭血。无齿纹的持物钳用于夹持脏器，协助暴露。

（二）使用方法

1. 其持法与血管钳相同。
2. 夹持组织时，一般不必将钳扣关闭。
3. 夹取无菌物品时，应待钳端消毒液滴尽后再去夹取；不可夹取油质敷料。
4. 夹持消毒液纱布或棉球消毒时注意钳尖端的弯度朝向，正确方向是弓背朝上（图 3-2-21）。

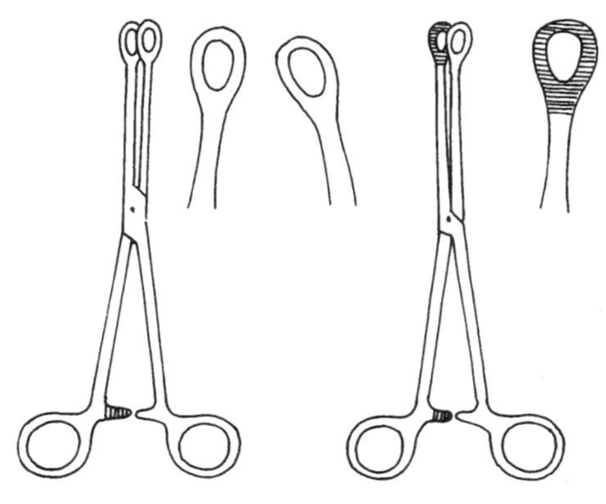

图 3-2-20 持物钳示意图

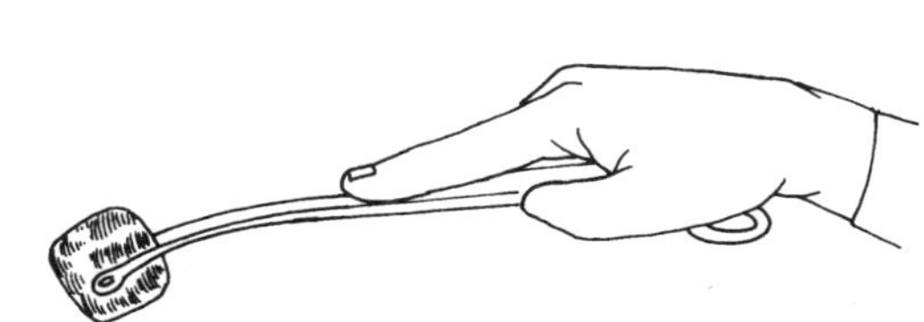

图 3-2-21 正确使用持物钳法

（三）注意事项

1. 换药室及手术室通常将无菌持物钳置于消毒的大口量杯或大口瓶内，内盛消毒液，注意应将关节轴浸在消毒液平面以下。

2. 用其取物时需注意 ①正常持法头端应始终朝下。不可将其头端朝上，这样将消毒液流到柄端的有菌区域，放回时将污染头端。②专供夹取无菌物品，不能用于换药。③取出或放回时应将头端闭合，勿碰容器口，也不能接触器械台。放入消毒液中后将持物钳打开。④放持物钳的容器口应遮盖。

第九节 刮匙及其使用

（一）种类及用途

刮匙（图 3-2-22）：根据形状不同，可分为直、弯两型。每型又有大、小和钝性、锐性之分，用于刮除感染肉芽组织、死骨以及细碎的结石等。

（二）使用方法

根据不同组织和用途，选择形状和大小适当的刮匙。易被损伤的组织或器官则用钝匙，一般情况下多用锐匙。

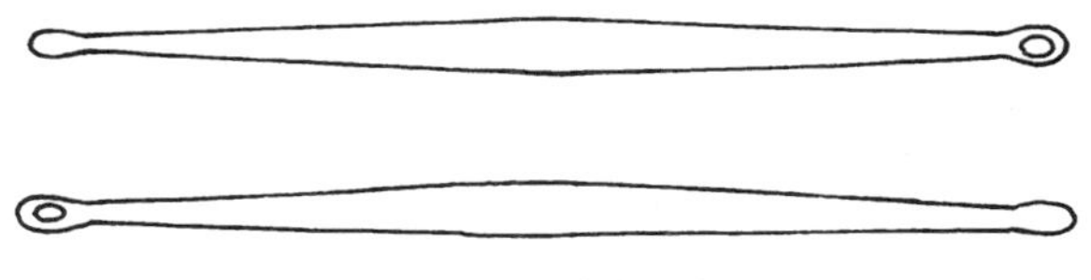

图 3-2-22 刮匙示意图

（三）注意事项

刮除组织时，用力适当，勿用力过猛、过

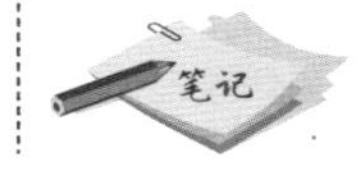

大，防止损伤组织、器官。被刮除部位有出血时，可用纱布暂时填塞止血。

第十节　缝合针及其使用

（一）种类及用途

缝针：由针尖、针体和针眼组成（图 3-2-23）。针尖按形状分为圆形、三角形和铲形三大类。针眼是可供穿线的孔，它有普通孔和弹机孔两种。根据针尖与针眼两点间有无弧度可分弯针和直针，目前使用的多为弯针。每一类缝合针根据粗细、大小不同，又有许多不同规格。圆针用于缝合质地较软的组织，如黏膜、筋膜等，对组织损伤较小；三角针用于缝合质地坚韧的组织，如皮肤、软骨、韧带等，对组织损伤较大；无损伤缝合针可用于血管、神经外膜等纤细组织的缝合。

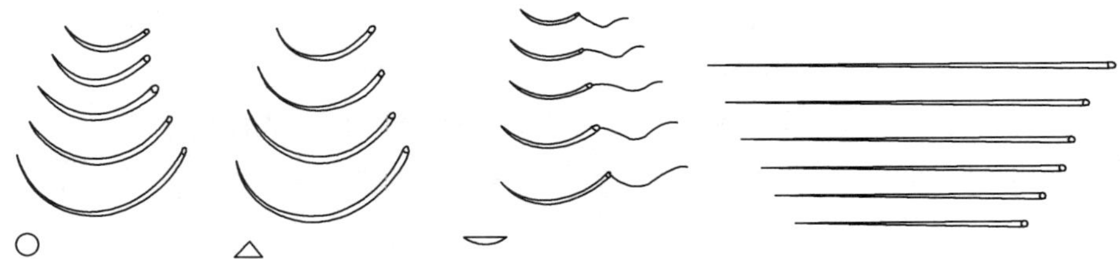

图 3-2-23　缝针示意图

（二）使用方法

1. 要根据不同组织，选择适当的缝合针。无论用圆针或三角针，针径较细者，对组织损伤较少，但如果组织韧性较大，针径过细易于折断。

2. 弯针进出组织的走行方向为弧形，缝合时应顺其走行方向用力。

3. 一般采用正缝法。根据需要，还可采用反缝法。

（三）注意事项

1. 要根据缝合针规格大小，选择适当的持针器。

2. 进出针方法正确，力度大小适当，否则易将针弄弯或折断。

第十一节　手术线及其使用

（一）种类及用途

根据在体内能否被机体吸收，手术用线分为可吸收线和不吸收线两大类。主要用于缝合组织和结扎血管。

1. 可吸收缝线　主要有肠线及合成纤维线。

（1）肠线：由绵羊的小肠黏膜下层制成，属于异种蛋白，在人体内可引起较明显的组织反应，因此使用过多、过粗的肠线时，局部炎性反应较重。肠线有普通和铬制两种。普通肠线在体内 7d 开始吸收，多用于缝合皮肤。铬制肠线 14d 开始吸收，用于缝合深部组织。各种组织对肠线的吸收速度不同，腹膜吸收最快，肌肉次之，皮下组织最慢。肠线的粗细通过编号来表示，正号数越大的线越粗，“0”数越多的线越细。一般多用 4/0～2 号肠线，直径 0.02～0.6mm，相邻的编号之间直径多相差 0.08mm。肠线可用以缝合不适宜有异物长期存留的组织，以免形成硬结、结石等；也用于感染的深部创口的缝合。临床上肠线主要用于内脏，如膀胱、输尿管、胆道黏膜层缝合，一般用 1/0～4/0 的铬制肠线。较粗的（0～2 号）铬制肠线常用于缝合深部组织或感染的腹膜。在感染的创口中使用肠线，可减小由于其他不吸收缝线所造成的难以愈合的窦道。

（2）合成纤维线：为高分子化合物。其优点有：组织反应轻，抗拉力较强，吸收时间长，部分有抗菌作用。这类线因富有弹性，打结时要求四重或更多重打结。常用的有 DEXON（PGA，聚羟基乙酸），多股紧密编织而成的针线一体线；粗细从 6/0～2 号，抗张力强度高，不易拉断；柔软平顺，易打结，操作手感好；水解后产生的羟基乙酸有抑菌作用，60～90d 完全吸收，3/0 线适合于胃肠、泌尿科、眼科及妇

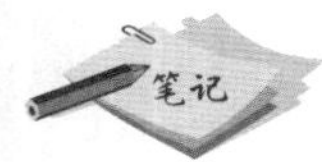

产科手术等;1号线适合于缝合腹膜、腱鞘等。薇乔(Vicryl,polyglactin 910、聚乳酸羟基乙酸)有保护薇乔和快薇乔两种。保护薇乔特点是通过水解可在56~70d内完全吸收,材质植入很少,缝线周围组织反应极小,无异物残留;体内张力强度高,可支持伤口28~35d;操作和打结方便;涂层纤维消除了缝线的粗糙边缘,对组织的拖带和损伤很小。快薇乔是吸收最快的人工合成缝线。其特点是术后第14d时张力强度迅速消失,初始强度与丝线和肠线相仿,组织反应极小,合二为一的圆体角针对肌肉和黏膜损伤较小,特别适合于浅表皮肤和黏膜的缝合。此外,还有Maxon(聚甘醇碳酸)、PDS(polydioxanone、聚二氧杂环己酮)和PVA(聚乙酸维尼纶)等缝线也各有其优点。

2. 不吸收缝线 有桑蚕丝线、棉线、不锈钢丝、尼龙线、钽丝、银丝、亚麻线等数十种。根据缝线张力强度及粗细的不同亦分为不同型号。正号数越大表示缝线越粗,张力强度越大。"0"数越多的线越细,最细显微外科无损伤缝线编号为12个"0"。以3/0、0、4和7号较常用。

(1) 丝线和棉线:为天然纤维纺成,表面常涂有蜡或树脂。丝线是目前临床上最常用的手术用线,其优点是组织反应小,质软,易打结而不易滑脱,抗张力较强,能耐高温灭菌,价格低。缺点是为组织内永久性异物,伤口感染后易形成窦道;胆道、泌尿道缝合可致结石形成。棉线的用处和抗张力均不及丝线,但组织反应较轻,抗张力保持较久,用法与丝线相同。根据需要选用。0~3/0为细丝线,适用于一般的结扎与缝合;5/0~7/0为最细丝线,用于血管神经的缝合;1~4号常称中号丝线,多用于皮肤、皮下组织、腹膜、筋膜等的缝合;4号以上为粗丝线,常用于结扎大血管,减张缝合等。

(2) 金属线:为合金制成,有不锈钢丝和钽丝,具备灭菌简易、刺激较小、抗张力大等优点,但不易打结。常用于缝合骨、肌腱、筋膜,减张缝合或口腔内牙齿固定等。

(3) 不吸收合成纤维线:如尼龙、锦纶、涤纶、普罗伦(prolene)等。优点是光滑、不吸收、组织反应小、抗拉力强,可制成很细的丝,多用于微小血管缝合及整形手术。用于微小血管缝合时,常制成无损伤缝合针线。其缺点是质地稍硬,线结易于松脱,结扎过紧时易在线结处折断,因此不适于有张力的深部组织的缝合。

3. 特殊缝合材料 目前临床上已应用多种切口钉合和黏合材料来代替缝针和缝线完成部分缝合。主要有外科拉链、医用黏合剂、外科缝合器等。其优点:使用方便、快捷,伤口愈合后瘢痕很小。但缝合仍是最基本和常用的方法。

(1) 外科拉链:结构是由两条涂有低变应原黏胶的多层微孔泡沫支撑带组成,中间是一条拉链,其两边的串带缝合在支撑条内。在使用时必须仔细缝合伤口皮下组织层,擦干分泌物及血迹,将两边的串带分别黏贴于伤口两侧的皮肤上,最后收紧拉链并盖以无菌干纱布。其优点是无创、无痛操作,伤口自然愈合,减少伤口异物和新鲜创伤造成感染的危险,无缝线和闭合钉的痕迹,无需拆线,伤口愈合更加美观。通常适用于较整齐的撕裂伤口或手术切口的闭合,但不适用于身体毛发多、自然分泌物多以及皮肤或肌肤组织损失过多的伤口。

(2) 医用黏合剂:α-氰基丙烯酸酯同系物经变性而制成的医用黏合剂,近年广泛应用于临床,为无色或微黄色透明液体,有特殊气味。具有快速高强度黏合作用,可将软组织紧密黏合,促进愈合。黏合时间6~14s,黏合后可形成保护膜,维持5~7d后自行脱落。主要用于各种创伤、手术切口的黏合,具有不留针眼瘢痕、促进组织愈合、止血、止痛和抗感染等作用。使用时,必须彻底止血,对合皮肤,擦去渗出液。

(二)使用方法

一般与缝合针、持针器组合用于缝合、缝扎,也可用于组织、血管的结扎,可用手打结或持针器打结。

(三)注意事项

1. 要根据组织和部位的不同选择合适的缝合线。

2. 使用肠线时应注意 ①肠线质地较硬,使用前应用盐水浸泡,待变软后再用,但不可用热水浸泡或浸泡时间过长,以免肠线肿胀易折,影响质量。②不能用持针钳或血管钳钳夹肠线,也不可将肠线扭折,以免撕裂易断。③肠线一般较硬、较粗、较滑,结扎时需要三重结。剪线时留的线头应长一些,否则线结易松脱。一般多用连续缝合,以免线结太多,致术后异物反应较严重。④胰腺手术时,不用肠线结扎或缝合,因肠线可被胰腺消化吸收,从而引起继发出血或吻合口破裂。⑤尽量选用细

肠线。

（四）关键问题

1. 手术刀的用途有哪些？
2. 常用的执刀法有哪些？
3. 手术刀使用过程中，在安全方面应该注意什么？
4. 组织剪和线剪在结构上的区别是什么？
5. 如何正确握持手术剪？
6. 如何正确传递手术剪？
7. 如何正确握持手术镊？
8. 使用有齿镊应注意什么？
9. 常见的持针器握持方式有哪些？
10. 持针器传递过程中应该注意什么？
11. 血管钳的用途？
12. 血管钳如何握持？
13. 血管钳不得夹持哪些组织，为什么？
14. 组织钳的形态特征？
15. 组织钳的用途是什么？
16. 布巾钳的用途是什么？
17. 有齿纹的持物钳的用途是什么？
18. 无齿纹的持物钳的用途是什么？
19. 刮匙的用途什么？
20. 不同类型的缝针分别适用哪类组织的缝合？
21. 临床上肠线主要用于哪些组织脏器缝合？

关键问题参考答案

（顾润国）

第三章 打结和结扎

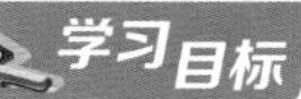

1. 掌握：打结和结扎的操作步骤、种类及用途。
2. 熟悉：打结和结扎的操作准备。
3. 了解：打结和结扎的操作目的。

（一）操作目的

1. 创面止血和组织缝合。
2. 封闭有腔脏器：如疝囊高位结扎。

（二）结扎种类及用途

结扎种类见图 3-3-1。

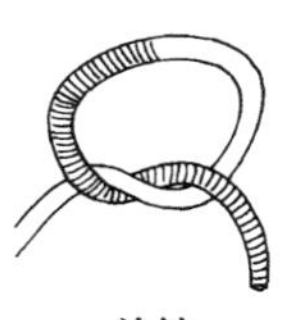

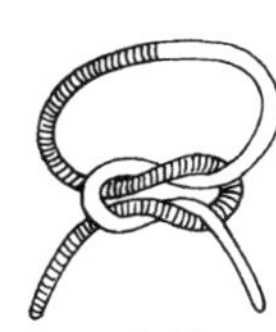

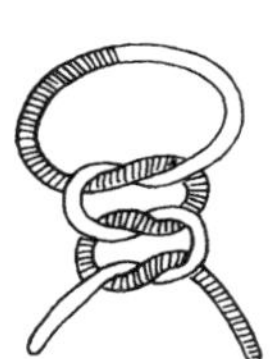

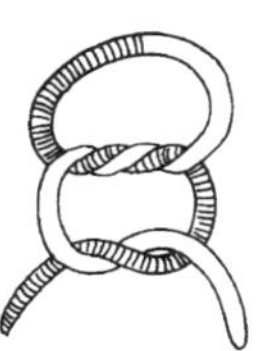

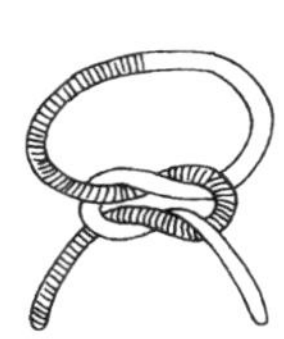

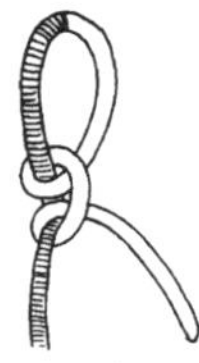

图 3-3-1 结扎种类

1. 单结　为各种结的基本结，只绕一圈，不牢固，偶在皮下非主要出血结扎时使用。

2. 方结　也叫平结、缩帆结。由方向相反的两个单结组成（第二单结与第一单结方向相反），是外科手术中主要的结扎方式。其特点是结扎线来回交错，着力均匀，打成后愈拉愈紧，不会松开或滑脱，牢固可靠，多用于结扎较小血管和各种缝合时的结扎。

3. 外科结　第一个结线重绕两次，使线间的摩擦面及摩擦系数增大，从而也增加了安全系数，然后打第二个结（为单结）。外科结不易滑脱和松动，比较牢固，用于较大血管和组织张力较大部位的结扎。

4. 三叠结　又称三重结。就是在方结的基础上再重复第一个结，且第三个结与第二个结的方向相反，以加强结扎线间的摩擦力，防止线松散滑脱，因而牢固可靠，常用于较大的动脉或张力较大的组织缝合。缺点为组织内的结扎线头较大，使较大异物遗留在组织中。

5. 滑结　在打方结时，由于两线方向不对称，双手用力不均，致使一线始终保持直线状，另一线无论绕多少结也无法结牢而形成滑结，极易滑脱，应注意避免，改变拉线力量分布及方向即可避免。

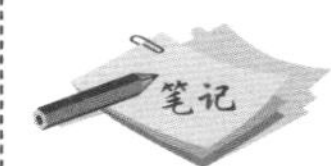

6. 假结　又名顺结、十字结。构成方结的两单结方向完全相同，结扎后易自行滑脱和松解。应注意避免。

（三）操作准备

手术基本操作(视频)

1. 设备准备　打结器一副，丝线若干，线剪一把，持针器一把。

2. 操作者准备

（1）戴口罩、帽子。

（2）穿好手术衣，戴好手套。

（四）操作步骤

1. 递线(图 3-3-2)　手递线法适用于表浅部位的组织结扎，是指打结者一只手持结扎线，将结扎线的一个头绕过钳夹组织的血管钳递给另一只手。亦可用器械夹线头递线。

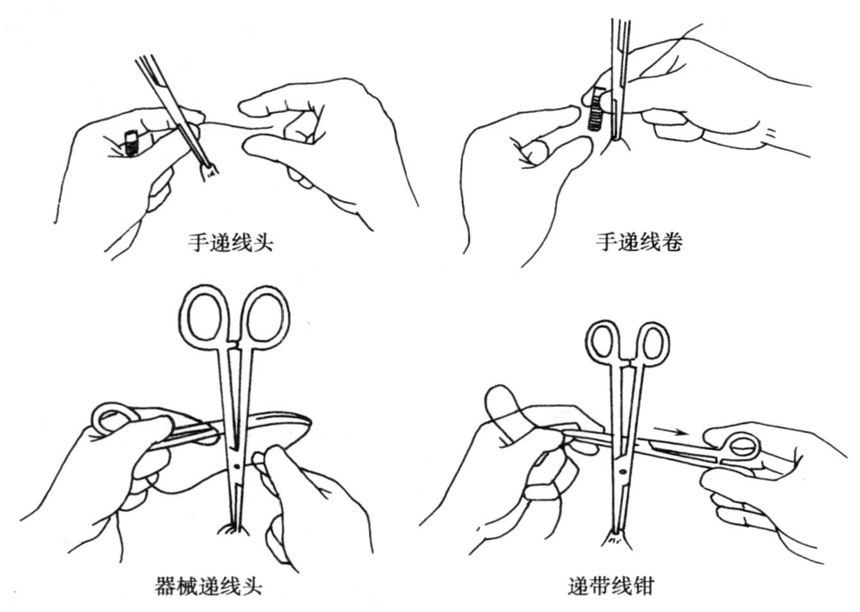

图 3-3-2　递线

2. 单手打结法(图 3-3-3)

第一结：右手中指结

（1）持线：线平行。左手握线端一端，右手示指与大拇指捏住线另一端，呈“孔雀手势”，指尖朝内。

（2）翻手：右手翻手，掌心朝上，右手中指、无名指和小指置于两线间。

（3）挑线：右手中指与无名指挑出左手线后旋向外下方。

（4）换指：右手中指旋向外下方后靠向右手拇指捏住线头，松开右手示指，呈“兰花手势”，指尖朝外。并用右手示指牵引右手线，双手交叉，然后拉紧结扎线。

第二结：右手示指结

（5）持线：线交叉。左手握线一端，右手中指与大拇指捏线另一端，呈“兰花手势”，指尖朝外。

（6）挑线：右手示指置于两线间，右手示指向上挑出线后旋向外上方。

（7）换指：右手示指靠向右手大拇指捏住线，松开中指，呈“孔雀手势”，指尖朝内。

（8）打结：右手示指与大拇指捏住线头后，双手不交叉直接拉紧结扎线。

3. 双手打结法(图 3-3-4)

（1）持线：线交叉，右手线在下方。左手握线一端，右手小指、无名指与中指握住线另一端，腾空右手大拇指和示指，虎口朝结点。

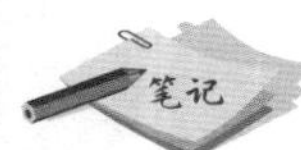

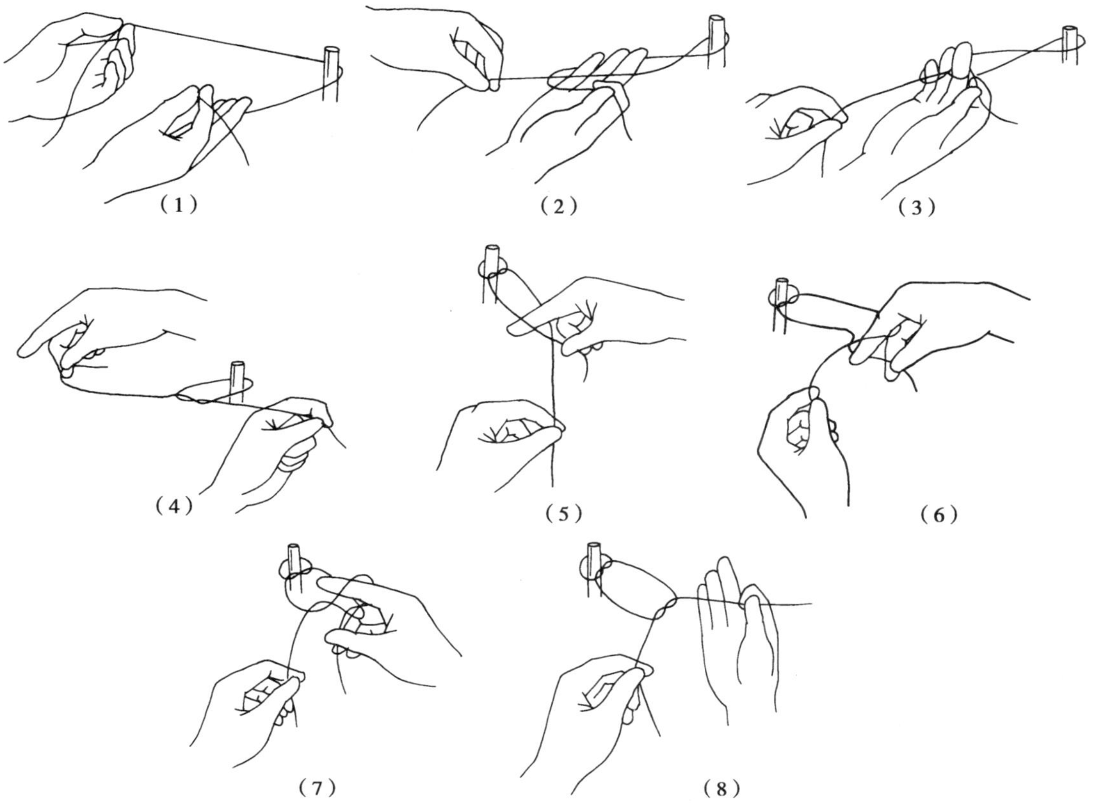

（1）　（2）　（3）

（4）　（5）　（6）

（7）　（8）

图 3-3-3　单手打结法

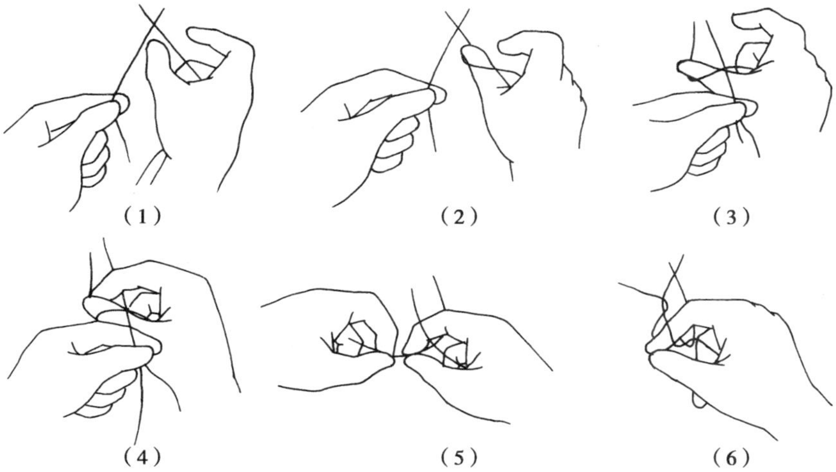

（1）　（2）　（3）

（4）　（5）　（6）

图 3-3-4　双手打结法

（2）绕线：右手大拇指绕至右手线右侧。

（3）牵线：右手大拇指牵引右手线向左侧，左手牵引线至右手虎口右手线上方。

（4）并指：右手示指置于两线间靠向右手大拇指，并指后，右手大拇指松开右手线。

（5）捏线：用右手大拇指和示指指腹捏住左手线头，向上翻转成结后，左手重新握住左手线头，顺线的方向拉紧结扎线，成第一结。

（6）换指：线平行，左手握线一端，右手小指、无名指与中指握住线另一端，腾空右手大拇指和示指。右手大拇指从下方将左手线向右拉至右手线右下方；用右手示指和大拇指捏住左手线头，向下翻转成结后；左手重新握住左手线头，双手交叉拉紧结扎线，成第二结。

4. 外科结打法(图 3-3-5)

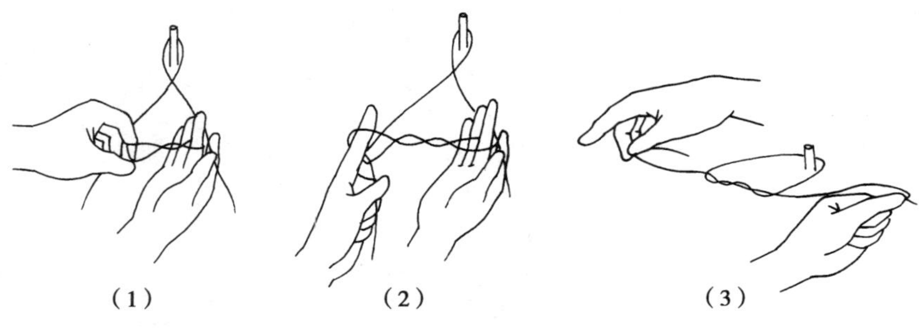

图 3-3-5　外科结打法

(1) 持线:线平行。右手示指与大拇指捏住线另一端,呈“孔雀手势”,指尖朝内。左手中指与大拇指捏线另一端,呈“兰花手势”,指尖朝外。分别挑线。

(2) 挑线:左手挑出线后旋向外下方,右手挑出线后旋向外下方。

(3) 打结:挑出线后,双手拉线成第一结。

(4) 第二结同右手示指结。

5. 器械打结法(图 3-3-6)　用血管钳或持针器打结,简单易学,适用于深部、狭小手术野的结扎或缝线过短用手打结有困难时。优点是可节省缝线,节约穿线时间及不妨碍视线。其缺点是,当有张力缝合时,第一结易松滑,需助手辅助才能扎紧。

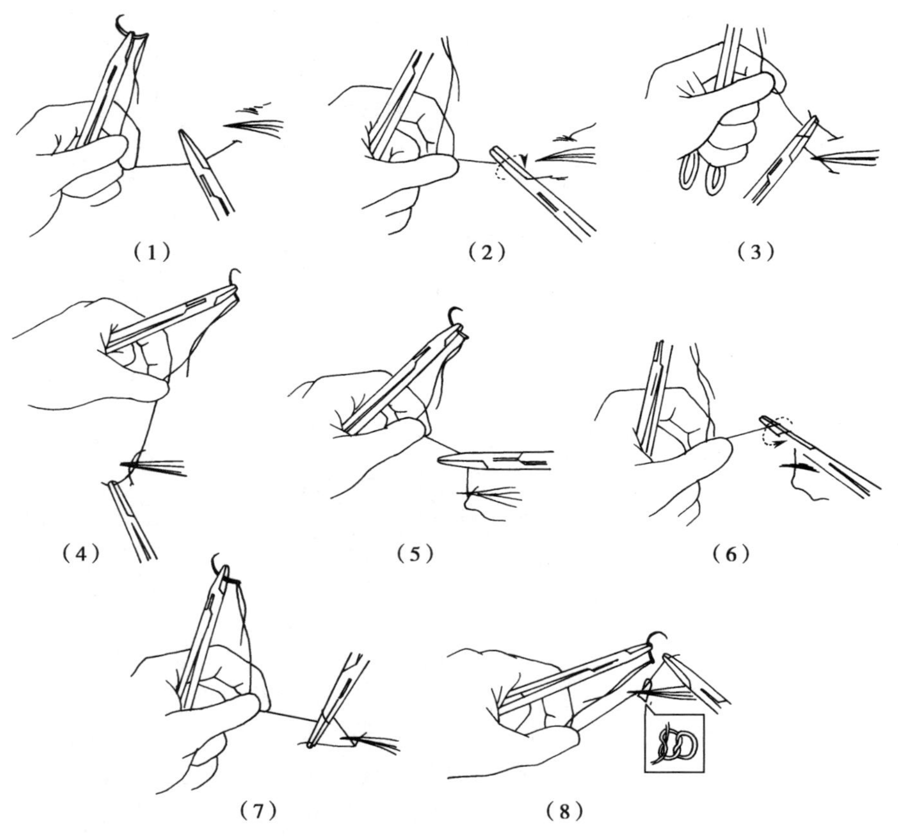

图 3-3-6　器械打结法

(1) 持线:左手持左侧线端,右手握持针器,将持针器置于两线间。

(2) 正绕线:将持针器顺时针绕左手线一圈。

(3) 夹线:持针器绕线后夹住右侧线头。

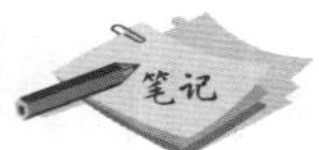

（4）打结：持针器顺线走向适度拉紧结扎线，成第一结。

（5）松钳：成结后，松开持针器，两侧线均不用力，避免牵拉第一结，将持针器置于两线间。

（6）反绕线：将持针器逆时针绕左手线一圈。

（7）夹线：持针器绕线后夹住右侧线头。

（8）打结：持针器顺线走向拉紧结扎线，成第二个结。

6. 剪线（图3-3-7） 左手将双线并拢提起，右手持剪，将剪刀近尖端微微张开，顺着缝线向下滑至线结的上缘，再将剪刀向上倾斜适当的角度，然后将缝线剪断。做到“顺、滑、斜、剪”。

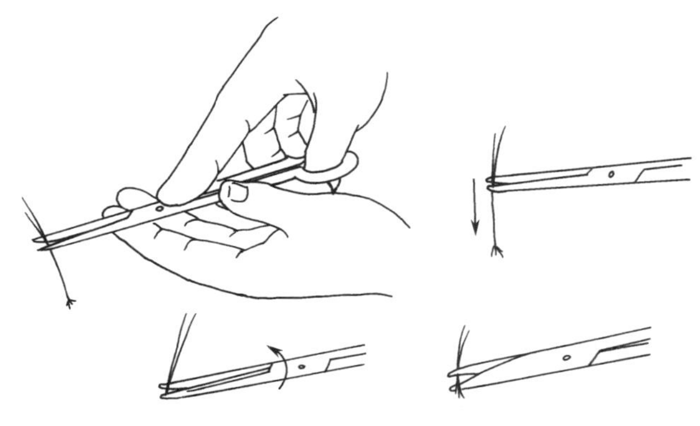

图3-3-7 剪线

（五）注意事项

1. 无论用何种方法打结，相邻两个单结的方向必须相反，否则易打成假结或滑结而松动。

2. 两手的用力一定要均匀一致，这一点对结的质量及安全性至关重要。否则，可能导致两种可能：滑结；对结扎组织牵拉，甚至撕裂、撕脱等。

3. 打结线后收紧时要求三点（即两手用力点与结扎点）成一直线，两手的反方向力量相等，每一结均应放平后再拉紧。

4. 结扎时，两手的距离不宜离线结处太远，特别是深部打结时，最好用一手指按线结近处，徐徐拉紧，用力缓慢、均匀。用力过猛或突然用力，均易将线扯断或未扎紧而滑脱。

5. 打第二结扣时，注意第一结扣不要松弛，必要时助手予以固定。

6. 埋在组织内的结扎线头，在不引起松脱的原则下剪得越短越好。丝线、棉线一般留1~2mm，但如果为较大血管的结扎，保留线头应稍长；肠线保留3~4mm；不锈钢丝保留5~6mm，并应将“线头”扭转，埋入组织中；皮肤缝合后的结扎线的线头留1cm，以便拆线。

7. 打结时，要选择质量好、粗细合适的线。结扎前将线用盐水浸湿，因线湿后能增加线间的摩擦力，增加拉力。而干线易断。

（六）关键问题

1. 外科常用的结扎种类有哪些？
2. 外科常用的打结方法有哪些？
3. 打结要点有哪些？
4. 为何会出现假结或滑结？
5. 何时用多重结或外科结？

案例分析

关键问题参考答案

（雷海鸣）

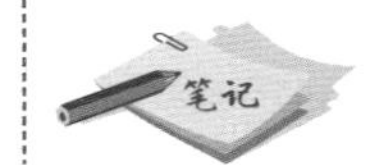

第四章 切开

学习目标

1. 掌握：切开的操作步骤。
2. 熟悉：切开的操作准备。
3. 了解：切开的操作目的。

（一）操作目的

1. 各种手术的皮肤切开及各种组织的解剖、暴露。
2. 切除失活组织、病变组织及污染严重的组织。

（二）操作准备

1. 设备准备　手术刀柄1把；手术刀片1枚；持针器1把；器械盘1个；切开练习模型1具。

2. 操作者准备

（1）戴口罩、帽子。

（2）穿手术衣，戴无菌手套。

（三）操作步骤

1. 皮肤切口的选择和切开原则　选择皮肤切口时，一般可以从以下几方面考虑，然后决定切口的位置、大小、方向。

（1）切口距离病变距离最近：切开后能从最短距离和最佳视野显露患处，有利于手术操作。

（2）切口损伤要小：任何切口对组织都有损伤，应尽量避开重要血管、神经通过处，以免切断损伤。

（3）便于切口延长：有时术中操作需将切口延长切开，因而皮肤切口选择时应考虑便于术中切口延长。

（4）切口要足够大：切口应有足够长度，有利于病变组织显露和手术操作。

（5）有利于术后功能、外形恢复：关节部位切口应避免垂直通过，以免术后瘢痕形成影响关节活动。

（6）顺皮纹切开：面部、颈部切口应顺应皮纹或皱纹进行，也可顺轮廓线切开。

2. 组织切开的要求及方法

（1）手术刀选择适当：不同部位组织切开时应选择大小、型号适当的手术刀，刀刃必须锋利。

（2）持刀方法正确（见本篇第二章）：根据切开部位、切口长短、手术刀大小，选择正确的执刀方法。

（3）运刀得当（图3-4-1）：切开时术者用左手示指、拇指固定切口部位，必要时可由助手协助固定切口处皮肤。切入皮肤时，一般垂直下刀、水平走行、垂直出刀、用力均匀、不可偏斜，皮肤和皮下组织一次性切开，不应多次切割和斜切。切开带毛发部位时，应顺毛根方向切入，以减少术后秃发。

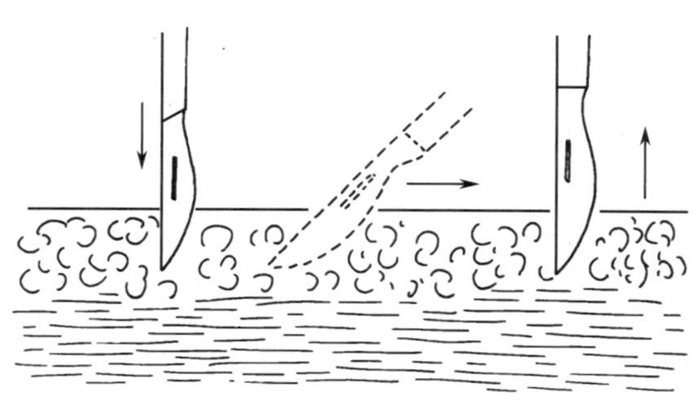
图 3-4-1 正确运刀法

（4）注意保护切口：切开腹部或其他较大切口皮肤皮下组织后，为减少切口污染，可将两块无菌巾或纱布垫用组织钳或布巾钳固定于皮下组织层，手术时间较长时，可将无菌巾或纱布垫缝于皮下组织层。

（5）防止损伤正常组织：对于体形较瘦者，避免用力过大，以防切入过深损伤深部组织或器官，重要部位更应仔细切割，防止滑刀和偏刀。切开腹膜时应采取妥善保护措施以防损伤内脏和大网膜。

（6）操作流程

做好标志	所有的切口均应在预定切口区用深色笔画标记线，以求准确
↓	
固定皮肤	小切口由术者用拇指和示指在切口两侧固定。较长切口由术者和助手在切口两侧或上下固定皮肤
↓	
切开皮肤	做长切口时，术者和助手各用左手掌尺侧缘，隔以掩盖皮肤的干纱布垫，相对应地压住切口线两侧皮肤，并稍用力向两侧轻轻牵引，使皮肤平整，易于切开并能使皮肤整齐。下刀时刀片平面应与皮肤垂直
↓	
切开皮下组织、止血	切开皮下组织、止血后，用治疗巾覆盖切口创缘四周，以避免深部组织受污染
↓	
切开深部组织器官	切开时应防止损伤深部组织器官，如切开胸膜或腹膜时，要防止器官损伤，再次手术时，胸腔或腹腔内常有粘连，更应注意

3. 切开还可使用高频电流（电刀）和激光（光刀），通过热力作用使组织炭化、汽化，同时有凝固止血的效果，比较适用于较大的切口、较厚的肌层和微血管丰富组织的切开，可以节省操作时间。电刀对组织的损伤比手术刀切割者小。

（四）操作中的关键点提示

1. 确定切口的部位、形态和长度，需要时先在皮肤表面画标记，以求准确。
2. 切开前固定皮肤。
3. 切开时手术刀刃面应与皮肤垂直，不可偏斜（某些整复手术的切皮例外）。
4. 到达深层组织时必须防止对血管、神经、内脏的损伤，例如切开腹膜时不可损伤肠管等。
5. 任何皮肤切口应以下刀后一次切完为佳，如此可减少组织损伤。
6. 使用电刀和光刀必须注意防止有关的意外事故（如易燃物爆炸、电流和激光对人体的损伤）。
7. 切开皮肤应用电刀或光刀进入深层组织时，控制要得当，做到既要能使切开的组织充分止血，又要防止组织过分焦化，造成不利于伤口愈合的后果。

（五）关键问题

1. 皮肤切口的选择和切开原则？
2. 切开操作如何做到运刀得当？

案例分析

关键问题参考答案

（雷海鸣）

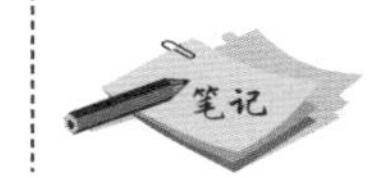

第五章 止血

学习目标

1. 掌握：止血的操作步骤及方法、适应证及禁忌证。
2. 熟悉：止血的操作准备。
3. 了解：止血的操作目的。

（一）操作目的

1. 减少出血，保持血容量，避免休克。
2. 彻底止血，保证手术区域清晰，便于手术操作，保证手术安全进行。

（二）适应证

1. 压迫及填塞止血法适用较为广泛的创面渗血；较大血管出血暂时无法找到或显露出血点时，可先采用压迫止血法，辨明出血的血管后，再进行结扎止血或缝扎止血等。
2. 活动性出血可采用钳夹止血法，若效果不佳，可用结扎止血法。
3. 较大血管出血时，钳夹出血血管断端后，可采用结扎或结扎加缝扎止血。
4. 电凝止血法适用于皮下组织、内脏组织等部位的小血管出血；也适用于不易用血管钳钳夹和（或）结扎的渗血。
5. 止血带止血法适用于四肢手术的临时止血，如手、前臂或足部手术；还适用于四肢大血管出血的急救止血。

（三）禁忌证

1. 电凝止血不适用于较大血管的止血。
2. 当肢体患有恶性肿瘤或感染时，如需使用止血带，不宜使用驱血带或用手挤压排血，以防止恶性肿瘤细胞或细菌挤入血液中，引起扩散。
3. 肢体血运不良时，如血管损伤、血管闭塞性疾病、静脉血栓形成、严重动脉硬化等，应避免使用止血带。
4. 前臂及小腿因双骨之间有骨间动脉和静脉，止血带效果常不理想。

（四）操作准备

1. 设备准备

（1）急救包、纱布垫、干纱布、生理盐水、止血药物、绷带。

（2）止血钳、持针器、针、手术丝线、线剪。

（3）单极电凝镊、双极电凝镊。

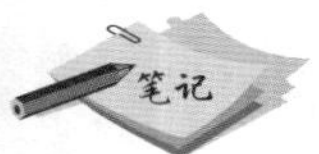

2. 操作者准备　着装整洁。

（五）操作步骤

1. 压迫及填塞止血法

（1）一般创面出血，用干纱布直接压迫创面数分钟，即可控制出血。

（2）渗血较多时，可将纱布垫浸于50～60℃无菌热生理盐水中，拧干后填塞压迫于出血创面3～5min，即可控制渗血。

（3）大量出血病情危急时，可用碘仿纱条或干纱布填塞压迫止血，待病情好转后（一般3～7d）再逐步取出，在取出过程中应注意再出血。

（4）局部药物止血法：采用可吸收止血纱布填塞或压迫出血、渗血处，或采用止血药物以达到止血目的。常用的止血药有明胶海绵、羧甲基纤维素纱布及中草药提取的止血粉等。

（5）骨髓腔或颅骨出血时，可用骨蜡封闭止血。

2. 钳夹止血法（图3-5-1）

（1）根据血管大小不同和血管位置深浅不同选用不同的血管钳。

（2）仔细辨认出血的血管断端，如因出血较多无法看清时，可用吸引器吸尽积血，用血管钳准确地钳夹出血血管断端，即可止血，再进行结扎止血或缝合结扎止血。

3. 结扎止血法

（1）单纯结扎止血法（图3-5-2）：先用血管钳尖部钳夹出血点，然后将丝线绕过血管钳下的血管（出血点）和周围少许组织，结扎止血。结扎时，持钳者应先抬起钳柄，当结扎者将缝线绕过血管钳后，下落钳柄，将钳尖部翘起，并转向结扎者，显露结扎部位，方便结扎者打结。当第一道结收紧后，应撤去血管钳，将结进一步收紧，再打第二道结。遇到重要血管在打好第一道结后，应在原位稍微松开血管钳，以便第一道结进一步收紧，然后再夹住血管，打第二道结乃至第三道结。

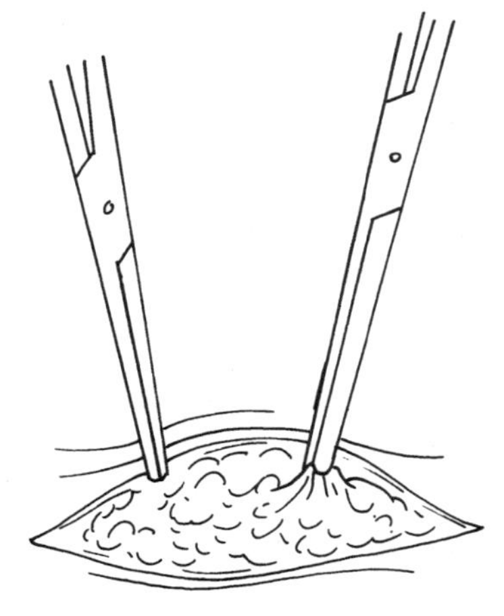

图3-5-1 钳夹止血法

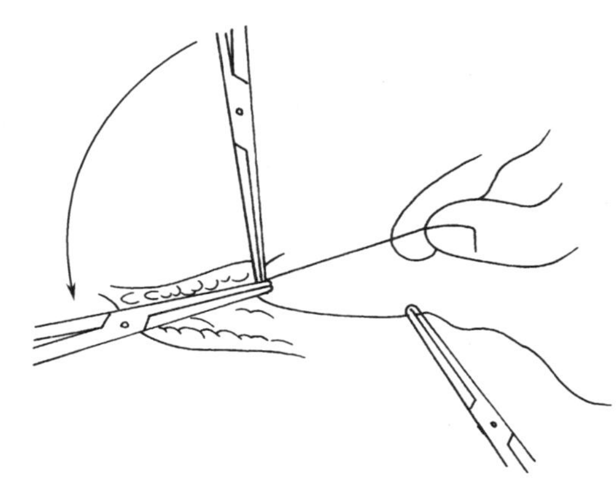

图3-5-2 结扎止血法

（2）缝扎止血法（图3-5-3）：适用于较大血管或重要部位血管出血。先用血管钳钳夹出血血管断端及周围少许组织，然后缝针穿过血管断端和组织一并结扎，可行单纯缝扎或“8”字形缝扎。

4. 电凝止血法（图3-5-4） 电凝止血法利用高频电流凝固小血管止血，实际上利用电热作用使血管凝结炭化。它是目前临床上常用的止血方法之一。一般分为单极和双极电凝两种，单极电凝多用于皮肤等软组织的切开和止血；双极电凝多用于神经外科手术的切开和止血。

5. 止血带止血法 止血带止血法是外科常用的四肢止血方法之一，广泛用于外科手术和急救的临时止血。止血带以充气式止血带最好，在紧急情况下，也可使用橡皮管、绷带或三角巾等替代。止血带的位置在靠近伤口的最近端。止血带压力以能止住血为度，止血带使用要标注使用时间，每隔1h放松10min，连续使用不超过4h。

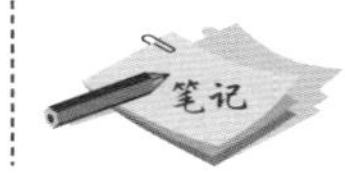

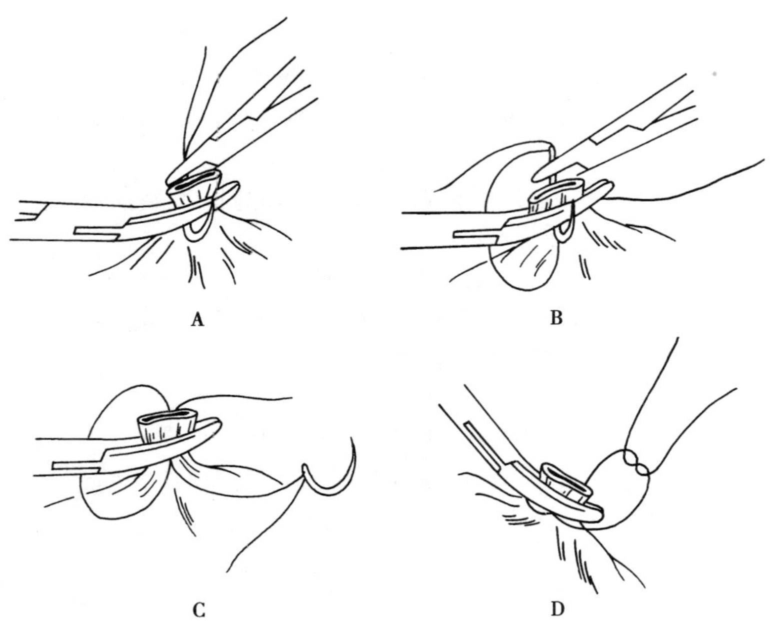

图 3-5-3　缝扎止血法

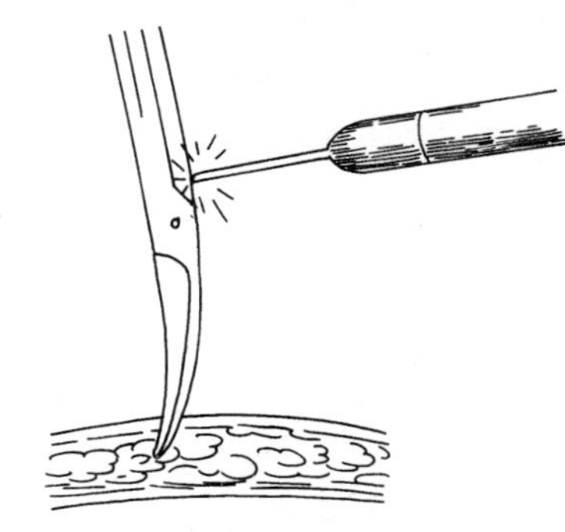

图 3-5-4　电凝止血法

（六）操作中的关键点提示

1. 填塞止血时，应注意取出时间，过早可再度出血，过晚易发生感染。应详细记录填塞纱布的数量及填塞部位。

2. 钳夹止血要注意以下几点

（1）钳夹止血时不要夹住过多的周围组织，以免造成组织坏死过多，影响伤口愈合。

（2）结扎线绕过血管钳后，将钳放平，钳尖朝上，等钳下打好第一结后慢慢松钳，松钳后第一结需进一步拉紧，才打第二结。

（3）出血血管两个断端都应钳夹，并进行结扎止血或缝扎止血。如为小血管出血可用电刀止血。

3. 结扎止血要注意以下几点

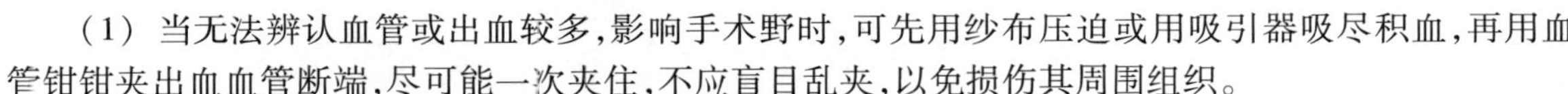

（1）当无法辨认血管或出血较多，影响手术野时，可先用纱布压迫或用吸引器吸尽积血，再用血管钳钳夹出血血管断端，尽可能一次夹住，不应盲目乱夹，以免损伤其周围组织。

（2）大中血管应先分离一小段，用血管钳引两根线，分别结扎血管两端（近端和远端），于两根线的中间剪断血管，再分别结扎或缝扎一次。或用两把血管钳夹住血管两端（近端和远端），中间切断之，再分别结扎或缝扎两次，或结扎加缝扎各一次。

（3）结扎血管必须牢靠，避免滑脱，引起大出血。

（4）较大血管出血应予以缝扎加结扎或双重结扎止血。

（5）血管钳的尖端应朝上，以便于结扎。

（6）撤出止血钳时钳口不宜张开过大，以免撑开或可能带出部分打在钳头上的线结，或牵动结扎线撕断结扎点而造成出血。

（7）深部打结时，应在原位打结，动作要轻柔，以免拉断血管而引起大出血。

4. 止血带止血要注意以下几点

（1）不能将止血带直接绑在皮肤上，而必须在绑止血带的部位垫数层衬垫，以防止止血带损伤局部组织。止血带应避免绑在上臂中、下 1/3 部位，以免压迫桡神经。

（2）应尽量缩短止血带的使用时间，充气止血带必须在术前才开始充气。每次使用止血时间不应超过 60min，如需继续使用或手术仍未结束，则应松开止血带 10min，待循环恢复后，再重新上止血带。使用止血带时必须记录绑上与松开止血带的时间和压力，定时通知相关人员（如手术医师或接诊

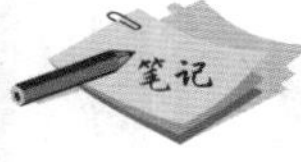

医师等）。

（七）关键问题

1. 压迫止血适应证有哪些？
2. 对大、中血管止血的注意事项有哪些？
3. 止血时钳的尖端方向应朝向哪里？
4. 撤出止血钳的方法？
5. 电凝止血适应证有哪些？

案例分析

关键问题参考答案

（雷海鸣）

笔记

第六章 局部麻醉

学习目标

1. 掌握:表面麻醉、局部浸润麻醉的麻醉方法。
2. 熟悉:区域阻滞、神经阻滞的麻醉方法。
3. 了解:局部麻醉的操作目的。

局部麻醉(local anesthesia)指用局部麻醉药(简称局麻药)暂时阻断某些周围神经的冲动传导,使这些神经所支配的区域产生麻醉作用,简称局麻。

(一)操作目的

较表浅、局限的手术前麻醉。

(二)局麻方法

1. 表面麻醉　适用于眼、鼻、咽喉、气管、尿道等处的浅表手术。滴入法用于眼,涂敷法用于鼻,喷雾法用于咽喉、气管,尿道用灌入法。常用穿透力强的局麻药如1%~2%丁卡因或2%~4%利多卡因。因眼结合膜和角膜组织柔嫩,故滴眼用0.5%~1%丁卡因。为达到满意的麻醉效果,可多次给药,每次间隔5min。

2. 局部浸润麻醉　适用于体表手术和有创造性检查的麻醉。操作方法:先在手术切口线一端进针,针的斜面向下刺入皮内,注药后形成橘皮样隆起,称皮丘。将针拔出,在第一个皮丘的边缘再进针,如法操作行成第二个皮丘,重复上述操作,在切口线上形成皮丘带。再分层注射,由皮丘按解剖层次向四周及深部组织注射局麻药,即可切开皮肤和皮下组织。此操作方法的目的是让患者只在第一针刺入时有痛感,即一针技术。常用麻醉药物为0.5%普鲁卡因或0.25%~0.5%利多卡因。

操作中的关键点提示:①注入组织内的药液应有一定容积,麻药在短时内加压注入,可在组织内形成张力,借水压作用使药液与神经末梢广泛而均匀地接触,从而增强麻醉效果。②为避免用药量超过一次限量,应降低药液浓度。③每次注药前都要回抽注射器,以免注入血管内。④实质脏器和脑组织等无痛觉,不需注药。⑤药液中含1:40万~1:20万浓度的肾上腺素可减缓局麻药的吸收,延长麻醉药作用时间。

3. 区域阻滞　适用于体表的短小手术,如乳房良性肿瘤的切除术、头皮手术等。用药同局部浸润麻醉。优点:①可避免刺入肿瘤组织。②不致因局部药液浸润后,一些小的肿块不易被扪及,而增加手术难度。③不会因注药而使手术区的局部解剖难于辨认。

4. 神经阻滞　在神经干、丛、节的周围注射局麻醉药,阻滞其冲动传导,使所支配的区域产生麻醉作用,称神经阻滞。

(1)臂神经丛阻滞:适用于肩关节及上肢的手术,可在肌间沟、锁骨上和腋窝三处进行,分别称为肌间沟径路、锁骨上径路和腋径路(图3-6-1)。阻滞时必须将局麻药注入鞘膜内才能见效。

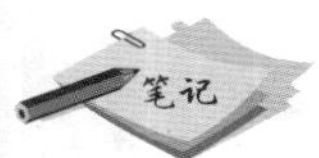

1)肌间沟径路:患者取仰卧位,头偏向对侧,手臂紧贴身侧使肩下垂。从环状软骨做一水平线,其与肌间沟的交点为穿刺点,此处相当于第6颈椎横突水平。针头在穿刺点皮肤垂直进针,刺破椎前

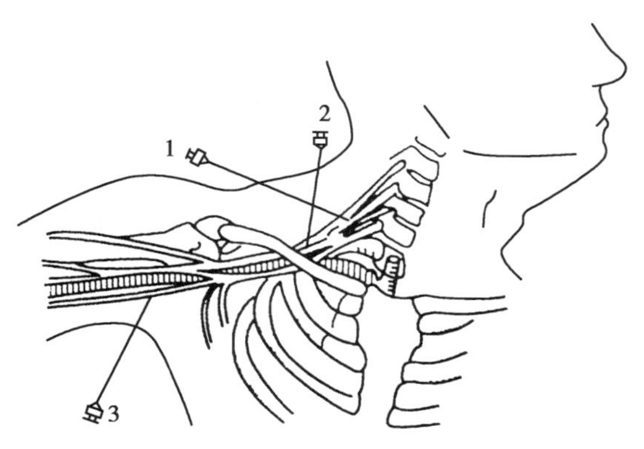

图 3-6-1　臂丛神经阻滞
1. 肌间沟径路;2. 锁骨上径路;3. 腋径路

筋膜时有突破感,然后向内下方向进入少许。当针触及臂神经丛时,患者常诉异感,此时回抽若无血液或脑脊液,即可注射局麻药。一般用1.3%利多卡因25ml。

2）锁骨上径路:患者取仰卧位,在患侧肩下垫一薄枕,头偏向对侧,以充分显露颈部。麻醉者站在患者头侧,确定锁骨中点后,在锁骨中点上1cm处进针,并向后、内、下方向推进,当患者诉有放射到手指、腕或前臂的异感时即停止前进,回抽如无血液或空气,可注入药液。如未遇到异感,针尖进入1~2cm深度时将触及第1肋骨,可沿第1肋骨的纵轴向前后探索,出现异感后注药,即可阻滞臂神经丛。

3）腋径路:患者取仰卧位。剃去腋毛,患肢外展90°,前臂再向上屈曲90°,呈行军礼姿势。麻醉者站在患侧,先在腋窝处触及腋动脉搏动,再沿动脉走向,向上触及胸大肌下缘腋动脉搏动消失处,略向下取动脉搏动最高点为穿刺点。操作时右手持针头,左手示指和中指固定皮肤和动脉,在穿刺点与皮肤垂直方向刺入。当刺破鞘膜有较明显的落空感时,即停止进针。松开手指,见针头随动脉搏动而摆动,表示为针尖在腋鞘内。回抽无血液后注入局麻药液25~30ml。在注射时压迫注射点的远端,有利于药液向腋鞘近心端扩散,可增强对肌皮神经的阻滞。

并发症:肌间沟径路和锁骨上径路可发生喉返神经麻痹、膈神经麻痹和霍纳综合征。如穿刺不当,锁骨上径路可发生气胸,肌间沟径路可引起高位硬膜外阻滞,或药液意外注入蛛网膜下腔而引起全脊椎麻醉。

（2）颈神经丛阻滞:适用于颈部手术,如甲状腺腺瘤摘除术、甲状旁腺摘除术和气管切开术等。包括深丛和浅丛阻滞。

1）深丛阻滞

a. 颈前阻滞法:患者取仰卧位,头转向对侧,胸锁乳突肌和颈外静脉交叉点附近为C_4横突,用手指按压可摸到此横突。在此水平刺入2~3cm可触及横突骨质,回抽无血液和脑脊液后,注入局麻药液10ml。

b. 肌间沟阻滞法:同臂神经丛阻滞的肌间沟径路法,但穿刺点为肌间沟尖端,刺过椎前筋膜后,不需寻找异感,注入局麻药液10ml后压迫肌间沟下方,以避免药液下行而阻滞臂神经丛。

2）浅丛阻滞:患者取仰卧位,头转向对侧,取胸锁乳突肌后缘中点为穿刺点,垂直进针至皮下后注射1%利多卡因6~8ml;或在此点先注射3~4ml,再沿胸锁乳突肌后缘向头侧和尾侧各注射2~3ml。

并发症:浅丛阻滞的并发症很少见。深丛阻滞的并发症:①局麻药毒性反应,因颈部血管丰富,吸收较快,如意外注入椎动脉,药液可直接进入脑内。②药液意外注入蛛网膜下隙或硬膜外间隙。③膈神经麻痹。④喉返神经麻痹。⑤霍纳综合征。

（3）肋间神经阻滞:适用于胸壁和腹壁手术以及术后镇痛。

患者取侧卧或俯卧位,上肢外展,前臂上举。先确定要阻滞神经所处的肋骨,再用左手示指将皮肤轻轻上移,右手持注射器在肋骨近下缘处垂直刺入至触及肋骨骨质,松开左手,针头随皮肤下移。将针再向内刺入,滑过肋骨下缘后再刺入0.2~0.3cm,回抽无血液或空气后注入局麻药液3~5ml。

并发症:①气胸。②局麻药毒性反应,因药液误注入肋间血管,或阻滞多根肋间神经时用药量过大和吸收过快所致。

（4）指(或趾)神经阻滞(图3-6-2):用于手指

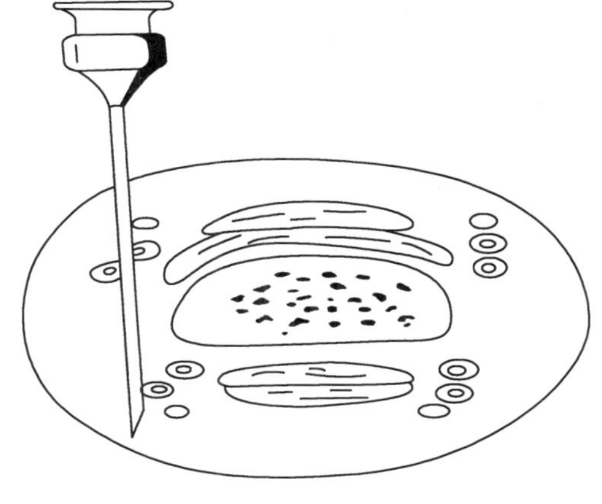
图 3-6-2　指(趾)神经阻滞

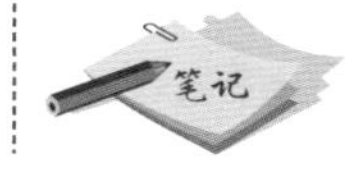

(或脚趾)手术。

指神经阻滞可在手指根部或掌骨间进行。趾神经阻滞参照指神经阻滞法。

1) 指根部阻滞:在指根的背侧部进针,向前滑过指骨至掌侧皮下,术者用手指抵于掌侧可感到针尖,此时后退0.2~0.3cm,注入1%利多卡因1ml。再退针至进针点皮下注药0.5ml。同法注射手指另一侧。

2) 掌骨间阻滞:针从手背部刺入掌骨间,直达掌面皮下。随着针头的推进和拔出,注入1%利多卡因4~6ml。

在手指、脚趾等处使用局部麻醉药时禁忌加用肾上腺素,注药量也不能太多,以免血管收缩或受压而引起组织缺血坏死。

(三)关键问题

1. 局部浸润麻醉操作中的关键点有哪些?
2. 区域阻滞麻醉的优点有哪些?
3. 肋间神经阻滞麻醉的并发症有哪些?

案例分析

关键问题参考答案

(雷海鸣)

笔记

第七章 缝合

学习目标

1. 掌握:缝合的操作步骤及方法、适应证及禁忌证。
2. 熟悉:缝合的基本原则。
3. 了解:各种缝合方法。

缝合(suture)是将已经切开或外伤断裂的组织、器官进行对合或重建其通道,恢复其功能。是保证良好愈合的基本条件,也是重要的外科手术基本操作技术之一。不同部位的组织器官需采用不同的方式方法进行缝合。

(一)操作目的

借缝合的张力维持伤口边缘相互对合以消灭空隙,有利于组织愈合。

(二)适应证

手术切口和适宜一期缝合的新鲜创伤伤口。

(三)禁忌证

污染严重或已化脓感染的伤口。

(四)操作准备

1. 设备准备　缝线:1、4、7 号丝线若干(供术者选择),外科常规腹部缝针数套,手术刀一把,无齿镊、有齿镊各一把。持针器一把,小直止血钳两把,线剪一把。消毒手套。

2. 操作者准备　按照无菌原则,穿手术衣,戴口罩、帽子,洗手,戴手套。

3. 患者准备　告知缝合的目的,暴露伤口。

(五)操作步骤

1. 缝合基本步骤　进针、拔针、出针、夹针(以皮肤缝合为例)。

(1) 进针:缝合时左手执有齿镊,提起皮肤边缘,右手执持针钳,在距皮缘 1~1.2cm 进针处,用腕臂力由外旋进,顺针的弧度刺入皮肤,经皮下从切口对侧的皮肤穿出,使切口两侧缝合的组织对等,有利于愈合。

(2) 拔针:用有齿镊捏住针的前端,顺针的弧度外拔,同时持针器从针后部顺势前推。

(3) 出针、夹针:当针要完全拔出时,阻力已很小,可松开持针器,用镊子夹针继续外拔,持针器迅速转位夹住针体前部,顺势将针完全拔出,持针器和所夹住的缝针一并交给器械护士。缝线由第一助手打结,第二助手剪线,完成缝合步骤。

2. 根据缝合后切口边缘的形态分为单纯、内翻、外翻缝合三类。每类又有间断和连续缝合两种。

(1) 单纯缝合法:为外科手术中广泛应用的一种缝合法,缝合后切口边缘对合。

1) 单纯间断缝合法:最常用。常用于皮肤、皮下组织、腹膜及胃肠道等的缝合(图 3-7-1)。

2) 单纯连续缝合法:优点是节省用线和时间,常用于腹膜缝合及胃肠道和血管等的吻合缝合(图 3-7-2)。

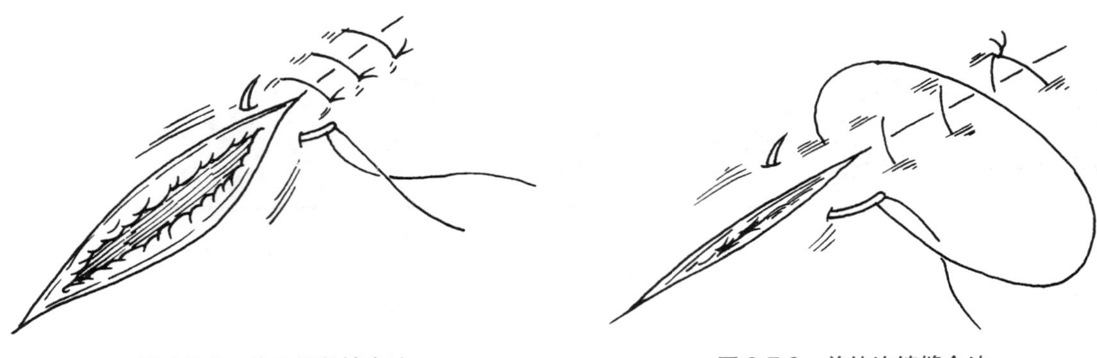

图 3-7-1　单纯间断缝合法　　　　图 3-7-2　单纯连续缝合法

3）"8"字形缝合法：实际上是两个间断缝合，结扎较牢固且可节省时间，常用于缝合腱膜及缝扎止血（图 3-7-3）。

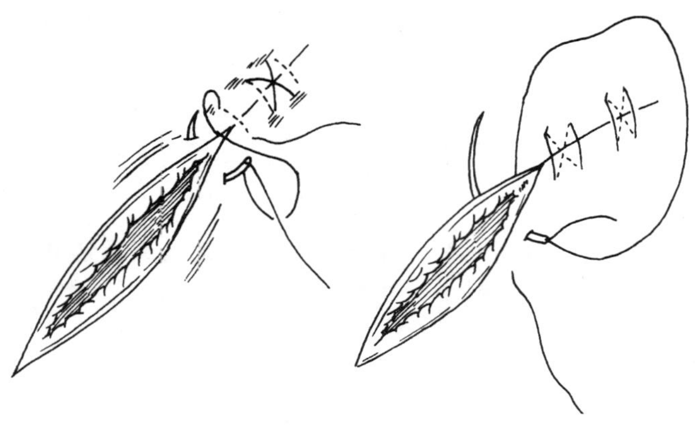

图 3-7-3　"8"字形缝合法

4）连续扣锁缝合法：又称毯边（锁边）缝合法。闭合及止血效果较好，常用于胃肠道吻合时后壁全层缝合（图 3-7-4）。

（2）内翻缝合法：缝合后切口内翻，外面光滑，常用于胃肠道吻合。

1）垂直褥式内翻缝合法：又称仑孛特（Lembert）式缝合法。分间断与连续两种，常用的为间断法。在胃肠及肠肠吻合时用以缝合浆肌层（图 3-7-5）。

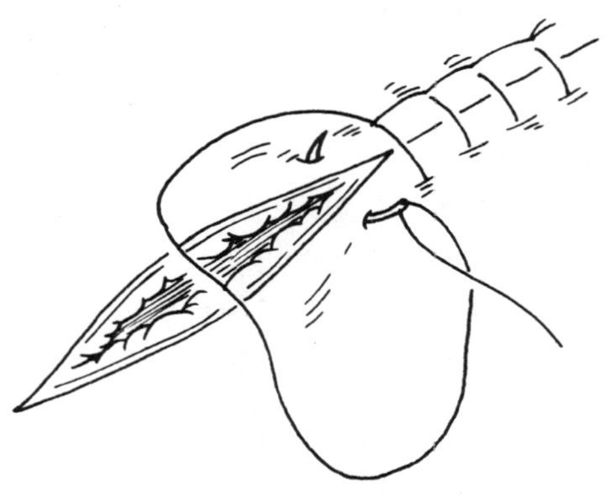

图 3-7-4　连续扣锁缝合法

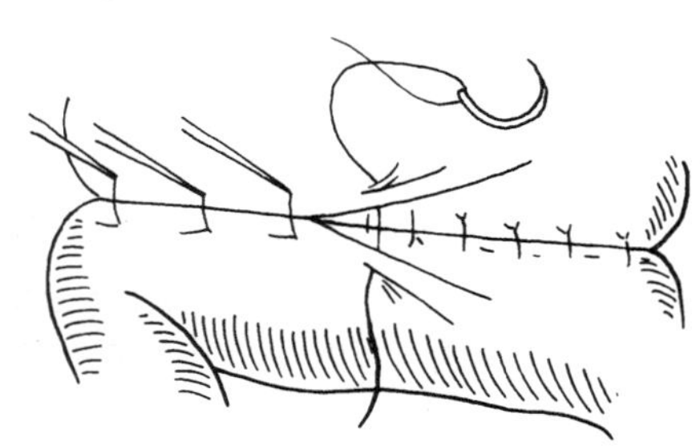

图 3-7-5　垂直褥式内翻缝合法

2）水平褥式内翻缝合法：分为三种。

a. 间断水平褥式内翻缝合法（Halsted 缝合法）：用以缝合浆肌层或修补胃肠道小穿孔（图 3-7-6）。

b. 连续水平褥式内翻缝合法（Cushing 缝合法）：多用于缝合浆肌层（图 3-7-7）。

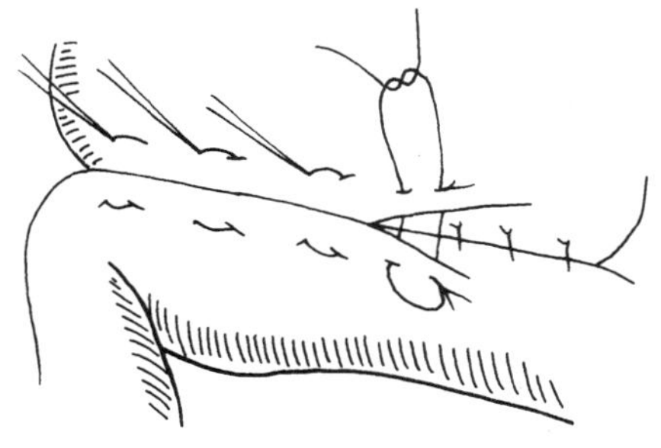

图 3-7-6 间断水平褥式内翻缝合法

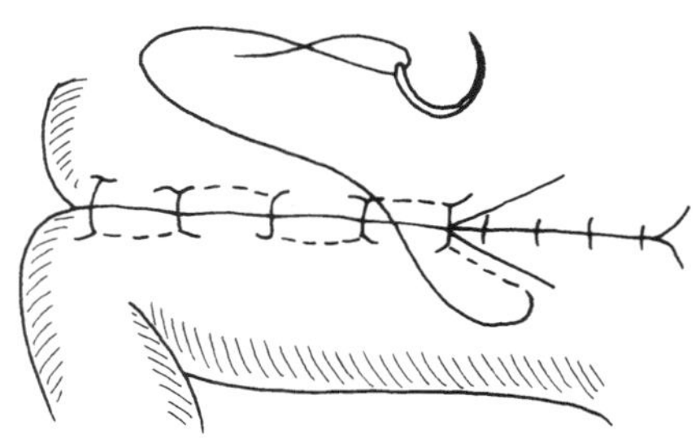

图 3-7-7 连续水平褥式内翻缝合法

c. 连续全层水平褥式内翻缝合法(Connell 缝合法):多用于胃肠吻合时缝合前壁全层(图 3-7-8)。

d. 荷包口内翻缝合法:用于埋藏阑尾残端、缝合小的肠穿孔或固定胃、肠、膀胱、胆囊造瘘等引流管(图 3-7-9)。

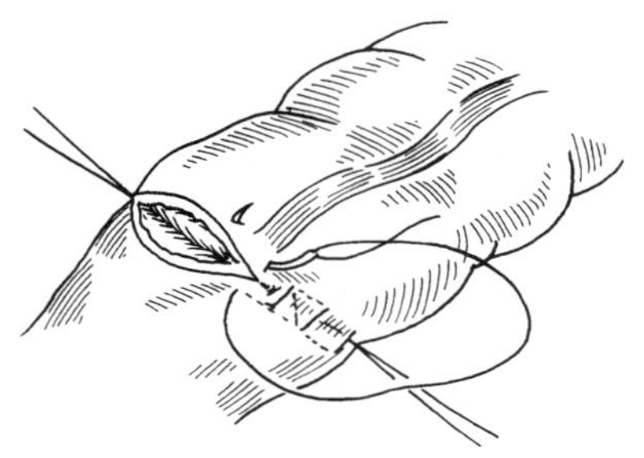

图 3-7-8 连续全层水平褥式内翻缝合法

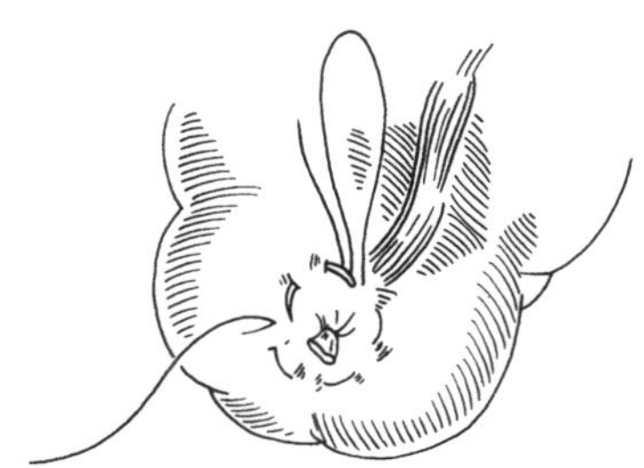

图 3-7-9 荷包口内翻缝合法

(3) 外翻缝合法:缝合后切口外翻,内面光滑。常用于血管吻合、腹膜缝合、减张缝合等。有时亦用于缝合松弛的皮肤(如老年或经产妇腹部、阴囊皮肤等)防止皮缘内卷,影响愈合。

1) 间断水平褥式外翻缝合法(图 3-7-10)。

2) 间断垂直褥式外翻缝合法(图 3-7-11)。

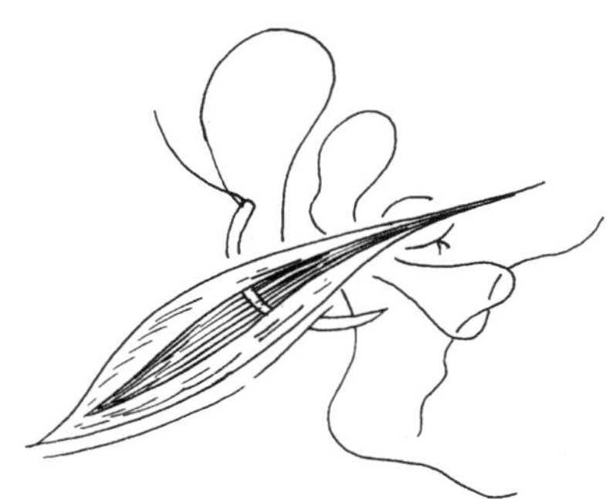

图 3-7-10 间断水平褥式外翻缝合法

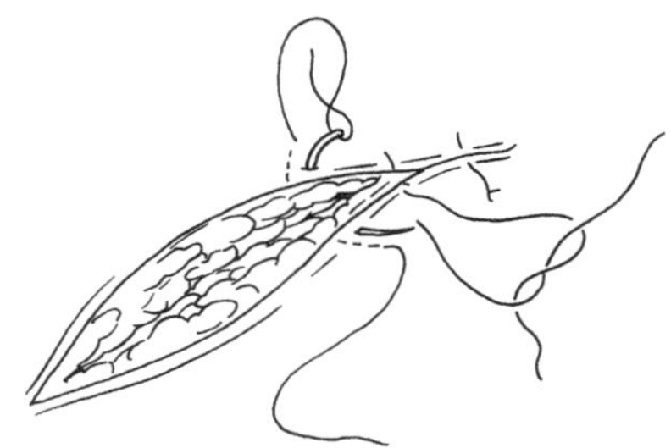

图 3-7-11 间断垂直褥式外翻缝合法

3) 连续外翻缝合法(图 3-7-12)。

(4) 减张缝合法:缝合处组织张力大,全身情况较差时,为防止切口裂开可采用此法,主要用于腹壁切口的减张。缝合线选用较粗的丝线或不锈钢丝,在距离创缘 2~2.5cm 处进针,经过腹直肌后鞘与腹膜之间至对侧并穿过腹直肌后鞘向皮外出针,以保证层次的准确性,亦可避免损伤脏器。缝合间距 3~4cm,所缝合的腹直肌鞘或筋膜应较皮肤稍宽,使其承受更多的切口张力,有利于切口的愈合。结扎前将缝线穿过一段橡皮管或纱布做的枕垫,以防皮肤被割裂,结扎时切勿过紧,以免影响血运(图 3-7-13)。

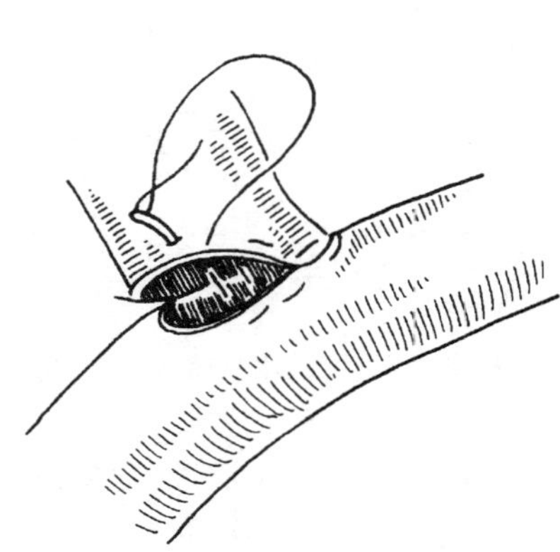
图 3-7-12 连续外翻缝合法

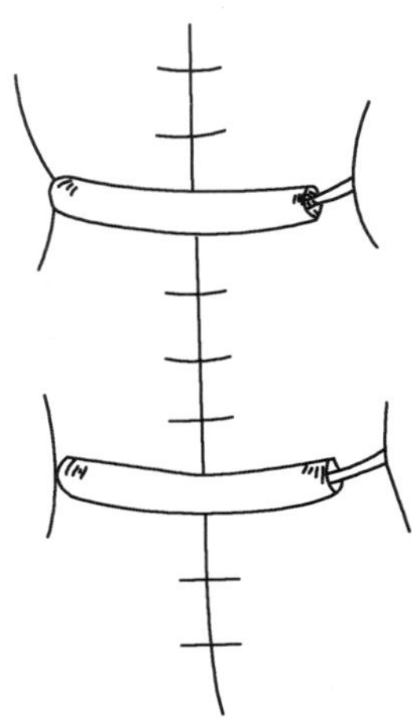
图 3-7-13 减张缝合法

（5）皮内缝合法：可分为皮内间断及皮内连续缝合两种，皮内缝合应用眼科小三角针、小持针钳及0号丝线。缝合要领：从切口的一端进针，然后交替经两侧切口边缘的皮内穿过，一直缝到切口的另一端穿出，最后抽紧，两端可做蝴蝶结或纱布小球垫。常用于外露皮肤切口的缝合，如颈部甲状腺手术切口。其缝合的好坏与皮下组织缝合的密度、层次对合有关。如切口张力大，皮下缝合对拢欠佳，不应采用此法。此法缝合的优点是对合好，拆线早，愈合瘢痕小，美观（图 3-7-14）。

3. 缝合的基本原则

（1）要保证缝合创面或伤口的良好对合：缝合应分层进行，按组织的解剖层次进行缝合，使组织层次严密，不要卷入或缝入其他组织，不要留残腔，防止积液、积血及感染。缝合的边距（进针和出针处同创缘的距离）及针距（两针缝合之间的距离）必须均匀一致，这样看起来美观，更重要的是，受力及分担的张力一致并且缝合严密，不至于发生泄漏。

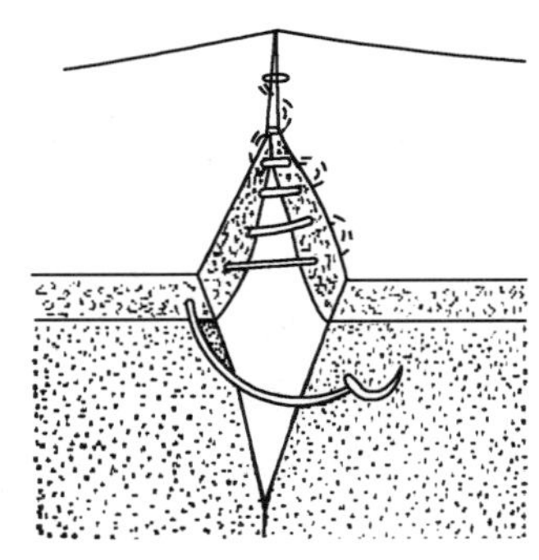
图 3-7-14 皮内缝合法

（2）注意缝合处的张力：结扎缝合线的松紧度应以切口边缘紧密相接为准，不宜过紧，切口愈合的早晚、好坏并不与紧密程度完全成正比，过紧过松均可导致愈合不良。伤口有张力时应进行减张缝合，伤口如缺损过大，可考虑行转移皮瓣修复或皮片移植。

（3）缝合线和缝合针的选择要适宜：无菌切口或污染较轻的伤口在清创和消毒清洗处理后可选用丝线，已感染或污染严重的伤口可选用可吸收缝线，血管的吻合应选择相应型号的无损伤针线。

4. 注意事项

（1）无论何种缝线（可吸收或不可吸收），均为异物，因此应尽可能选用较细缝线或少用缝线。一般选用线的拉力能胜过组织张力即可。为了减少缝线量，肠线宜用连续缝合，丝线宜用间断缝合。

（2）不同的组织器官有不同的缝合方法，选择适当的缝合方法是做好缝合的重要内容。

（3）1 号丝线用于皮肤、皮下组织及部分内脏，或用于小血管结扎，4 号或 7 号丝线做较大血管结扎止血，肌肉或肌膜、腹膜缝合时应用。10 号丝线仅用于减张性缝合及在结扎未闭的动脉导管时用。5/0、7/0 丝线作较小血管及神经吻合用。

（4）增加缝合后切口抗张力的方法是增加缝合密度而不是增粗缝线；虽然连续缝合的力量分布均匀，抗张力较用间断缝合者强，但缺点是一处断裂将使全部缝线松脱，伤口裂开，同时连续缝合的线较多，异物反应亦较大，特别是伤口感染后的处理较间断缝伤口更为困难，如无特殊需要，一般少用连续缝合。

（5）缝合切口时应将创缘各层对合好。缝合皮肤皮下时，垂直进针和出针，不宜过深或过浅；结扎时以将创缘对拢为宜，不宜过紧或过松。过浅或过松将留下死腔、积血积液，或切口对合不齐，导致伤口感染或裂开；过深或过浅则皮缘易内卷或下陷，过紧尚可影响切口血液循环，妨碍愈合。以间断

缝合为例，一般情况下每针边距0.5～0.6cm，针距1.0～1.2cm，相邻两针间的四点形成正方形为佳。

（6）结扎张力适当。结扎过紧，会造成组织缺血坏死，造成感染或脓肿。结扎过松，遗留死腔，形成血肿或血清肿，招致感染影响愈合。

（7）已经感染的伤口除皮肤外，不宜用丝线缝合。

（8）剪线：原则上体内组织结扎的丝线线头保留2mm；肠线线头3～4mm；血管缝线保留5～8mm；皮肤缝合的线头应留长，一般为5～8mm，便于以后拆除。

【扩展补充知识】

1. 手术缝针　可以分为针尖、针体及针孔（针眼）等部位。按针尖形状分圆形及三角形两种，按针体弯曲度分为弯形、半弯形及直形。手术选用缝针时，依所缝合组织、脏器及血管等的脆弱度，选用时必须注意针尖的锐利度及针眼的大小，避免造成组织的创伤；依组织脏器部位的深浅，选用时注意缝针的弯曲程度。三角形缝针穿过组织时易撕裂组织，故多用在坚韧的结缔组织和皮肤。常用的几种介绍如下。

（1）圆形缝针：主要用于柔软容易穿透的组织，如腹膜、胃肠道及心脏组织，穿过时损伤小。

（2）三角形缝针：适用于坚韧的组织，其尖端是三角形的，针身部分是圆形的。

（3）三角形角针：针尖至带线的部位皆为三角形，用于穿透坚韧的组织，如筋膜及皮肤等。

（4）金属皮夹：这种金属皮夹，装入特制钉匣内，用特制持夹钳夹住金属皮夹，多用于缝合皮肤及矫形外科。

（5）无损伤缝针：这一类型针附于缝线的两端，多用于血管吻合及管状或环形构造时，亦用于连续缝合，如肠道吻合和心脏手术时，有弯形和直形两种。

（6）引线针：有手把，前端为扁圆钝弯形针尖及针身，深部组织结扎血管时使用，不易割伤，便于操作，常用于肝脏手术时。

选用以上各种类、各型号的缝针时，应选用大小适宜的持针钳配搭，避免配搭不当造成针体弯曲或折断，影响手术进行。

2. 医用缝线　各种缝线在手术中用于缝合各类组织和脏器，直到手术伤口愈合为止，又可结扎缝合血管，起止血作用。所有的缝线在人体组织内均为异物，都可引起不同程度的不良反应。选用缝线最基本的原则为：尽量使用细而拉力大、对组织反应最小的缝线。各种缝线的粗细以号数与零数表明，号数越大表示缝线越粗，常用的有1、4、7、10号；零数越多表示缝线越细，常用的有1/0～10/0。

（1）医用丝线：分板线和团线两种。用于缝合体内各种组织、脏器及血管等。在组织内反应小，但在体内不吸收而形成异物，手术感染后影响切口愈合。一般缝线多采用黑色，操作时易与组织分辨。板线常用型号为000、0、1、4、7、10号，线长60cm或70cm。团线型号与板线相同，目前已被一次性医用板线所取代。丝线不宜重复消毒使用，以免影响拉力。

（2）无损伤缝线：分不可吸收和可吸收线两种。

1）不可吸收线：有锦纶线（尼纶线）、涤纶编结线、聚丙烯线。锦纶（尼纶）线：即聚酚胺纤维缝线，系人造纤维制成。抗张力及韧性皆强于丝线，在组织内反应小。型号有6/0～11/0，常用于血管、神经的吻合与修补，也用于输卵管吻合手术。涤纶编结线：即聚酯缝线，这种缝线是除铜线外最强韧的缝线。一般由多股编织而成，抗张力强度高，常用于心脏瓣膜置换、矫形外科肌腱修补及显微血管吻合手术。粗线有1～10号，细线有2/0～6/0号，常用10号做减张缝合。

2）可吸收缝线：是目前较理想的一种缝线，是用聚羟基乙酸包膜的缝线，它有表面光滑、吸收快、损伤小、组织反应小的优点。其型号有0～9/0，带针。针有大、小、圆针与三角针之分，使用时应根据临床用途进行选择。常用于肠道、胆道、肌肉、关节囊、子宫、腹膜等组织脏器的缝合，也用于眼科和烧伤整形科手术。

（3）医用肠线：分普通肠线和铬制肠线两种，均可吸收。吸收所需时间的长短，依肠线的粗细及组织的情况而定，一般6～20d可完全吸收。目前肠线均采用一次性无菌包装，使用方便。

1）普通肠线：用羊肠或牛肠黏膜下层组织制作的易吸收缝线。吸收快，但组织对肠线的反应稍大。多用于愈合较快的组织或皮下组织、结扎血管和缝合感染伤口等。一般常用于子宫、膀胱等黏膜层。

2）铬制肠线:此肠线系铬酸处理制成,可减慢组织吸收速度,它造成的炎症反应比普通肠线少。一般多用于妇科及泌尿系统手术,是肾脏及输尿管手术常常选用的缝线,因为丝线会促进形成结石。使用时用盐水浸泡,待软化后拉直,以便于手术操作。

医用肠线的型号有 1、2、0 号及 1/0、2/0、3/0、4/0、5/0 等。目前医用肠线的使用有逐渐减少的趋势,并被更为理想的可吸收缝线取代。

（4）不锈钢丝:主要用于需要强拉力缝合时,如用于腹壁张力缝合等。是缝线中最不易引起组织反应的缝线,但不易打结,钢丝的尖端容易刺破手套。

（六）操作中的关键点提示

1. 进针　适当的边距和针距不仅决定缝合后伤口的美观,更重要的是影响到伤口的愈合。

2. 拔针　无论开始时用镊子捏住缝针前端还是之后用迅速反转的持针器夹持针体,拔针时均要按照缝针的弧度拔出,避免强硬操作造成损伤。

3. 出针　出针前需用反转了的持针器夹住针体以便顺弧度拔出。出针后将持针器和所夹持的缝针一并交给器械护士,避免缝针失落而增加不必要的寻找时间。

4. 夹针　如果操作者时间宽裕,可在将持针器和缝针递还器械护士时,就将持针器夹在针体的中后 1/3 交界处,便于完成下一针缝线的穿线。

（七）关键问题

1. 伤口缝合的适应证?
2. 伤口缝合的禁忌证?
3. 皮肤缝合注意要点是什么?
4. 为什么在可能情况下尽量先用较细丝线或少用丝线?
5. 结扎过紧或过松会出现什么情况?
6. 连续缝合的优点和缺点是什么?
7. 增加缝合后切口抗张力的方法是什么?
8. 不同线剪线的原则是什么?

案例分析

关键问题参考答案

（邹　扬）

第八章 清创术

学习目标

1. 掌握:清创术的目的、适应证及禁忌证。
2. 熟悉:清创术的操作准备、操作步骤。
3. 了解:清创术的关键点。

清创术(debridement)是用外科手术的方法,清除开放伤口内的异物,切除坏死、失活或严重污染的组织、缝合伤口,使之尽量减少污染,甚至变成清洁伤口,达到一期愈合,有利受伤部位的功能和形态的恢复。

(一)操作目的

在细菌感染形成前充分清除坏死或失活组织及血块、异物等有害物质,控制伤口出血,尽可能地将已经被污染的伤口变为清洁伤口,争取为伤口早期愈合创造良好的环境。

(二)适应证

1. 伤后 6~8h 以内者。
2. 伤口污染较轻,伤后不超过 12h 者。
3. 头面部伤口,一般在伤后 24~48h 以内,争取清创后一期缝合。

(三)禁忌证

污染严重或已化脓感染的伤口。

(四)操作准备

1. 设备准备

(1) 一般器械:普通清创缝合器械包。

(2) 特殊器械及材料:吻合血管用的精细器械和无损伤针线;骨折时应准备内固定器材、夹板或石膏绷带;四肢严重损伤时应备橡皮止血带或气囊止血带;手外伤伴有骨折时应备咬骨钳、克氏针、螺丝钉等物品。

2. 操作者准备　按照无菌原则,穿手术衣,戴口罩、帽子,洗手,戴手套。

3. 患者准备

(1) 术前需对伤员进行全面检查,特别是要检查患者意识情况、生命体征,注意患者是否合并颅脑损伤、心肺损伤及腹部脏器严重的损伤。如存在这些严重的情况,首先应抢救生命,暂缓实施清创术。

(2) 如患者存在休克,首先应治疗休克,快速开通静脉予以输液、输血,患者一般情况好转后再进行清创术。如患者休克是由于伤口出血造成,可在抗休克同时进行止血、清创、包扎等治疗。

(3) 如伤口较大,污染较严重,需要预防性运用抗生素。

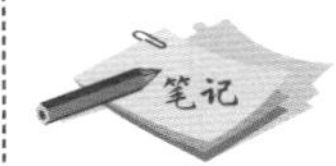

（五）操作步骤

1. 清洗皮肤　用无菌纱布覆盖伤口，再用汽油或乙醚擦去伤口周围皮肤的油污，更换覆盖伤口的纱布，用软毛刷蘸消毒皂水刷洗皮肤，然后用清水冲净。油污不易除掉时，可用汽油进行擦洗。刷洗时勿让水进入伤口内，刷洗范围距伤口 30cm 以上为宜。如此刷洗伤口周围 2、3 遍后，用无菌干纱布擦拭干净（图 3-8-1、2）。

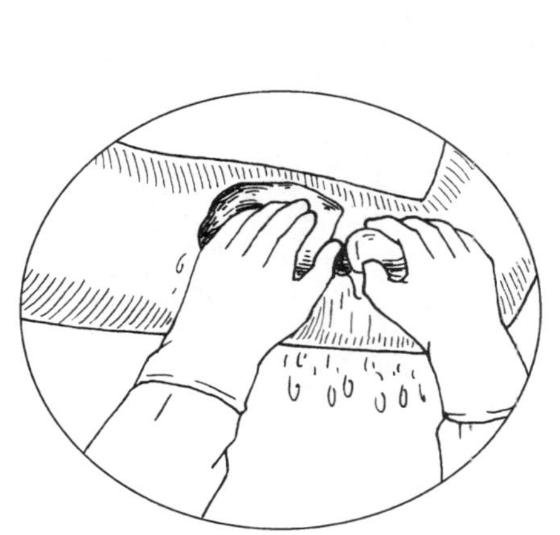

图 3-8-1　清洗皮肤

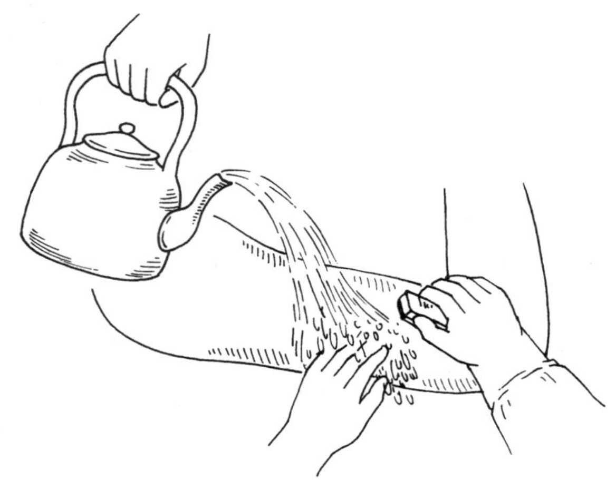

图 3-8-2　清水冲洗皮肤

2. 清洗伤口　去掉覆盖伤口的纱布，以生理盐水冲洗伤口，用消毒镊子或小纱布球轻轻除去伤口内的污物、血凝块和异物（图 3-8-3）。

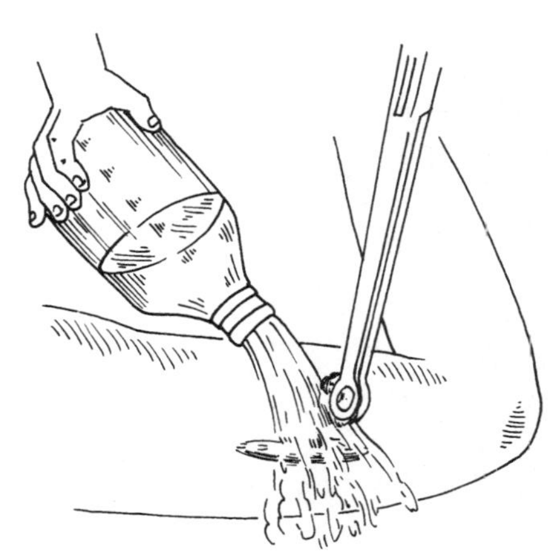

图 3-8-3　生理盐水冲洗伤口

3. 皮肤消毒、铺无菌巾　用0.1%活力碘消毒伤口周围皮肤达创缘 20cm，消毒时注意勿使消毒液进入伤口内，以免加重伤口内组织损伤。消毒完毕操作者更换手套，术区铺盖无菌巾。

4. 麻醉　根据患者受伤部位、手术时间长短选择适当的麻醉方式。伤口较小，手术时间短的患者可选用局部浸润麻醉或区域组织麻醉；伤口较大，手术时间长的患者可选用全身麻醉。

5. 清理伤口　仔细检查伤口，进一步了解伤情，判断肌腱、骨骼、重要神经、血管等有否损伤。对浅层伤口，可切除伤口周围不整皮肤缘 0.2~0.5cm，切面止血，消除血凝块和异物，切除失活组织和明显挫伤的创缘组织（包括皮肤和皮下组织等），并随时用无菌盐水冲洗。对深层伤口，应彻底切除失活的筋膜和肌肉（肌肉切面不出血，或用镊子夹捏不收缩者，表示已坏死），但不应将有活力的肌肉切除，以免切除过多影响功能。为了处理较深部伤口，有时可适当扩大伤口和切开筋膜，清理伤口，直至伤口比较清洁，显露血液循环较好的组织。如同时有粉碎性骨折，应尽量保留骨折片；已与骨膜游离的小骨片则应予清除（图 3-8-4、5）。

清创时应按一定顺序和解剖层次，由浅入深区分进行。清除失活组织，应注意妥善止血。对于伤口边缘较整齐者，也可不切除创缘，以免伤口缝合时皮肤张力过大。神经、肌腱、关节囊和韧带清创时应持慎重态度，除明显坏死者必须切除外，其余宜保留观察。

6. 再次冲洗伤口　失活组织清理后，再用生理盐水冲洗伤口两遍，彻底去除组织碎屑、残渣、污染较严重的伤口，可先用 0.1%氯己定冲洗创面或用氯己定纱布湿敷创面数分钟，然后再用生理盐水冲洗，以减少厌氧菌感染。操作者更换手套，重新覆盖无菌巾，并更换已用过的手术器械。

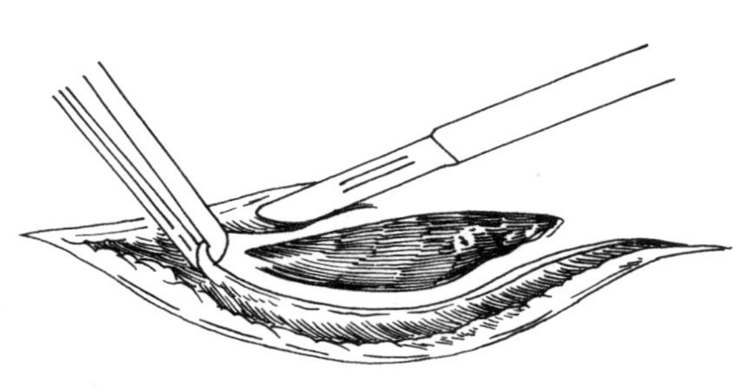
图 3-8-4 切除伤口皮缘

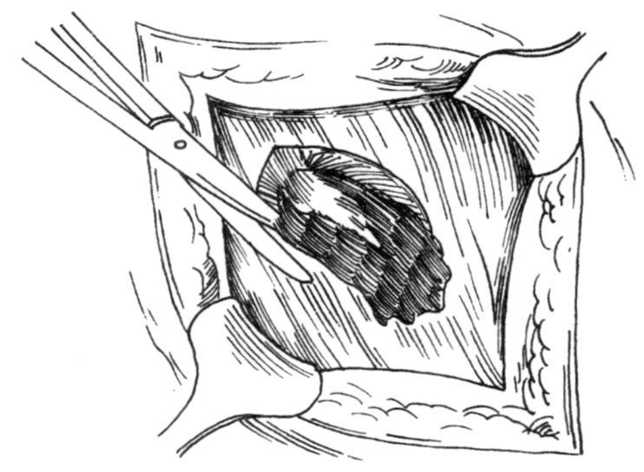
图 3-8-5 剪去失活的肌肉

7. 修复伤口 根据污染程度、伤口大小和深度等具体情况，决定伤口是开放还是缝合，是一期还是延期缝合。未超过 12h 的清洁伤口可一期缝合；大而深的伤口，在一期缝合时应放置引流条；污染重的或特殊部位不能彻底清创的伤口，应延期缝合，即在清创后先于伤口内放置凡士林纱布条引流，待 4~7d 后，如伤口组织红润，无感染或水肿时，再做缝合。头、面部血运丰富，愈合力强，损伤时间虽长，只要无明显感染，仍应争取一期缝合。缝合伤口时，不应留有死腔，张力不能太大。对重要的血管损伤应修补或吻合；对断裂的肌腱和神经干应修整缝合。显露的神经和肌腱应以皮肤覆盖；开放性关节腔损伤应彻底清洗后缝合；胸腹腔的开放性损伤应彻底清创后，放置引流管或引流条（图 3-8-6）。

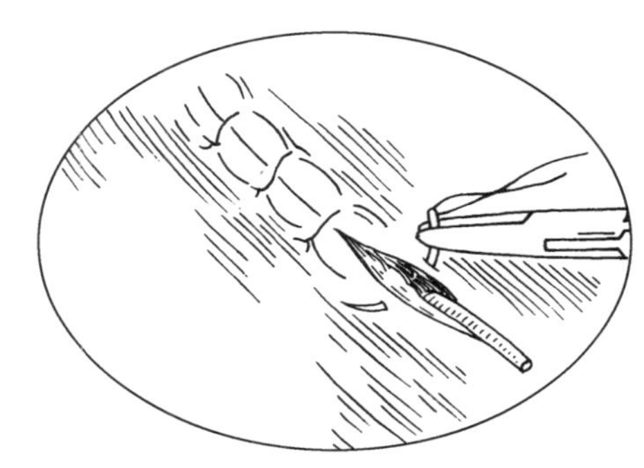
图 3-8-6 缝合

8. 包扎固定 覆盖敷料，包扎固定。如进行血管、神经、肌腱缝合修复，可应用夹板或石膏进行肢体外固定，使缝合的组织处于松弛状态。

9. 术后处理 根据全身情况输液或输血。合理应用抗生素，防止伤口感染，促使炎症消退。注射破伤风抗毒素；如伤口深，污染重，应同时肌内注射气性坏疽抗毒血清。抬高伤肢，促使血液回流。注意伤肢血运、伤口包扎松紧是否合适、伤口有无出血等。伤口引流条，一般应根据引流物情况，在术后 24~48h 内拔除。伤口出血或发生感染时，应立即拆除缝线，检查原因，进行处理。

清创术（视频）

（六）操作中的关键点提示

1. 清创前需充分了解患者整体情况，如果存在生命征不稳定，需要先行抢救。
2. 清创时需评估患者的耐受能力，必要时同时给予输液甚至输血。

案例分析

（七）关键问题

1. 清创术的目的是什么？
2. 清洗皮肤时，是否需要更换覆盖伤口的无菌纱布？若需要，何时更换？
3. 清创过程中，大块游离骨片是否需要清除？
4. 血管、神经等重要组织清创的原则是什么？
5. 皮肤清创，清除失活组织时，是否应尽量保留软组织以尽量避免创口出血？

6. 受伤达 12h 的严重污染伤口,应采取什么措施?
7. 面颊部开放性损伤,受伤后 12h 就诊,应如何局部处理?

关键问题参考答案

（邹　扬）

第九章 换药术

学习目标

1. 掌握:换药的目的、适应证。
2. 熟悉:换药的操作准备、操作步骤。
3. 了解:一些伤口的特殊处理。

换药(dressing)又称更换敷料,包括检查伤口、除去脓液和分泌物、清洁伤口及覆盖敷料。是预防和控制创面感染,消除妨碍伤口愈合因素,促进伤口愈合的一项重要外科操作。

(一)操作目的

1. 观察伤口情况,及时给予必要和恰当的处理。如长期不愈的伤口,应找出原因,积极治疗。
2. 清理伤口,去除伤口创面的异物(如线头)、坏死组织和分泌物,保持伤口引流通畅;减少细菌繁殖、毒素分解产物的吸收和分泌物的刺激,使炎症局限化,为伤口的愈合创造有利条件。
3. 伤口局部覆盖有效药物,促进水肿吸收,局限炎症,促进新生上皮和肉芽组织的生长及伤口愈合、减少瘢痕形成。
4. 包扎固定伤口,防止进一步损伤和污染,为后期缝合和植皮做准备。

(二)适应证

1. 无菌手术及污染性手术术后 3~4d 检查伤口局部愈合情况,观察伤口有无感染。
2. 估计手术后有伤口出血、渗血可能者,或外层敷料已被血液或渗液浸透者。
3. 位于肢体的伤口包扎后出现患肢水肿、胀痛、皮肤颜色青紫、局部有受压情况者。
4. 伤口内放置引流物需要松动、部分拔出或全部拔除者。
5. 伤口已化脓感染,需要定时清除坏死组织、脓液和异物者。
6. 伤口局部敷料松脱、移位、错位,或包扎、固定失去应有的作用者。
7. 外科缝合伤口已愈合,需要拆除切口缝线者。
8. 需要定时局部外用药物治疗者。
9. 手术前创面准备,需要对其局部进行清洁、湿敷者。
10. 各种瘘管漏出物过多者。
11. 大、小便污染或鼻、眼、口分泌物污染、浸湿附近伤口敷料者。

(三)禁忌证

无绝对禁忌证。

(四)操作准备

1. 设备准备　治疗碗(盘)2 个,有齿、无齿镊各 1 把或血管钳 2 把,探针 1 个,手术剪 1 把。2%碘酊和 70%酒精棉球或碘伏,生理盐水,棉球若干,引流物或根据伤口所选择的药物、敷料。胶布、剪刀、汽油或松节油、棉签。必要时备酒精灯、火柴、穿刺针。根据伤口需要酌情备用胸腹带或绷带。

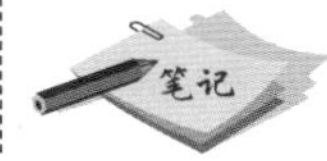

2. 操作者准备

（1）了解伤口的情况。

（2）换药地点选择：可在病房，最好在专用的换药室进行换药，保证光线充足、空气新鲜、温度适宜。换药前半小时内不要扫地，避免室内尘土飞扬。

（3）决定换药顺序：避免交叉感染。原则：先无菌，后感染；先缝合，后开放；先感染轻，后感染重；先一般，后特异。

（4）按照无菌原则，常规戴口罩帽子，剪短指甲，清洁双手，有条件可戴手套。如为大面积烧伤和特殊感染的伤口换药，必须穿手术衣，戴手套，严格执行消毒隔离制度。操作者如在当天有无菌手术，术前一般不应给感染创口换药，可请其他医师代行。

3. 患者准备 患者知晓换药的目的，采取最舒适且伤口暴露最好的体位，避免着凉。如伤口较复杂或疼痛较重，可适当给予镇痛或镇静药物以解除患者的恐惧及不安。

（五）操作步骤

1. 用手取外层敷料，再用镊子取下内层敷料及外引流物；与伤口黏着的最里层敷料，应先用盐水湿润后再揭去，以免损伤肉芽组织或引起创面出血。

2. 用两把镊子清洁伤口，一把镊子接触伤口，另一把镊子接触敷料作为传递。用碘伏或酒精消毒伤口周围的皮肤。用盐水棉球清洗创面，轻蘸吸去分泌物或脓液，由内向外，注意移除创口内异物、线头、死骨及腐肉等。棉球一面用后，可翻过来用另一面，然后弃去。不得用擦洗过创面周围皮肤的棉球蘸洗创面。严格防止将纱布、棉球遗留在伤口内。在换药过程中，假如需用两把镊子（或钳子）协同把沾有过多盐水或药液的棉球拧干一些时，必须使相对干净侧（左手）镊子位置在上，而使接触伤口侧（右手）镊子位置在下，以免污染。

3. 分泌物较多且创面较深时，宜用生理盐水冲洗，如坏死组织较多可用消毒溶液（如含氯石灰硼酸溶液）冲洗。每天换药2~3次。如需放置引流，应先用探针或镊子探测创腔方向、深浅和范围，然后再用探针或镊子送入油纱布、浸过雷夫努尔药液的纱布或其他引流条。应当松紧适宜，过松不利于引流，过紧则影响组织生长愈合。

4. 高出皮肤或不健康的肉芽组织，可用剪刀剪平，或先用硝酸银棒烧灼，再用生理盐水中和；或先用纯苯酚腐蚀，再用75%的酒精中和；肉芽组织有较明显水肿时，可用高渗盐水湿敷。

5. 一般无严重感染的平整创面，用凡士林纱布敷盖即可。感染严重的伤口，可用0.05%苯扎溴铵、0.02%醋酸氯己定等洗涤或湿敷，亦可用黄连软膏、去腐生肌散等中药外敷。化脓伤口可用优锁溶液洗涤或湿敷。特异感染，可用0.02%高锰酸钾湿敷。

6. 覆盖无菌纱布，用胶布或绷带固定。

【扩展补充知识】

1. 换药时间

（1）术后无菌伤口，如无特殊反应，3~5d后第1次换药。

（2）感染伤口，分泌物较多，需每天换药。

（3）新鲜肉芽创面，隔1~2d换药。

（4）严重感染或置引流的伤口及粪瘘等，应根据引流量的多少决定换药的次数。

（5）烟卷引流伤口，每日换药1~2次，以保持敷料干燥。

（6）橡皮管引流伤口2~3d换药，引流3~7d更换或拔除时给予换药。

（7）伤口有血液或液体流出，需换药检视并止血。

2. 不同伤口的特殊处理

（1）缝合伤口换药：一般在缝合后第3d检查有无创面感染现象。如无感染，切口及周围皮肤消毒后用无菌纱布盖好，对缝线有脓液或缝线周围红肿者，应挑破脓头或拆除缝线，按感染伤口处理，定时换药。

（2）其他伤口换药

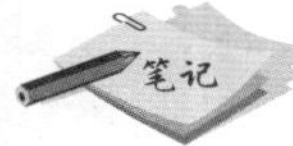

1）浅、平、洁净伤口：用生理盐水棉球拭去伤口渗液后，盖以凡士林纱布。

2）肉芽过度生长伤口：正常的肉芽色鲜红、致密、洁净、表面平坦。如发现肉芽色泽淡红或灰暗，表面呈粗大颗粒状，水肿发亮高于创缘，可将其剪除，再将盐水棉球拭干，压迫止血。也可用10%～20%硝酸银液烧灼，再用等渗盐水擦拭，若肉芽轻度水肿，可用3%～5%高渗盐水湿敷。

3）脓液或分泌物较多的伤口：此类伤口宜用消毒溶液湿敷，以减少脓液或分泌物。湿敷药物视创面情况而定，可用1∶5 000呋喃西林或漂白粉硼酸溶液等。每天换药2～4次，同时可根据创面培养的不同菌种，选用敏感的抗生素。对于有较深脓腔或窦道的伤口，可用生理盐水或各种有杀菌去腐作用的溶液进行冲洗，伤口内适当放引流物。

4）慢性顽固性溃疡：此类创面由于局部循环不良，营养障碍或切面早期处理不当或由于特异性感染等原因，使创面长期溃烂，久不愈合。处理此类创面时，首先找出原因，改善全身状况，努力促进创面的肉芽生长。

5）脂肪液化的伤口：在脂肪丰富的地方易出现脂肪液化，此时广泛敞开切口（脂肪液化的区域全部打开），加强换药。每日换药，待伤口渗出减少后，凡士林纱布覆盖刺激肉芽生长，之后二期缝合或蝶形胶布拉合。

3. 换药口诀

（1）物品准备

1）用什么，取什么；用多少，取多少。

2）先干后湿。

3）先无刺激性，后有刺激性。

4）先用后取，后用先取。

（2）决定顺序

1）先无菌，后感染。

2）先缝合，后开放。

3）先感染轻，后感染重。

4）先一般，后特异。

4. 胶布固定的技巧

（1）选择何种胶布时应考虑患者的过敏史、全身状态、皮肤特性、胶布黏着时间、是否需要加压止血等，以不引起皮肤张力或牵拉力的方法放置胶布。通常，第一条胶布固定敷料的最上方，长度以一半黏住敷料，另一半黏住两侧皮肤，不可过短过长，粘贴时敷料的中间先固定，再分别黏住两边；第二条胶布固定敷料中间，第三条胶布固定最下方。

（2）胶布粘贴的方向需与躯干或肢体长轴的方向垂直，以获得有效的固定。

（3）移去胶布时必须顺毛发方向，一手轻拉，一手保护皮肤，轻柔地打开两侧胶布后再整个移除敷料。如果胶布固定一时无法揭开，则可用清水或生理盐水先湿润胶布，等胶布软化后再慢慢揭除。

【注意事项】

1. 换药者操作应当稳、准、轻，禁忌动作过粗过大，严格遵守无菌外科技术。

2. 根据伤口情况准备换药敷料和用品，应勤俭节约，物尽其用，不应浪费。

3. 合理掌握换药的间隔时间，间隔时间过长不利伤口愈合，间隔时间过短因反复刺激伤口也会影响伤口愈合，同时增加患者痛苦，并造成浪费。

4. 每次换药完毕，须将一切用具放回指定的位置，认真洗净双手后方可给另一患者换药。

换药与拆线（视频）

（六）操作中的关键点提示

1. 严格执行无菌操作原则。

2. 换药后伤口内引流物，既要利于引流，也要不影响组织生长。

3. 特殊感染伤口敷料和器械，换药后需要特殊处理。

案例分析

（七）关键问题

1. 多个换药操作的先后原则是什么？
2. 揭去敷料时，是用手揭取还是用镊子揭取敷料，为什么？
3. 胶布固定敷料应注意什么？
4. 双手执镊操作时，应注意什么？
5. 换药时发现伤口局部红肿范围大，并触到硬结，甚至波动，应如何处理？
6. 肉芽过度生长的创面该如何处理？
7. 换药时伤口分泌物应如何识别？
8. 缝合伤口引流物一般何时取出？如何取出？应注意什么？

关键问题参考答案

（邹　扬）

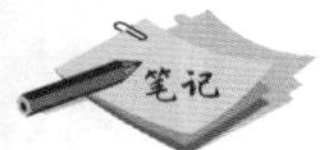

第十章 拆线

学习目标

1. 掌握:拆线的操作步骤及方法、适应证及禁忌证。
2. 熟悉:拆线的操作准备。
3. 了解:拆线的操作目的。

拆线是指手术后一定时间拆除伤口的缝线,利于伤口愈合的一项基本技术。

(一)操作目的

1. 拆除伤口缝线,达到伤口完全愈合。
2. 减少感染伤口的缝线反应,促进愈合。

(二)适应证

1. 已到拆线时间的手术切口,局部及全身无异常表现,切口愈合良好者。
2. 伤口术后有明显感染者,应提前拆线。

(三)禁忌证

遇有下列情况,应延迟拆线:

1. 严重贫血、营养不良,轻度恶病质者。
2. 严重水、电解质紊乱尚未纠正者。
3. 老年及婴幼儿患者。
4. 有胸部、腹部切口,咳嗽没有控制的患者。

(四)操作准备

1. 设备准备

(1) 一次性无菌橡胶手套1副(遇传染病患者时准备)。

(2) 口罩、帽子各1副。

(3) 无菌换药包,镊子2把。

(4) 润滑剂如液状石蜡一包、肥皂水、凡士林。

(5) 无菌拆线剪刀、无菌敷料、绷带、胶布、碘伏棉球若干等。

2. 操作者准备

(1) 核对患者姓名,查阅病历,了解患者的伤口情况。

(2) 向患者说明拆线过程和目的,消除患者顾虑。

(3) 引导患者进入操作室,无关人员回避。

(4) 戴帽子、口罩。

(5) 常规外科手消毒,必要时戴手套。

3. 患者准备

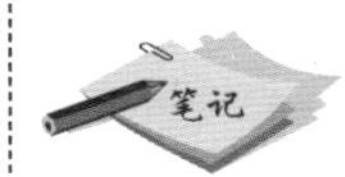

（1）让患者采取舒适体位，利于暴露创口，冬天应注意保暖（人文关怀）。

（2）小儿患者颜面部的多针精细缝合伤口，需在适当的场所由麻醉医师在短暂的辅助麻醉下（如丙泊酚麻醉）施行。

（五）操作步骤

1. 体位　根据患者具体病情采取舒适体位，便于暴露伤口。

2. 去除敷料　顺切口走行揭开外层敷料，最内层敷料应该用镊子夹持后去除，把敷料放在污物盘内，暴露缝合伤口。

3. 消毒切口或伤口

（1）两把镊子的使用，一把接触患者的伤口，一把接触换药碗并传递消毒物品。在消毒过程中镊子的头部最低。

（2）消毒棉球由内向外擦拭伤口及周围皮肤 5～6cm 两遍；一般部位用酒精或碘伏棉球消毒，颜面部、会阴部、黏膜、婴幼儿皮肤可用 0.1%苯扎溴铵棉球或碘伏棉球消毒。

（3）浸湿缝线线头，使线头不黏在皮肤上。

4. 检查伤口　是否牢固愈合，确定后再行拆线。

5. 拆线

（1）操作者左手用镊子，夹住线头，轻轻向上提起，使埋于皮肤的缝线一小段露出。

（2）用剪刀插进线结下空隙（图 3-10-1A），紧贴皮肤，将由皮内拉出的缝线剪断，将线向线结方向轻轻拉出（图 3-10-1B）。

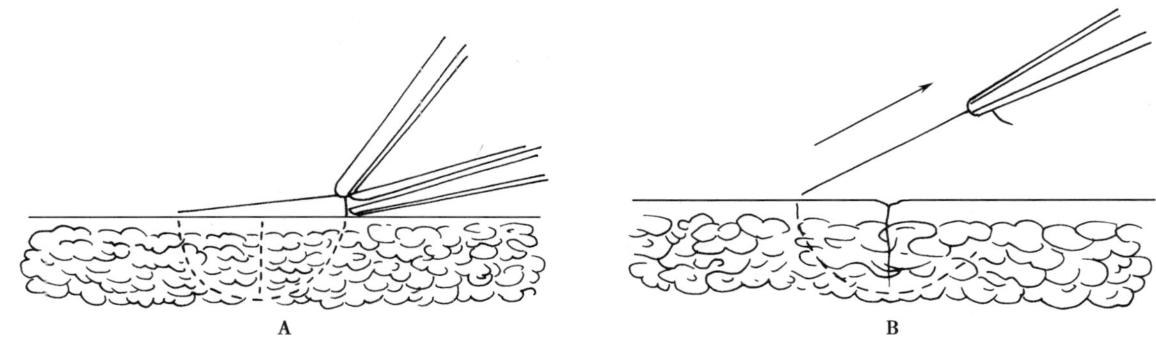

图 3-10-1　拆线方法
A. 剪线；B. 抽线。

换药与拆线（视频）

（3）一般可先间断拆除，检查伤口愈合良好后拆除其余缝线。

6. 覆盖敷料　伤口用消毒棉球再擦拭一遍，盖无菌敷料，胶布固定，固定的方向应该和躯干长轴垂直，长短适中。

（六）操作中的关键点提示

1. 拆线时间　要根据患者年龄、病情、伤口部位、局部血液供应情况等来决定。一般头面、颈部术后 4～5d 拆线（重睑手术、除皱手术在手术后 7d 左右拆线），下腹部、会阴部术后 6～7d 拆线，胸部、上腹部、背部、臀部术后 7～9d 拆线，四肢手术 10～12d 拆线（关节部位及复合组织游离移植手术在术后 10～14d 拆线），减张缝合 14d 以上拆线。青少年患者可适当缩短拆线的时间，年老、营养不良、糖尿病患者、慢性疾病者及切口张力较大者可延迟拆线时间，也可根据患者的实际情况先间断拆线。

2. 遇到有明显缝线反应的伤口，在达到拆线时间的情况下，可以拆除反应明显的缝线，用碘伏棉球或医用酒精棉球外敷伤口，再覆盖无菌敷料，以后每日换药 1 次，待伤口生长良好后拆除其余缝线。

3. 拆线时应在线结下方剪线，并向线结所在侧抽线，以免拉裂伤口。

4. 拆线后 1～2d 应观察伤口情况，是否有裂开，如遇愈合不良或裂开则用蝶形胶布拉拢并保护伤口至伤口愈合；拆线后局部敷料酌情保留适当时间即可解除。

5. 拆线后医生需向患者本人或家属、家长明确地交代注意事项，如起居饮食、何时洗澡、制动休息、复诊时间等。

案例分析

（七）关键问题

1. 拆线有何临床意义？
2. 拆线是一次性拆除所有缝线吗？为什么？
3. 影响拆线时间的主要因素有哪些？
4. 剪线时可以在缝线的中间或线结的对侧进行吗？为什么？
5. 什么情况下应延迟拆线？

关键问题参考答案

（高瑞忠）

第十一章 体表肿块切除术

学习目标

1. 掌握：体表肿块切除术的操作步骤及方法、适应证及禁忌证。
2. 熟悉：体表肿块切除术的操作准备。
3. 了解：体表肿块切除术的操作目的。

体表肿块是指来源于皮肤、皮肤附件、皮下组织等浅表软组织的肿物，部分为肿瘤，常需施行肿块切除术。本章所介绍的体表肿块切除术限于一般部位的良性肿块，主要包括皮肤良性肿块和皮下良性肿块。

（一）操作目的

1. 去除病灶，解除压迫，避免影响功能和美观。
2. 组织切除病理学检查，确定诊断。

（二）适应证

1. 皮肤良性肿块，如非感染性皮脂腺囊肿、黑痣、皮肤乳头状瘤、皮肤纤维瘤、毛细血管瘤等。
2. 皮下良性肿块，如脂肪瘤、纤维瘤、皮样囊肿、海绵状血管瘤等。

上述体表肿块逐渐生长，影响功能、美观，合并压迫症状，有癌变倾向者均应尽早手术。

（三）禁忌证

1. 恶性体表肿块如皮肤癌、脂肪肉瘤、黑色素瘤、纤维肉瘤等。
2. 严重凝血功能障碍。
3. 年老体弱，合并脏器功能障碍或衰竭者。

（四）操作准备

1. 设备准备

（1）一次性无菌橡胶手套 2 副，肿物较大估计出血较多时，备洗手衣、手术衣各 2 套。

（2）口罩、帽子各 2 副。

（3）5ml、20ml 注射器各 1 具。

（4）5ml 2%利多卡因注射液 2 支，5ml 灭菌注射用水 2 支。

（5）无菌敷料、胶布、碘伏棉球或酒精棉球若干、生理盐水等。

（6）小扩创包（包内有治疗碗 1 个，弯盘 1 个，有、无齿镊各 1 个，手术剪刀、手术刀、组织钳 2 把、持针器 1 把、血管钳若干把、圆针 1 个、三棱针 1 个、缝线若干）。

（7）吸引器。

2. 操作者准备

（1）核对患者姓名，查阅病历，了解病情。

（2）向患者说明操作过程，消除患者顾虑。

（3）引导患者进入手术室。

（4）戴帽子、口罩。

（5）常规外科手消毒。

3. 患者准备

（1）让患者采取适宜的体位，以利于暴露切口。

（2）小儿患者需在适宜的场所，由麻醉医师在短暂的辅助麻醉下（如丙泊酚麻醉）加局部浸润麻醉后施行。

（3）术区备皮即清洁皮肤，剔除毛发。

（4）可应用划线笔标记肿块体表投影及切口。

（5）合并感染者需控制感染后施行。

（五）操作步骤

1. 体位　根据患者具体肿块部位采取舒适而有利于肿物暴露的卧位或坐位。

2. 消毒铺巾

（1）术者戴无菌手套。

（2）消毒棉球由内向外擦拭拟手术切开周围皮肤最少 15cm 范围，消毒 3 遍；一般部位用酒精或碘伏棉球消毒，颜面部、婴幼儿皮肤可用 0.1%苯扎溴铵棉球或碘伏棉球消毒。

（3）遵循无菌原则铺手术孔巾。

3. 肿块切除　皮肤良性肿块与皮下良性肿块的具体操作步骤有所不同。

（1）皮肤良性肿块的切除：1%利多卡因作局部浸润麻醉后，以肿块为中心，沿皮纹方向做梭形切口，切开皮肤处皮下与肿块应有间隙，其宽度还应以缝合后皮肤平整为度。切开皮肤，露出肿物侧壁并沿其壁钝锐结合向四周游离，疣的患者以露出皮下组织为度。注意不可残留肿块组织，完整分离肿块，注意基底有血管时及时钳夹结扎，移除肿块（图 3-11-1）。

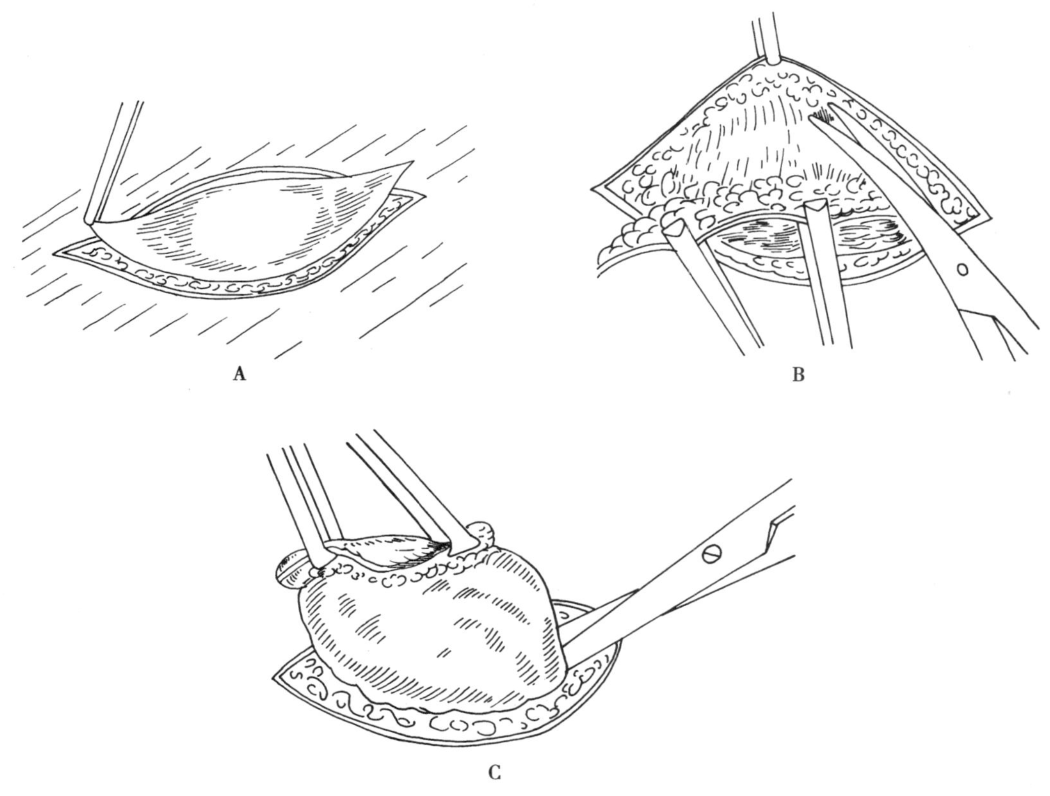

图 3-11-1　皮肤肿块切除术

A. 切口；B. 游离；C. 切除。

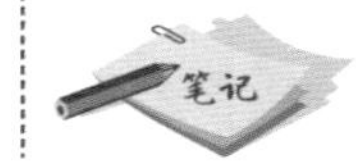

（2）皮下良性肿块的切除：1%利多卡因作局部浸润麻醉后，在肿块表面按皮纹方向做切口，长度与肿块长度一致。如果肿块隆起明显，估计切除肿块缝合皮肤后，切口松弛明显，易有积液，故也可采取梭形切口。逐层切开皮肤、皮下组织，显露肿块表面，在其表面与皮下之间做钝锐分离，游离肿块四周，直至基底，发现血管及时钳夹并牢固结扎，完整切除肿块（图 3-11-2）。

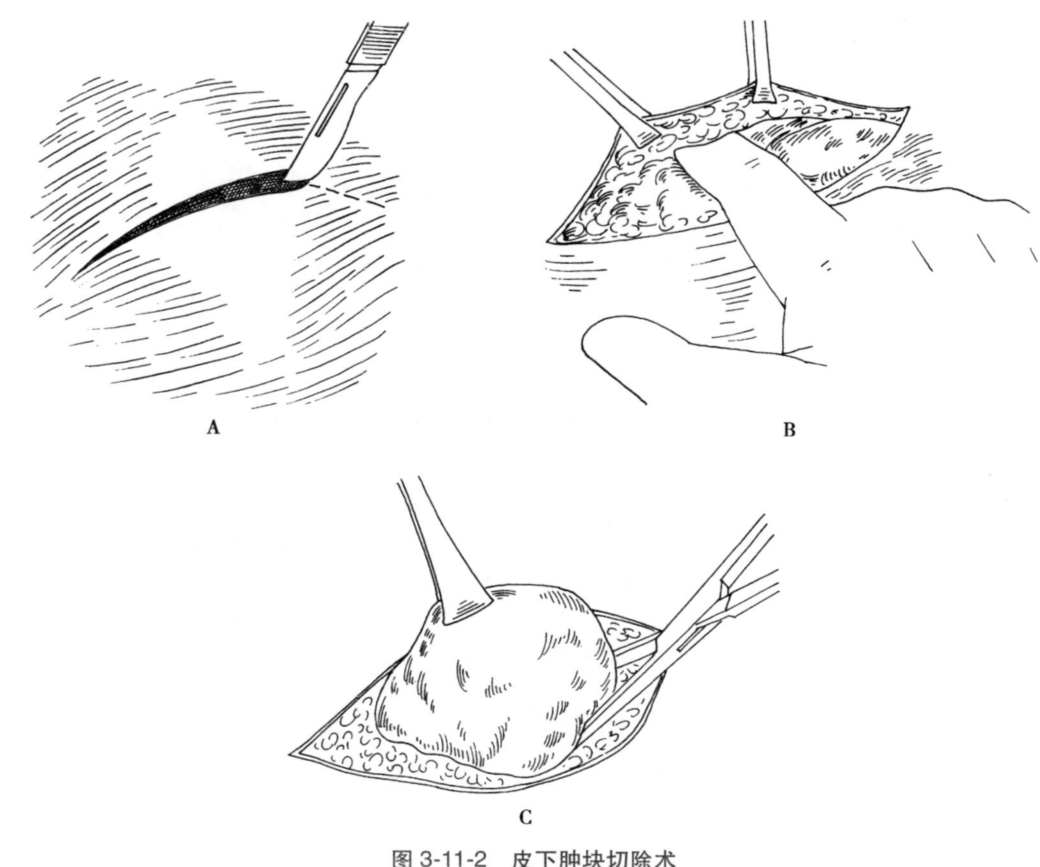

图 3-11-2　皮下肿块切除术

A. 切口；B. 游离；C. 切除。

4. 创面处理　严密止血，必要时盐水冲洗创腔，酒精消毒伤口，1 号或 4 号丝线间断分层缝合皮下组织、皮肤。切口较浅时，皮下组织与皮肤一起缝合。若肿块较大，术后残腔大时，需安置橡皮条引流，从切口引出。

5. 覆盖敷料　消毒棉球再擦拭伤口一遍，盖无菌敷料，胶布固定，四肢肿块必要时绷带加压包扎。安返病房。

（六）操作中的关键点提示

1. 严格无菌操作。

2. 若局部组织血运丰富时，可于局麻药中加入少量肾上腺素或应用止血带。

3. 面部肿块的切除可采用类似整容手术的方法施行。

4. 多发性对称性脂肪瘤病是多发性脂肪瘤分类的一种，表现为头颈胸区域无包膜脂肪组织的沉积，边界不清，向周围正常肌肉及筋膜间隙蔓延，并与皮下正常脂肪连续，不易切净，故手术仅强调达到美容效果，不以完全切除为目的。

5. 良性肿块的游离尽量沿组织间隙操作，以减少组织损伤；若仅为组织病理学检查则切口不宜过大。

6. 较大的肿块术后创腔一般酌情放置橡皮引流条或引流管，引流条一般术后 24h 拔除，引流管酌情 24~72h 拔除。

7. 通过肉眼很难确认肿块性质，有时大体形态极像良性肿块，但病检结果却是恶性肿瘤，故术后肿块应常规送病检。

8. 术中要彻底止血，消灭死腔，术后加压包扎，引流通畅，防止血肿及渗出液积聚。

9. 由于此类切口为Ⅰ类切口，术后不宜应用抗生素。

10. 表皮样囊肿、皮脂腺囊肿的手术，应取以囊肿与皮肤相连处为中心的梭形切口，肿物与该部分皮肤一起切除；囊性肿块分离时应特别小心，囊壁较薄易破，应完整切除，否则易复发和囊液外溢产生污染。如果破损，应及时清理，并用过氧化氢及生理盐水冲洗；如果术前合并感染，需先控制炎症，明显好转后手术。

11. 黑痣切除时应包括周围正常皮肤，怀疑恶变者需切除周围正常皮肤 3cm，并将全层皮肤切除。

案例分析

（七）关键问题

1. 黑痣的手术指征有哪些？
2. 肿块切除后换药如何实施？
3. 囊性肿块切除需注意什么？

关键问题参考答案

（高瑞忠）

第十二章 脓肿切开术

学习目标

1. 掌握:脓肿切开术的操作步骤及方法、适应证及禁忌证。
2. 熟悉:脓肿切开术的操作准备。
3. 了解:脓肿切开术的操作目的。

软组织急性化脓性感染导致组织液化、坏死,形成脓肿,可伴有全身中毒症状,而脓肿切开术是其有效的治疗方法。任何抗生素的治疗都替代不了脓肿切开术。

(一)操作目的

1. 排出脓液(渗液)、退热、消肿、止痛,消除脓肿,减少毒素吸收,控制感染,使脓腔被新生组织修复,防止感染进一步扩散。

2. 防止全身化脓性感染的发生。

(二)适应证

1. 浅表局部有红、肿、热、痛等急性炎症表现,波动感试验阳性者。

2. 深部脓肿在压痛明显处经穿刺抽出脓液者。

3. 口底蜂窝织炎、手部感染及其他特殊部位的感染局部张力大或疼痛剧烈者,脓液虽未聚集成明显脓肿,及早切开排出炎性渗出物,降低压力,减轻疼痛。

(三)禁忌证

1. 炎症早期脓液未形成者。

2. 结核性脓肿无混合感染者。

3. 昏迷或无自制能力者。

(四)操作准备

1. 设备准备

(1)一次性无菌橡胶手套2副,洗手衣、手术衣各1套。

(2)口罩、帽子各1副。

(3)5ml、10ml、20ml注射器各1具,10cm长针头。

(4)5ml 2%利多卡因注射液2支,5ml灭菌注射用水2支。

(5)凡士林纱布、无菌敷料、胶布、碘伏棉球、酒精棉球、3%过氧化氢、生理盐水等。

(6)脓肿切开包(包内有治疗碗2个,有、无齿镊各1个,手术剪刀、手术刀、血管钳各1把)。

2. 操作者准备

(1)核对患者姓名,查阅病历,术前仔细询问病史与体检,并作穿刺,必要的鉴别诊断,明确诊断。

(2)告知患者手术过程,消除患者顾虑。

(3)引导患者进入手术室,无关人员回避。

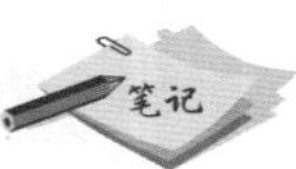

（4）戴帽子、口罩。

（5）常规外科手消毒。

3. 患者准备

（1）让患者采取适宜的体位，以便暴露手术切口。

（2）深部脓肿、多发性脓肿，全身情况较差者，应注意改善全身状况，如纠正贫血和水、电解质平衡失调、支持等。

（五）操作步骤

1. 体位　根据患者具体病情采取适宜的体位以便暴露手术切口。

2. 消毒　操作者常规手术刷手，戴无菌手套，碘伏棉球常规术区消毒，如脓肿未破溃，消毒由内向外擦拭，如果已破溃则由外向内进行，范围要超过脓肿周围皮肤15~20cm，消毒3遍。

3. 铺手术洞巾。

4. 麻醉　成人患者，若是浅部脓肿，可以1%利多卡因切口表面皮肤局部浸润麻醉；若是深部脓肿，可行神经阻滞麻醉，如臂丛神经阻滞麻醉（上肢）或腰麻（下肢）。小儿可采用氯胺酮或丙泊酚麻醉，辅以局麻或神经阻滞麻醉。

5. 切开排脓

（1）安装尖头手术刀片，并用反挑式执刀法切开皮肤，切口大小应该最少到脓肿边缘。

（2）浅部脓肿：于波动最明显、位置最低处做切口，而未形成波动者于肿胀最显著处做切口。左手拇指、示指置于脓肿两侧固定，切开皮肤、皮下组织直达脓腔，如脓腔不大，切口最好达脓腔边缘；脓腔较大时，则在脓腔两侧处切开做对口引流。切开后，手指伸入脓腔，如有间隔组织，可轻轻将其分开，使成单一的空腔，以利排脓（图3-12-1）。必要时可以轻轻挤压脓肿周围，尽量排脓，但重要区域如危险三角区不宜挤压。

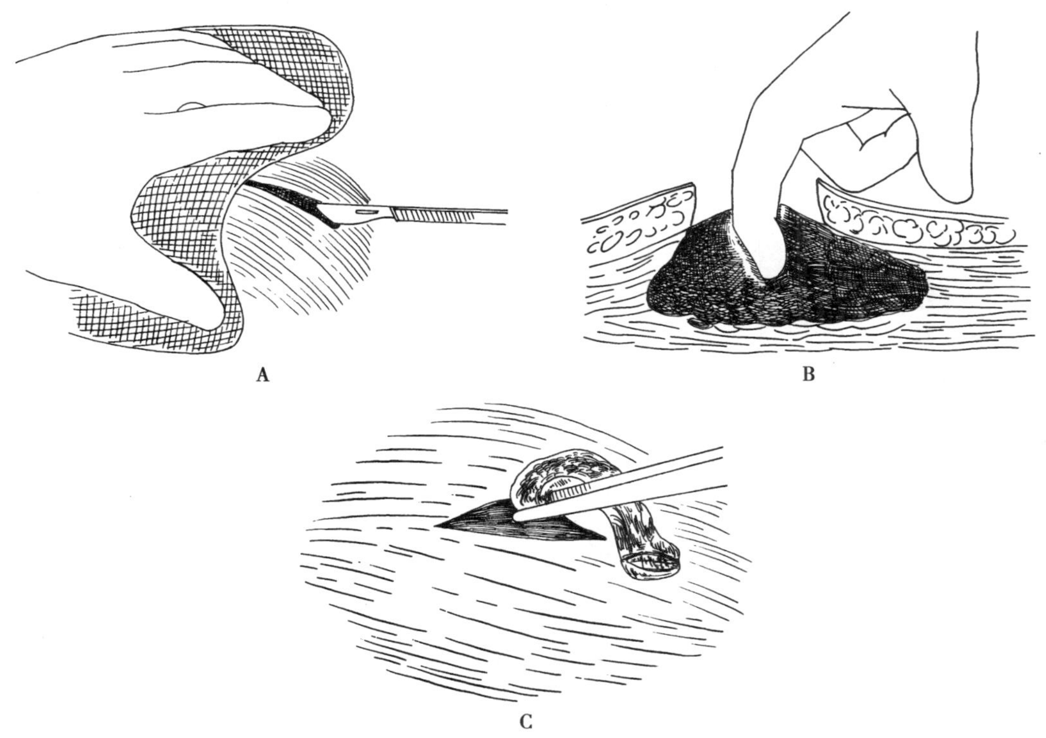

图3-12-1　脓肿切开术

A. 切口；B. 分离脓腔；C. 放置引流。

（3）深部脓肿：先用带长针头的注射器在压痛最明显部位局部穿刺，抽得脓液后留针。切开皮肤、皮下组织，然后顺针头的方向，用止血钳钝性分开肌层，到达脓腔后，吸引器吸脓后，将脓腔充分切开，手指伸入脓腔使其成一单腔。

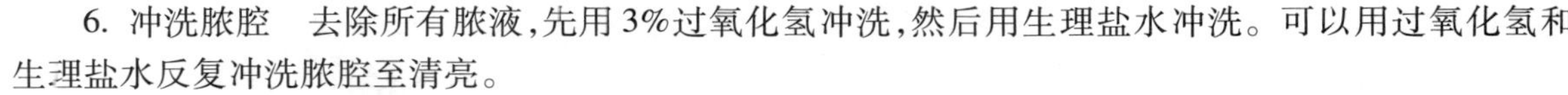

6. 冲洗脓腔　去除所有脓液，先用3%过氧化氢冲洗，然后用生理盐水冲洗。可以用过氧化氢和生理盐水反复冲洗脓腔至清亮。

7. 置引流条或引流管　根据脓肿大小与深度放置凡士林纱布条引流或引流管引流。一般以凡士林纱布按顺序填塞脓腔，松紧度以不出血为准。

脓肿切开术（视频）

8. 覆盖敷料　切口覆盖干无菌敷料，胶布固定。安返病房。

（六）操作中的关键点提示

1. 局部麻醉时勿将麻药注入脓腔内，防止炎症扩散，严格无菌操作。

2. 切口方向应根据脓肿部位，与相应部位重要血管、神经走行方向平行，以免损伤。

3. 对浅部脓肿，取切口时还可用尖刀将脓肿切开一小口，再用反挑的方法由里向外延长脓壁，排出脓液。根据脓肿大小，在止血钳引导下，向两端延长切口，达到脓腔边缘，把脓肿完全切开，但不要切至脓肿范围以外红肿的部位。如浅部脓肿较大，或因局部解剖关系，不宜做大切口，可以作对口引流，使引流通畅。

4. 表浅脓肿切开后常有渗血，若无活动性出血，一般用凡士林纱布条填塞脓腔压迫即可止血，不要用止血钳钳夹，以免损伤组织。

5. 切开深部脓肿前，应注意邻近重要组织的解剖关系，尤其对神经和血管，切勿损伤。如腋窝脓肿，要注意腋动、静脉和臂丛神经；股内侧脓肿，应注意股动、静脉和股神经；腘窝脓肿，要注意腘动、静脉和胫神经。

6. 放置引流时，应把凡士林纱布的一端放到脓腔底，不要放在脓腔口阻塞脓腔，影响引流。引流条的外段应予摊开，使切口两边缘全部分开，不要只注意分开切口的中央部分，以免切口两端过早愈合，使引流口缩小，影响引流。

7. 浅部脓肿术后2d轻轻取出全部填塞敷料后，更换抗菌纱布，换药直到脓肿闭合完全修复为止。对深部脓肿，术后第2d换药，松动脓腔内引流，以后每次换药时，根据脓液减少情况逐步拔出引流条，并剪除拔出部位，直至完全拔出为止。

8. 深部脓肿在排脓后根据病情同时做病灶清除。

案例分析

（七）关键问题

1. 脓肿切开术的临床意义是什么？
2. 浅部脓肿切开时切口如何把握，是否越大越好？
3. 面部切口要注意什么？
4. 关节部位脓肿如何取切口？
5. 脓腔引流纱布作用是什么，如何应用？
6. 为了利于排脓，脓肿切开时是否可以挤压脓肿周围？
7. 凡士林纱布和盐水纱布各有什么作用？

关键问题参考答案

（高瑞忠）

第十三章 气管插管术、气管切开术及环甲膜穿刺术

学习目标

1. 掌握:气管插管术、气管切开术及环甲膜穿刺术的操作步骤及方法、适应证及并发症。
2. 熟悉:气管插管术、气管切开术及环甲膜穿刺术操作前的准备。
3. 了解:气管插管术、气管切开术及环甲膜穿刺术的操作目的。

第一节 气管插管术

气管插管术(endotracheal intubation)是解除上气道阻塞,保证呼吸畅通和进行人工呼吸,实施全身麻醉的有效操作,是临床医生必须掌握的一项技能操作。

(一)操作目的

1. 可迅速解除上气道的阻塞,保持呼吸通畅和吸出下呼吸道分泌物,有效缓解患者呼吸困难。
2. 便于人工呼吸和呼吸机辅助呼吸,维持患者氧分压和排出过多的二氧化碳。

(二)适应证

1. 需紧急解除喉阻塞者,如急性喉水肿,婴幼儿呼吸窘迫综合征,颈椎骨折、喉返神经麻痹及呼吸肌麻痹引起的呼吸困难,颈部包块压迫引起的呼吸困难等。
2. 下呼吸道分泌物潴留,需及时处理。
3. 各种病因引起的呼吸功能衰竭,需进行人工呼吸和呼吸机辅助通气。
4. 需行全身麻醉的外科手术。

(三)禁忌证

无绝对的禁忌证。但严重的颈椎骨折,主动脉弓的动脉瘤,声门区巨大新生物,严重凝血功能障碍者,插管需慎重。有鼻息肉、严重鼻中隔偏曲、鼻咽纤维血管瘤等情况者不适合经鼻插管,可以经口插管。

(四)操作准备

1. 设备准备

(1) 麻醉喉镜、可视喉镜。

(2) 各种规格型号的气管插管,根据不同年龄选择不同的规格。

(3) 吸引器、吸引管、5ml 注射器、500ml 生理盐水。

(4) 抢救车(配置抢救物品和药品)、丁卡因、丙泊酚、吸入用麻醉剂、麻黄碱、液状石蜡。

(5) 无菌手套、听诊器、呼吸皮囊。

2. 操作者准备

(1) 实施全身麻醉之前需要同手术护士 、手术者共同核对患者所属病区、姓名、手术部位。

（2）有义齿者需取出，有牙齿松动者需用丝线捆绑以防掉入气道。

（3）询问患者有无严重的颈椎病、胸廓、胸椎有无畸形。

（4）佩戴无菌口罩和帽子。

（5）清洗双手。

3. 患者准备

（1）穿好病员服，佩戴好腕带，取出义齿。

（2）若患者处于清醒状态下可给予吸入麻醉剂或静脉使用镇静、止痛药物，以缓解患者疼痛及紧张情绪，但需密切关注患者生命体征。

（3）传统情况下全麻术前需禁食禁饮 8h，但部分患者术前 2~3h 可以口服糖水 500ml。

（五）操作步骤

1. 麻醉　1%丁卡因做咽喉部表面麻醉，或吸入麻醉。

2. 体位　多取仰卧位，头部略抬高或后仰。颈椎骨折或严重颈椎病者不可过度后仰。

3. 方法

（1）经鼻插管：选用适当型号的鼻插管，涂抹润滑油，鼻腔给予麻黄碱收敛后，经鼻咽部和口咽部，然后将麻醉导管插入气管。

（2）经口插管：纱布垫于上门齿处，术者左手持麻醉喉镜撑开患者咽腔，见到会厌后将其抬起，暴露声门后，右手持带有金属导芯的导管，当患者吸气时声门打开时，立即将管插入气管，调整插管至合适深度后拔出导芯，将管与阻咬器固定于口角一侧。

（3）可视喉镜下气管插管：因张口困难、小颌畸形、咽部巨大肿瘤等情况下，经口插管困难，在可视喉镜引导下，经鼻或口插入气管。

4. 术后处理　插管后，术者应观察患者双侧胸廓动度是否一致，并用听诊器明确双肺呼吸音是否相等，并随时观察呼吸机工作情况，警惕插管脱出和气囊破裂引起的漏气。

（六）操作中的关键点提示

1. 选用合适直径的插管，操作轻巧避免并发症的发生，并固定好插管。

2. 无菌操作，避免感染。

3. 插入深度适中，成人一般声门下 4~5cm，儿童声门下 2.5~3cm，观察患者胸廓和呼吸音是否一致。

4. 插管过程中注意监测患者生命体征，若遇困难插管，可在可视喉镜下辅助插管或紧急气管切开。

5. 插管后呼吸机辅助通气时，应调整好呼吸机的参数，如潮气量和压力。

（七）关键问题

1. 气管插管的适应证和并发症分别是什么？

2. 如何减少气管插管术后并发症的发生？

3. 术后并发症如何处理？

第二节　气管切开术

气管切开术（tracheotomy）是切开颈段气管前壁、建立新的与外界再通的通道进行呼吸的手术，主要应用于抢救喉阻塞、短时间无法拔出气管插管及某些手术的前置手术。

（一）操作目的

1. 气管插管有困难时，为解除喉阻塞，维持正常氧饱和度。

2. 为方便吸出下呼吸道分泌物，控制肺部感染。

3. 颌面部、咽喉部、颈部手术，为保持术后呼吸道通畅，防止窒息。

4. 长时间辅助呼吸机通气。

（二）适应证

1. 喉阻塞　任何原因引起的三~四度喉阻塞，尤其是病因不能很快解除时，如喉部肿物。

2. 下呼吸道分泌物潴留　昏迷，颅脑病变，严重的脑、胸、腹部外伤、呼吸肌麻痹及呼吸道烧伤，患

者咳痰能力差,下呼吸道分泌物潴留,为方便吸液,可行气管切开。

3. 预防性气管切开 某些口腔、颌面、咽喉部及颈部手术时,为了保持术后呼吸道通畅,可以预防性气管切开。

4. 长时间呼吸机辅助呼吸。

(三)禁忌证

严重的凝血功能障碍、下呼吸道阻塞。

(四)操作准备

1. 设备准备

(1) 气管切开包(含无菌单、手术刀柄、尖刀、大圆刀、剪刀、气管切开拉钩、血管钳、镊子、缝合针线等)

(2) 按年龄、性别备好气管套管,辅助呼吸机通气者使用带气囊的塑料套管,其余可使用金属套管。成年男性一般采用 10mm 管径,成年女性采用 9mm 管径套管。

(3) 5ml 注射器、500ml 生理盐水、1%利多卡因。

(4) 无菌手套、无菌手术衣、光源。

2. 操作者准备

(1) 实施手术前需要同手术护士或管床护士共同核对患者所属病区,姓名、性别、住院号。

(2) 签署手术知情同意书及医患沟通。

(3) 佩戴无菌口罩和帽子。

3. 患者准备

(1) 穿好病员服,佩戴标示腕带。

(2) 若患者处于清醒状态下可给予吸入麻醉剂或静脉使用镇静、止痛药物,以缓解患者疼痛及紧张情绪,但需密切关注患者生命体征。

(3) 患者仰卧位。肩下垫枕,头后仰,使气管上提并与皮肤接近,便于手术时暴露气管。

(五)操作步骤

1. 体位 仰卧位,肩下垫肩、头后仰,此时气管最接近颈部皮肤(图 3-13-1)。部分严重喉阻塞患者不能平卧,则可以采用半卧位或者坐位。

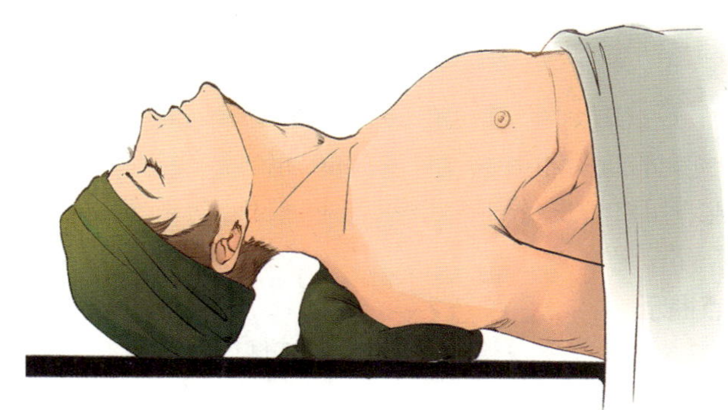

图 3-13-1 气管切开术患者体位

2. 麻醉 一般采用局麻,以 1%利多卡因于颈前中线做皮下浸润注射。

3. 消毒 按外科方法消毒颈部皮肤,病情十分危急时,可不予消毒而立即作做紧急气管切开。

4. 手术步骤

(1) 切口:手术在两侧胸锁乳突肌及胸骨上窝形成的三角形区域内进行,在此区域内手术是安全的,有纵切口和横切口,常规采用纵切口,尤其是紧急手术时,沿颈前正中线自甲状软骨下缘至接近胸骨上窝处,切开皮肤、皮下组织。或于环状软骨下缘 3cm 处取横切口(喉部手术时常采用)。

(2) 分离舌骨下肌层:用止血钳沿颈白线做钝性分离,术者及助手用拉钩将胸骨舌骨肌、胸骨甲状肌用相等力量向两侧牵拉暴露甲状腺峡部。需注意的是为保持气管的正中位置,并常以手指触摸气管,以保证手术始终沿气管前中线进行。

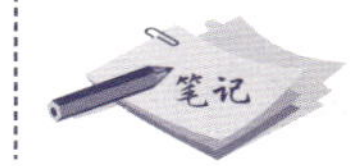

（3）暴露气管：甲状腺峡部常常覆盖于第2～4环的气管前壁，在其下缘钝性分离，向上牵拉，便能暴露气管；若峡部过大分离困难，可离断峡部后暴露气管环（图3-13-2）。

（4）确认气管：分离甲状腺峡部后，继续分离气管前筋膜，至气管软骨环，可用生理盐水注射器穿刺明确有无气体抽出，避免误伤颈部大血管。暴露困难时也可先找到甲状软骨，然后向下解剖，寻找并确认气管。

（5）切开气管：确定气管后，向气管内注入少量1%利多卡因，减少患者呛咳。于第2～4环处，用尖刀片自下向上纵向切开2个气管环（图3-13-3）。

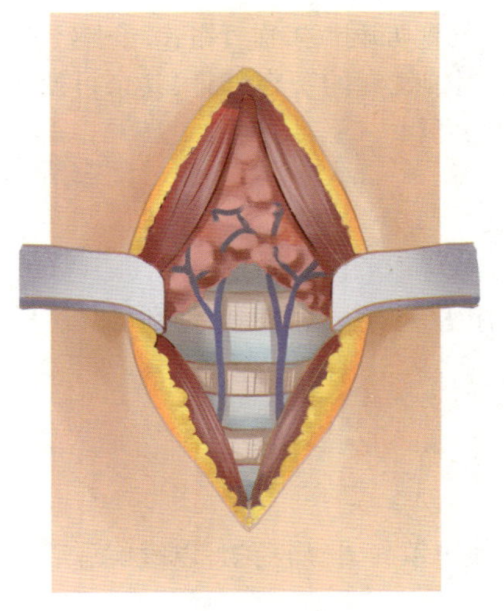

图3-13-2　暴露气管

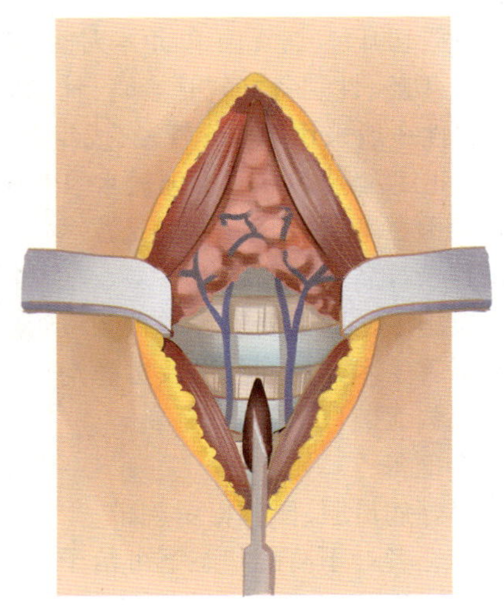

图3-13-3　切开气管

（6）置入气管套管：用弯止血钳撑开气管造瘘，插入已选好的带气囊的塑料套管或金属套管。若有分泌物自管口咳出，或用吸痰管吸痰顺利则证实套管确已插入气管。如无分泌物咳出，吸痰管放入受阻，应拔出套管，套入管芯，重新置入。

（7）固定套管：以布带将其牢固地缚于颈部，以防脱出，但系带松紧要适度。

（8）缝合：若切口过长，可在切口上端缝合1～2针，但不宜缝合过紧，以免加剧术后皮下气肿。

5. 术后处理　气管切开后，需保持套管通畅，若为金属套管需定时取出内套管清洗，消毒，避免痰痂堵塞。若为带气囊的塑料套管应每小时放气5～10min，以避免气管环缺血坏死。气管切开后，应注意湿化气道，减少痰痂形成。切口易于受到痰液污染，应每日换药1次。术后7d内不易更换套管，因为此时窦道尚未形成，套管置入困难。

（六）操作中的关键点提示

1. 手术操作应在胸锁乳突肌和胸骨上窝形成的三角区域内进行，以免损伤颈部大血管和神经。

2. 严格无菌操作，避免术后感染。

3. 术者和助手拉钩力量要对称，避免气管被拉到另外一侧，从而加大损伤颈部其他结构的机会。

4. 甲状腺下极有丰富的血管，切口不宜太靠下，否则易损伤甲状腺下极的血管，导致术中、术后出血。若术中有甲状腺损伤应缝扎止血。

5. 暴露气管后，选择2～4环，用尖刀纵行挑开气管环，注意勿损伤环状软骨，否则喉狭窄造成拔管困难。切口不宜太大，否则易形成皮下、纵隔气肿。注意勿损伤气管后壁及食管前壁。

6. 置入气管套管后，维持双侧拉钩的位置，用吸痰管吸痰顺利则证实套管确已插入气管。若吸痰困难，需重新置入套管。

7. 一般缝合皮肤切口上方，不宜缝合过紧，否则易发生皮下气肿。

8. 气管套管应妥善固定在颈部，避免脱管引起窒息。

（七）关键问题

1. 临床上气管切开的适应证是什么？

2. 气管切开术后常见并发症有哪些？

3. 并发症如何处理？

案例分析

第三节　环甲膜穿刺术

严重喉阻塞患者，来不及作气管切开时，可用大号针头在环甲膜处行穿刺，以建立喉与外界的临时通道，缓解患者缺氧的症状，再做常规气管切开。

（一）操作目的

为缓解严重喉阻塞患者缺氧症状。

（二）适应证

三～四度喉阻塞，患者缺氧症状明显，短时间内不能行气管插管和气管切开者。

（三）禁忌证

下呼吸道阻塞者；一～二度喉阻塞药物治疗有好转者。

（四）操作准备

1. 设备准备

（1）大号针头（可选择 50ml 或 20ml 空针针头）或环甲膜穿刺器。

（2）无菌手套、口罩、帽子。

（3）准备常规气管切开包。

2. 操作者准备　戴口罩、帽子及无菌手套，情况紧急时来不及准备需立即操作。

3. 患者准备　情况紧急时无需特别要求，平卧垫肩、坐位或半卧位均可，但平卧位垫肩后暴露更佳。

（五）操作步骤

1. 体位　仰卧位垫肩头后仰最佳，部分严重喉阻塞患者不能平卧，则可以采用半卧位或者坐位。

2. 麻醉　情况紧急时，不需要麻醉。可以给予 1% 利多卡因于环甲膜附近局部麻醉。

3. 消毒　病情危急时，可不予消毒而立即做环甲膜穿刺。

4. 手术步骤

（1）确认进针位置：确定甲状软骨与环状软骨的体表位置，在两者中间可以扪及一横行的凹陷，即为环甲膜的位置（图 3-13-4）。

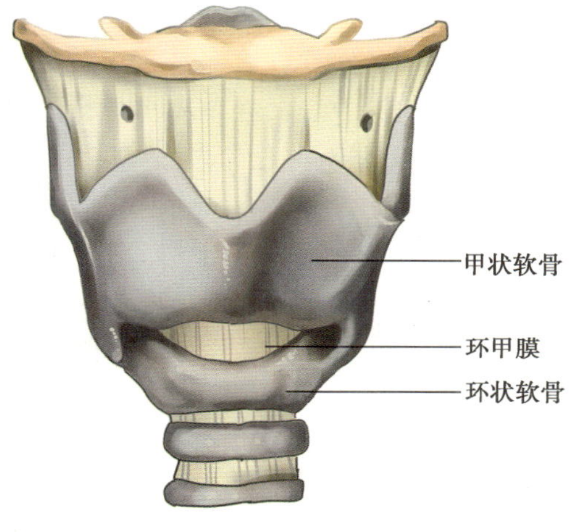

图 3-13-4　环甲膜位置

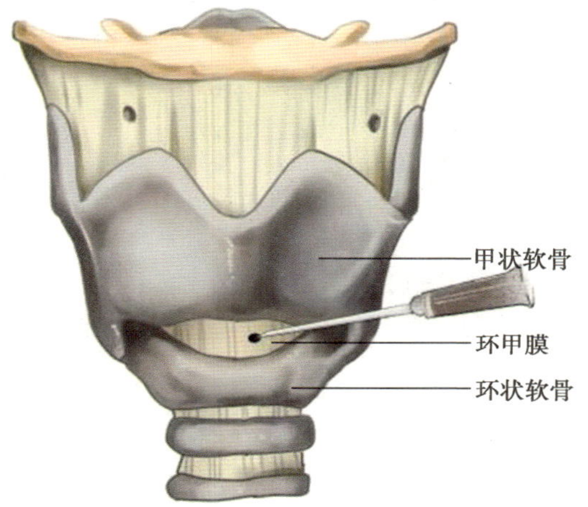

图 3-13-5　环甲膜穿刺点

（2）进针：环甲膜穿刺器或粗针头（50ml 或 20ml 针头）经环甲膜处穿入，若位置正确会有明显的落空感，否则应重新确定穿刺点（图 3-13-5）。

（3）固定：固定穿刺器后，待患者病情稳定后应行常规的气管切开术。

5. 术后处理　待患者缺氧症状好转后，应尽快行常规气管切开。

（六）操作中的关键点提示

1. 确定环甲膜的解剖位置，位于甲状软骨和环状软骨之间的横行凹陷。

2. 穿刺深度不宜过深，即穿刺器有落空感时稍进针即可，否则有损伤气管后壁的可能。

（七）关键问题

环甲膜穿刺的进针位置如何确认？

关键问题参考答案

（左汶奇）

第四篇　内科常用诊疗操作技能

第一章　胸腔穿刺术

学习目标

1. 掌握:胸腔穿刺术的操作步骤及方法、适应证及禁忌证。
2. 熟悉:胸腔穿刺术的操作准备。
3. 了解:胸腔穿刺术的操作目的。

胸腔穿刺术(thoracentesis)即胸膜腔穿刺术,简称胸穿。是指借助穿刺针直接从胸壁刺入胸膜腔抽取积液或气体的一项诊疗技术。

(一)操作目的

1. 适量抽取胸腔积液和排出积气,降低胸腔内压,使肺组织复张,缓解患者呼吸困难等不适症状,改善呼吸功能。
2. 抽取胸腔积液,并做培养、脱落细胞、常规及生化学检查,明确病因或损伤状况。
3. 抽取脓液治疗脓胸。
4. 胸腔内灌注抗生素或者抗癌药物。

(二)适应证

1. 大量胸腔积液、血胸、气胸有压迫症状,影响呼吸和循环功能。
2. 诊断性穿刺。
3. 脓胸。
4. 需胸腔内药物灌注治疗。

(三)禁忌证

1. 胸膜广泛粘连者。
2. 穿刺局部皮肤有炎症者。
3. 反复剧烈咳嗽难以定位者。
4. 凝血功能障碍者。
5. 严重心肺功能不全,极度衰弱不能耐受者。
6. 精神异常等不能配合者。

(四)操作准备

1. 设备准备

(1)胸腔穿刺包1个。

(2)无菌手套、口罩、帽子各1副。

(3)2%利多卡因5ml(1支)及消毒用品。

(4)5ml注射器、20ml注射器、50ml注射器各1具。

（5）胶布1卷，盛器、量杯、弯盘各1个，无菌试管数只（留取常规、生化、细菌培养、病理标本），无菌胸腔引流管及引流瓶各1个。

（6）500ml生理盐水1瓶、胸腔内注射所需药品。

（7）靠背椅1把。

2. 操作者准备

（1）核对患者姓名，查阅病历及相关辅助检查资料。

（2）了解患者精神状态，测血压、脉搏、检查胸部。

（3）向患者说明穿刺的目的和大致过程，消除患者顾虑。

（4）清洁双手（双手喷涂消毒液或外科手消毒）。

（5）戴帽子、口罩。

3. 患者准备

（1）穿刺时根据患者情况采取适当体位，如半卧位、仰卧位、侧卧位，根据体位选择适宜穿刺点。

（2）操作过程中若感头晕、恶心、心悸、呼吸困难、气短、胸部有压迫感或剧痛等不适，及时告知医护人员。

（3）对精神紧张者，可于术前半小时给予地西泮10mg，或可待因0.03g以镇静止痛。

（4）嘱患者穿刺过程中切勿咳嗽、深呼吸或说话，必要时以手示意通知手术医生。

（五）操作步骤

1. 体位　患者入室，多取坐位。反骑坐于椅子上，两手交叉抱臂，置于椅背，头枕前臂上，使肋间隙增宽；不能坐者，可采取半卧位，患侧前臂上举双手抱于枕部。

2. 确定穿刺点　穿刺点选在胸部叩诊实音最明显或呼吸音消失的部位。一般活动方便者常取患侧肩胛线或腋后线第7~8肋间（图4-1-1A）；活动不便者选患侧腋中线第6~7肋间或腋前线第5肋间为穿刺点。气胸排气一般选在患侧锁骨中线第2~3肋间（图4-1-1B）。包裹性积液可结合X线或超声检查定位确定。穿刺点上应做出标记。

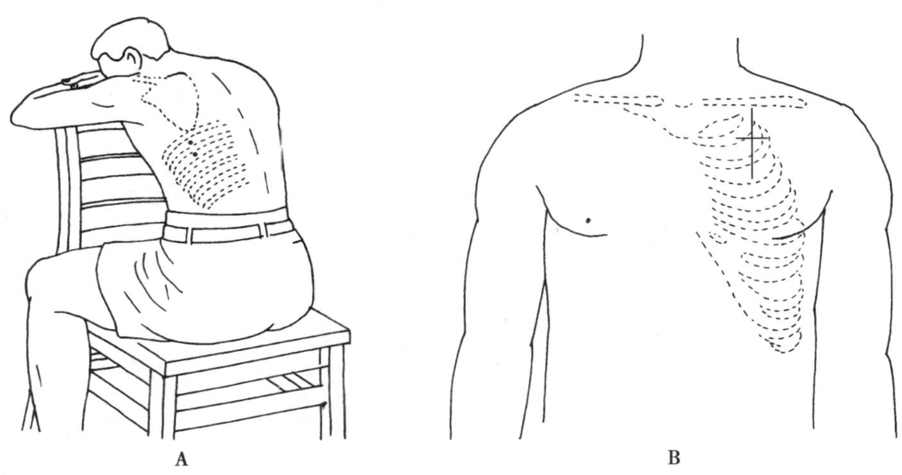

图4-1-1　胸腔穿刺进针标记

A. 液胸穿刺进针标记；B. 气胸穿刺进针标记。

3. 消毒、铺巾　在拟穿刺部位用碘伏自内向外进行皮肤消毒2次，消毒范围直径最少约15cm。打开胸穿包（助手），戴无菌手套，铺无菌洞巾，可加用无菌敷料覆盖孔巾有孔部位。术前检查包内物品是否齐全：12或16号带有乳胶管的胸腔穿刺针、小镊子、止血钳、输液夹子、纱布、孔巾。

4. 局部麻醉　术者核对麻药名称及药物浓度，助手撕开一次性使用5ml注射器包装，术者取出注射器，助手掰开麻药安瓿，术者抽取麻药2~3ml，自皮肤至壁层胸膜以1%利多卡因做局部浸润麻醉。麻醉皮肤局部应有皮丘，注药前应回抽，观察无血液、胸腔积液后，方可推注麻醉药。如穿刺点为肩胛线或腋后线，沿下位肋骨上缘进麻醉针，如穿刺点位于腋中线或腋前线则取两肋之间进针。

5. 穿刺

（1）检查胸穿针与抽液用注射器连接，关闭两者之间的开关保证闭合紧密不漏气。

（2）术者左手示指与中指固定穿刺部位皮肤，右手持针经麻醉处垂直刺入胸壁，待针头抵抗感突然消失时，示针尖已穿过胸膜壁层，打开开关使其与胸腔相通，即可抽放胸腔积液、留样送检（50～100ml）或胸腔内注药。

（3）期间助手用止血钳协助固定穿刺针，以防刺入过深损伤肺组织。

（4）注射器抽满后，关闭开关排出液体至量杯内，记抽液量（图 4-1-2）。

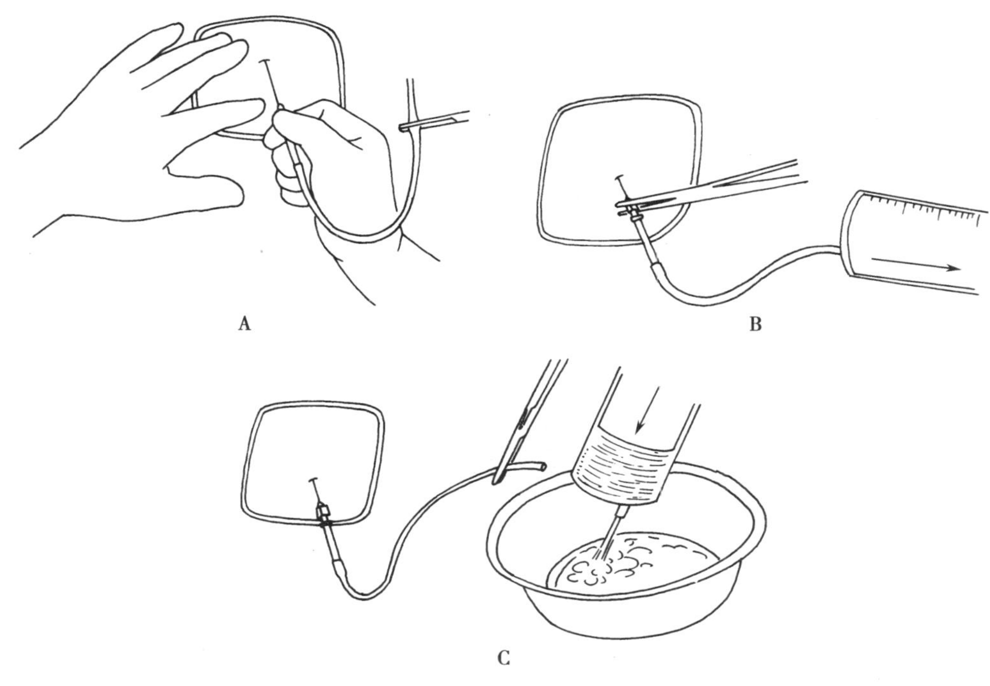

图 4-1-2　胸腔穿刺术

A. 进针；B. 抽液；C. 放液。

（5）做诊断性胸穿时，可直接用 20ml 或 50ml 注射器及适当针头进行。

（6）对于恶性胸腔积液，可胸腔内注射抗肿瘤药物或硬化剂诱发化学性胸膜炎，使脏层与壁层胸膜粘连，闭合胸腔。具体操作：抽液后，将药物加入生理盐水 20～30ml 稀释后注入，并回抽胸腔积液后再推入，反复 2～3 次，嘱患者卧床 2～4h，并不断变换体位，使药物在胸腔内均匀涂布。

6. 术后处理　抽液完毕后拔出穿刺针，碘伏消毒穿刺点，覆盖无菌纱布，指压穿刺点数分钟，用胶布固定，清点器械并送供应室。测定脉搏、血压、呼吸、再次胸部查体，如无异常，患者安返病房，（半）卧位休息至少 30min 并观察术后反应。

胸腔穿刺术（视频）

（六）操作中的关键点提示

1. 严格无菌操作，避免胸腔继发感染。

2. 穿刺前应检查胸穿针与抽液用注射器连接后是否通畅、漏气。穿刺前与穿刺针连接的乳胶管先用血管钳夹住或开关保证闭合。

3. 操作中及操作后要防止空气进入胸腔，始终保持胸腔负压。操作中术者左手固定穿刺点皮肤，右手持穿刺针沿肋骨上缘缓慢刺入至阻力突然消失，将注射器接上，松开血管钳，抽吸胸腔积液，助手协助用血管钳固定穿刺针，并配合松开或夹紧乳胶管。

4. 诊断性抽液 50～100ml 即可；抽气、放液不宜过快、过多，首次一般不超过 600～800ml（交通性、张力性气胸除外），以后每次不超过 1 000ml；疑为化脓性感染者，每次抽净为止，且用无菌试管留取标本，作细菌培养加药敏试验；找瘤细胞时，至少即时送检 100ml。

5. 穿刺或放胸腔积液时若流出不畅，可将穿刺针稍作移动或稍变换体位。

6. 术中密切观察患者，如有气短、头晕、心悸、出汗、脉搏加快、面色苍白；胸部有压迫感或剧痛、晕厥等胸膜过敏反应；或出现连续性咳嗽、咳泡沫痰等现象时，应立即停止操作，嘱患者平卧、吸氧，如发

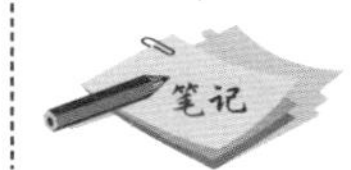

生休克，可皮下注射 1∶1 000 肾上腺素 0.3～0.5ml。

7. 应避免在第 9 肋间以下穿刺，以免穿透膈肌损伤腹腔脏器。
8. 放液前后均应测量脉搏、血压、检查胸部体征，必要时复查胸片，观察有无气胸、血胸、并发症。

案例分析

（七）关键问题

1. 何种情况下采用胸穿？
2. 哪些情况不宜采用胸穿？
3. 胸穿前应告知患者什么？
4. 如何选择胸穿穿刺点及进针方法？
5. 胸穿中应注意什么，出现异常情况如何处理？
6. 胸穿时可能出现哪些并发症？

关键问题参考答案

（高瑞忠）

笔记

第二章 腹腔穿刺术

学习目标

1. 掌握:腹腔穿刺术的操作步骤及方法、适应证及禁忌证。
2. 熟悉:腹腔穿刺术的操作准备。
3. 了解:腹腔穿刺术的操作目的。

腹腔穿刺术(abdominocentesis)即腹膜腔穿刺术,简称腹穿,是借助穿刺针直接从腹前壁刺入腹膜腔的一项诊疗技术。

(一)操作目的

1. 明确腹腔内积液的性质,有助病因诊断。
2. 适量抽取腹腔积液,降低腹腔内压,缓解患者腹胀等不适症状,改善血液循环。
3. 腹腔脓肿引流。
4. 诊断性或治疗性腹腔灌洗。
5. 腹腔内药物灌注治疗。
6. 施行腹腔积液浓缩回输术。
7. 用于人工气腹,在一定的腹压下,膈肌上升,间接压迫两肺,促进肺空洞的愈合和达到止血的目的。

(二)适应证

1. 诊断性腹腔穿刺、腹腔灌洗。
2. 大量腹腔积液。
3. 腹腔脓肿。
4. 需腹腔内药物灌注治疗或腹腔积液浓缩再输入者。
5. 胸部疾患需人工气腹者。

(三)禁忌证

1. 腹膜广泛粘连或有粘连包块者。
2. 有肝性脑病先兆、包虫病及巨大卵巢囊肿者。
3. 严重肠梗阻。
4. 精神异常等不能配合者。
5. 妊娠。
6. 凝血功能障碍者。

(四)操作准备

1. 设备准备

（1）腹腔穿刺包 1 个。

（2）无菌手套、口罩、帽子各 1 副。

（3）2%利多卡因 5ml(1 支)及消毒用品。

（4）5ml 注射器、20ml 注射器、50ml 注射器各 1 具。

（5）胶布 1 卷，盛器、量杯、弯盘各 1 个，无菌试管数只（留取常规、生化、细菌、病理标本）。

（6）500ml 生理盐水 1 瓶、腹腔内注射所需药品。

（7）腹带 1 副等。

2. 操作者准备

（1）操作室消毒。

（2）核对患者姓名，查阅病历及相关辅助检查资料。

（3）测血压、脉搏、量腹围、检查腹部体征。

（4）向患者说明穿刺的目的和大致过程，消除患者顾虑。

（5）引导患者进入操作室，穿刺点体表定位，必要时 B 超下定位。

（6）清洁双手（双手喷涂消毒液或外科手消毒）。

（7）戴帽子、口罩。

3. 患者准备

（1）穿刺前小便，以免刺伤膀胱。

（2）穿刺时根据患者情况采取适当体位，如半卧位、仰卧位、侧卧位。

（3）操作过程中若感头晕、恶心、心悸、呼吸困难等不适，及时告知医护人员。

（五）操作步骤

1. 体位　患者入室，通常采用仰卧位或者侧卧位，腹腔积液较少时采取患侧卧位。

2. 确定穿刺点（图 4-2-1）

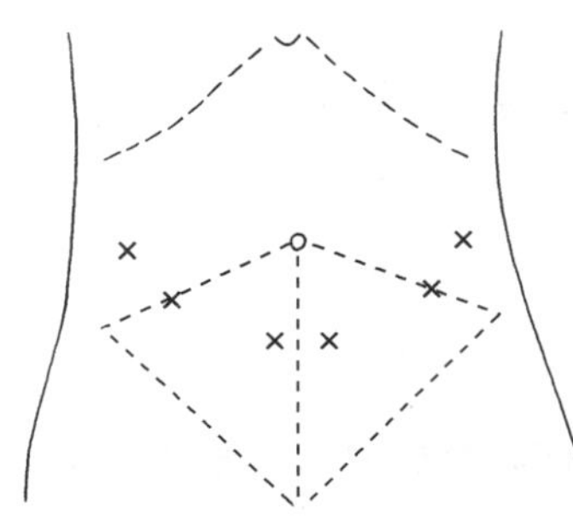

图 4-2-1　腹腔穿刺进针标记

（1）左（右）下腹穿刺点：常用。一般选用脐与左（右）髂前上棘连线的中、外 1/3 交点处，此处可避免损伤腹壁下动脉、肠管。

（2）下腹部正中旁穿刺点：脐与耻骨联合上缘连线的中点上方 1cm、偏左或右 1～2cm，此处无重要器官，穿刺较安全，且容易愈合。

（3）侧卧位穿刺点：腹腔内少量积液的诊断性穿刺常选用。一般在脐水平线与腋前线交点处。

（4）B 超定位下的穿刺点：对于包裹性积液、积脓，B 超定位后确定穿刺点。

3. 消毒、铺巾　在拟穿刺部位用碘伏自内向外进行皮肤消毒 2 次，消毒范围直径约 15cm。打开腹穿包（助手），戴无菌手套，铺无菌巾，并用无菌敷料覆盖孔巾有孔部位。术前检查包内物品是否齐全：8 或 9 号带有乳胶管的腹腔穿刺针、小镊子、止血钳、输液夹子、纱布、孔巾。

4. 局部麻醉　术者核对麻药名称及药物浓度，助手撕开一次性使用 5ml 注射器包装，术者取出注射器，助手掰开麻药安瓿，术者抽取麻药 2ml，自皮肤至腹膜壁层以 2% 利多卡因做局部浸润麻醉。麻醉皮肤局部应有皮丘，注药前应回抽，观察无血液、腹腔积液后，方可推注麻醉药。

5. 穿刺　术者左手固定穿刺部皮肤，右手持针经麻醉处垂直刺入腹壁，待针头抵抗感突然消失时，示针尖已穿过腹膜壁层（图 4-2-2），即可抽放腹腔积液、留样送检（20～100ml）或腹腔内注药。诊断性腹穿，可直接用 20ml 或 50ml 注射器及适当针头（一般 7 号）进行。做治疗性放液时，可用接有橡皮管的 8 号或 9 号针头穿刺，放液时可用输液夹调整速度，将腹腔积液引入容器中记量并送化验检查，此时需要助手协助。

6. 术后处理　抽液完毕后拔出穿刺针，碘伏消毒穿刺点，覆盖无菌纱布，指压穿刺点数分钟，用胶布固定，并用腹带加压包扎腹部。清点器械并清洗后送供应室。测量腹围、脉搏、血压、再次腹部查体，如无异常，患者安返病房，卧床休息并观察术后反应。

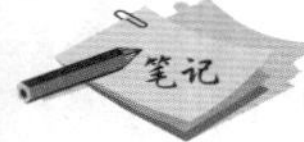

腹腔穿刺术（视频）

具体操作流程见图 4-2-3。

（六）操作中的关键点提示

1. 严格无菌操作，避免腹腔感染。

2. 术前嘱患者排尿，以防损伤膀胱。

3. 穿刺点选择应准确，左下腹穿刺点不可偏内，以免损伤腹壁下血管，但又不可偏外，以免伤及旋髂深血管。进针速度不宜过快，以免刺入漂浮在腹腔积液中的肠管。

4. 对腹腔积液较多者，穿刺针自穿刺点周围斜行方向刺入到达穿刺点皮下，然后再使穿刺针与腹壁垂直刺入腹膜腔，以防腹腔积液自穿刺点溢出。术后嘱患者平卧，也可减少穿刺孔腹腔积液外渗；如遇外渗，可用蝶形胶布拉紧压迫。

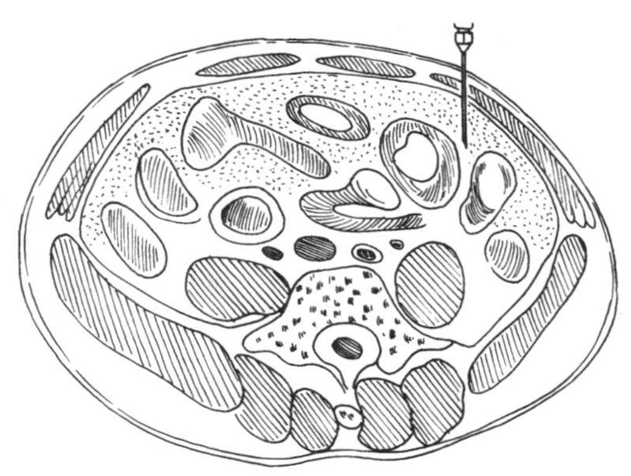
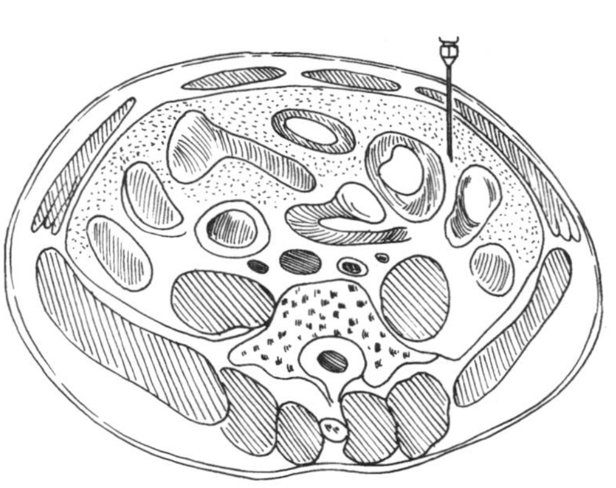

图 4-2-2　腹腔穿刺术

诊查患者，确定腹穿
↓
准备腹穿包等用品 ｜ 向患者说明腹穿必要性及注意事项；测定Bp、P、腹围及腹部体征
↓
戴帽子口罩 ｜ 患者排空膀胱
↓
摆体位：半卧位、侧卧位等
↓
确定穿刺点
↓
打包、消毒、铺巾
↓
局麻（穿刺、回抽、推注药物）
↓
穿刺、放液、药物灌注
↓
拔针、盖无菌敷料
↓
穿刺液送检、观察患者反应，测定生命征
↓
安返病房

图 4-2-3　腹腔穿刺术流程

5. 放液不宜过快、过多，初次放液一般不超过 1 000ml，以后一次放液不超过 3 000ml，并在 2h 以上的时间内缓慢放出。过多过快放液可导致电解质紊乱，对肝硬化患者可诱发肝性脑病。

6. 局限性积液积脓排液时应在 B 超引导下进行。

7. 放液过程中要注意腹腔积液的颜色变化，如为血性者于取得标本后，应停止抽吸或放液。

8. 穿刺或放腹腔积液时若流出不畅，可将穿刺针稍作移动或稍变换体位。

9. 大量放液后，需束以腹带，避免腹压骤降，内脏血管扩张引起血压下降或休克。

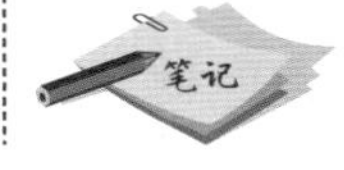

10. 术中密切观察患者，如有恶心、气短、头晕、心悸、脉搏加快或面色苍白等，应立即停止操作，并及时处理。放液前后均应测量腹围、脉搏、血压、检查腹部体征，观察病情变化。

案例分析

（七）关键问题

1. 临床上何种情况下采用腹腔穿刺术？
2. 哪些情况不适于腹穿？
3. 腹穿前应告知患者什么？
4. 如何选择腹穿穿刺点？
5. 穿刺后出现穿刺点腹腔积液外溢时如何处理，如何预防？
6. 除注意无菌原则外，贯穿于腹穿始终的情形是什么？
7. 简述腹穿时通过的腹壁层次？

关键问题参考答案

（高瑞忠）

笔记

第三章 动脉穿刺技术

学习目标

1. 掌握:动脉穿刺术的操作步骤及方法、适应证和禁忌证。
2. 熟悉:动脉穿刺术的操作准备。
3. 了解:动脉穿刺术的操作目的。

(一)操作目的

1. 采集动脉血标本行血气分析。
2. 进行有创动脉血压监测,进行部分专科检查或治疗。

(二)适应证

1. 各种原因引起呼吸功能障碍、酸碱平衡紊乱的患者需采集动脉血进行检测。
2. 危重患者需监测有创血压。
3. 各种动脉内介入治疗或检查。

(三)禁忌证

1. 有出血倾向者为相对禁忌证。
2. 周围皮肤炎症或动脉痉挛以及血栓形成。

(四)操作准备

1. 设备准备

(1) 碘伏棉签、手消毒液。

(2) 2ml 或 5ml 一次性注射器或血气专用注射器、无菌纱布、一次性治疗巾、无菌手套、无菌软木塞或橡胶塞。

(3) 肝素适量。

(4) 医疗废物桶、生活垃圾桶、利器盒。

2. 操作者准备

(1) 洗手、戴帽子、口罩。

(2) 了解动脉穿刺术的并发症、预防及处理措施。

(3) 向患者说明穿刺的目的和简要过程,消除患者顾虑。

3. 患者准备　协助患者取合适体位,暴露穿刺部位(股动脉:取仰卧位,下肢伸直略外展外旋)。

4. 环境准备　病室整洁、安静,温湿度适宜,光线充足,必要时屏风或围帘遮挡。

(五)操作步骤

1. 评估　评估患者的年龄、病情、治疗情况(包括给氧情况);意识状态、自理能力、心理状态及配合程度;穿刺部位的皮肤、血管情况及肢体活动度。

2. 核对解释　核对患者信息,向患者及家属解释动脉血标本采集的目的、方法、注意事项及配合要点。

3. 选择动脉　首选桡动脉，其次是股动脉、足背动脉，小儿也可选择头皮动脉（图 4-3-1）。

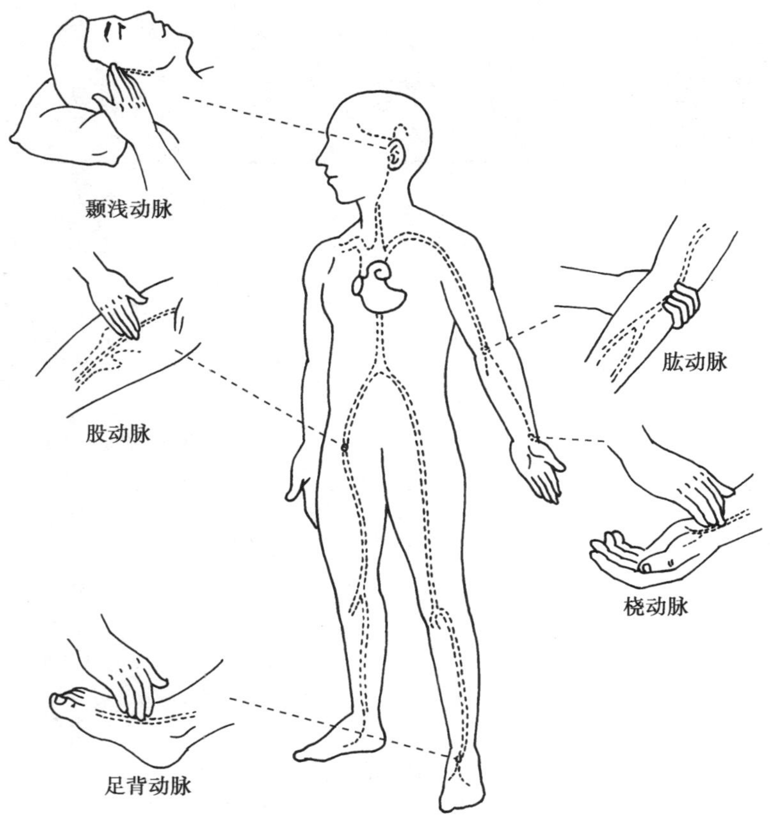

图 4-3-1　动脉穿刺常用部位

4. 铺巾　铺治疗巾于穿刺部位下。

5. 消毒　常规消毒穿刺部位皮肤，消毒范围 10cm×10cm 以上；常规消毒操作者的左手示指和中指或操作者戴无菌手套。

6. 穿刺采血

（1）普通注射器采血：用左手示指和中指触及动脉搏动最明显处并固定动脉于两指间，右手持注射器在两指间垂直或与动脉走向成 45°角逆血流方向刺入动脉，见有鲜红色血液进入注射器，即以右手固定穿刺针的方向和深度，左手抽取动脉血至所需量（图 4-3-2）。

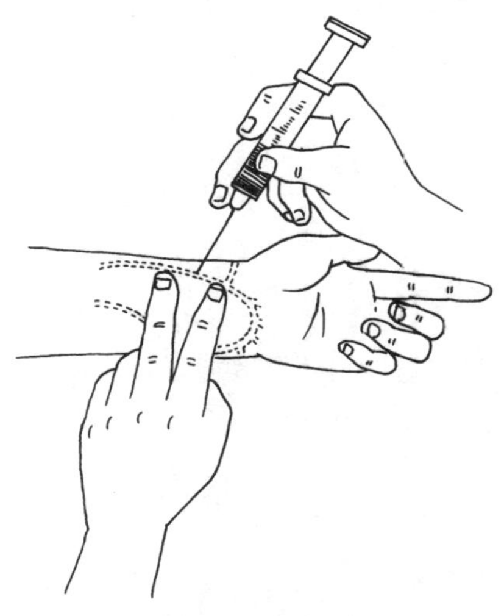

图 4-3-2　桡动脉穿刺术

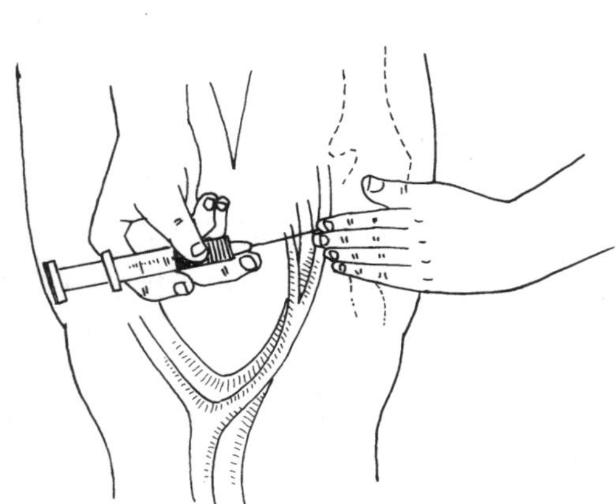

图 4-3-3　股动脉穿刺术

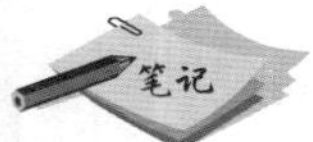

（2）动脉血气针采血：取出并检查动脉血气针，将血气针活塞拉至所需血量的刻度，血气针筒自动形成吸引等量血液的负压。穿刺方法同上，见有鲜红色回血，固定血气针，动脉血会自动充盈至预设刻度（图 4-3-3）。

7. 拔针、按压　采血毕迅速拔出针头，局部用无菌纱布加压止血 5~10min。

8. 标本处理　拔针后应观察注射器中有无气泡，如有气泡应立即垂直排出，将针尖斜面刺入橡皮塞或专用针帽，双手揉搓 5s 以保证抗凝剂完全作用；在申请单上填写患者体温、吸氧方式和吸氧浓度，标本标记及时送检。

9. 操作后处理　协助患者取舒适体位，告知相关注意事项；分类处理用物；洗手，摘口罩、帽子及记录。

（六）操作中的关键点提示

1. 严格执行查对制度和无菌技术操作原则。

2. 穿刺前应使患者处于情绪稳定状态，哭闹患儿呼吸平稳 30min 后采血。患者饮热水、洗澡、运动后 30min 采血。吸痰后 20min、氧浓度改变后 15min、呼吸机参数调节后 30min 后采血。

3. 采集动脉血标本时，一般选择桡动脉或股动脉。桡动脉穿刺点为前臂掌侧腕关节上的 2cm、动脉搏动明显处；股动脉穿刺点在腹股沟股动脉搏动明显处。股动脉穿刺时，患者取仰卧位，下肢伸直略外展外旋，以充分暴露穿刺部位。

4. 不同类型注射器使用时应注意　①普通注射器采血：穿刺前先抽吸肝素 0.5ml，转动针栓使整个注射器内均匀附着肝素，针尖向上推出多余液体和注射器内残留气泡；采血过程中保持针尖固定；采血量一般为 1.0~1.5ml。②动脉血气针采血：取出注射器，将针栓推到最底部，按不同规格注射器将针栓分别抽至所需刻度（1ml 注射器抽至 0.6ml，3ml 注射器抽至 1.6ml）。由于动脉压原因，血液流入空气从孔石排出，血液接触孔石后，孔石会遇湿封闭，血液停止流动，防止气泡产生。

5. 拔针后按压 5~10min 至不出血，注意观察局部情况，防止出血和发生血肿；有出血倾向者慎用或不选用深动脉穿刺，采血后应延长按压时间或加压止血。

6. 血气标本必须与空气隔绝，注射器内不要有空气，取血时不可抽拉注射器以免空气进入，如果有气泡应立即将针头向上竖直排出。血标本如果混有气泡，无论是否搓匀都对血气值有影响，具体表现为 pH、PaO_2 升高、$PaCO_2$ 下降。

7. 标本立即送检，一般从采集到检测不能超过 30min，特殊情况下 4℃ 冰箱冷藏不超过 2h。

8. 填写血气化验单时注明吸氧方式、吸氧浓度和体温。

案例分析

（七）关键问题

1. 试述动脉穿刺术采血常见并发症及预防措施。

2. 试述血气分析前的影响因素及预防措施。

3. 什么是 ALLen 试验？

关键问题参考答案

（李红倬）

第四章 腰椎穿刺术

学习目标

1. 掌握:腰椎穿刺术规范的操作步骤。
2. 熟悉:腰椎穿刺术的适应证、禁忌证;术中、术后注意事项。
3. 了解:腰椎穿刺术的并发症。

腰椎穿刺术(lumbar puncture)是神经内科应用非常普遍的检查。是通过穿刺第 3~4 腰椎间隙进入蛛网膜下腔放出脑脊液的技术。脑脊液(cerebrospinal fluid,CSF)是由侧脑室脉络丛产生的存在于脑室和蛛网膜下腔的无色透明液体,经室间孔进入第三脑室、中脑导水管和第四脑室,最后经第四脑室中间孔和两个侧孔流到脑和脊髓表面的蛛网膜下腔和脑池,通过脑脊液循环,保持动态平衡(图 4-4-1)。正常脑脊液具有一定的压力、细胞成分和化学成分,当中枢神经系统发生病变时,可引起脑脊液成分和压力的改变,通过腰椎穿刺脑脊液检查可了解这些变化。

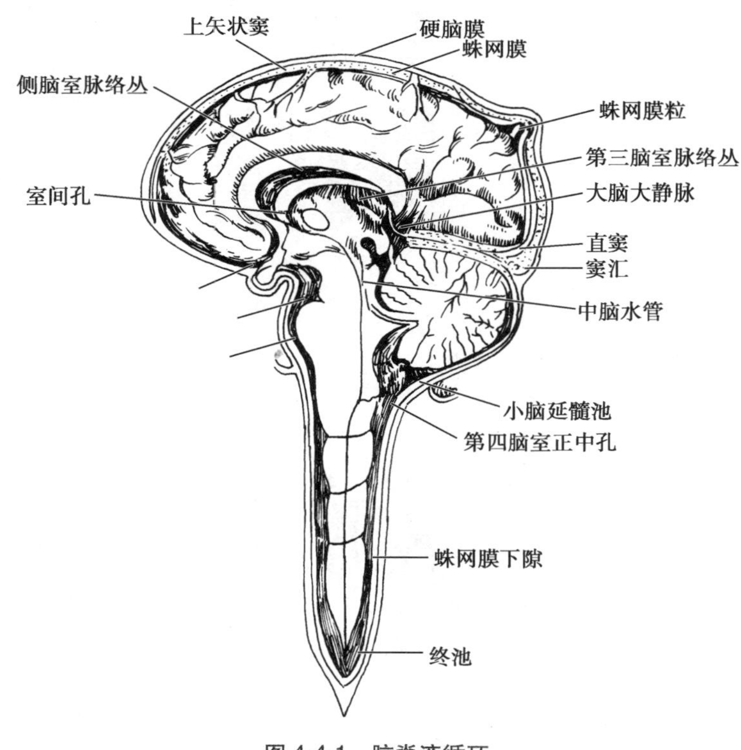

图 4-4-1 脑脊液循环

（一）操作目的

1. 诊断性穿刺

（1）检查脑脊液的成分，了解脑脊液常规、生化（糖、氯化物和蛋白质）、细胞学、免疫学变化以及病原学证据。

（2）测定脑脊液的压力。

（3）了解椎管有无梗阻。

2. 治疗性穿刺　主要为鞘内注射药物或放出炎性、血性脑脊液。

（二）适应证

1. 用于诊断脑膜炎、脑炎、脑血管病、脑瘤等神经系统疾病。

2. 用于测定脑脊液压力和了解椎管有无梗阻。

3. 用于鞘内注射药物等。

（三）禁忌证

1. 穿刺部位皮肤和软组织有局灶性感染或有脊柱结核者，穿刺有可能将细菌带入蛛网膜下腔或脑内。

2. 颅压明显增高，或已有脑疝先兆，特别是怀疑颅后窝占位性病变者，腰椎穿刺能促使或加重脑疝形成，引起呼吸骤停或死亡。

3. 休克等危重患者。

4. 脊髓压迫症的脊髓功能处于即将丧失的临界状态。

5. 血液系统疾病、应用肝素等药物导致出血倾向及血小板计数 $<50\times10^9/L$ 者。

（四）操作准备

1. 设备准备

（1）腰椎穿刺包 1 个，内有腰椎穿刺针、测压管、无菌试管、纱布等。

（2）无菌手套、口罩、帽子各 2 副。

（3）常规消毒治疗盘 1 套，内有消毒剂、麻醉剂（2%利多卡因 1 支）、无菌棉签、5ml 注射器 2 个以及砂轮、胶布等。

（4）其他用物：鞘内注射药物、0.9%生理盐水 2 支、酒精灯、火柴、按需要准备培养管 1~2 个。

2. 操作者准备

（1）操作者熟悉腰椎穿刺操作步骤。

（2）了解患者病情和穿刺目的，核对适应证。

（3）询问有无药物（特别是局麻药）过敏史；查看血常规，凝血功能化验结果。

（4）向患者（或家属）介绍穿刺的必要性和可能的并发症，取得配合，签署腰椎穿刺知情同意书。

（5）着装整洁，清洁双手（用外用消毒剂或洗手），戴口罩、帽子。

3. 患者准备

（1）穿刺前排空大小便，在床上静卧 15~30min。

（2）不安、躁动和不能合作的患者可在镇静剂或基础麻醉下进行，需有专人辅助。

（五）操作步骤

1. 体位　患者去枕侧卧于硬板床上，背齐床沿，屈颈抱膝，使脊柱尽量前屈，以增加椎间隙宽度，有利穿刺。

2. 确定穿刺部位　通常以双侧髂嵴最高点连线与后正中线的交会处为穿刺点。此处相当于第 3~4 腰椎间隙，有时也可上移或下移一个椎间隙（图 4-4-2）。

3. 消毒铺巾　在拟穿刺部位用碘伏自内向外进行皮肤消毒 2 次，消毒范围直径约 15cm。检查穿刺包有效日期，打开腰椎穿刺包（助手），戴无菌手套，检查腰穿包内物品是否齐全、腰穿针是否通畅，铺无菌洞巾，用胶布固定。

4. 麻醉　与助手核对麻药无误后，用 5ml 注射器抽取 2%利多卡因约 3ml，再次确定穿刺部位，左手拇指、示指固定穿刺部位皮肤，右手用 2%利多卡因在穿刺点注射皮丘，然后自皮肤到椎间隙韧带逐层浸润麻醉。注射前应回抽，观察有无血液，方可推注麻醉药。拔针后用消毒纱布压迫稍等片刻。

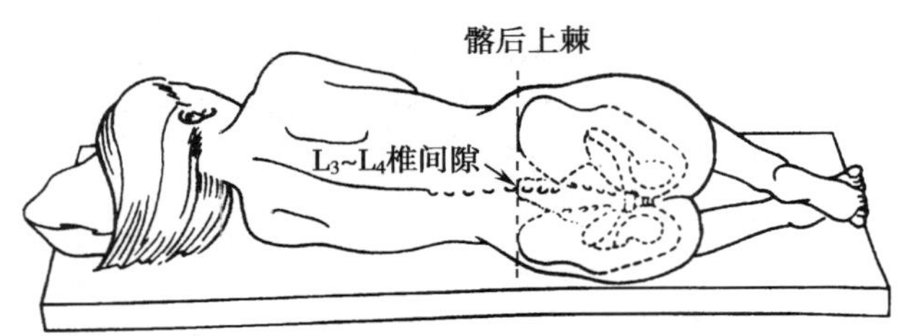

图 4-4-2 腰椎穿刺体位(左侧卧位)

5. 穿刺 术者左手拇指固定住第3腰椎棘突,右手持腰穿针(套上针芯),沿第3腰椎棘突下方缓慢垂直进针(针头斜面向上,稍向头部),成人进针深度4~6cm、儿童2~4cm。当针头穿过韧带与硬脊膜时,有阻力突然消失的落空感,提示针尖已进入蛛网膜下腔,此时可将针芯缓慢抽出(以防脑脊液迅速流出,造成脑疝),见脑脊液流出后再将针芯插入。

6. 测压 放液前先接上测压管测量压力。接测压管前让患者放松身体,平静呼吸,双下肢和头部略伸展,接上测压管,可见液面缓慢上升,到一定平面后可见液平面随呼吸而波动,此时的读数即为脑脊液压力。正常侧卧位脑脊液压力为70~180mmH_2O(0.098kPa=10mmH_2O)或40~50滴/min。超过200mmH_2O为颅压升高。如脑脊液压力显著升高,则一般不放脑脊液,防止发生脑疝。

7. 压颈试验(Queckenstedt test)也叫奎肯试验。若要了解脊髓蛛网膜下腔有无阻塞,可做此试验。

(1)压颈试验前应先做压腹试验:用手掌深压腹部,脑脊液压力立即上升,解除压迫后压力迅速下降,说明穿刺针头确实在椎管内。

(2)压颈试验:即在测初压后,由助手先压迫一侧颈静脉约10s,再压另一侧,最后双侧同时按压。正常时压迫颈静脉后,脑脊液压力迅速升高1倍左右,解除压迫后10~20s,迅速降至原来水平,称为梗阻试验阴性,示蛛网膜下腔通畅;若压迫颈静脉后,不能使脑脊液压力升高,则为梗阻试验阳性,示蛛网膜下腔完全阻塞;若施压后压力缓慢上升,放松后又缓慢下降,示有不完全阻塞。但颅压增高或怀疑有颅后窝肿瘤者,禁忌做此试验,以免发生脑疝。

8. 取液送检 撤去测压管,收集脑脊液3~5ml于无菌试管中送检常规(第1管标本不能送检常规及细胞学检查)、生化、细胞学、病原学(革兰染色、墨汁染色)。如需做细菌培养,应将无菌试管口经过酒精灯火焰灭菌,接取脑脊液,然后管口及棉塞再通过酒精灯火焰灭菌后盖上棉塞。如需做鞘内注射时将药液缓慢注入。

9. 拔针固定 术毕,套入针芯,拔出穿刺针,碘伏消毒穿刺点,覆盖无菌纱布,指压穿刺点数分钟,用胶布固定。嘱患者去枕平卧4~6h,高颅压者平卧12~24h,告知卧床期间不可抬高头部,以免引起术后低颅压头痛。

腰椎穿刺术(视频)

10. 术后处理 再次复测患者脉搏及血压,并观察术后反应,注意并发症,如有无头痛及穿刺点有无渗血、渗液。医疗垃圾分类处理;清洁双手,做好腰穿记录。

(六)操作中的关键点提示

1. 严格掌握禁忌证 凡疑有颅压升高者必须先做眼底检查,如有明显视盘或有脑疝先兆者,禁忌穿刺。患者处于休克、衰竭或濒危状态以及局部皮肤有炎症;颅后窝有占位性病变者均列为禁忌。在颅压增高疑为炎性脑水肿所致者,可在腰穿前静脉快速滴注20%甘露醇250ml,以减轻脑水肿、降低颅压,然后再穿刺。腰穿过程中发现脑脊液压力过高时,在放脑脊液时应用部分针芯堵在针口处,以减慢滴出速度,预防发生脑疝。

2. 穿刺后嘱患者去枕平卧4~6h,颅压高者平卧12~24h,继续观察患者情况及有无头痛、恶心、腰痛等反应。

3. 穿刺过程中出现脑疝症状时,如瞳孔散大、意识不清、呼吸节律改变,应立即停止放液。可向椎管内注入空气或生理盐水10~20ml,或静脉快速滴注20%甘露醇250ml,如脑疝不能复位,迅速行脑室穿刺引流及立即手术。

4. 防止低颅压性头痛 因穿刺针过粗或过早起床,使脑脊液自穿刺孔处外漏所引起。患者站立

时头痛加重，平卧后缓解，经 1~3d 可消失，长者可达 7~10d。一旦发生，患者应平卧，多饮用盐水，或静脉滴注生理盐水 500~1 000ml。

5. 操作过程中如患者出现呼吸、脉搏、面色异常时，应立即停止操作，并做相应处理。
6. 鞘内给药时，应先放出适量脑脊液，然后以等量液体稀释药物后注入。
7. 如在第 3~4 腰椎间隙穿刺后损伤出血，可上移或下移一椎间隙穿刺，需重新麻醉。
8. 操作过程中要注重人文关怀。交代病情需态度和蔼，语言通俗易懂。

案例分析

（七）关键问题

1. 腰椎穿刺术的操作步骤是什么？
2. 从脑脊液外观怎样区分穿刺损伤？
3. 简述腰椎穿刺术的并发症及其防治。

关键问题参考答案

（范新蕾）

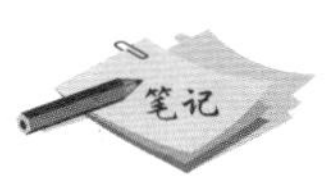

第五章 骨髓穿刺术

学习目标

1. 掌握:骨髓穿刺术规范的操作步骤。
2. 熟悉:骨髓穿刺术的适应证、禁忌证;术中、术后注意事项。
3. 了解:骨髓穿刺术的并发症。

骨髓穿刺术(bone marrow puncture)是采集骨髓液的一种常用技术。临床上骨髓穿刺常用于血细胞形态学检查,也可用于造血干细胞培养或移植、免疫学、细胞遗传学分析及病原微生物学检查等,以协助临床诊断、治疗、观察疗效和评价预后等。

(一)操作目的

1. 采取骨髓液进行骨髓细胞形态学及骨髓病理活检等检查,协助血液系统疾病、部分恶性肿瘤、传染病及寄生虫病等相关疾病的诊断及鉴别诊断。

2. 了解骨髓增生情况,作为化疗及应用免疫抑制剂的参考。

3. 骨髓移植时经骨髓穿刺采集骨髓液。

(二)适应证

1. 血液系统相关恶性疾病的诊断及鉴别诊断。

2. 其他血液系统疾病,如各种原因不明确的贫血、粒细胞缺乏、血小板下降等骨髓增殖异常所导致的外周血象改变的相关血液病诊断。

3. 部分恶性肿瘤的协助诊断,如多发性骨髓瘤、神经母细胞瘤等实体瘤的骨髓转移等。

4. 寄生虫病检查,如查找疟原虫、黑热病病原体等。

5. 骨髓液的细菌培养。

(三)禁忌证

1. 凝血功能异常的患者慎做或者禁做骨髓穿刺。

2. 穿刺部位有感染者。

3. 晚期妊娠者。

(四)操作准备

1. 设备准备

(1)骨髓穿刺包1个。

(2)无菌手套、口罩、帽子各2副。

(3)常规消毒治疗盘1套,内有消毒剂、麻醉剂(2%利多卡因1支)、无菌棉签、5ml注射器2个、20ml注射器1个、砂轮、胶布等。

(4)载玻片10张、推片1个。

(5)其他用物:酒精灯、火柴,按需要准备培养管1、2个等。

2. 操作者准备

（1）操作者熟悉骨髓穿刺操作步骤。

（2）了解患者病情和穿刺目的，核对适应证。

（3）询问有无药物（特别是局麻药）过敏史；查看血常规，凝血功能化验结果。

（4）向患者（或家属）介绍穿刺的必要性和可能的并发症，取得配合，签署骨髓穿刺知情同意书。

（5）着装整洁，清洁双手（用外用消毒剂或洗手），戴口罩、帽子。

3. 患者准备

（1）穿刺前排空大小便，在床上静卧 15~30min，根据穿刺部位采取适当体位。

（2）不安、躁动或不能合作的患者可在镇静剂或基础麻醉下进行，需有专人辅助。

（3）凝血功能障碍者必须进行穿刺时，需提前给以血浆、血小板或相应凝血因子输注后，复查相关结果，待相关指标正常后再实施。

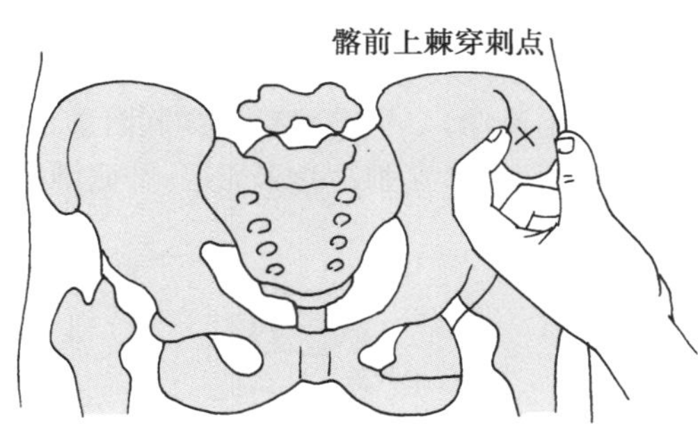

图 4-5-1　髂前上棘穿刺点

（五）操作步骤

1. 选择穿刺部位

（1）髂前上棘穿刺点：髂前上棘后 1~2cm 处，该处骨面平坦，易于固定，操作方便，危险性小（图 4-5-1）。

（2）髂后上棘穿刺点：骶椎两侧、臀部上方突出的部位（图 4-5-2）。

（3）胸骨穿刺点：胸骨柄、胸骨体相当于第 1、2 肋间隙的部位。此处胸骨较薄，且其后有大血管和心房，穿刺时务必小心，以防穿透胸骨而发生意外。但由于胸骨的骨髓液丰富，当其他部位穿刺失败时，仍需要进行胸骨穿刺。常用于小年龄患儿（图 4-5-3）。

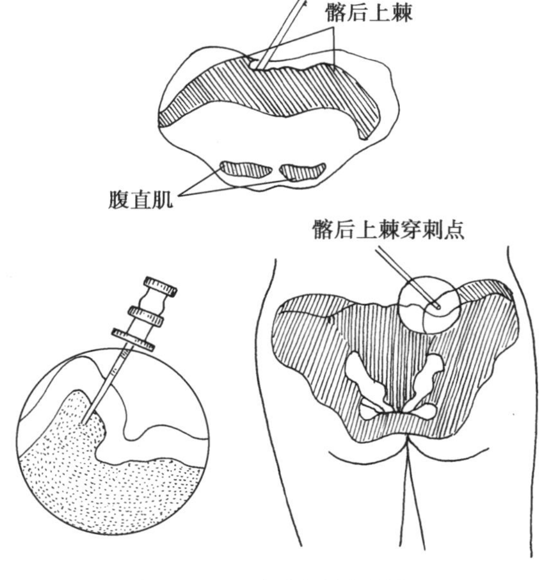

图 4-5-2　髂后上棘穿刺点

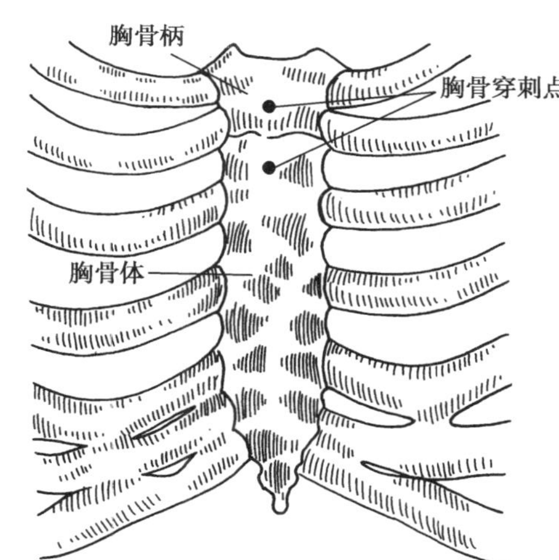

图 4-5-3　胸骨穿刺点

（4）腰椎棘突穿刺点：腰椎棘突突出的部位。

（5）另外 2 岁以下儿童亦可选胫骨粗隆前下方为穿刺替代部位。

备注：临床上成人多以髂前上棘、髂后上棘为主要穿刺点，尤其髂后上棘骨质薄、骨髓腔大、量多，较少被稀释；而儿童多以胸骨穿刺为主。

2. 体位　采用髂前上棘和胸骨穿刺时，患者取仰卧位；采用髂后上棘穿刺时，患者取侧卧位或俯卧位；采用腰椎棘突穿刺时，患者取坐位或侧卧位。

3. 消毒铺巾　在拟穿刺部位用碘伏自内向外进行皮肤消毒 2 次，消毒范围直径约 15cm。打开骨髓穿刺包（助手），戴无菌手套，铺无菌洞巾，用胶布固定。检查骨髓穿刺包内物品是否齐全；检查骨髓

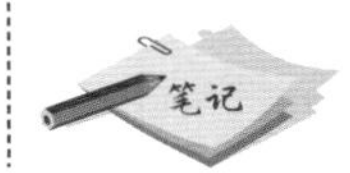

穿刺针与20ml注射器是否完好配合，有无漏气。

4. 麻醉　与助手核对麻药无误后，用5ml注射器抽取2%利多卡因约3ml，再次确定穿刺部位，左手拇指、示指固定穿刺部位皮肤，用2%利多卡因在穿刺点做皮肤、皮下和骨膜麻醉。注意先水平进针，打一直径约0.5cm的皮丘，再垂直骨面一直麻醉到坚硬的骨膜。拔针后用消毒纱布压迫稍等片刻。

5. 固定穿刺针长度　将骨髓穿刺针的固定器固定在适当的长度上。髂骨穿刺约1.5cm，胸骨穿刺约1cm。

6. 穿刺　操作者左手拇指和示指固定穿刺部位，右手持骨髓穿刺针与骨面垂直刺入，若为胸骨穿刺则应与骨面成30°~45°角刺入（穿刺针向头侧偏斜）。当穿刺针针尖接触坚硬的骨质后，沿穿刺针的针体长轴左右旋转穿刺针，并向前推进，缓缓刺入骨质（注意向下压的力量应大于旋转的力量，以防针尖在骨面上滑动）。当突然感到穿刺阻力消失，且穿刺针已固定在骨内时，表明穿刺针已进入骨髓腔（图4-5-4）。如果穿刺针尚未固定，则应继续刺入少许以达到固定为止。

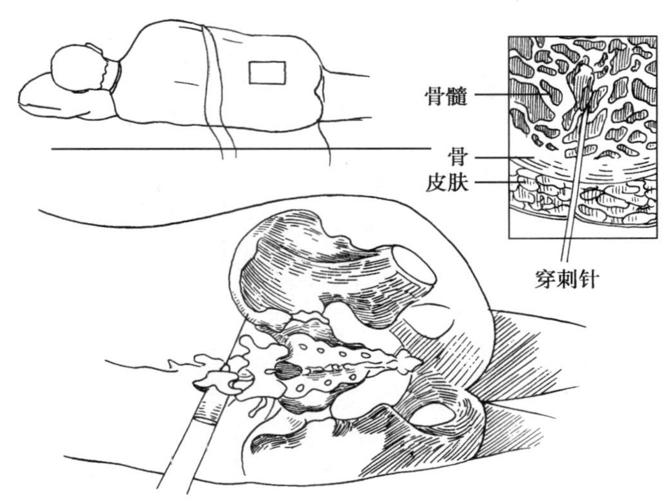

图 4-5-4　骨髓穿刺术示意图

7. 抽取骨髓液　拔出穿刺针针芯，接上干燥的20ml注射器，用适当的力量抽取骨髓液。当穿刺针在骨髓腔时，抽吸时患者感到有尖锐酸痛，随即便有红色骨髓液进入注射器。抽取的骨髓液一般为0.1~0.2ml，若用力过猛或抽吸过多，会使骨髓液稀释。如果需要做骨髓液细菌培养，应在留取骨髓液计数和涂片标本后，再抽取1~2ml，以用于细菌培养。

若未能抽取骨髓液，则可能是针腔被组织块堵塞或“干抽”（dry tap），此时应重新插上针芯，稍加旋转穿刺针或再刺入少许。拔出针芯，如果针芯带有血迹，再次抽取即可取得红色骨髓液。若仍未能抽取骨髓液与患者沟通后可另选穿刺部位。

8. 涂片　将20ml注射器水平移至载玻片上方，迅速将骨髓液滴在载玻片上，立即做有核细胞计数，助手立即制备骨髓液涂片数张。注意推片与载玻片成30°~45°角，稍用力推开，制备的髓片应头、体、尾分明并有一定的长度，使细沙样浅肉色的骨髓小粒分布均匀。

9. 加压固定　骨髓液抽取完毕，重新插入针芯。左手取无菌纱布置于穿刺处，右手将穿刺针（稍旋转）拔出，并将无菌纱布敷于针孔上，按压1~2min后，碘伏消毒穿刺点，覆盖无菌纱布，用胶布固定。

骨髓穿刺术（视频）

10. 同时应制备外周血涂片2、3张，一并送检。

11. 术后处理　嘱患者卧床休息，避免剧烈活动；根据临床需要分送标本；清点器械，医疗垃圾分类处理；清洁双手，做好骨髓穿刺记录。

（六）操作中的关键点提示

1. 行骨髓穿刺术前应检查出血时间和凝血时间，有出血倾向者行骨髓穿刺术时应特别注意，严重凝血功能异常的患者禁止骨髓穿刺检查。

2. 骨髓穿刺针和注射器必须干燥，以免发生骨髓细胞溶解。

3. 穿刺针针头进入骨质后要避免过大摆动,以免折断穿刺针。胸骨穿刺时不可用力过猛、穿刺过深,以防穿透内侧骨板而发生意外。

4. 穿刺过程中如果感到骨质坚硬,难以进入骨髓腔时,不可强行进针,以免断针。应考虑为大理石骨病的可能,及时行骨骼 X 线检查,以明确诊断。

5. 做骨髓细胞形态学检查时,抽取的骨髓液不可过多,以免影响骨髓增生程度的判断、细胞计数和分类结果。

6. 行骨髓液细菌培养时,需要在骨髓液涂片后,再抽取 1~2ml 骨髓液用于培养。

7. 由于骨髓液中含有一定量的白血病幼稚细胞,极易发生凝固。因此,穿刺抽取骨髓液后应立即涂片。

8. 送检骨髓液涂片时,应同时附送 2、3 张外周血涂片。

9. 有药物过敏史者应做相关局麻药物皮试。如使用普鲁卡因麻醉前必须先做皮试。

10. 操作过程中要注重人文关怀。交代病情需态度和蔼,语言通俗易懂。

案例分析

(七)关键问题

1. 判断骨髓取材良好的指标是什么?
2. 骨髓穿刺有哪些穿刺部位?
3. 2 岁以下儿童骨髓穿刺选择哪一部位为好?
4. 骨髓取材做细胞学检查,抽取骨髓液多少量为恰当?
5. 骨髓穿刺术前对穿刺针应进行哪些方面检查?
6. 抽不出骨髓液有哪些原因?

关键问题参考答案

(范新蕾)

第六章 三腔二囊管止血法

学习目标

1. 掌握:三腔二囊管止血术规范的操作步骤。
2. 熟悉:三腔二囊管止血术的适应证、禁忌证;术中、术后注意事项。
3. 了解:三腔二囊管止血术的并发症。

上消化道出血是临床上常见的症状,引起上消化道出血的病因很多,其中以消化性溃疡引起的出血占首位,其次是门静脉高压引起的食管、胃底静脉曲张破裂出血,后者出血量大,起病急骤,一般的止血药物难以奏效,需立即安置三腔二囊管压迫止血。三腔二囊管压迫止血是治疗门静脉高压导致的食管胃底静脉曲张破裂出血最方便、有效的方法。因此,迅速成功完成三腔二囊管的置入,使其达到有效的止血目的是抢救成功的关键。

(一)操作目的

用于门静脉高压引起的食管、胃底静脉曲张破裂出血时的压迫止血。

(二)适应证

1. 食管胃底静脉曲张大出血患者。
2. 用于药物治疗不理想者,为内镜及手术治疗赢得时间。

(三)禁忌证

严重高血压、冠心病、心功能不全者慎用。

(四)操作准备

1. 设备准备

(1)三腔二囊管。

(2)50ml 注射器、止血钳、液状石蜡、治疗盘、手套、听诊器、0.5kg 重的沙袋(或盐水瓶)、牵引架。

(3)其他:外用消毒剂、棉签、胶布、纱布、绷带、温开水适量、开口器、压舌板等。

2. 操作者准备

(1)操作者熟悉三腔二囊管止血操作步骤。

(2)了解患者病情和置管目的,核对适应证。

(3)向患者(或家属)介绍三腔二囊管置入的必要性和可能的并发症,取得配合,签署知情同意书。

(4)着装整洁,清洁双手(用外用消毒剂或洗手),戴口罩、帽子。

3. 患者准备

(1)插管前做好患者的心理指导,讲解置管对于治疗该病的重要性。

(2)操作过程中患者需按照操作者的嘱咐主动配合。若感恶心、气短、呼吸困难等不适,及时告知医护人员。

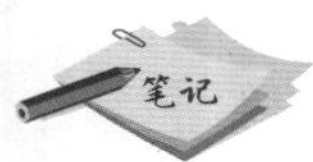

（3）对躁动不安或不合作的患者，可肌内注射地西泮5～10mg。

（五）操作步骤

1. 检查患者有无鼻息肉，鼻甲肥厚和鼻中隔偏曲，选择鼻腔较大侧插管，清洁该侧鼻腔并用液状石蜡润滑。

2. 操作者戴手套，打开三腔二囊管（助手），认真检查双气囊有无漏气和充气后有无偏移，通向双气囊和胃腔的管道是否通畅（图4-6-1）。远端45、60、65cm处管外有记号，标明管外端至贲门、胃、幽门的距离，以判断气囊所在位置。

3. 检查合格后抽尽双囊内气体，将三腔管之前端及气囊表面涂以液状石蜡，嘱患者取半卧位（左侧卧位为佳），口服液状石蜡20ml，自鼻腔内插入三腔二囊管，到达咽部时嘱患者吞咽配合，使三腔二囊管顺利进入65cm标记处。此时在胃管内抽到胃液时，提示三腔二囊管已到达胃部。

4. 用注射器先向胃囊内注入空气250～300ml（囊内压50～70mmHg），使胃囊充气，用止血钳将此管腔钳住。然后将三腔二囊管向外牵引，感觉有中等弹性阻力时，表示胃囊已压于胃底部，适度拉紧三腔二囊管，系上牵引绳，再以0.5kg重沙袋（或盐水瓶）通过滑车固定于床头架上牵引，牵引角度为45°左右（顺着鼻腔方向），以达到充分压迫的目的。

5. 经观察仍未能压迫止血者，再向食管囊内注入空气100～200ml（囊内压35～45mmHg），然后钳住此管腔，以直接压迫食管下段的扩张静脉（图4-6-2）。

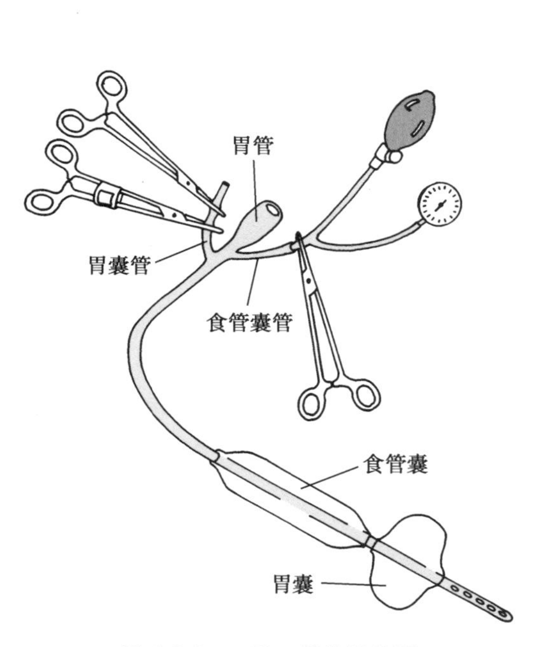

图4-6-1　三腔二囊管结构图

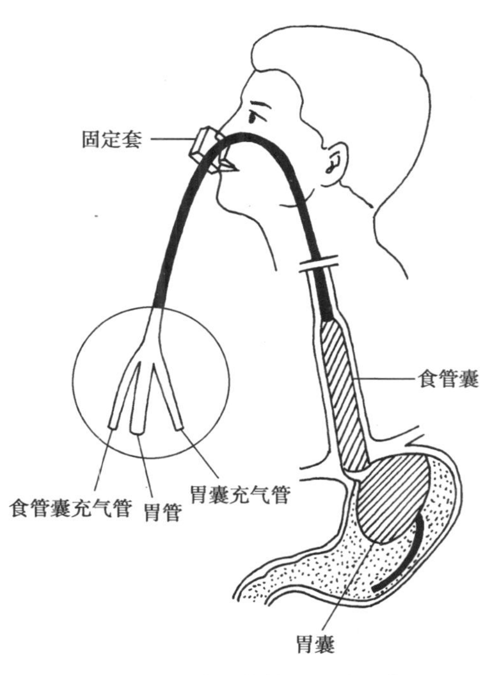

图4-6-2　三腔二囊管止血法示意图

三腔二囊管止血法（视频）

6. 记录气囊充气压迫开始的时间，并进行严密监护。应用降低门静脉压力的药物和止血药物，同时做好内镜下套扎、硬化剂治疗或手术治疗的准备。

7. 拔管　拔管前必须先口服液状石蜡20ml，以防止胃黏膜与气囊粘连，并将气囊内气体抽净，然后将管缓缓拔出。如为双囊压迫，先解除食管囊的气体，再解除胃囊的气体。

（六）操作中的关键点提示

1. 操作最好在呕血的间歇进行，向患者说明操作目的，取得患者配合，以免引起胃液反流进入气管引起窒息。

2. 首次胃囊充气压迫可持续24h，24h后必须减压15～30min，以防气囊压迫过久引起黏膜糜烂。减压前先口服液状石蜡20ml，10min后，将管向内送入少许，使气囊与胃底黏膜分离，然后，去除止血钳，让气囊逐渐缓慢自行放气，抽吸胃管观察是否有活动性出血，一旦发现活动性出血，立即再行充气压迫。如无活动性出血，30min后仍需再度充气压迫12h，再口服液状石蜡、放气减压，留管观察24h，

如无出血，即可拔管。注意充气、减压前均应口服液状石蜡。

3. 注意操作顺序。充气时，先胃囊再食管囊；拔管时放气，先食管囊后胃囊。

4. 食管囊压迫持续时间以8~12h为妥，放气15~30min。

5. 牵引沙袋不宜过重，以防压迫太重，引起黏膜糜烂。

6. 注意检查双气囊有无漏气和充气后有无偏移，通向双气囊和胃腔的管道是否通畅，以免达不到压迫止血的目的。

7. 加强护理，防止窒息的发生，如充气后患者出现呼吸困难，必须及时放气。

8. 操作过程中要注重人文关怀。交代病情需态度和蔼，语言通俗易懂。插管前做好患者的心理指导，讲解置管对于治疗该病的重要性。并且嘱患者按照操作者的嘱咐主动配合好整个插管过程。插管过程中，每往下送管都要征得患者的同意，并嘱其做吞咽动作，不断鼓励患者，使其充满信心，尽量克服不适感。

案例分析

（七）关键问题

1. 胃囊漏气或充气不足可导致什么结果？此时应采取什么办法？
2. 胃囊和食管囊一般需保持多少压力？注入多少气？
3. 三腔二囊管压迫止血过程中，为什么要定期放气？气囊压力过高会造成什么结果？
4. 插三腔二囊管引起频繁期前收缩甚至心脏骤停是什么原因？
5. 三腔二囊管压迫止血时患者采取什么样的体位？
6. 三腔二囊管压迫止血的并发症有哪些？
7. 使用三腔二囊管压迫止血时为什么先在胃囊充气？

关键问题参考答案

（范新蕾）

笔记

第五篇 妇儿诊疗技术

第一章 妇科检查

学习目标

1. 掌握:妇科检查的操作步骤。
2. 熟悉:妇科检查的操作目的和适应证。
3. 了解:妇科检查的操作准备。

(一)操作目的

1. 能识别盆腔骨骼、外阴部、内生殖器、邻近器官的解剖结构。
2. 能熟练掌握外阴部检查、阴道窥器检查、双合诊、三合诊及肛诊。
3. 能描述和检查出正常及异常体征。

(二)适应证

1. 疑为妇产科疾病或需排除妇产科疾病。
2. 有盆腔检查需要。

(三)操作准备

1. 设备准备　一次性会阴垫、阴道窥器、手套。
2. 操作者准备

(1) 衣着整洁、仪态大方、举止端庄、态度和蔼。

(2) 洗手,戴口罩帽子。

(3) 备齐用物,放置合理。

3. 患者准备

(1) 患者排空膀胱后(有尿失禁者,检查前不需排空膀胱),取膀胱截石位。

(2) 操作者面向患者,立于患者两腿之间。

(四)操作步骤

1. 外阴部检查

(1) 观察外阴发育及阴毛分布情况、左右是否对称、有无皮炎、溃疡及肿块,注意皮肤和黏膜色泽或色素减退及质地变化,有无增厚、变薄或萎缩。

(2) 用戴消毒手套的一手拇指和示指分开小阴唇,暴露阴道前庭观察尿道口和阴道口。查看尿道口周围黏膜色泽及有无赘生物、阴道前庭黏膜色泽及阴道口处女膜形态。

(3) 嘱患者用力向下屏气,观察有无阴道前后壁的膨出、子宫脱垂或尿失禁等。

2. 阴道窥器检查

（1）根据患者阴道大小和阴道壁松弛情况，选用合适的阴道窥器。

（2）将阴道窥器前后两叶前端并合，表面涂润滑剂。

（3）放置阴道窥器时，操作者用左手拇指、示指将两侧小阴唇分开，右手将阴道窥器避开敏感的尿道周围区，斜行沿阴道侧后壁缓慢插入阴道内，边推进边将阴道窥器两叶转正并逐渐张开两叶，暴露宫颈、阴道壁及穹窿部，然后旋转至某一侧以暴露侧壁。

（4）检查阴道：观察阴道前后壁和侧壁及穹窿黏膜颜色、皱襞多少，是否有阴道隔或双阴道等畸形，有无溃疡、赘生物或囊肿等。

（5）检查宫颈：观察宫颈大小、颜色、外口形状，有无出血、柱状上皮异位、撕裂、外翻、息肉、赘生物等，同时可采集宫颈外口鳞柱交界部宫颈分泌物标本做宫颈细胞学检查。

（6）将阴道窥器两叶合拢后慢慢取出。

3. 双合诊及三合诊

（1）操作者用左手戴橡皮手套，示、中两指涂润滑剂。

（2）轻轻沿阴道后壁进入，检查阴道深度及通畅度（图 5-1-1）。

（3）扪触子宫颈大小、硬度及颈口情况，拨动宫颈，检查有无宫颈举痛。

（4）将阴道内两指放在宫颈后方，另一手掌心朝下手指平放在下腹部。

（5）当阴道内手指向上、向前抬举宫颈时，放在下腹部的手指自脐部向下、向后按压腹壁，并逐渐往耻骨联合移动。

（6）扪清子宫后，将阴道内两指移向一侧穹窿部，另一手从同侧下腹壁髂嵴水平开始，由上向下按压腹壁，与阴道内手指互相对合，以触摸双侧附件。

（7）检查后更换手套，涂润滑剂。

（8）中指于直肠，示指于阴道（图 5-1-2）。

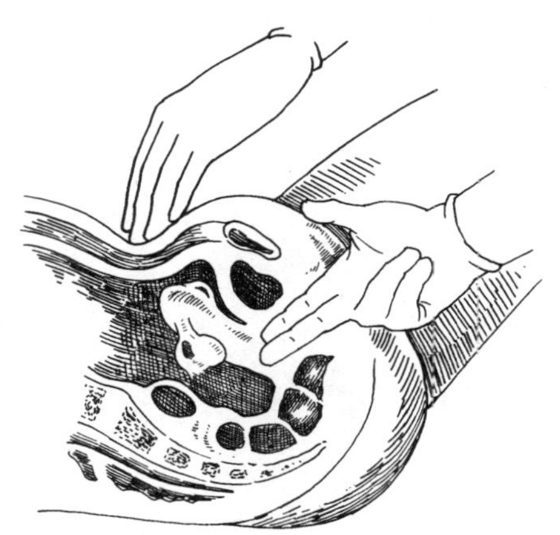

图 5-1-1　双合诊

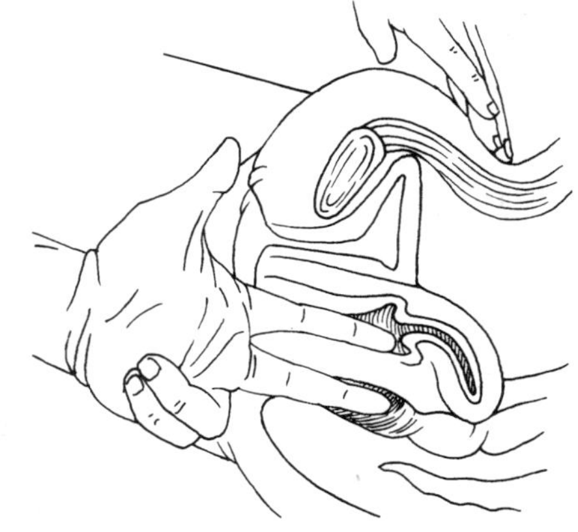

图 5-1-2　三合诊

（9）从后方重新触诊宫颈、子宫、卵巢及宫旁组织及阴道直肠间隔。

4. 肛诊（直肠-腹部诊）

（1）方法：操作者一手示指伸入直肠，另一手在腹部配合检查。

（2）适用于无性生活史、阴道闭锁或有其他原因不宜行双合诊的患者。

（五）操作中的关键点提示

1. 避免经期做盆腔检查。若异常阴道出血必须检查，检查前消毒外阴、戴无菌手套，使用无菌器械。

2. 未婚患者禁作双合诊及阴道窥器检查，可行肛诊（直肠-腹部诊）。

3. 双合诊检查不满意或检查骶韧带、子宫直肠窝病变、肿瘤与盆腔关系时应做三合诊。

4. 用肥皂液或液状石蜡润滑阴道窥器两叶前端，以便放置时能顺利进入阴道。拟行宫颈或阴道

细胞学检查时，不用润滑剂或改用生理盐水润滑。放置阴道窥器时动作要轻柔，边推进边将阴道窥器转平，并逐渐张开阴道窥器两叶，避免阴道窥器两叶顶端碰伤宫颈出血。

案例分析

（六）关键问题

1. 子宫的解剖学位置是什么？
2. 双合诊及三合诊的适应证分别是什么？

关键问题参考答案

（周建军）

第二章 宫颈刮片取材和制作方法

学习目标

1. 掌握:宫颈刮片取材和制作方法的操作步骤。
2. 熟悉:宫颈刮片取材和制作方法的操作目的、适应证和禁忌证。
3. 了解:宫颈刮片取材和制作方法的操作准备。

(一)操作目的

筛查宫颈上皮内瘤变及早期宫颈癌。

(二)适应证

1. 经常阴道出血或排液者、临床检查子宫颈异常的妇女。
2. 妇科患者腹部手术前的准备。
3. 宫颈病变的早期筛查。

(三)禁忌证

1. 采取标本前24h内有性生活、阴道检查、灌洗及阴道用药。
2. 否认性生活者。

(四)操作准备

1. 设备准备 手套、阴道窥器、刮板、玻片、固定液、干棉球。
2. 操作者准备 同妇科检查。
3. 患者准备 同妇科检查。

(五)操作步骤

1. 患者取膀胱截石位,用生理盐水湿润阴道窥器,暴露宫颈穹窿部,棉球轻轻擦除宫颈分泌物。
2. 以宫颈外口为圆心,将木质铲形小刮板轻轻刮取一周。
3. 取出刮片,在玻片上向一个方向涂片。
4. 涂片经固定液固定后显微镜下观察。

(六)操作中的关键点提示

1. 采取标本前24h内禁止性生活、阴道检查、灌洗及阴道用药。
2. 取材应在宫颈外口鳞状上皮交界处。
3. 注意避免损伤组织引起的出血而影响结果。
4. 若白带过多则应该先用无菌干棉球轻轻擦净黏液,再刮取标本。

案例分析

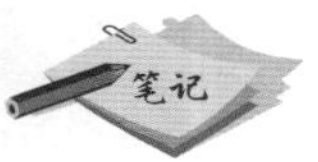

（七）关键问题

1. 宫颈刮片取材的适应证是什么？
2. 传统巴氏五级分类法与 TBS 分类法的区别是什么？

关键问题参考答案

（周建军）

笔记

第三章 后穹窿穿刺

学习目标

1. 掌握:后穹窿穿刺的操作步骤。
2. 熟悉:后穹窿穿刺的操作目的、适应证和禁忌证。
3. 了解:后穹窿穿刺的操作准备。

(一)操作目的

1. 了解直肠子宫陷凹有无积液及其性质。
2. 了解直肠子宫陷凹肿块的性状、病因,明确诊断。
3. 用于某些疾病的治疗。

(二)适应证

1. 凡经双合诊检查,直肠子宫陷凹饱满,直肠子宫陷凹、宫底韧带或子宫后壁下方可扪及触痛性结节,宫颈举痛,疑异位妊娠或卵巢黄体破裂积血及盆腔脓肿。

2. 附件肿块疑为卵巢恶性肿瘤时,有腹腔积液则抽液查细胞,无腹腔积液则可注射 200ml 生理盐水,左右侧卧再抽回液体行细胞学检查。

(三)禁忌证

1. 疑有肠管与子宫后壁粘连者。
2. 怀疑恶性肿瘤且肿瘤位于直肠子宫陷凹者。

(四)操作准备

1. 设备准备　口罩、帽子、无菌手套、阴道窥器、宫颈钳、9 号腰穿针或 7 号针头、5ml 或 10ml 注射器、干净试管、治疗巾、孔巾、碘伏棉球、干棉球。
2. 操作者准备　同妇科检查。
3. 患者准备　同妇科检查。

(五)操作步骤

1. 术前患者排空膀胱,仰卧在检查台上取膀胱截石位,常规消毒外阴、阴道,铺无菌单。
2. 双合诊了解子宫、附件情况,注意后穹窿是否饱满。
3. 阴道窥器暴露宫颈,宫颈钳夹持宫颈后唇,向前提拉,充分暴露后穹窿并再次消毒。
4. 用穿刺针头接注射器(5ml 或 10ml),检查针头有无堵塞,在后穹窿中央或稍偏病侧,距离阴道后壁与宫颈后唇交界处稍下方,与宫颈管平行方向刺入,当针穿过阴道壁后失去阻力有落空感时,立即抽吸,如无液体抽出,可一面抽吸,一面退针。
5. 将吸出的液体置于干燥、洁净的试管中待观察。针管、针头拔出后,注意检查穿刺点有无出血,如有出血可用棉球压迫片刻,取出阴道窥器。如需化验,则将收集的穿刺液 2~5ml 送检;如需做培养,应用无菌试管留标本。

（六）操作中的关键点提示

1. 穿刺方向应是后穹窿中点向上顺着与子宫颈管平行的方向，深入至直肠子宫陷凹。不可盲目向两侧或偏前、偏后刺入，以免损伤周围脏器。

2. 穿刺深度要适当，一般2~3cm，过深可刺入盆腔器官或穿入血管。若积液量较少时，过深的针头可超过液平面，抽不出液体而延误诊断。

3. 有条件或病情允许时，可先行B型超声波检查，协助诊断后穹窿有无液体及流体量多少。

4. 若未抽出流体，各项检查仍提示腹腔积液，可另行腹腔穿刺检查。

5. 遇有直肠子宫陷凹液量少时，可抬高患者头部及上身，使直肠子宫陷凹积液增多，便于抽出。

6. 误入直肠者，应立即拔出针头，重新消毒，更换注射器。不成功即放弃，术后立即抗感染。

案例分析

（七）关键问题

1. 阴道后穹窿穿刺术的适应证是什么？

2. 如何判断穿刺液性状？

关键问题参考答案

（周建军）

第四章 产前检查

学习目标

1. 掌握:产前检查的操作步骤。
2. 熟悉:产前检查的操作目的。
3. 了解:产前检查的操作准备。

(一)操作目的

1. 评估骨盆大小及形状,判断胎儿能否阴道分娩。
2. 判断胎先露与骨盆是否相称。

(二)操作准备

1. 设备准备　无菌手套、骨盆测量尺。
2. 操作者准备　同妇科检查。
3. 患者准备　孕妇排空膀胱,仰卧,两腿伸直。

(三)操作步骤

1. 骨盆外测量操作步骤

(1) 核对骨盆测量尺0点。

(2) 正确测量髂棘间径:取伸腿仰卧位,测量两髂前上棘外缘距离(图5-4-1)。

(3) 正确测量髂嵴间径:取伸腿仰卧位,测量两髂嵴外缘最宽的距离(图5-4-2)。

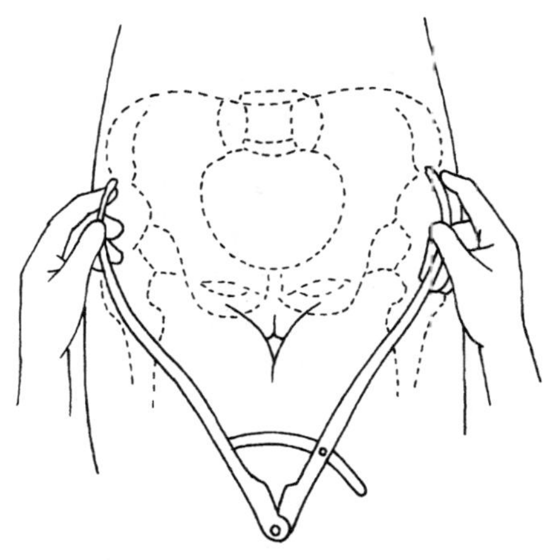

图5-4-1　髂棘间径测量

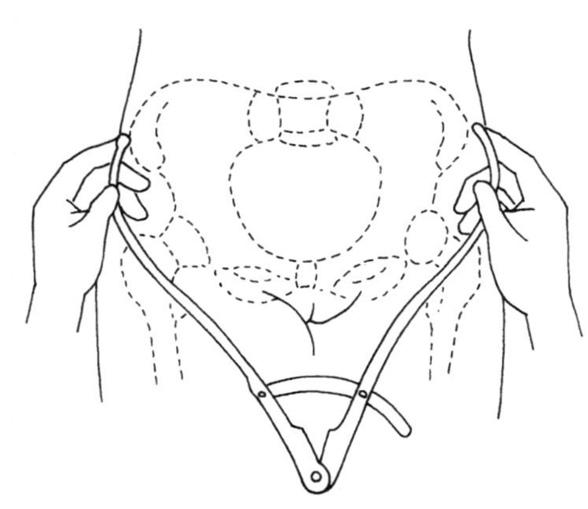

图5-4-2　髂嵴间径测量

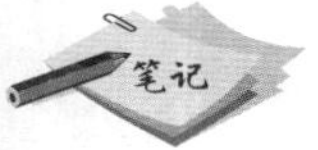

（4）正确测量骶耻外径：取左侧卧位，右腿伸直，左腿屈曲，测量第 5 腰椎棘突下至耻骨联合上缘中点的距离（图 5-4-3）。

（5）正确测量坐骨结节间径：取仰卧位，两腿向腹部弯曲，双手抱双膝，测量两坐骨结节内侧缘的距离（图 5-4-4）。

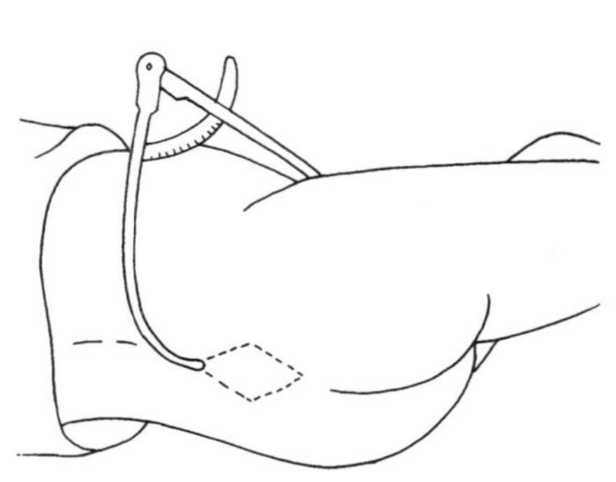

图 5-4-3 骶耻外径测量

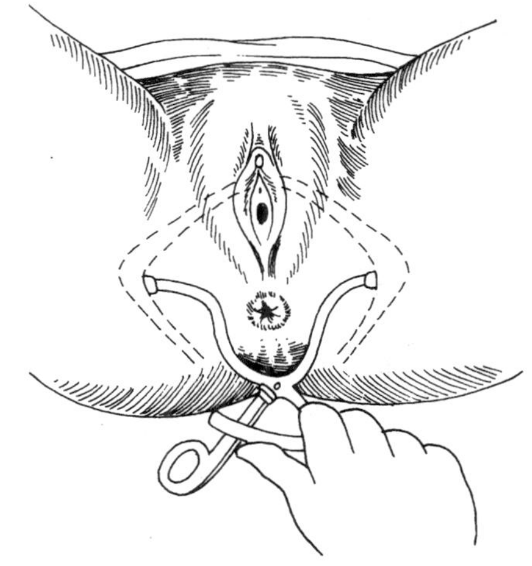

图 5-4-4 坐骨结节间径测量

（6）正确测量出口后矢状径：操作者戴手套的右手示指伸入孕妇肛门向骶骨方向，拇指置于孕妇体外骶尾部，两指共同找到骶骨尖端，用骨盆测量器一端放在坐骨结节间径中点，另一端放在尖端处。

（7）正确测量耻骨弓角度：两手拇指尖斜着对拢放置在耻骨联合下缘，左右两拇指平放在耻骨降支上，测量所得的两拇指间角度。

2. 头盆评估

（1）孕妇排空膀胱，仰卧，两腿伸直。

（2）操作者将手放在耻骨联合上方，将浮动的胎头向骨盆腔方向推压。

（3）若胎头低于耻骨联合平面，表示头盆相称；如胎头高于耻骨联合平面，表示头盆不称。

（四）操作中的关键点提示

1. 动作要轻柔；注意保暖，遮挡患者。

2. 测量骶耻外径第 5 腰椎棘突下点的标志：孕妇挺直脊背，腰骶部可见一菱形窝，称米氏菱形窝。两侧角则相当于两侧的髂后上棘点，两侧髂后上棘连线中点上 2~2.5cm 处，即为第 5 腰椎棘突下点。

3. 当出口横径小于 8cm 时，应测后矢状径。

案例分析

（五）关键问题

1. 骨盆外测量的目的？

2. 骨盆外测量常用哪几条径线？正常值分别是多少？

关键问题参考答案

（周建军）

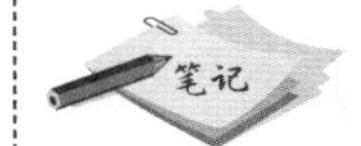

第五章 产科四步触诊法

学习目标

1. 掌握:产前四步触诊法的操作步骤。
2. 熟悉:产前四步触诊法的操作目的和适应证。
3. 了解:产前四步触诊法的操作准备。

(一)操作目的

1. 检查胎产式、胎先露、胎方位是否衔接。
2. 检查子宫大小与孕周是否相符。
3. 估计胎儿大小及羊水量的多少。

(二)适应证

妊娠 24 周以后。

(三)操作准备

1. 设备准备 手套。
2. 操作者准备 关闭门窗,遮挡屏风,温暖双手。
3. 患者准备 孕妇排空膀胱,仰卧于检查床上,暴露腹部,腹肌放松,双腿略屈外展。

(四)操作步骤

1. 前 3 步手法,操作者均面对孕妇头部;第 4 步手法时,操作者面对孕妇足部(图 5-5-1)。

2. 第一步手法 操作者双手置于子宫底部,确定子宫底高度,估计胎儿大小与妊娠周数是否相符,再以双手指腹交替轻推,分辨宫底处是胎体的哪一部分,圆而硬有浮球感的为胎头,宽而软且形状不规则的为胎臀。

3. 第二步手法 操作者双手置于子宫两侧,一手固定,另一手轻轻深按,两手交替进行。分辨胎背及胎儿四肢各在母体腹壁的哪一侧,平坦饱满部分为胎背,并确定胎背向前、向侧方或向后。触到可变形的高低不平部分为胎儿肢体,有时感到胎儿肢体在活动。

4. 第三步手法 操作者右手拇指与其余四指分开,置于耻骨联合上方,握住胎先露部,判断先露是头还是臀,再左右推动先露部,以确定是否衔接。能被推动,表示尚未衔接入盆。若已衔接,则胎先露部不能被推动。

5. 第四步手法 操作者左右手分别置于先露部两侧,沿骨盆入口向下深按,再一次核对先露部的诊断是否正确,并确定先露部入盆程度。先露为胎头时,一手能顺利进入骨盆入口,另一手则被胎头隆起部阻挡,该隆起部称胎头隆突。枕先露时,胎头隆突为额骨,与胎儿肢体同侧;面先露时,胎头隆突为枕骨,与胎背同侧。

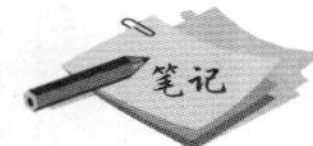

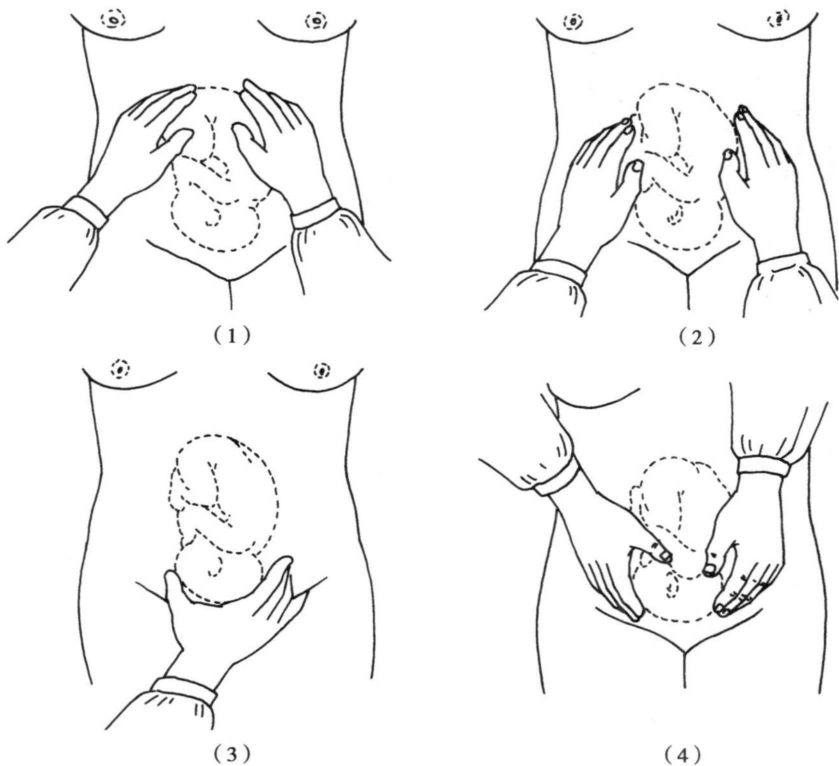

图 5-5-1　四步触诊法

（五）操作中的关键点提示

1. 注意腹肌的紧张程度，有无腹直肌分离。
2. 注意羊水多少及子宫敏感程度。

案例分析

（六）关键问题

1. 产科四步触诊法的目的是什么？
2. 如何确定宫底处是胎体的哪一部分？

关键问题参考答案

（周建军）

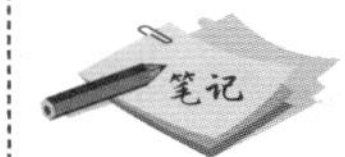

第六章 放取宫内节育器

学习目标

1. 掌握:放取宫内节育器的操作步骤。
2. 熟悉:放取宫内节育器的操作目的和适应证、禁忌证。
3. 了解:放取宫内节育器的操作准备。

一、放宫内节育器

（一）操作目的

通过引起子宫内局部组织对异物的组织反应而影响受精卵着床以达到避孕的目的。

（二）适应证

1. 凡已婚育龄妇女要求以宫内节育器避孕无禁忌证者。
2. 要求紧急避孕或继续以宫内节育器避孕而无相对禁忌证。

（三）禁忌证

1. 妊娠或妊娠可疑者。
2. 生殖器官炎症,如盆腔炎性疾病、阴道炎、宫颈炎;各种性病未治愈者;盆腔结核;生殖器官畸形。
3. 3个月内有月经频发、月经过多或不规则阴道出血者;生殖器肿瘤。

（四）操作准备

1. 设备准备　无菌手套、阴道窥器、宫颈钳、探针、上环器、孔巾、碘伏棉球、干棉球。
2. 操作者准备　衣帽口罩穿戴整齐、清洁洗手,核对患者相关信息,交代手术必要性并签署知情同意书。
3. 患者准备　排空膀胱,取膀胱截石位。

（五）操作步骤

1. 受检者取膀胱截石位。
2. 常规消毒外阴、阴道,铺孔巾。
3. 妇科检查查明子宫大小、位置。
4. 阴道窥器暴露阴道和宫颈,消毒宫颈、阴道及宫颈管。
5. 子宫颈钳钳夹宫颈前唇或后唇。
6. 探针探查宫腔深度及方向,并选取适合大小的节育器。
7. 用上环器将宫内节育器推送入宫腔内正常位置(宫内节育器上缘必须抵达宫底部,带有尾丝者在距宫口2cm处剪断尾丝)。

8. 观察有无出血，取出宫颈钳和阴道窥器。交代术后注意事项。

（六）操作中的关键点提示

1. 术前评估 必须查清子宫大小、位置和倾屈度，以防子宫穿孔。
2. 宫内节育器和进宫器械不能接触阴道壁，以防感染。
3. 凡所放置的宫内节育器说明中需扩张宫颈口者，必须予以扩张。

（七）关键问题

1. 宫内节育器放置的禁忌证。
2. 宫内节育器放置的时间。

二、取出宫内节育器

（一）操作目的

计划生育、无需避孕或改变避孕措施。

（二）适应证

1. 计划生育或不需再避孕，如丧偶、离异等。
2. 放置期限已满需更换。
3. 绝经过渡期停经 1 年内。
4. 拟改用其他方式避孕。
5. 有并发症或不良反应。
6. 带器妊娠，包括宫内妊娠及宫外妊娠。

（三）操作准备

1. 设备准备 无菌孔巾、阴道窥器、无菌手套、宫颈钳、取环钩、大镊子、探针、碘伏棉球、盐水纱布。
2. 操作者准备 衣帽口罩穿戴整齐、清洁洗手，核对患者相关信息，交代手术必要性并签署知情同意书。
3. 患者准备 排空膀胱，取膀胱截石位。

（四）操作步骤

1. 受术者排空膀胱，取膀胱截石位。
2. 常规消毒外阴阴道、铺孔巾。
3. 妇科检查查明子宫大小、位置、倾屈度、活动度、附件有无包块等。
4. 带尾丝宫内节育器的取出可在门诊进行。外阴、阴道、宫颈消毒后，暴露尾丝，钳夹后轻柔缓慢牵拉即可；若尾丝断裂，按无尾丝宫内节育器取出法取器。

无尾丝宫内节育器的取出：

（1）外阴、阴道、宫颈消毒同放置术。

（2）操作步骤同放置术，探针探测宫腔深度同时探测宫内节育器的位置。

（3）一般不需扩张宫颈，可用取出钩、取出钳等。

（4）取出宫内节育器后如无出血，撤出宫颈钳，拭净血液，取出阴道窥器。

（五）操作中的关键点提示

1. 探测宫内节育器位置时需轻巧，避免反复探测损伤子宫内膜致出血。
2. 用取出钩时，只能在宫腔内钩取，避免钩伤宫壁而出血。
3. 取出节育环后应检查其完整性。

案例分析

（六）关键问题

1. 宫内节育器的取出时间。
2. 取器过程中可能的并发症。

关键问题参考答案

（周建军）

笔记

第七章 小儿体格测量

学习目标

1. 掌握:小儿体格测量的一般方法和小儿体格测量各项指标的正常值。
2. 熟悉:小儿体格测量的操作目的和操作步骤。
3. 了解:操作中的关键点提示。

(一) 操作目的

1. 掌握小儿体重、身高、头围、前囟、皮下脂肪的测量方法。
2. 正确进行坐高、胸围、腹围、上臂围的测量。
3. 分析测量的结果,协助疾病诊断及用药量的计算。

(二) 操作准备

1. 设备准备　磅秤:盘式称、坐式称、站式称;测量床;身高测量器;软尺;尿布、衣服或毛毯;清洁布;记录本。

2. 环境准备　室内安静、整洁、光线充足,温度26℃~28℃、湿度55%~65%适宜。

(三) 操作步骤

1. 操作前准备首先与患儿及家长沟通,解释体格生长测量的目的,争取其同意与配合。准备和检查测量用具及物品是否齐全,校对测量体重称,核对患者的姓名、床号。

2. 操作者准备　操作者六步洗手法或消毒洗手液清洁手,注意手的温度,协助患儿采取舒适体位。

3. 体重测量

(1) 婴儿体重测量法(图5-7-1)

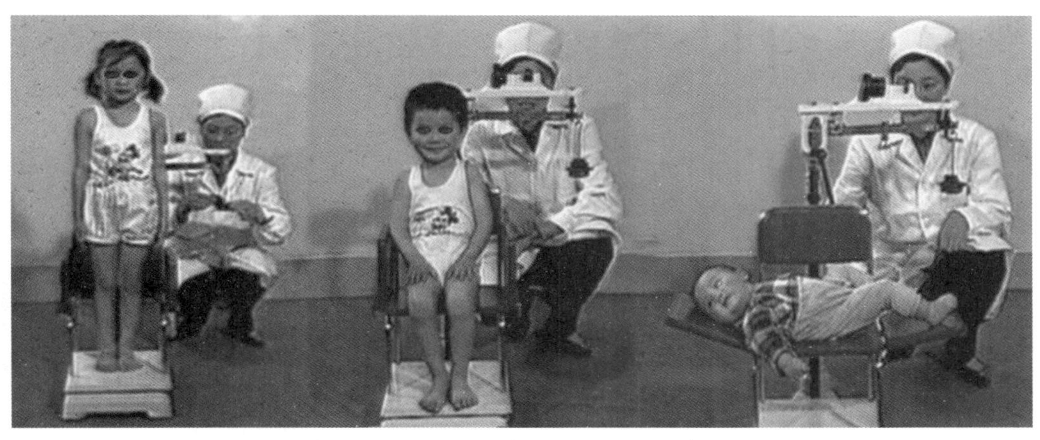

图5-7-1　婴幼儿体重测量法

1）把清洁布铺在婴儿磅秤的秤盘上，调节指针到零点。

2）脱去婴儿衣服及尿布，将婴儿轻放于秤盘上，观察重量。

3）准确读数至 0.01kg，记录测量结果。

（2）幼儿以上小儿体重测量方法（图 5-7-1）

1）1～3 岁可坐位测量：坐稳后观察重量，准确读数至 0.05kg。

2）3 岁以上可站式测量：小儿站立于站板中央，两手自然下垂，站稳后观察重量。

3）准确读数至 0.1kg，记录测量结果。

4. 身高（长）测量

（1）卧位测量法（图 5-7-2）：适合 3 岁以下小儿。

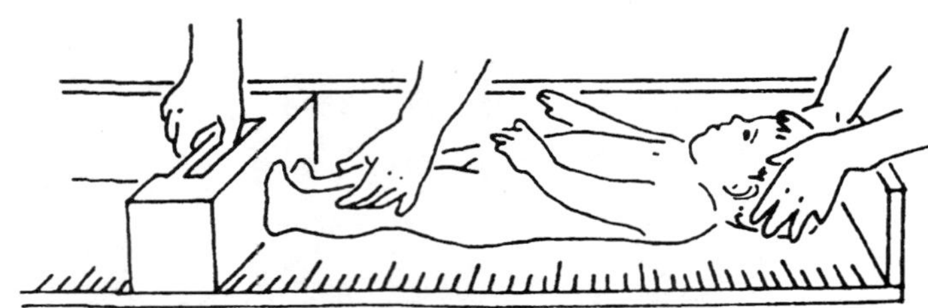

图 5-7-2　婴幼儿身长测量法

1）将清洁布铺在测量床上。

2）脱去小儿鞋、帽将其仰卧在测量床上。

3）将小儿头扶正，头顶轻贴测量床顶端。

4）一手按住小儿双膝使双下肢伸直，一手推动滑板贴于足底。

5）准确读数至 0.1cm，记录测量结果。

（2）立位测量法（图 5-7-3）

1）脱去小儿鞋、帽、取立正姿势，站在立位测量器或有身高测量杆的测量秤上，双眼平视正前方，双臂自然下垂，足跟靠拢，足尖分开约 60°。

2）将推板轻轻拉至头顶。

3）准确读数至 0.1cm，记录测量结果。

5. 坐高（顶臀长）

（1）3 岁以下：测量床，取平卧位。注意三个垂直：大腿与躯体；大腿与小腿，足板与测量床，准确读数至 0.1cm（图 5-7-4）。

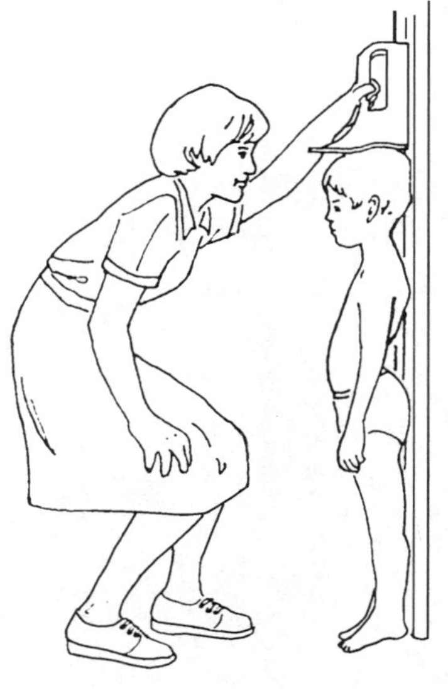

图 5-7-3　儿童身高测量法

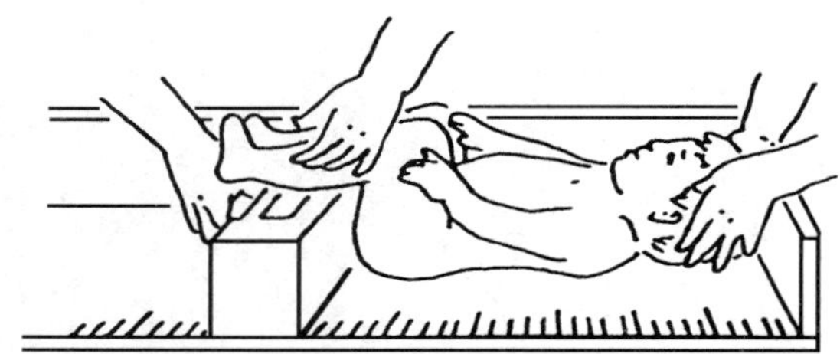

图 5-7-4　婴幼儿顶臀长测量法

（2）3 岁以上：坐高计，身体先前倾使骶部紧靠量板，再挺身坐直，大腿与躯体垂直，膝关节屈曲成直角，两脚平放地面，准确读数至 0.1cm（图 5-7-5）。

6. 头围

（1）操作者左手持软尺，0 点固定于小儿右侧眉弓上缘，经枕后结节，左侧眉弓上缘，绕头一周，再回到 0 点（图 5-7-6）。

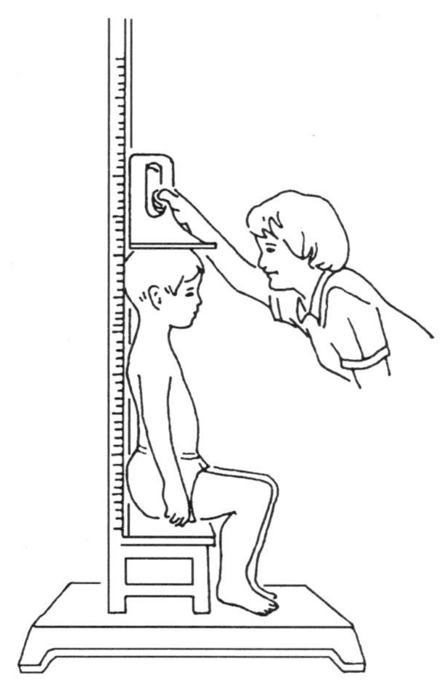

图 5-7-5　儿童坐高测量法

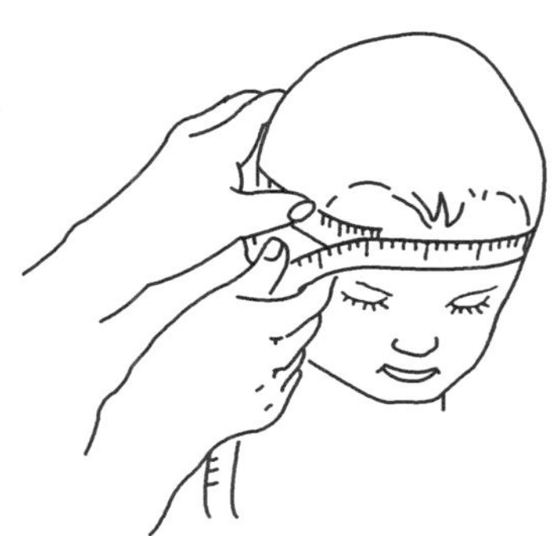

图 5-7-6　婴幼儿头围测量法

（2）准确读数至 0.1cm，记录测量结果。

7. 胸围

（1）小儿两手自然下垂，将软尺 0 点固定于一侧乳头下缘，将软尺紧贴皮肤，经两肩胛下角回到 0 点，取平静呼吸时和吸气时的平均值。

（2）准确读数至 0.1cm，记录测量结果。

8. 上臂围

（1）将皮尺零点固定于左上臂外侧肩峰至鹰嘴连线中点，沿该点水平将皮尺轻沿皮肤绕上臂一周之长度（图 5-7-7）。

（2）准确读数至 0.1cm，记录测量结果。

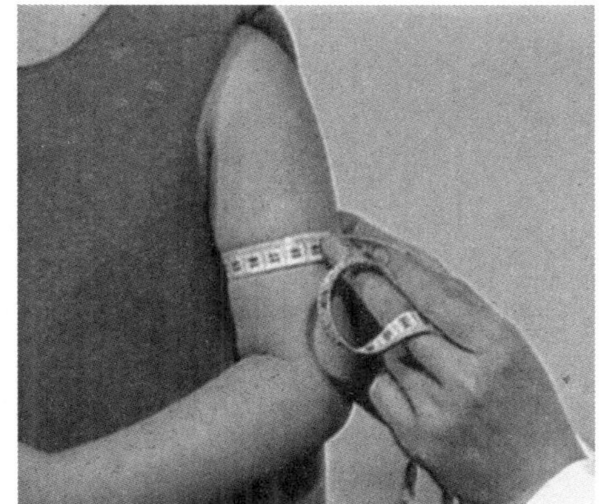

图 5-7-7　小儿上臂围测量法

（四）操作中的关键点提示

1. 测量前应校正称、量具的准确性。

2. 测量体重应注意安全性，不合作或病重的患儿，由成人抱着一起称重，称后减去衣物及成人的体重即得小儿体重。

3. 测量时小儿不可摇晃或接触其他物体。

4. 乳腺已发育的女孩，固定于胸骨中线第 4 肋间。

5. 测量胸围时注意有无胸廓畸形，胸廓两侧是否对称，是否桶状胸，心前区有无隆起。触诊有无肋间隙饱满、凹陷、增宽或变窄、肋骨串珠等。

案例分析

（五）关键问题

1. 小儿体格测量指标有哪些标准？
2. 儿童头围测量有何意义？
3. 儿童上臂围测量有何意义？

关键问题参考答案

（张国英）

笔记

第八章 婴儿牛乳的配制

学习目标

1. 掌握:人工喂养牛乳的配制方法。
2. 熟悉:人工喂养的其他相关知识。
3. 了解:人工喂养的注意事项。

(一)操作目的

掌握人工喂养牛乳的配制方法和人工喂养的其他相关知识。

(二)适应证

1. 母亲感染 HIV、患有慢性肾炎、糖尿病、精神病等严重疾病不适宜哺乳。
2. 由于某种原因母乳不能满足婴儿需要。
3. 吸吮功能欠佳的早产儿或婴儿。
4. 需要母婴分离的婴儿及其他原因需要人工喂养的婴儿。

(三)操作准备

鲜牛乳、糖、奶瓶、开水、凉水、大小量杯各 1 个、温度计、手消毒液。

(四)操作步骤

1. 准确计算婴儿每日所需要的热量及液体量。婴儿每日需能量 460kJ/kg,每日需水量 150ml/kg。每 100ml 鲜牛乳所产能量约 277kJ(67kcal)。以体重为 5kg 的婴儿为例。

100ml 鲜牛乳产热 67kcal,8%糖牛乳 100ml 供能约 100kcal。婴儿能量需要量约为 100kcal/(kg·d),故 5kg 婴儿需 8%的糖牛乳 500ml/d,其中加糖 40g;婴儿需水 150ml/d,5kg 婴儿需水 750ml/d,减去奶量,需另喂水 250ml,在两次喂奶之间给予。

2. 鲜牛乳煮沸 3~5min。
3. 加糖。
4. 加水　稀释奶仅用于小儿,生后不满 2 周者可采用 2∶1奶(即 2 份牛奶加 1 份水);以后逐渐过渡到 3∶1或 4∶1奶;满月后即可用全奶。

(五)操作中的关键点提示

1. 用奶瓶喂哺时,要选择开孔合适的胶皮乳头(即 1~3 个月婴儿应是在奶瓶倒置时,乳液能一滴一滴地滴出,两滴之间稍有间隔;4~6 个月时乳液能连续滴出;6 个月以上乳液能呈线状流出)。
2. 测试乳液温度,将乳液滴在喂哺者手背或前臂内侧,以不烫手为宜。
3. 将婴儿抱起置于膝上,使之呈半卧位姿势。
4. 持奶瓶为斜位,使乳液充满乳头进行喂哺。
5. 喂哺结束后,应将婴儿竖抱起来,轻拍其背部,排出空气后再将婴儿置右侧卧位 30min。

6. 要特别重视消毒，奶瓶、乳头、匙、盆、碗、杯等食具，每次用后都要刷洗干净，置锅内煮沸。配乳及配乳前均须洗净双手。

案例分析

（六）关键问题

1. 全牛乳加糖的目的是什么？
2. 人工喂养正确的喂哺技巧是什么？

关键问题参考答案

（张国英）

笔记

第六篇　护理基本技能

第一章　穿脱隔离衣

学习目标

1. 掌握:穿脱隔离衣的操作步骤及方法、适应证及禁忌证。
2. 熟悉:穿脱隔离衣的操作准备。
3. 了解:穿脱隔离衣的操作目的。

隔离衣(isolation gown)是用于保护医务人员避免受到血液、体液和其他感染性物质的污染,或用于保护患者避免感染的防护用品,可以分为一次性隔离衣和布制隔离衣。

(一)操作目的

保护医务人员和患者,防止病原微生物播散,避免交叉感染。

(二)适应证

1. 接触经接触性传播的感染性疾病的患者。如面对传染病患者、多重耐药感染的患者和特异性感染(如破伤风、气性坏疽等)患者时。

2. 患者进行保护性隔离时。如骨髓移植、大面积烧伤、器官移植等诊疗和护理时。

3. 可能受到患者体液、血液、排泄物和分泌物喷溅时。

(三)禁忌证

穿好隔离衣后随意走动,进入清洁区取物等。

(四)操作准备

1. 设备准备

(1) 隔离衣 1 件、挂衣架 1 个、衣夹 1 个。

(2) 快速手消毒剂 1 瓶、消毒液 1 盆。

(3) 消毒手刷 1 把,消毒小毛巾 3~5 块。

(4) 必要时可准备避污纸、污衣袋 1 个、污物桶 1 个。

2. 操作者准备

(1) 穿隔离衣前,戴帽子、口罩;取下手表,卷袖过肘(图 6-1-1)。

(2) 洗手(普通肥皂洗手)。

3. 患者准备　无。

(五)操作步骤

1. 穿隔离衣(六步骤)(图 6-1-1)

(1)(2) 取衣:手持衣领从衣架上取下隔离衣,将清洁面朝向自己。

(3)(4) 穿袖:将衣服向外折,露出肩袖内口,右手持衣领、左手伸入袖内向上抖,右手将衣领向上拉,使左手露出,同以上方法,再穿好右袖,两手上举,将衣袖尽量上抖,露出手腕。

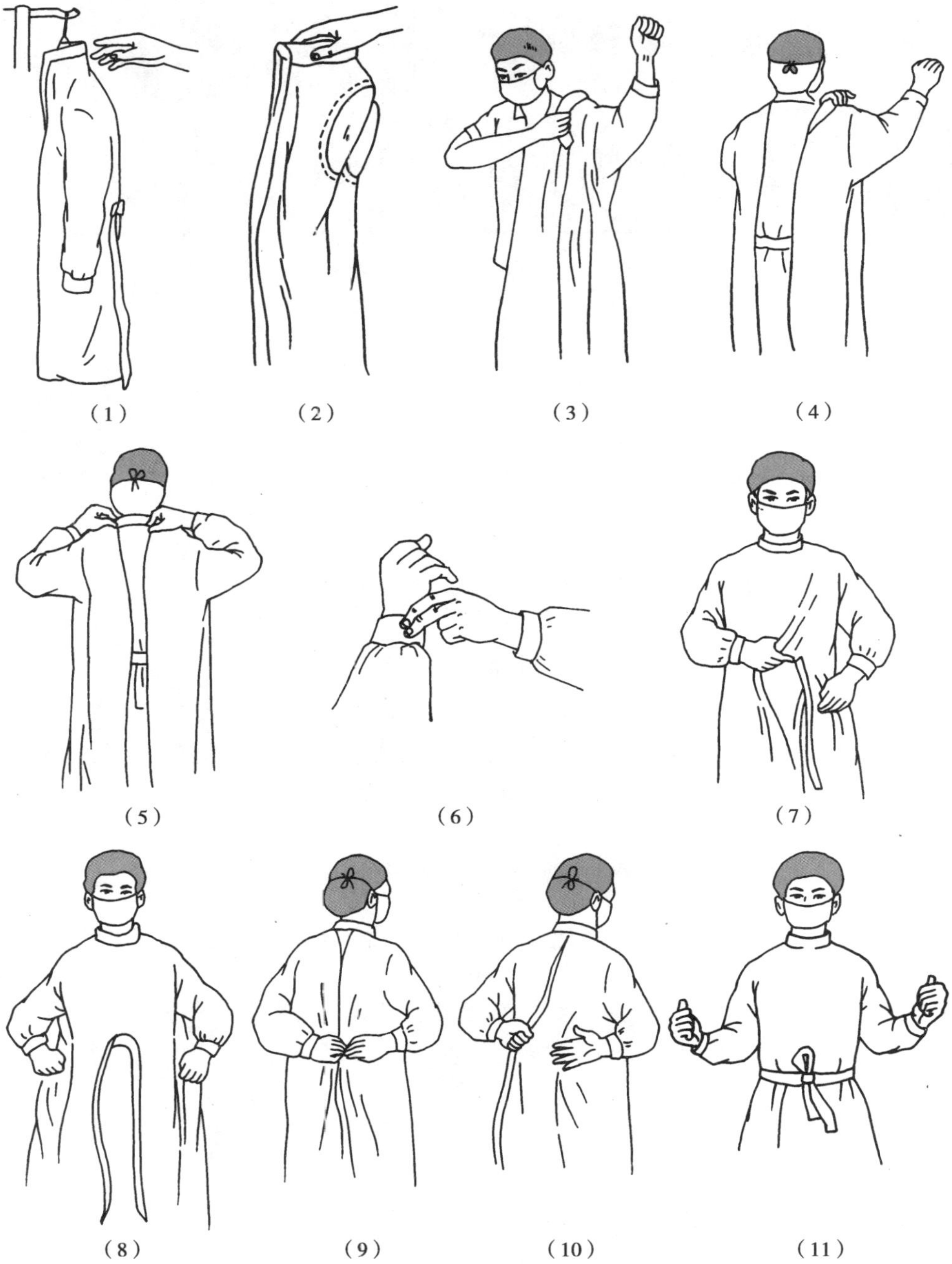

（1）　（2）　（3）　（4）

（5）　（6）　（7）

（8）　（9）　（10）　（11）

图 6-1-1　穿隔离衣流程

（5）系领：两手持衣领中央，沿边缘向后系好领扣。

（6）系扣：扣好袖扣或系上袖带。

（7）折衣边：解开腰带活结，双手分别在两侧腰下约 5cm 处捏住隔离衣拉向后，用左手按住，右手抓住右后身衣正面边缘，同法，左手抓住左后身衣正面边缘，两边缘对齐。

（8）~（11）系腰带：将对齐的衣边向后拉直并向一侧按压折叠，将腰带在背后交叉，回到身前打一活结，双手置于腰以上。

2. 脱隔离衣（六步骤）（图 6-1-2）

（1）解扣：脱下衣袖后，在前面打一活结，再解开两袖口系带或袖扣。

（2）塞袖：在肘部将部分袖子塞入袖内，尽量暴露双手及前臂。

（3）消毒双手：从前臂到指尖顺序刷洗 2min，清水冲洗，擦干。

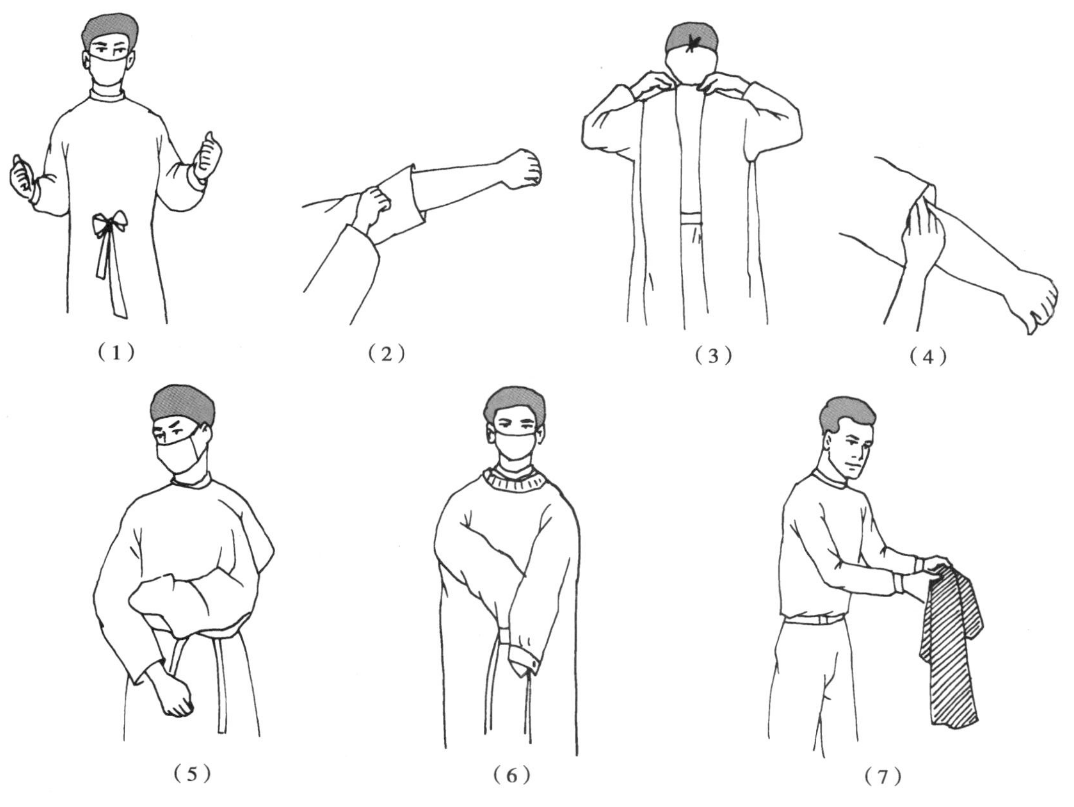

图 6-1-2　脱隔离衣流程

（4）解开领扣：用消毒后的两手解开领扣。

（5）脱去衣袖：一手伸入另一袖口内，拉下衣袖过手（用清洁手拉袖口内的清洁面），用遮盖着的手在外面将另一衣袖拉下过手，两手在袖内使袖子对齐，再退出双臂。

（6）叠衣：双手持领，将隔离衣两边对齐整理。

（7）挂衣：将隔离衣挂于衣钩之上，注意：如果悬挂于污染区则污染面向外；悬挂于半污染区则清洁面向外。脱后不再穿的隔离衣，脱下后将隔离衣的清洁面向外翻，卷好投入污衣袋中。

穿脱隔离衣（视频）

（六）操作中的关键点提示

1. 操作前准备

（1）选择长短合适的隔离衣。

（2）在穿隔离衣前，准备好工作中一切所需物品，避免穿着隔离衣到清洁区取物。

2. 穿隔离衣

（1）取衣时手持衣领，衣服不能拖到地上。

（2）衣服尽量远离身体。

（3）只有衣领及隔离衣内侧面为隔离衣的清洁面。

（4）穿袖的过程中，头抬高和后仰，注意隔离衣不要碰到面部、口罩。

（5）系领时双手双臂尽可能靠后，向后展开，勿使衣袖触及面部、衣领及工作帽，以免污染。

（6）折衣边时手尽可能拿到外侧衣边，不能触及衣内面，否则是污染。

（7）双手臂尽可能伸向后上方，由上到下整理衣襟，否则后背不能完全盖住。

（8）若隔离衣衣袖过长，可将肩部纽扣扣上。

3. 脱隔离衣

（1）松开的腰带不可碰到地上。

（2）腰带打结，应注意松紧合适。

（3）由肩到前臂逐级上拉衣袖，尽可能暴露前臂。操作时若不慎触及面部，则应立刻用肥皂水清

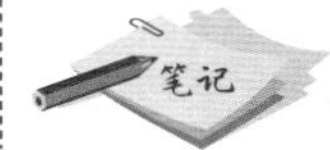

洗面部。

（4）刷手时腕部低于肘部，每个手臂刷 30s，各两遍，共计 2min

（5）冲洗时手指向下，从肘部向指尖方向冲洗，用消毒毛巾擦干时，仍为自上而下擦干，并丢弃。

（6）清洁后的手伸入衣袖内侧拉衣袖，不完全脱下。

（7）叠衣时双手仅能碰触内侧和领口，该处为清洁区。

（8）在半污染区挂隔离衣时，不能让衣袖露出或衣边污染面盖过清洁面。

（9）隔离衣应每天更换，若有潮湿或被污染时，应立即更换。

案例分析

（七）关键问题

1. 为什么要穿隔离衣？
2. 隔离衣哪些部位是清洁区？
3. 脱隔离衣时，如果衣袖触及面部怎么办？
4. 脱隔离衣时，能否先解开衣领再洗手，为什么？
5. 隔离衣一般多久更换？

关键问题参考答案

（毕永新）

第二章 吸氧术

学习目标

1. 掌握:吸氧术的操作步骤及方法、适应证及禁忌证。
2. 熟悉:吸氧术的操作准备。
3. 了解:吸氧术的操作目的。

(一)操作目的

纠正各种原因造成的缺氧状态,提高动脉血氧分压(PaO_2)和动脉血氧饱和度(SaO_2),增加动脉血氧含量(CaO_2),促进组织的新陈代谢,维持机体生命活动。

(二)适应证

1. 呼吸系统　肺源性心脏病、哮喘、重症肺炎、肺水肿、气胸等。
2. 心血管系统　心源性休克、心力衰竭、心肌梗死、严重心律不齐等。
3. 中枢神经系统　颅脑外伤、各种原因引起的昏迷等。
4. 其他　严重的贫血、出血性休克、一氧化碳中毒、麻醉药物及氰化物中毒、大手术后、产程过长等。

(三)禁忌证

严重呼吸功能衰竭,应给予呼吸机等治疗。

(四)操作准备

1. 设备准备

(1) 氧气筒(图 6-2-1)或中心供氧氧气装置(图 6-2-2)、氧气表 1 套。

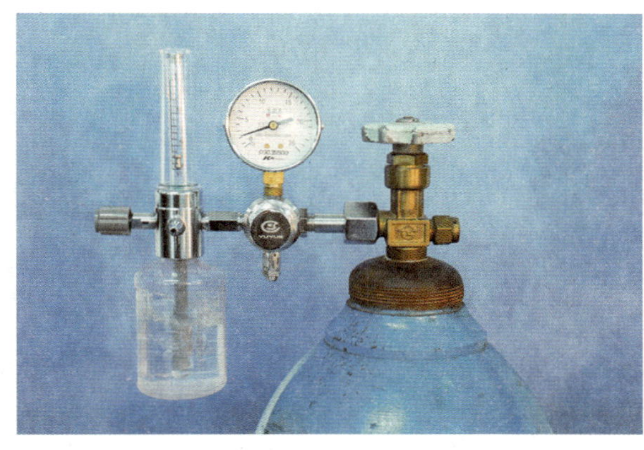

图 6-2-1　氧气筒及氧气压力表装置

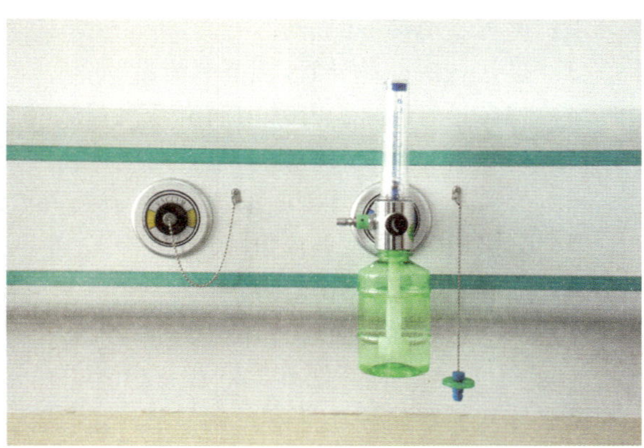

图 6-2-2　中心供氧装置

（2）湿化瓶（装1/2或2/3的蒸馏水）、一次性鼻导管1根。

（3）棉签2~4根、弯盘或医疗垃圾筒1个、纱布1~2块、手电筒1个、扳手1个、医用胶布、治疗碗内盛温开水，用氧记录单。

（4）快速手消毒剂1瓶。

2. 操作者准备

（1）衣着整洁、仪态大方、举止端庄、态度和蔼。

（2）洗手，戴口罩帽子。

3. 患者准备　取舒适体位（常取卧位）。

（五）操作步骤

1. 准备工作

（1）操作者洗手，将所用物品携至床旁。

（2）核对患者及床号，告知患者操作目的，取得配合。

（3）戴帽子口罩。

（4）协助患者取舒适体位。

2. 装表（分两种情况）

（1）氧气筒安装法：①吹尘，打开总开关（逆时针旋转1/4周）放出少量气体后迅速关闭（顺时针旋转），以免灰尘吹入氧气表，达到清洁气门的目的。②上表，然后将氧气表稍向后倾斜置于氧气筒气门上，先用手旋紧，再用扳手拧紧，使氧气表直立于氧气筒旁。③连接湿化瓶。④检查，确认流量开关呈关闭状态，打开总开关，再打开流量开关，检查氧气装置无漏气，关闭流量开关后待用。

（2）中心供氧装置安装法：将氧气表头插入中心供氧通道氧气流出口内，连接湿化瓶；打开流量开关，检查全套氧气装置无漏气后待用。

3. 吸氧

（1）单侧鼻导管法

1）用手电筒检查患者的鼻腔，执笔式拿手电筒。

2）湿棉签清洁一侧鼻孔。

3）连接一次性鼻导管，调节氧流量。

4）将鼻导管插入温开水中润滑并检查氧气流出是否通畅，有无漏气。

5）将鼻导管轻轻插入患者鼻孔内（鼻导管伸入鼻腔长度约为鼻尖至耳垂的2/3）。

6）用蝶形胶布固定鼻导管。

7）记录给氧时间、氧流量。

8）向患者及家属告知注意事项。

9）清洁患者面部及整理床位。

（2）双侧鼻导管法

1）用手电筒检查患者的鼻腔。

2）湿棉签清洁一侧鼻孔。

3）连接一次性鼻导管，调节氧流量。

4）将鼻导管浸入温开水中润滑并检查氧气流出是否通畅，有无漏气。

5）将吸氧鼻导管轻轻插入患者两侧鼻孔内（深约1cm）。

6）导管环绕患者耳部向下放置，调节松紧扣，固定吸氧管（图6-2-3）。

7）记录给氧时间、氧流量。

8）向患者及家属告知注意事项。

9）清洁患者面部及整理床位。

（3）面罩法：面罩（图6-2-4）置于患者口鼻部，松紧带固定，再将氧气管连接于面罩的氧气进孔（呼出气体从面罩两侧孔排出），调节氧流量，成人为6~8L/min，小儿为1~3L/min。

（4）鼻塞法：将鼻塞（图6-2-5）连接橡胶管，调节氧流量，清洁鼻腔后直接塞入一侧鼻孔的鼻前庭内给氧，鼻塞大小以恰能塞住鼻孔为宜，勿深入鼻腔之中。此方法适用于长期吸氧的患者。

（5）氧气枕法：氧气枕（图 6-2-6）的一角有橡胶管，并带有调节夹以调节氧流量。使用时将氧气枕灌满氧气，橡胶管连接于湿化瓶导管，调节氧流量即可使用。此法适用于家庭氧疗，危重患者的抢救或转送途中。

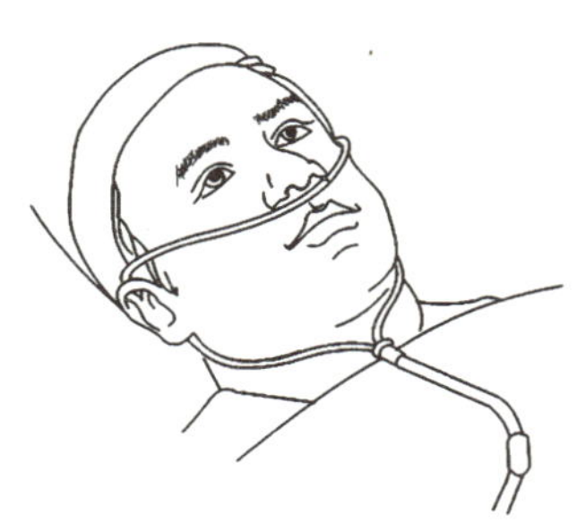
图 6-2-3 双侧鼻导管法固定于患者的示意图

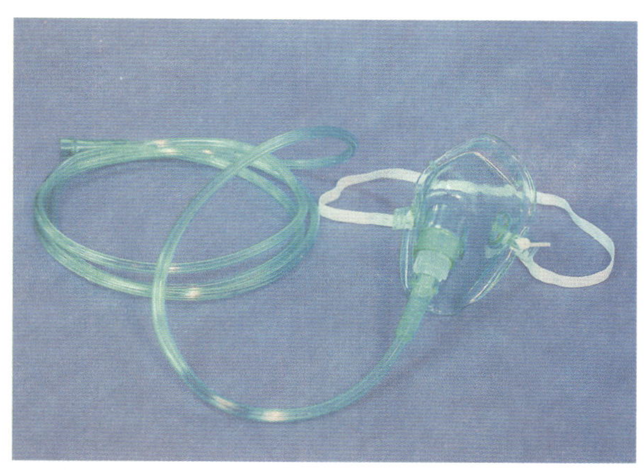
图 6-2-4 面罩

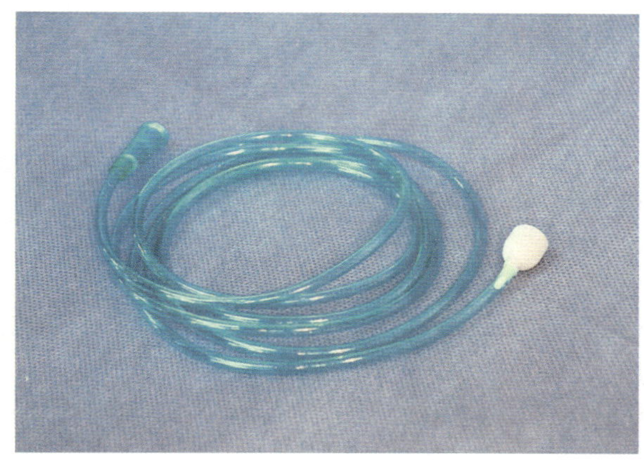
图 6-2-5 鼻塞

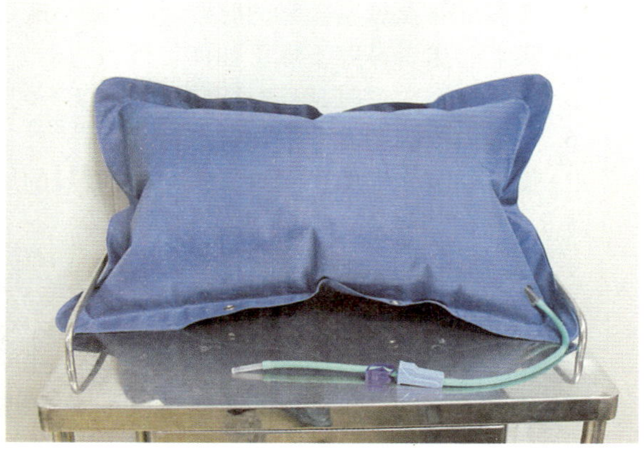
图 6-2-6 氧气枕

4. 停止吸氧

（1）核对患者。

（2）取下鼻导管，纱布擦净鼻部。

（3）若为中心供氧时，先关流量开关，再卸氧气表；若为氧气筒供氧时，先关闭总开关，放尽余气，再关闭流量开关，最后卸氧气表。

吸氧术（视频）

（4）安置患者，清理用物。

（5）洗手，记录停氧时间、患者情况。

（六）操作中的关键点提示

1. 氧气筒给氧

（1）氧气筒安置：①放在阴凉处、离暖气 1m 以上、离火炉 5m 以上。②筒上应标有“严禁烟火”标志。③做好四防，即防火、防油、防震、防热。④搬运时，勿撞击。⑤氧气表及螺旋口勿涂油，也不用带油的手装卸。⑥有氧气筒病室内严禁吸烟。

（2）氧气筒使用后注意事项：①氧气筒内氧气不可用尽。②压力表指针至 0.5MPa 时，即不可再用。③用纱布包裹氧气筒接口，防灰尘入内，以免再次充气时引起爆炸。④对未用或已用空的氧气筒，应分别放置“满”或“空”的标志。

2. 吸氧过程

（1）用氧时：①使用期，应先调节流量后应用。②中途改变流量时，先分离鼻导管（鼻塞），调好流量后再接上，以免损伤肺组织。

（2）单侧鼻导管法：①鼻导管伸入鼻腔长度约为鼻尖至耳垂的2/3。②胶布固定分别于鼻翼和面颊部。

（3）鼻导管持续用氧：①每日更换两次以上。②及时清除鼻腔分泌物，防止导管阻塞。

（4）面罩法：每4~8h更换1次。

3. 停止吸氧

（1）停氧时，操作者须先拔导管再关闭氧气开关。

（2）湿化瓶每次用后均须清洗、消毒。

案例分析

（七）关键问题

1. 常用的吸氧方法有哪些？
2. 湿化瓶的作用有哪些？
3. 在鼻导管及鼻塞吸氧的时候，氧流量不能过大，为什么？
4. 吸氧时患者鼻腔干燥可如何处理？
5. 氧气筒在放置时，要注意哪“四防”？
6. 应用面罩吸氧有哪些优缺点？
7. 慢性呼吸衰竭的患者给氧治疗时，吸氧的原则是什么？

关键问题参考答案

（毕永新）

第三章 吸痰术

学习目标

1. 掌握:吸痰术的操作步骤及方法、适应证及禁忌证。
2. 熟悉:吸痰术的操作准备。
3. 了解:吸痰术的操作目的。

吸痰术(aspiration of sputum)即经口、鼻腔或人工气道将呼吸道的分泌物吸出,以保持呼吸道通畅,预防吸入性肺炎、肺不张、窒息等并发症的方法。临床上的吸痰装置有中心负压装置(图 6-3-1)、电动吸引器(图 6-3-2)两种,它们是利用负压吸引的原理,连接导管吸出痰液。

(一)操作目的

保证呼吸道通畅、抢救窒息患者。

(二)适应证

1. 危重、老年、昏迷及麻醉后患者因咳嗽无力、咳嗽反射迟钝或会厌功能不全,不能自行清除呼吸道分泌物。

2. 误吸呕吐物而出现呼吸困难时。

3. 在患者窒息的紧急情况时,如溺水、吸入羊水等。

(三)禁忌证

1. 肺出血时不宜频繁吸痰。

2. 气管内注射肺表面活性物质后半小时不宜吸痰。

图 6-3-1 氧气管道化装置和中心负压吸引装置

(四)操作准备

1. 设备准备

(1) 电动吸引器或中心吸引器 1 个。

(2) 治疗盘 1 个,治疗碗 2 个,适宜型号的一次性吸痰管数根,棉签 2 或 3 根,弯盘 1 个,纱布 1 或 2 块,治疗巾 1 或 2 条,手电筒 1 个,一次性薄膜手套。

(3) 必要时备压舌板、开口器、舌钳、多头电插板等。

2. 操作者准备

(1) 衣着整洁、仪态大方、举止端庄、态度和蔼。

(2) 洗手,戴口罩帽子。

(3) 备齐用物,放置合理。

3. 患者准备

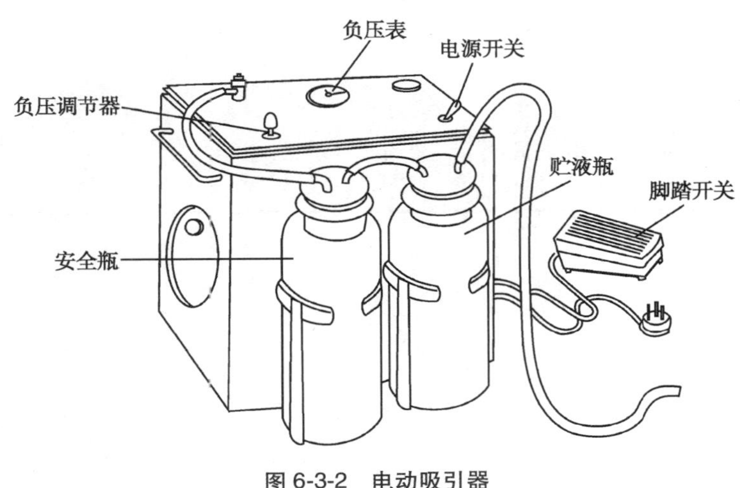

图 6-3-2　电动吸引器

（1）患者取舒适卧位，头偏向一侧，面向操作者。

（2）颌下垫治疗巾，如有活动义齿，取下妥善放置。

（五）操作步骤

1. 操作前准备

（1）操作者洗手，将应用物品携至床旁。

（2）核对患者姓名，向患者解释操作目的。

（3）检查患者口鼻腔，如有活动性义齿应取下。

（4）使患者将头偏向一侧，铺治疗巾。

（5）接通电源，打开开关，检查吸引器性能，调节负压（一般成人负压为 40.0~53.3kPa，儿童负压为<40.0kPa）。

（6）开启生理盐水，按无菌溶液取用法倒取少量溶液于治疗碗内。

（7）撕开吸痰管包装，戴一次性干净手套。

（8）将吸痰管与吸引器连接好。

2. 插管

（1）试吸少量生理盐水，检查吸痰管是否通畅并湿润导管。

（2）一手反折吸痰管末端阻断负压。

（3）另一手（戴手套的手）持吸痰管前端，插入患者口咽部（10~15cm）。

3. 浅部吸痰　放松吸痰管末端，吸净口腔及咽喉部分泌物。

4. 深部吸痰（根据患者是否需要）

（1）更换吸痰管。

（2）患者吸气时插入气管深部（声带在吸气时打开）。

（3）左右旋转，向上提拉（扩大接触吸痰的范围），以便吸尽气管内痰液。

（4）随时观察患者生命体征的改变，注意吸出物的性状、量、颜色等。

5. 吸痰结束

（1）取下用过的吸痰管，与手套一并丢弃至医疗垃圾桶内。

（2）抽吸生理盐水冲洗管道。

（3）关闭吸引器开关。

（4）用纱布拭净患者脸部分泌物，取下治疗巾。

（5）协助患者取舒适卧位，询问患者感受。

（6）整理床单及用物。

吸痰术（视频）

（六）操作中的关键点提示

1. 操作前准备

（1）协助患者取舒适卧位：通常头偏操作者一侧，以防止舌后坠，方便吸痰。

（2）昏迷患者开启口腔：可用压舌板或张口器帮助张口，也可置口咽通气管。

2. 吸痰

（1）严格按照无菌要求操作。

（2）若要在浅部吸痰后为患者行深部吸痰时，操作者需更换吸痰管，以免口腔细菌污染深部气道。

（3）插管时不可带负压，动作要轻柔、准确、快速，以防止损伤黏膜。

（4）每次抽吸时间不宜超过 15s，一次未吸尽，应隔 3～5min 再吸。

（5）痰液黏稠时，可配合叩背、蒸汽吸入、雾化吸入等方法，提高吸痰效果。

（6）从口腔吸痰有困难者，可从鼻腔抽吸。

（7）气管插管或气管切开患者在吸痰时有两种方法，分别是开放式和封闭式吸痰。前者吸痰时患者需断开呼吸机，后者则采取封闭式吸痰装置与呼吸机相连。封闭式吸痰可预防低氧血症和吸入性肺炎发生。

（8）吸痰中患者如发生发绀、心率下降等缺氧症状时，应当立即停止吸痰，待症状缓解后再吸。

（9）小儿吸痰时，吸痰管应细些，吸力要小些。

3. 吸痰结束

（1）注意每根吸痰管只能使用 1 次，不可重复使用。

（2）贮液瓶内液体需及时倾倒，不得超过 2/3，以防损坏机器。

案例分析

（七）关键问题

1. 吸痰操作中，每次抽吸时间多久？两次操作的间隔多长时间为宜？
2. 吸痰时，为什么口咽部吸痰后要更换吸痰管再行气道深部吸引？
3. 为什么一手要将吸痰管末端反折？
4. 为什么贮液瓶中液体不得超过 2/3？
5. 吸痰时患者恶心、咳嗽，发绀等缺氧症状时，该如何处理？

关键问题参考答案

（毕永新）

第四章 胃管置入术

学习目标

1. 掌握:胃管置入术的操作步骤及方法、适应证及禁忌证。
2. 熟悉:胃管置入术的操作准备。
3. 了解:胃管置入术的操作目的。

胃管置入术(gastric catheterization)临床常用的一项医疗护理技术。是将胃管自鼻腔或口腔插入胃内,以达到诊断、治疗和预防疾病的目的。

(一)操作目的

1. 经胃肠减压管引流出胃肠内容物,腹部手术术前准备。

2. 对不能经口进食的患者,可通过胃管灌入流质食物,保症患者摄入足够的营养、水分和药物,以利早日康复。

(二)适应证

1. 急性胃扩张。
2. 上消化道穿孔或胃肠道有梗阻。
3. 急腹症有明显胀气者或较大的腹部手术前等。
4. 昏迷患者或不能经口进食者,如口腔疾患、口腔和咽喉手术后的患者。
5. 不能张口的患者,如破伤风患者。
6. 早产儿和病情危重的患者以及拒绝进食的患者。

(三)禁忌证

1. 鼻咽部有癌肿或急性炎症的患者。
2. 食管静脉曲张、上消化道出血、心力衰竭和重度高血压患者。
3. 吞食腐蚀性药物的患者。

(四)操作准备

1. 设备准备

(1)一次性胃管1个。

(2)治疗盘1个、治疗碗(内盛温开水)1个、无菌手套1副、棉签1~3根、纱布2~3块、治疗巾1~2块、20ml注射器1个、液状石蜡棉球1~2个、弯盘1个、手电筒1个、别针1~2个、医用胶布、听诊器、鼻饲液。

(3)必要时备压舌板、听诊器等。

2. 操作者准备

(1)衣着整洁、仪态大方、举止端庄、态度和蔼。

(2)洗手,戴口罩帽子。

（3）备齐用物，放置合理；携至患者床旁，核对患者。

（4）向患者及其家属解释操作目的及配合方法。

3. 患者准备

（1）患者知晓辅助配合吞咽动作，操作过程中的不适。

（2）患者取半坐卧位。

（3）训练吞咽动作。

（五）操作步骤

1. 置入胃管准备

（1）告知患者及向其家属解释操作目的及配合方法，协助患者取半坐卧位。

（2）操作者做好自身准备。

（3）铺治疗巾，置弯盘于口角。

（4）用手电筒检查患者鼻腔（拟定一侧鼻孔进行插管），用棉签清洁鼻孔。

（5）戴手套取出胃管，检查胃管是否通畅（连接注射器，向里充气，观察治疗碗内是否有气泡）。

（6）测量胃管插入长度，成人插入长度为45~55cm；婴幼儿14~18cm；测量方法：从前额发际至胸骨剑突的距离；测量鼻尖至耳垂的距离，再加上耳垂至剑突的距离。

2. 置入胃管步骤

（1）用液状石蜡棉球润滑胃管前端。

（2）沿选定的鼻孔插入胃管。

（3）先稍向上而后平行再向后下缓慢轻轻的插入（图6-4-1）。

（4）插入14~16cm（咽喉部）时，嘱患者做吞咽动作。

（5）直至预计长度（当患者吞咽时顺势将胃管向前推进）。

（6）初步固定胃管于鼻翼两侧。

（7）检查胃管是否盘曲在口中。

3. 检查胃管位置（三种方法）

（1）第一种方法：用注射器向胃管内注入少量10ml空气，置听诊器于胃部听诊气过水声。

（2）第二种方法：用20ml注射器接胃管末端抽吸胃液，这是确定胃管是否在胃内最可靠的方法。

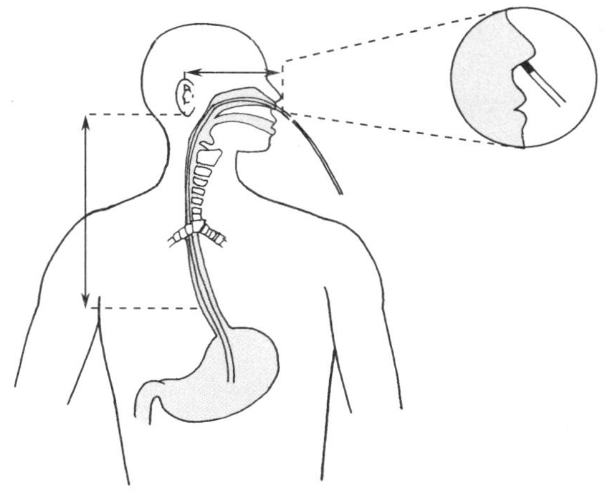

图6-4-1　胃管插入

（3）第三种方法：将胃管末端置入盛无菌生理盐水超过200ml的碗内，观察有无气体逸出。

4. 灌注流质　连接注射器与胃管末端，确认胃管在胃内；注入少量温开水，再缓慢注入流质饮食或药物注入完毕后，再注入少量温开水。每次鼻饲液量≤200ml，间隔时间>2h，温度为38~40℃。

5. 置入胃管结束

（1）用纱布拭去口角分泌物。

（2）撤弯盘，摘手套。

（3）用胶布将胃管固定于面颊部。

（4）将胃管末端反折，用纱布包好。

（5）撤治疗巾。

（6）用别针固定于枕旁或患者衣领处。

（7）协助患者取舒适卧位。

（8）清洁手，询问患者感受和交代相关注意事项。

（六）操作中的关键点提示

1. 置入胃管的原则　插管动作要轻稳，特别是在通过咽喉和食管的三个狭窄处时，以避免损伤食

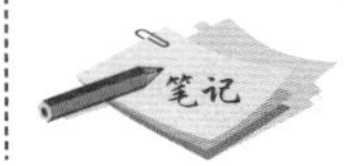

管黏膜；操作时强调是“咽”而不是“插”。

2. 插胃管过程　患者如出现恶心应暂停片刻，嘱患者做深呼吸，以分散其注意力，缓解紧张，减轻胃肌收缩；如出现呛咳、呼吸困难提示导管误入喉内，应立即拔出重插；如果插入不畅时，切忌硬性插入，应检查胃管是否盘在口咽部，可将胃管拔出少许后再插入。

3. 昏迷患者插管应将其头后仰，当胃管插入会厌部时约 15cm，左手托起头部，使下颌靠近胸骨柄，加大咽部通道的弧度，使管端沿后壁滑行，插至所需长度（图 6-4-2）。

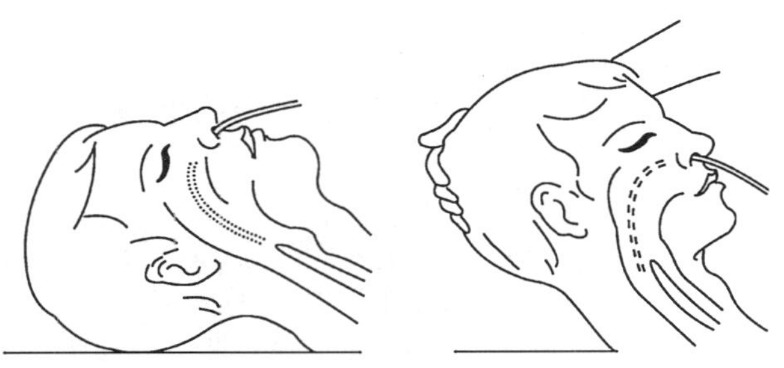

图 6-4-2　为昏迷患者插胃管的示意图

案例分析

（七）关键问题

1. 如何测量胃管插入长度？
2. 若将胃管全部插入，是否引流效果会更好？
3. 如何确认胃管在胃内呢？
4. 应用胃管引流时，是否引流的负压越大引流的效果越好，为什么？
5. 昏迷患者插管时，应如何调整其头部配合完成操作？

关键问题参考答案

（毕永新）

第五章 男性导尿术

学习目标

1. 掌握:男性导尿术的操作步骤及方法、适应证及禁忌证。
2. 熟悉:男性导尿术的操作准备。
3. 了解:男性导尿术的操作目的。

导尿术(catheterization)是指在严格无菌操作下,用无菌导尿管经由尿道插入膀胱,引流出尿液的一项诊疗技术。导尿分为留置性导尿和间歇性导尿两种。前者导尿管一直留置在患者膀胱内,在病情许可时才拔掉或定期更换新管子。后者则每隔4~6h导尿1次,在膀胱排空后将导尿管拔出。根据患者性别又分为男性导尿术(male urethral catheterization)和女性导尿术(female urethral catheterization),本章重点讲解男性导尿术。

(一)操作目的

1. 为尿潴留(retention of urine)患者引流尿液,解除尿潴留。
2. 协助临床诊断。如在手术中或为各种危重症患者准确监测并记录尿量;留取未受污染的尿标本做细菌培养;测量膀胱容量、压力及测定残余尿量;进行尿道或膀胱造影时经导尿管灌注造影剂和尿流动力学测定膀胱尿道功能等检查。
3. 下尿路手术后膀胱引流、神经源性膀胱间歇性导尿及膀胱内注射药物,如为膀胱肿瘤患者进行膀胱化疗等。
4. 为尿失禁(urinary incontinence)患者留置导尿管。
5. 恢复尿道损伤患者的尿道连续性。

(二)适应证

1. 尿潴留导尿减压。
2. 充盈性尿失禁患者。
3. 危重患者抢救、监测记录尿量。
4. 膀胱疾病诊断,如尿流动力学检查,测量膀胱容量、压力及测定残余尿量、膀胱造影、膀胱内压测量图等。
5. 膀胱内灌注药物进行治疗。
6. 获得未受污染的尿标本。
7. 手术术前准备,如腹部、盆腔器官手术,膀胱、尿道手术,麻醉时间或手术时间较长的手术。
8. 其他需要留置导尿者,如尿道损伤患者。

(三)禁忌证

1. 尿道有撕裂或断裂等严重损伤。
2. 急性下尿路感染。

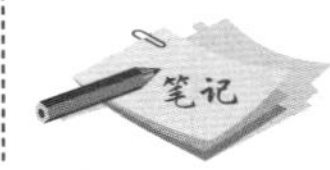

3. 已知的严重尿道狭窄及先天性畸形等情况无法留置导尿管。

4. 相对禁忌证为严重的全身出血性疾病、女性月经期。高血压、心脏病患者应谨慎操作。

（四）操作准备

1. 设备准备

（1）无菌导尿包1个（在有效期范围内，密封性良好，内有治疗碗或弯盘、导尿管、镊子、血管钳、消毒棉球、润滑油棉球、试管、引流袋、洞巾、治疗巾、无菌手套、注射器、纱布等）。

（2）外阴初步消毒用物（无菌治疗碗或弯盘、血管钳或镊子、消毒棉球、纱布、清洁手套）。

（3）其他：屏风、治疗车、便盆、生活垃圾桶、医用垃圾桶、快速手消毒液（在有效期内）、帽子、口罩等。

2. 操作者准备

（1）着装整洁，洗手，戴帽子、口罩。

（2）核对患者信息。

（3）了解患者病情、临床诊断、导尿目的、意识、生命体征、心理状态等情况，判断患者的合作和理解程度。

（4）评估外阴部皮肤、黏膜情况。

（5）评估尿潴留患者膀胱充盈程度。

3. 患者准备

（1）患者及其家属了解导尿的目的、意义、操作过程和注意事项，并学会如何配合操作。如患者不能配合时，请人协助维持适当的姿势。

（2）操作者交代导尿术可能存在的风险及并发症，患者及其家属知情同意并签署《导尿同意书》。

（3）清洗外阴：嘱患者自己清洗干净外阴部；如生活不能自理，操作者协助患者进行外阴清洁。

4. 环境准备

（1）环境清洁、安静，光线充足。

（2）关好门窗，调节室温，避免患者着凉。

（3）用屏风/围帘遮挡患者，保护患者隐私。

（4）请现场无关人员离开。

（五）操作步骤

1. 核对、沟通　备齐用物携至床旁，再次核对患者姓名、床号等基本信息并解释和交代注意事项，争取在操作过程中患者的配合。

2. 安置体位　操作者站于患者右侧，松开床尾盖被，协助患者仰卧，脱去对侧裤子，盖在近侧腿部，对侧腿用盖被遮盖，使患者屈膝，两腿充分外展外旋，暴露外阴，如患者因病情不能配合时，可协助患者维持适当姿势。在患者臀下铺橡胶单和治疗巾，消毒双手，置弯盘和治疗碗于近外阴处。

3. 初步消毒外阴（图6-5-1）　在治疗车上打开外阴消毒包，操作者左手戴手套，右手持镊子夹取消毒棉球消毒外阴，依次消毒大腿内侧上1/3、阴茎、阴囊。左手垫无菌纱布将提起阴茎将包皮向后推，暴露尿道口，自尿道口向后外旋转擦拭尿道口、龟头、冠状沟消毒。消毒完毕，将污染棉球和手套放于弯盘中，置弯盘和治疗碗于床尾。

4. 再次消毒（图6-5-2）　再次消毒双手，按无菌操作原则打开导尿包，戴好无菌手套后取出洞巾，铺在患者的外阴处并暴露阴茎，形成无菌区；按操作顺序摆放并检查物品，确认导尿管通畅、球囊无漏气，涂抹润滑剂备用；左手用无菌纱布裹住阴茎并提起，将包皮向后推，暴露尿道口，右手持镊子夹消毒棉球，再次消毒尿道口、龟头、冠状沟，最后一个棉球在尿道口加强消毒，每个棉球限用1次。

5. 插导尿管（图6-5-3）　根据导尿目的完成导尿操作。

（1）一次性导尿：置弯盘于洞巾口旁，左手继续用无菌纱布裹住并固定阴茎并向上提起，使之与腹壁成60°角，嘱患者张口呼吸，持钳夹已涂润滑剂的导尿管对准尿道口轻轻插入尿道20~22cm，见尿液流出后再插入1~2cm。松开左手下移固定导尿管，将尿液引流到集尿袋里至合适量。如需做尿培养，弃去前段尿液，用无菌标本瓶接取中段尿液5ml，盖好瓶盖，放至稳妥处（操作结束后尿标本贴标签送检）。导尿完毕，轻轻拔出导尿管，撤下洞巾，擦净外阴。

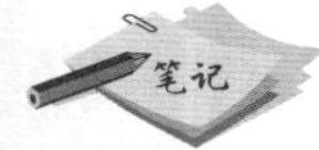

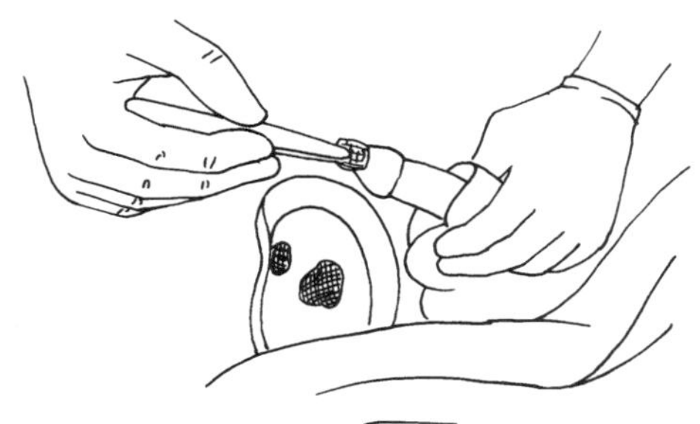
图 6-5-1　初步消毒外阴区

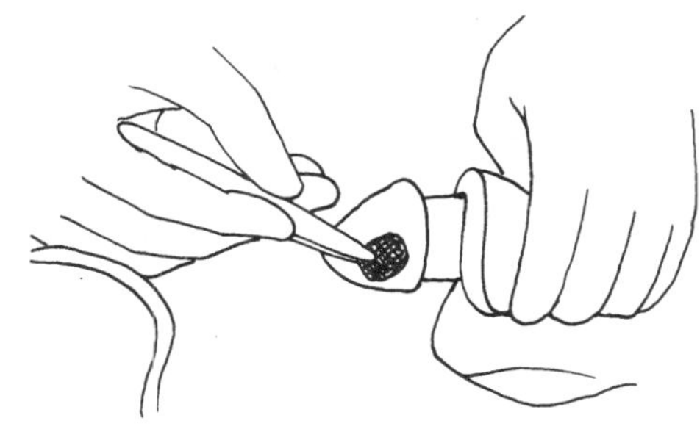
图 6-5-2　戴无菌手套、铺洞巾，再次消毒外阴区

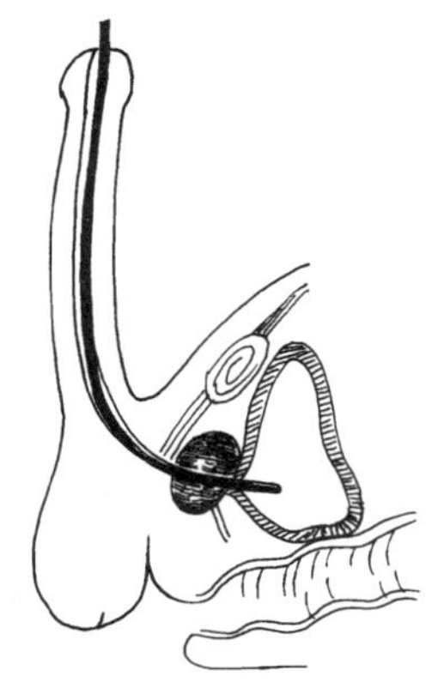
图 6-5-3　插导尿管（男）

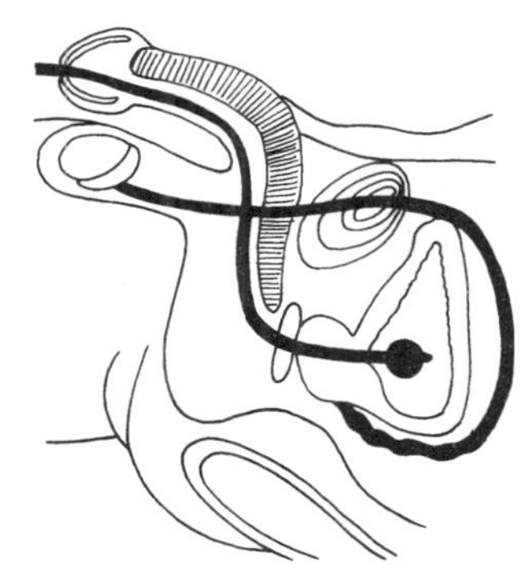
图 6-5-4　插导尿管完成，确保球囊在膀胱

（2）留置导尿：连接导尿管和集尿袋的引流管，置弯盘于洞巾口旁，左手继续用无菌纱布裹住并固定阴茎并向上提起，使之与腹壁成 60°角，嘱患者张口呼吸，持钳夹已涂润滑剂的导尿管对准尿道口轻轻插入尿道 20~22cm，见尿液流出后再插入 7~10cm，确保气囊在膀胱内（图 6-5-4）。将尿液引流至集尿袋内，夹闭导尿管，连接注射器，根据导尿管上注明的气囊容积向气囊内注入适量的无菌蒸馏水（一般 15~20ml），轻拉导尿管有阻力感，即证明导尿管固定于膀胱内，导尿成功后将包皮复位，再回送导尿管 1cm（以免局部膀胱黏膜过度受压）。撤下洞巾，擦净外阴。

6. 固定尿袋　集尿袋妥善固定于床沿下低于膀胱的高度，防止尿液逆流造成泌尿系统感染。安置妥当后放开夹闭的导尿管，保持引流通畅。

7. 整理用物　撤下一次性治疗巾，脱去手套，导尿用物按医疗废弃物处理。询问患者感受，协助患者穿好裤子，安置舒适体位并告知患者操作完毕，整理用物，测量尿量，标本送检，洗手，记录导尿时间、尿量、尿液颜色及性质等情况。

男性导尿术（视频）

（六）操作中的关键点提示

1. 核对、沟通　①核对患者姓名、床号等基本信息并解释和交代注意事项，解释操作过程，争取在操作过程中患者的配合。②向患者解释操作的风险和替代方案。③解答患者提出的问题。④确认已备齐用物，并处于完好状态，质量符合要求。

2. 安置体位　①屈膝仰卧位，两腿充分外展外旋，暴露外阴。②臀下铺垫巾，防止床单受潮。③注意保护患者隐私。④注意为患者保暖。

3. 初步消毒　遵守无菌操作规范，左手应戴手套，右手持镊子夹取棉球消毒；先消毒大腿内侧上 1/3、阴茎、阴囊，再自尿道口向后外旋转擦拭尿道口、龟头、冠状沟；包皮过长者应将包皮上翻，以便充分消毒。

4. 再次消毒　先戴无菌手套，再铺洞巾；无菌纱布裹住阴茎，再次按尿道口、龟头、冠状沟、尿道口顺序充分消毒。

5. 插导尿管　注意贯彻无菌原则，导尿管一经污染或拔出均不得再使用。对膀胱高度膨胀且又

极度虚弱的患者，第一次导尿量不可超过 1 000ml，以防产生虚脱和血尿。插管过程应轻、稳、准，不要用力过重、过快，以免损伤尿道黏膜。

6. 固定尿袋　集尿袋妥善固定于床沿下低于膀胱的高度，防止尿液逆流造成泌尿系感染。
7. 整理用物。

案例分析

（七）关键问题

1. 简述男性尿道解剖特点？
2. 导尿术的主要适应证有哪些？
3. 插导尿管前，阴茎应如何消毒？
4. 为什么男性患者导尿时需将阴茎提起？
5. 男患者导尿一般导尿管插入长度是多少？
6. 导尿管插入膀胱见尿液流出后，为何还要再插进一段导尿管？
7. 行导尿术后如何预防尿路感染？
8. 导尿管插入困难主要有哪些原因？
9. 如何正确选择导尿管？

关键问题参考答案

（范柳笛）

第六章 女性导尿术

学习目标

1. 掌握：女性导尿术的操作步骤及方法、适应证及禁忌证。
2. 熟悉：女性导尿术的操作准备。
3. 了解：女性导尿术的操作目的。

（一）操作目的

同男性导尿术。

（二）适应证

同男性导尿术。

（三）禁忌证

同男性导尿术。

（四）操作准备

同男性导尿术。

（五）操作步骤

1. 核对、沟通　备齐用物携至床旁，再次核对患者姓名、床号等基本信息并解释和交代注意事项，争取在操作过程中患者的配合。

2. 安置体位　操作者站于患者右侧，松开床尾盖被，协助患者仰卧，脱去对侧裤子，盖在近侧腿部，对侧腿用盖被遮盖，使患者屈膝，两腿充分外展外旋，暴露外阴，如患者因病情不能配合时，可协助患者维持适当姿势。在患者臀下铺橡胶单和治疗巾，消毒双手，置弯盘和治疗碗于近外阴处。

3. 初步消毒外阴区　在治疗车上打开外阴消毒包，操作者左手戴手套，右手持镊子夹取消毒棉球消毒外阴，依次消毒阴阜、大腿内侧上1/3、大阴唇。戴手套的手分开大阴唇，消毒小阴唇、尿道口至会阴部。最后用一颗棉球从尿道口消毒至肛门口。消毒完毕，将污染棉球和手套放于弯盘中，置弯盘和治疗碗于床尾。

4. 再次消毒　再次消毒双手，按无菌操作原则打开导尿包，戴好无菌手套后取出洞巾，铺在患者的外阴处形成无菌区；按操作顺序摆放并检查物品，确认导尿管通畅、球囊无漏气，涂抹润滑剂备用；左手分开并固定小阴唇，暴露尿道口，右手持镊子夹消毒棉球，自尿道口开始由内向外、自上而下依次消毒尿道外口及双侧小阴唇，最后一个棉球在尿道口加强消毒，每个棉球限用1次。

5. 插导尿管（图6-6-1）　根据导尿目的完成导尿操作。

（1）一次性导尿：置弯盘于洞巾口旁，左手继续用无菌纱布分开并固定小阴唇，暴露尿道口，嘱患者张口呼吸，持钳夹已涂润滑剂的导尿管对准尿道口轻轻插入尿道4～6cm，见尿液流出后再插入

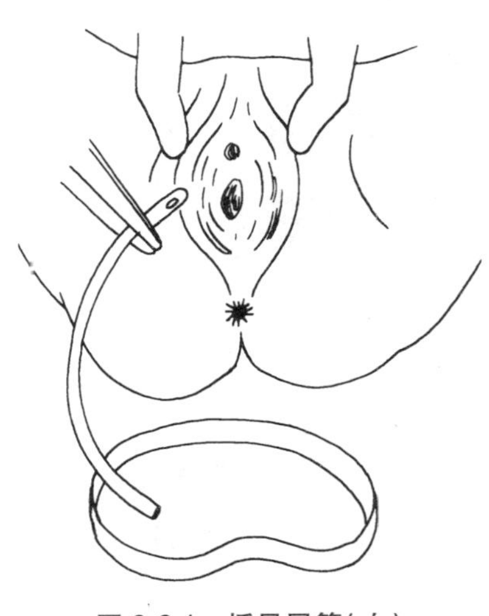
图 6-6-1 插导尿管(女)

1~2cm。松开左手下移固定导尿管,将尿液引流到集尿袋里至合适量。如需做尿培养,弃去前段尿液,用无菌标本瓶接取中段尿液 5ml,盖好瓶盖,放至稳妥处(操作结束后尿标本贴标签送检)。导尿完毕,轻轻拔出导尿管,撤下洞巾,擦净外阴。

(2)留置导尿:连接导尿管和集尿袋的引流管,置弯盘于洞巾口旁,左手继续用无菌纱布分开并固定小阴唇,暴露尿道口,嘱患者张口呼吸,持钳夹已涂润滑剂的导尿管对准尿道口轻轻插入尿道 4~6cm,见尿液流出后再插入 7~10cm,确保气囊在膀胱内。将尿液引流至集尿袋内,夹闭导尿管,连接注射器,根据导尿管上注明的气囊容积向气囊内注入适量的无菌蒸馏水(一般 15~20ml),轻拉导尿管有阻力感,即证明导尿管固定于膀胱内,导尿成功后再回送导尿管 1cm(以免局部膀胱黏膜过度受压)。撤下洞巾,擦净外阴。

6. 固定尿袋 集尿袋妥善固定于床沿下低于膀胱的高度,防止尿液逆流造成泌尿系感染。安置妥当后放开夹闭的导尿管,保持引流通畅。

7. 整理用物 撤下一次性治疗巾,脱去手套,导尿用物按医疗废弃物处理。询问患者感受,协助患者穿好裤子,安置舒适体位并告知患者操作完毕。整理用物,测量尿量,标本送检,洗手,记录导尿时间、尿量、尿液颜色及性质等情况。

女性导尿术(视频)

(六)操作中的关键点提示

1. 核对、沟通 ①核对患者姓名、床号等基本信息并解释和交代注意事项,解释操作过程,争取在操作过程中患者的配合。②向患者解释操作的风险和替代方案。③解答患者提出的问题。④确认已备齐用物,并处于完好状态,质量符合要求。

2. 安置体位 ①屈膝仰卧位,两腿充分外展外旋,暴露外阴。②臀下铺垫巾,防止床单受潮。③注意保护患者隐私。④注意为患者保暖。

3. 初步消毒 遵守无菌操作规范,操作者左手戴手套,右手持镊子夹取消毒棉球消毒外阴,依次消毒阴阜、大腿内侧上 1/3、大阴唇。戴手套的手分开大阴唇,消毒小阴唇、尿道口至会阴部。最后用一颗棉球从尿道口消毒至肛门口。

4. 再次消毒 先戴无菌手套,再铺洞巾,左手分开并固定小阴唇,暴露尿道口,右手持镊子夹消毒棉球,自尿道口开始由内向外、自上而下依次消毒尿道外口及双侧小阴唇,最后一个棉球在尿道口加强消毒,每个棉球限用 1 次。

5. 插导尿管 注意贯彻无菌原则,导尿管一经污染或拔出均不得再使用。对膀胱高度膨胀且又极度虚弱的患者,第一次导尿量不可超过 1 000ml,以防产生虚脱和血尿。插管过程应轻、稳、准,不要用力过重、过快,以免损伤尿道黏膜。

5. 固定尿袋 集尿袋妥善固定于床沿下低于膀胱的高度,防止尿液逆流造成泌尿系感染。

7. 整理用物。

案例分析

(七)关键问题

1. 简述女性尿道的解剖特点。
2. 简述女患者导尿术两次消毒的顺序。
3. 女患者导尿管插入长度是多少?

4. 导尿术可能存在哪些并发症？应如何处理？

关键问题参考答案

（范柳笛）

笔记

第七章 静脉穿刺术

学习目标

1. 掌握:静脉穿刺术的操作步骤及方法、适应证及禁忌证。
2. 熟悉:静脉穿刺术的操作准备。
3. 了解:静脉穿刺术的操作目的。

(一)操作目的

1. 通过浅静脉穿刺采集静脉血标本进行血常规、血生化、血培养等各项血液化验检查。

2. 建立外周静脉输液通道。

3. 深静脉穿刺(包括锁骨下静脉、颈外静脉或股静脉)可用于在外周静脉穿刺困难的境况下获取静脉血标本。

4. 建立深静脉通道,用于胃肠外营养、快速补液治疗或用于中心静脉压测压、介入治疗如射频消融、深静脉滤网等。

(二)适应证

1. 需要留取静脉血标本的各种血液实验室检查。
2. 需长期输液而外周静脉因硬化、塌陷致穿刺困难者。
3. 需行肠道外全静脉营养者。
4. 危重患者及采血困难患者急症处理。
5. 中心静脉压(central venous pressure,CVP)测定。

(三)禁忌证

1. 拟穿刺部位感染或损伤。
2. 拟穿刺静脉闭塞或形成血栓。
3. 相对禁忌证为有明显出血倾向者。

(四)操作准备

1. 设备准备　治疗盘1个,皮肤消毒液(2.5%碘酊和75%酒精,或0.5%碘伏或安尔碘等),无菌注射器(或无菌静脉穿刺针)若干,止血带(浅静脉穿刺时用)1条,试管(或真空采血管)若干,试管架,无菌纱布或棉球若干,消毒棉签1盒,无菌手套1双,锐器盒,污物桶,输液贴,治疗巾,垫枕,化验单,快速手消毒液,帽子,口罩,屏风等。

2. 操作者准备

(1) 核对医嘱。

(2) 着装整洁,修剪指甲,六步法洗手,戴帽子、口罩。

(3) 了解患者情况,做好解释工作,争取患者配合。

(4) 评估患者穿刺部位的皮肤状况、静脉充盈度及管壁弹性;评估患者的配合程度。如果部位需要,可先行局部备皮。

(5) 了解静脉穿刺的并发症以及预防和处理措施。

3. 患者准备

(1) 向患者及其家属解释静脉穿刺的目的、方法、注意事项、操作过程及可能存在的风险。

(2) 告知患者及其家属需要配合的事项:主要是在穿刺过程中保持穿刺肢体不随意活动。

4. 环境准备

(1) 环境清洁、安静,光线充足。

(2) 关好门窗,调节室温,避免患者着凉。

(3) 用屏风/围帘遮挡患者,保护患者隐私(如股静脉穿刺)。

(4) 请现场无关人员离开。

(五)操作步骤

本章主要介绍经肘静脉穿刺和股静脉穿刺的方法。

1. 肘静脉穿刺

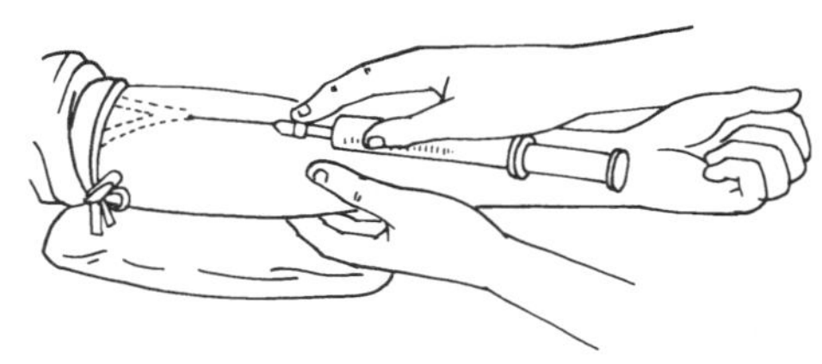

图 6-7-1 静脉穿刺进针示意图

(1) 摆体位、确定穿刺点:携用物至床旁,再次核对患者姓名、床号等基本信息并解释和交代注意事项,争取在操作过程中患者的配合。嘱患者取平卧位或坐位,暴露前臂和上臂,肘部下方放置垫枕,上臂稍外展,于穿刺点上方约 6cm 处扎止血带,嘱患者握拳(若患者皮下脂肪较厚,可通过触摸寻找有明显弹性和张力的部位即为充盈的静脉)。

(2) 消毒穿刺部位皮肤:操作者用无菌棉签蘸取消毒液,以穿刺点为中心螺旋式消毒注射部位皮肤 2~3 遍,直径大于 5cm。

(3) 穿刺(图 6-7-1):左手拇指绷紧静脉穿刺部位下端皮肤,右手拇指和示指持采血针,针头斜面向上,沿静脉走行,与皮肤成 20°~30°角快速刺入皮肤。见到回血后,针头再沿静脉走行向前送入少许,固定采血针,将采血针另一端插入真空采血管内进行采血。拔针若未能抽出血液则先向深部刺入,采用边退针边抽吸至有血液抽吸出为止;或者调整穿刺方向、深度重新穿刺。切勿粗暴地多次反复穿刺,以免造成血管壁损伤和出血。

(4) 拔针、局部压迫:血液抽吸至需要量后,松开止血带,嘱患者松拳,拔针并用无菌干棉签按压穿刺点 3~5min,以防出血,将采血针弃于锐器盒内。

(5) 整理记录:用快速手消毒液六步法洗手,帮患者穿好衣服,取舒适体位。收拾操作用物,按医疗废物处理原则清理用物,妥善处理并及时送检血标本,以免影响检验结果。流动水洗手并做好记录。

2. 股静脉穿刺(图 6-7-2)。

(1) 摆体位、确定穿刺点:携用物至床旁,再次核对患者姓名、床号等基本信息并解释和交代注意事项,争取在操作过程中患者的配合,注意保护患者隐私。嘱患者取平卧位,协助其穿刺侧下肢伸直轻微外展外旋。在腹股沟处触摸股动脉搏动最明显处,其内侧即为股静脉穿刺部位,即股动脉内侧 0.5cm 处刺入。

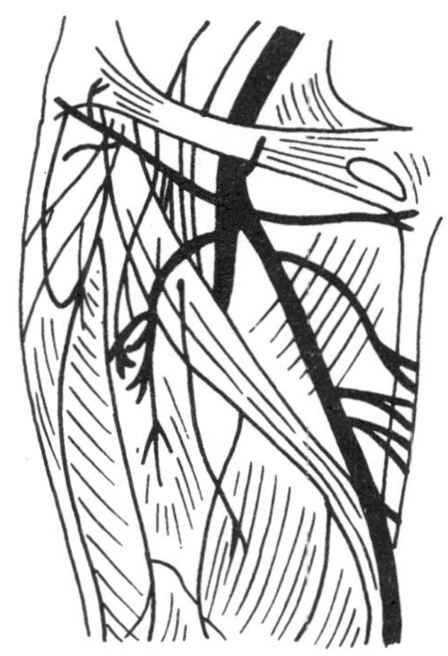

图 6-7-2 股静脉解剖位置

(2) 消毒穿刺部位皮肤:操作者立于患者一侧,用无菌棉签蘸取消毒液,以穿刺点为中心螺旋式消毒注射部位皮肤 2~3 遍,直径大于 5cm。戴无菌手套,铺无菌洞巾(图 6-7-3)。于穿刺点处轻轻压迫皮

肤及股静脉并稍加固定。

(3) 穿刺(图 6-7-4):左手示指和中指扪及股动脉搏动最明显处内侧 0.5cm 固定,右手持注射器,示指固定针栓,针头斜面向上,向左手示指、中指固定的穿刺点刺入,进针方向与穿刺部位的皮肤成 90°或 45°角,边进针边抽吸缓缓刺入。当穿刺针进入股静脉后,回抽即有暗红色血液流入注射器内,再进针 2~4mm 即可采血或注射药物。若未能抽出血液则先向深部刺入,采用边退针边抽吸至有血液抽吸出为止;或者调整穿刺方向、深度重新穿刺。

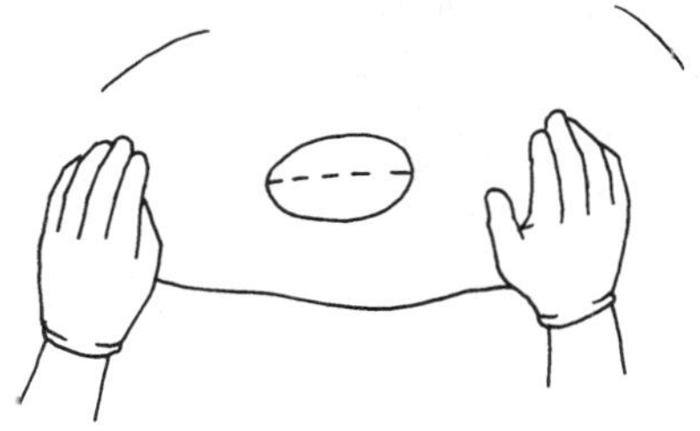

图 6-7-3　戴无菌手套,铺洞巾

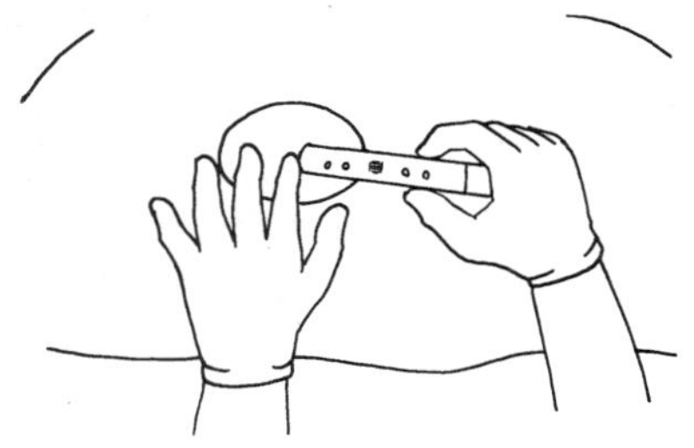

图 6-7-4　穿刺

(4) 拔针、局部压迫固定:穿刺完毕,拔出针头并盖上无菌小纱布,局部压迫 3~5min,以防出血,再用胶布固定,将针头弃于锐器盒内。

(5) 整理:用快速手消毒液六步法洗手,帮患者穿好衣服,取舒适体位。收拾操作用物,按医疗废物处理原则清理用物,妥善处理并及时送检血标本,以免影响检验结果。流动水洗手并做好记录。

(六) 操作中的关键点提示

1. 肘静脉穿刺

(1) 摆体位、确定穿刺点:①绑扎止血带时应末端向上,避免污染穿刺无菌区域。②若患者皮下脂肪较厚,可通过触摸寻找有明显弹性和张力的部位即为充盈的静脉。

(2) 消毒穿刺部位皮肤:严格无菌操作,以防感染。

(3) 穿刺:①针尖向上,沿静脉走行,与皮肤成 20°~30°角快速刺入皮肤。②避免穿刺针乱刺,形成皮下血肿,一般穿刺 3 次不成功应停止。③连接采血管时要避免穿刺针移位。

(4) 拔针、局部压迫:穿刺后妥善压迫止血,嘱患者不要揉搓穿刺部位。

(5) 整理记录:特殊标本需注明采集时间。

2. 股静脉穿刺

(1) 摆体位、确定穿刺点:①股静脉位于股三角区,在股神经和股动脉内侧。②定位方法,髂前上棘和耻骨结节连线中点相交处为股动脉,感受股动脉的搏动,其内侧 0.5cm 处即为股静脉。

(2) 消毒穿刺部位皮肤:严格无菌操作,以防感染。

动静脉穿刺技术(视频)

(3) 穿刺:①穿刺针上连注射器。②应在搏动点内侧进针。③针尖向上,与穿刺部位皮肤成 45°角顺应血流方向刺入(或垂直进针)。④边进针边抽吸。⑤如抽出鲜红色血液表示误入动脉,应立即拔出,压迫穿刺点 5~10min 后重新确定穿刺部位再行穿刺。⑥尽量避免反复穿刺,一般穿刺 3 次不成功应停止。

(4) 拔针、局部压迫固定:穿刺后妥善压迫止血,防止局部血栓形成,必要时加压固定止血。

(5) 整理:特殊标本需注明采集时间。

案例分析

（七）关键问题

1. 常用的四肢浅静脉及穿刺目的。
2. 四肢浅静脉穿刺部位主要在哪里？
3. 浅静脉炎常见表现有哪些？
4. 如果浅静脉穿刺不成功，还有哪些静脉可供选择？
5. 常用的深静脉及穿刺目的。
6. 如何选择股静脉穿刺点？
7. 如何选择股静脉穿刺的角度和方向？
8. 采血前应做何准备？
9. 留取血标本时应注意什么？
10. 静脉穿刺有哪些并发症，应如何处理？

关键问题参考答案

（范柳笛）

第七篇　院前急救基本技能

第一章　心肺复苏

学习目标

1. 掌握:心肺复苏的操作方法和流程。心搏骤停的诊断标准;复苏效果的判断;终止复苏的指标。
2. 熟悉:除颤仪的适应证、禁忌证、使用方法。
3. 了解:高级心肺复苏的要点。

心肺复苏(cardiopulmonary resuscitation,CPR)是针对心跳、呼吸骤停所采取的抢救措施。是对各种原因所造成的心跳、呼吸骤停采取最初的急救措施,包括早期识别心搏骤停,及时启动紧急医疗服务体系(emergency medical service systems,EMSS),尽快帮患者重建循环和呼吸,保护脑功能,拯救生命。

心搏骤停(sudden cardiac arrest,SCA)是指各种原因所致心脏有效射血功能突然停止,随即出现意识丧失、呼吸停止、脉搏消失,是临床最紧急的危险情况。

心肺复苏包括三个阶段:基本生命支持(basic life support,BLS)、进一步生命支持(advanced life support,ALS)和延续生命支持(prolonged life support,PLS)。生存链包括:早期识别心搏骤停和呼救、早期 CPR、早期电除颤、早期高级生命支持和心搏骤停后的综合治疗。

第一节　心肺复苏术

(一)操作目的

通过人工的方法,使患者快速有效的建立呼吸与循环,维持必要的血氧供应,挽救患者生命。

(二)适应证

1. 突发意识丧失,呼之不应。
2. 大动脉搏动消失。
3. 呼吸停止或异常呼吸或呈叹息样呼吸。
4. 瞳孔散大、固定。
5. 面色苍白或口唇、甲床发绀。
6. 心电图示心室颤动、无脉性室性心动过速、心室静止、无脉心电活动。

心搏骤停的诊断应在 10s 内完成,若在 10s 内不能确定有无脉搏,应立即开始 CPR。不要等待听心音和测血压,不要等待心电图证实,不要等待各项诊断依据均具备才开始抢救而耽误了抢救时机。

(三)禁忌证

无绝对禁忌证。

(四) 操作准备

1. 设备准备

球囊面罩(图 7-1-1A)或无菌纱布等隔离物品,有条件者可准备氧源(图 7-1-1B)、除颤仪(图 7-1-1C)。

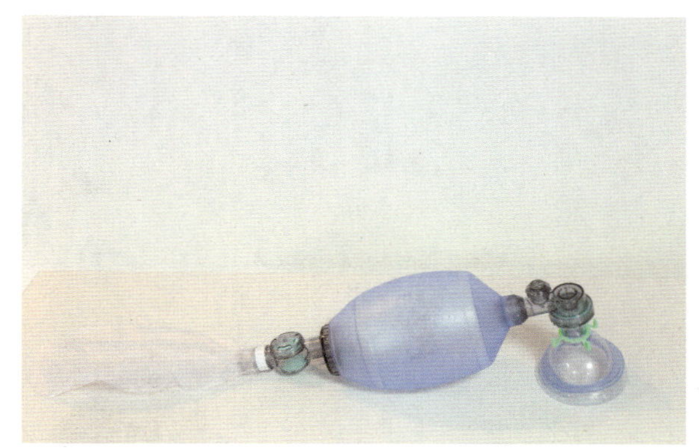

A

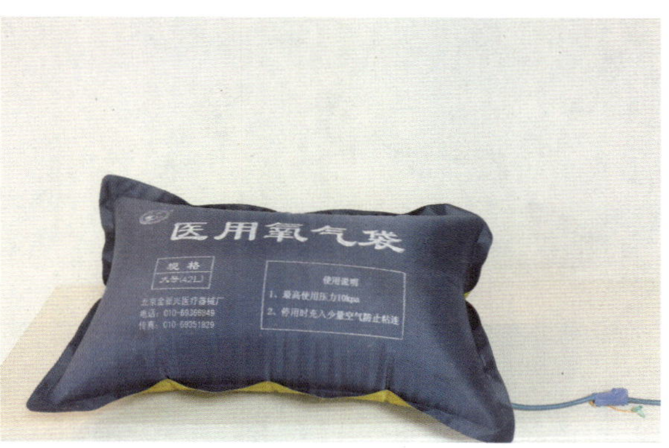

B

C

图 7-1-1 操作设备

A. 球囊面罩;B. 氧源;C. 除颤仪。

2. 操作者准备

(1) 着装整洁。

(2) 做好防护措施:手套、帽子、口罩(单人操作不戴)。

(五) 操作步骤

以成人心肺复苏为例(单人操作,图 7-1-2)。

1. 检查判断

(1) 评估环境:确保现场对施救者及患者都是安全的,如果环境不安全,立即将患者搬运至安全处或采取措施使得环境安全。

(2) 检查患者有无反应:操作者位于患者右侧,拍患者双肩,双侧耳旁大声呼喊患者(可大声喊“同志、同志,你怎么了?”注意轻拍重喊)。

(3) 初步确定患者意识丧失,则立即呼救,叫旁人拨打“120”急救电话,启动 EMSS,记录抢救开始时间,并争取尽早获得一台自动体外除颤仪(automatic external defibrillator,AED)。

(4) 判断患者颈动脉搏动及呼吸情况:一手置于患者前额,使头部保持后仰并固定头部,另一手在靠近抢救者一侧触摸颈动脉。可用示指及中指并拢,用指尖先触及下颌,沿气管正中部位向下移动,触及喉结后向自身侧平行滑移 2~3cm,在气管旁软组织深处轻轻触摸颈动脉搏动(图 7-1-2A),感触脉搏至少 5s,但最多不超过 10s。在判断颈动脉有无搏动的时候,双眼观察患者胸廓起伏情况,协助判断有无呼吸或异常呼吸。如果未触及颈动脉搏动及无呼吸或异常呼吸,则立即开始胸外心脏按压,开始进行 CPR 操作,按 C—A—B 程序进行(C 为胸外心脏按压,A 为开放气道,B 为人工呼吸)。

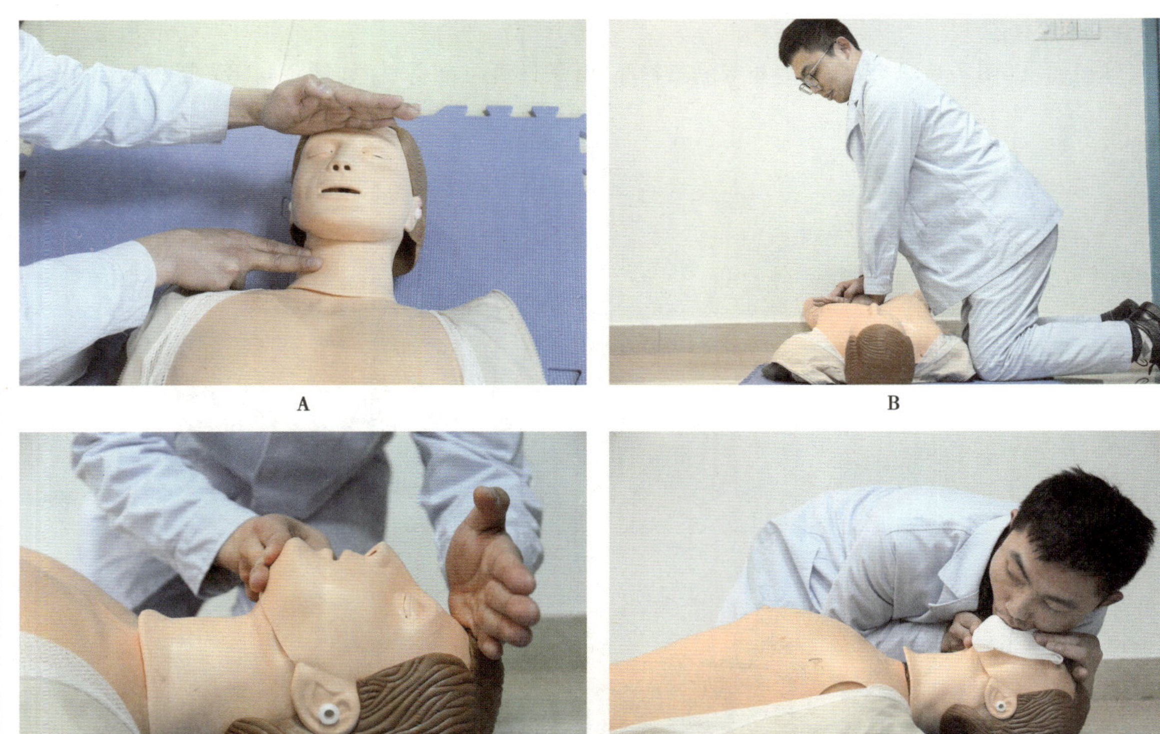

图 7-1-2 成人心肺复苏(单人操作)

A. 触摸颈动脉搏动;B. 胸外心脏按压;C. 开放气道;D. 人工呼吸。

2. 胸外心脏按压(图 7-1-2B) 将患者仰卧置于坚硬平坦的表面,患者的头、颈、躯干应躺平摆直无扭曲,双手放于躯干两侧,解开患者领结、衣扣、腰带、胸罩(女性)等,使胸腹部充分暴露。

(1) 快速定位:操作者先用两乳头连线中点法找出按压点,然后一只手掌根部置于按压点上,另一只手的掌根置于第一手上。

(2) 按压手势:十指交叉,伸直双臂,翘起伸直的五个指头,不得接触到患者胸壁皮肤。

(3) 按压姿势:双膝跪地,腰部挺直,双臂必须绷直,肩、肘、腕三关节成一条直线;手臂这条直线须与患者胸部形成 90°直角、不得倾斜;身体无摇晃,始终观察患者面色。

(4) 用力方式:利用自身重量做按压,用力均匀、平稳、有节奏规律。不得有冲击式按压;放松时,掌根部不能离开胸壁。

(5) 按压频率及深度:用力快速做 30 次胸外心脏按压。按压频率每分钟 100~120 次,每次按压的深度为 5~6cm,要保证每次按压后胸廓完全回弹,并且手掌根部不可离开胸部皮肤。

3. 开放气道 操作者应先检查患者颈椎无损伤后再行开放气道等操作,如口腔内有异物或呕吐物,应将患者的头偏向一侧,用指套或纱布保护手指清除患者口中的异物、呕吐物等。开放气道时常使用仰头抬颏法(图 7-1-2C),将一只手放在患者的前额,然后用手掌推动,使其头后仰;将另一只手的手指置于颏骨附近的下颌下方,提起下颌,使下颌经耳垂连线与水平面成 90°。如怀疑颈部损伤时推荐使用抬下颌法开放气道,此时操作者应位于患者头部,双手拇指置于患者口角旁其余四指托于患者下颌部,保持颈部固定,用力使患者下颌向上抬起,至患者下齿高于上齿,避免搬动颈部,以免进一步损伤脊髓。

4. 人工呼吸 保持气道开放的情况下,放在前额的手用拇指和示指捏紧患者鼻子,正常吸一口气(不必深呼吸),立即用嘴唇封住患者的口周,使完全不漏气,向患者口腔内吹气。每次人工呼吸吹气时间大于 1s,并看到患者胸廓起伏(图 7-1-2D),避免通气不足或过度通气(潮气量约 500~600ml 为宜)。一次吹气完毕后,立即与患者口部脱离,抬起头部,放松捏鼻的手指,观察患者胸廓回复,同时再

吸入一口新鲜空气，做下一次人工呼吸。在气道开放的前提下给予2次口对口人工呼吸。为了保证操作者安全，口对口人工呼吸时可使用面罩，也可先垫上一层薄的织物或消毒面膜进行防护。

5. 复检　心肺复苏5个周期（一个周期为按压30次通气2次）结束后，重新检查患者意识、呼吸、颈动脉搏动等状况。发现患者心跳呼吸恢复或专业医务人员到达，停止初期徒手心肺复苏，记录抢救结束时间，转送医院或重证监护室进一步高级生命支持，昏迷患者头偏向一侧，防止误吸。

（六）操作中的关键点提示

1. 检查判断

（1）环境安全是心肺复苏的前提条件。

（2）将患者置于硬质的地面或床上。

（3）检查患者反应注意轻拍重喊。

（4）呼吸判断应在5~10s完成。

（5）颈动脉搏动判断应注意部位，应在5~10s完成，非专业人员可不做本项检查。

2. 胸外按压

（1）识别心脏停搏后10s内开始按压，按压位置在两乳头连线与胸骨交界处。

（2）按压频率每分钟100~120次，快速按压，充分按压。

（3）按压深度5~6cm，每次按压后使胸廓充分回弹。

（4）按压时必须观察患者面部情况，了解意识、呼吸等情况。

（5）尽量减少胸外按压的中断，如果必须中断则尽可能将按压中断时间控制在10s以内。

3. 开放气道

（1）常用仰头抬颏法开放患者气道（如怀疑头部或颈部损伤时使用双手抬颌法）。

（2）抬颏的手不要使劲按压颏骨下的软组织，不要使用拇指提起颏骨。

4. 人工呼吸

（1）口对口人工呼吸时先垫上纱布、消毒面膜预防交叉感染。

（2）每次吹气时间大于1s，观察胸廓起伏情况，避免通气不足或过度通气。

5. 重复步骤C—A—B

（1）按压通气比例30∶2。

（2）一般心肺复苏5个周期后重新检查患者意识、呼吸、颈动脉搏动等状况。

（3）应尽可能取得并使用体外除颤仪。

6. 儿童和婴儿CPR与成人CPR的不同点　根据《2015美国心脏协会心肺复苏及心血管急救指南》进行操作。

（1）当有两名施救者时，按压通气比为15∶2。

（2）按压深度：儿童大约5cm（1/3胸廓前后径），婴儿大约为4cm（1/3胸廓前后径）。

（3）手的位置：儿童可同成人。婴儿：当只有一名施救者时，将2根手指放在婴儿胸部中央，乳线正下方；当有两名施救者以上时，将双手拇指环绕放在婴儿胸部中央，乳线正下方。

心肺复苏技术（视频）

案例分析

第二节　电除颤术

电除颤是指对心肌在无效活动的状态时，短时间内将一定强度的电流通过心脏，使全部心肌瞬间同时除颤化，从而使具有高度自律性的窦房结重新主导心脏节律。心室颤动时，心脏电活动无心动周期，除颤可在任何时间放电以消除颤动波，使心脏恢复节律性收缩，因此又称为非同步电复律。

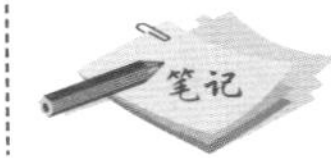

（一）适应证

1. 心室颤动或心室扑动。

2. 无脉性室速。

（二）禁忌证

1. 缓慢心律失常，包括病态窦房结综合征。

2. 洋地黄过量引起的心律失常（除室颤外）。

3. 伴有高度或完全性传导阻滞的房颤、房扑、房速。

4. 严重的低钾血症暂不宜做电复律。

5. 左房巨大，心房颤动持续 1 年以上，长期心室率不快者。

（三）操作步骤

1. 患者准备　患者仰卧于硬板床上，患者身体不应接触周围任何金属物品，充分暴露患者胸壁，连接除颤仪上的心电监护仪，观察显示器上的心电波形。在准备除颤仪的同时，应持续进行胸外按压。

2. 能量选择，开机　查看除颤仪工作是否正常，心电监护提示心室颤动，将除颤仪设置为“非同步”，选择除颤能量，单相波选择 360J，双相波选择 200J。

3. 放置电极板　在电极板上均匀涂抹导电糊，一个电极板置于胸骨右缘第 2~3 肋间，一个电极板置于左锁骨中线第 5 肋间（心尖区），电极板与皮肤紧密接触，电极板压力适当（图 7-1-3）。

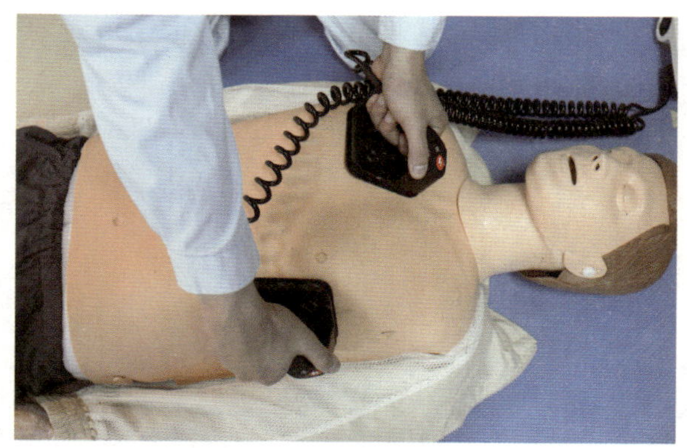

图 7-1-3　放置电极板

4. 充电及除颤　按下充电按钮，充电到指定功率，再次确认患者心电提示为心室颤动，确认无人与患者及病床接触后，同时按压放电按钮电击除颤。

5. 心脏按压　除颤结束后，立即开始心脏按压，5 个循环后根据心电显示判断是否进行下一次除颤。

第三节　多功能监护仪的使用

（一）操作目的

1. 监测患者生命体征，发现和识别心律失常。

2. 指导治疗。

（二）适应证

所有需要时刻监测生命体征的危重患者。

（三）禁忌证

无绝对禁忌证。

（四）操作准备

1. 设备准备　心电监护仪（带血压袖带，血氧饱和度传感器）、电极数个、酒精棉球数个，必要时备电插板和屏风。

2. 操作者准备　着装整洁，洗手，戴口罩、帽子。

3. 患者准备　评估患者情况，向患者或家属告知相关事项。

4. 环境准备　环境安静。

（五）操作步骤

1. 携用物至患者床旁，核对患者及医嘱，向患者解释，取得配合，将心电监护仪置于适当位置，妥

善固定，连接电源，开机检查性能完好。

2. 协助患者取适宜体位，解开衣服，暴露患者胸部，用酒精棉球擦拭相应部位皮肤（注意保护患者隐私）。

3. 连接电极与导联线（三导联或五导联），准确粘贴：右上（RA）右锁骨中线第2肋间，左上（LA）左锁骨中线第2肋间，左下（LL）左锁骨中线剑突水平处，右下（RL）右锁骨中线剑突水平处，中间（V）胸骨左缘第4肋间；遮盖患者胸部。

4. 连接血压袖带。被测肢体与心脏同一水平，袖带平整缠于患者肘窝上两横指，扪及肱动脉搏动处，松紧以能放入一指为宜；连接血氧饱和度探头于指（趾）端，使传感器区对准指（趾）甲。

5. 整理导联线，整理床单位，拉上床栏，根据情况选择适当的导联、振幅，调节报警上下线，根据病情确定测定血压的频次。

6. 观察心率、心律、波形、起搏器功能，发现异常报告医师，根据医嘱准确记录监护参数，发现异常情况随时记录。

7. 使用期间，严密观察病情，妥善保护导联线，防脱落，保证监护的有效性，再次核对患者，洗手，记录。

8. 停用心电监护仪，携用物至患者床旁，核对患者，向患者解释，取得合作后关机、断开电源，取下电极、血压袖带、血氧饱和度传感器等。

9. 清洁皮肤，协助患者穿衣，协助患者取舒适卧位，整理床单位，整理用物，核对患者，洗手，记录。

（六）关键问题

1. 现场心肺复苏术的主要操作程序是哪三步？
2. 如何判断颈动脉搏动（部位、时间）？
3. 如何进行高质量的胸外按压？
4. 开放气道的常用方法是什么？
5. 怀疑头部或颈部损伤时，使用什么方法打开气道？
6. 每次人工呼吸时，吹气时间是多长？
7. 心肺复苏过程中，胸外按压与人工呼吸的比例是多少？
8. 除颤仪如何选择能量？
9. 除颤仪电极板如何放置？
10. 除颤后应做什么？
11. 多功能监护仪的导联线放置位置？
12. 多功能监护仪安置后常规需要监护哪些指标？

关键问题参考答案

（黄　康）

第二章 脊柱损伤患者的搬运

学习目标

1. 掌握:脊柱损伤患者搬运的操作步骤及方法、适应证。
2. 熟悉:脊柱损伤患者搬运的操作准备。
3. 了解:脊柱损伤患者搬运的操作目的。

(一)操作目的

1. 预防患者因颈椎或腰椎损伤后,在搬运过程中造成的二次损伤。
2. 在进行操作前,能够快速判断患者的伤情。

(二)适应证

1. 怀疑有高能量创伤的患者。如高处下坠伤、车祸损伤、自然灾害损伤等,根据患者损伤的机制,初步判断有可能造成颈椎和腰椎损伤。

2. 不明原因的昏迷患者,需要进行转运的。如无目击情况下的昏迷患者。

(三)操作准备

1. 设备准备　手套若干,脊柱固定担架1个,配套固定带4~6个,头部固定器1个,颈托1个(如果必要,配备儿童型、成人型各1套),替代脊柱固定担架:就地取材木板、门板等,儿童需要薄枕1个,手电筒1个,听诊器1个,剪刀1把。

2. 操作者准备

(1)操作者应该做适当的自我防护,戴好手套等。

(2)3人(或4人)站在患者同一侧,由一人(组长)统一指挥。

(3)担架放于搬运者站立侧的患者另一侧。

3. 患者准备

(1)未昏迷患者应向其讲明伤情和搬运事项,争取患者的配合。

(2)患者的体位保持不变,维持初始状态采取搬运措施。

(3)最佳搬运体位为取仰卧位,头、颈、骨盆、躯干成一直线。

(四)操作步骤

1. 现场评估和分工　判断环境是否安全:排除爆炸、高速行驶的车辆、抢救环境的人员影响等因素后才能实施搬运。

2. 搬运前准备

(1)进行明确分工,由组长统一指挥所有的操作,并对患者实施病情判断。

(2)担架放置于搬运者站立侧的患者另一侧。

(3)向患者表明身份,说明操作目的,取得配合。

(4) 专门一个人用手托住头颈,并沿纵轴向上略加牵引。

3. 快速对患者进行伤情判断 检查生命体征:呼吸、脉搏、血压是否正常,意识是否清醒。

(1) 呼吸道通畅和呼吸检查:操作者双腿跪于患者侧,俯身,把耳朵贴近患者的口鼻,感觉口鼻呼吸的声音和气息(图 7-2-1);右手放置在患者的胸部感觉患者胸部的起伏,观察呼吸节律和深度是否出现明显变化(正常时呼吸频率为 16~20 次/min)。

(2) 脉搏:双手分别搭在检查侧的桡动脉和颈动脉上,检查 7~8s,触摸患者脉搏搏动的有无、频率、节律和强弱;示指和中指指尖触及患者气管正中部(相当于喉结部位),旁开两指至胸锁乳突肌前缘凹陷处,检查颈动脉(图 7-2-2)。

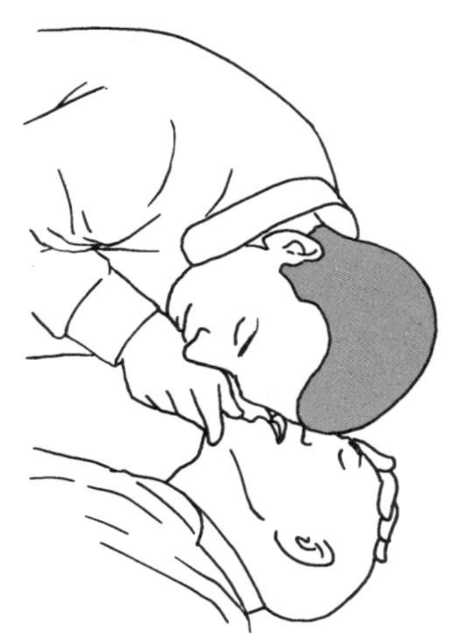

图 7-2-1 检查呼吸

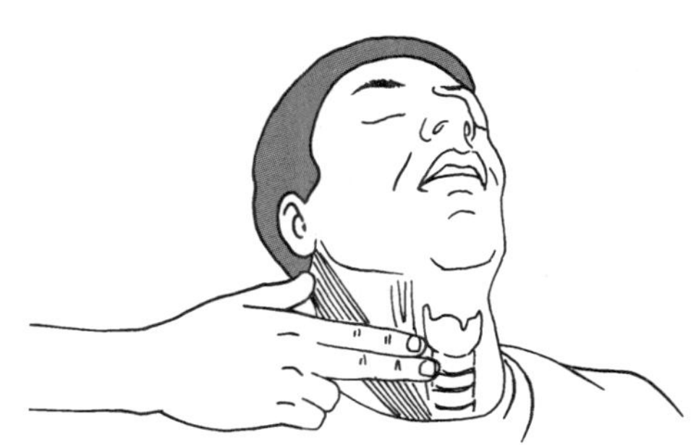

图 7-2-2 检查脉搏

正常成人脉率为 60~100 次/min,平均约 72 次/min。摸到桡动脉搏动,收缩压至少为 80~90mmHg;摸到颈动脉搏动,动脉收缩压约为 60mmHg。

(3) 意识:通过声音、拍打双肩、按压眼眶等刺激患者,观察患者的反应以及瞳孔对光反射的状态,判断患者的意识状态。

4. 判断患者有无脊柱损伤所导致的脊髓损伤

(1) 检查患者全身损伤部位。

(2) 对于上肢和下肢,重点检查有无感觉、运动功能异常,以及脉搏搏动异常。

5. 患者搬运

(1) 胸椎损伤(图 7-2-3)

1) 三人同时用手插入头颈、躯干及下肢。

2) 平抬伤员头颈、躯干及下肢(腘窝),使伤员成一整体平直托至担架上。

3) 固定:用带子将患者固定在担架上。一般用 4 条带子,胸、上臂水平,腰、前臂水平,大腿水平,小腿水平各 1 条带子将患者绑在担架上。

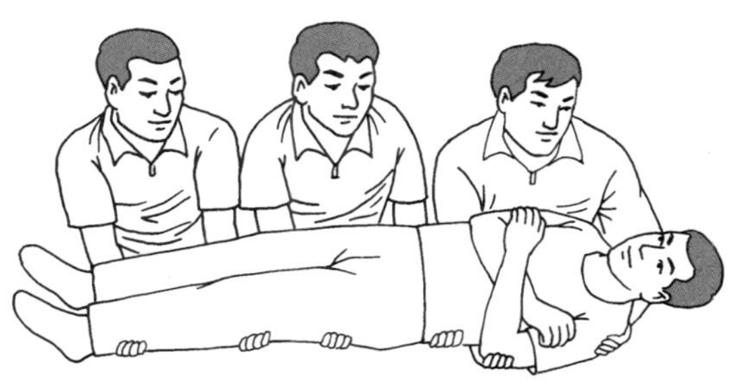

图 7-2-3 胸、腰椎损伤患者的搬运

(2) 颈椎损伤(图 7-2-4)

1) 三人同时用手插入头颈、躯干及下肢。

2) 一个人负责用手托住头颈,并沿纵轴向上略加牵引。

3) 平抬伤员头颈、躯干及下肢(腘窝),使伤员成一整体平直托至担架上。

4) 颈部两侧放置颈托固定头部(适当调整颈托的大小)。

5) 固定:用带子将患者固定在担架上,一般用 4 条带子:胸、上臂水平,腰、前臂水平,大腿水平,小腿水平,各用 1 条带子将患者固定在担架上。

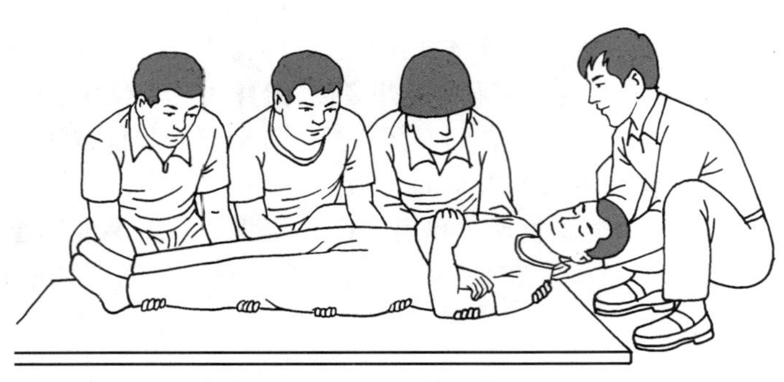

图 7-2-4　颈椎损伤患者的搬运

（五）操作中的关键点提示

脊柱损伤患者的搬运（视频）

1. 要观察伤情，不可"扶坐拍打"伤者的头、胸、脊柱、骨盆等重要部位，以免再次受创，禁止随便变动体位。

2. 牵拉取直，不可折曲。禁止折曲脊柱，采取一人抬腋窝部，一人抬下肢的"拎口袋"式的搬运方法。患者需取仰卧位，两腿伸直，两手相握置于身前，头、颈、骨盆、躯干成一直线。

3. 要同轴翻身，不可旋转。凡怀疑有脊柱损伤者，翻身时一定要头、颈、躯干、下肢上下一致同轴翻转，绝不可"扭麻花"式地翻身。那样会扭断或挤碎骨折部位的脊髓，导致或加重截瘫。

4. 要硬板固定，不要用帆布软担架。

5. 将患者放置到搬运板上必须给予躯干固定，以及颈部固定。

案例分析

（六）关键问题

1. 脊柱损伤患者搬运原则是什么？
2. 脊柱损伤患者搬运时患者应处于什么姿势？
3. 脊柱损伤患者搬运过程中的注意事项是什么？
4. 为什么要用硬板搬运脊柱损伤的患者？

关键问题参考答案

（李红倬）

第三章 简易呼吸器的应用

学习目标

1. 掌握:使用简易呼吸器的适应证。
2. 熟悉:简易呼吸器的操作流程。
3. 了解:急救通气时常用的通气装置。

(一)操作目的

1. 维持和增加机体通气量,促进自主呼吸恢复。
2. 纠正威胁生命的低氧血症。

(二)适应证

1. 各种原因所致的呼吸停止或呼吸衰竭的抢救及麻醉期间的呼吸管理。
2. 运送病员　适用于机械通气患者做特殊检查,进出手术室等情况。
3. 临时替代呼吸机　遇到呼吸机因故障、停电等特殊情况时,可临时应用简易呼吸器替代。

(三)禁忌证

上呼吸道梗阻使面罩通气无效。

(四)操作准备

1. 设备准备　面罩1个(或大小不同的面罩供选择),单向阀1个,球囊1个,氧气储气袋1个,氧气导管1根,氧气储气阀1个。

2. 操作者准备

(1) 着装整洁,洗手,戴帽子、口罩。

(2) 了解患者情况,与患者或家属谈话,做好解释工作,争取配合。

3. 患者准备　患者仰卧,去枕,头后仰。

(五)操作步骤

1. 组装简易呼吸器　备齐用物,要确保面罩大小合适,检查各器材是否完好正常,并正确连接简易呼吸装置。

2. 清除异物　检查颈椎无异常后,清除口腔与喉中等部位的异物,如有活动义齿应取下。

3. 摆体位　操作者应位于患者头顶侧,去枕,将患者头部向后仰,并托牢下颌使其朝上,使气道保持通畅。

4. 固定面罩,采用EC手法(图7-3-1)　以鼻梁作参照,将面罩扣住口鼻,面罩狭窄处位于鼻梁处,以一手拇指和示指按住面罩两边成C形并压向患者面部,余下的三指成E形放在下颌骨的下缘并向上提拉,开放气道并使面罩紧贴面部。

5. 规律挤压　另一只手规律挤压呼吸囊给予人工呼吸,每次约1s,同时观察胸廓是否隆起。将气体送入肺中,每次送气500~600ml,挤压频率视患者当时的具体情况而定。

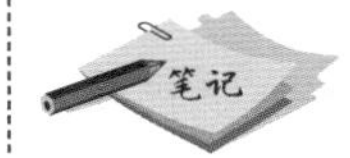

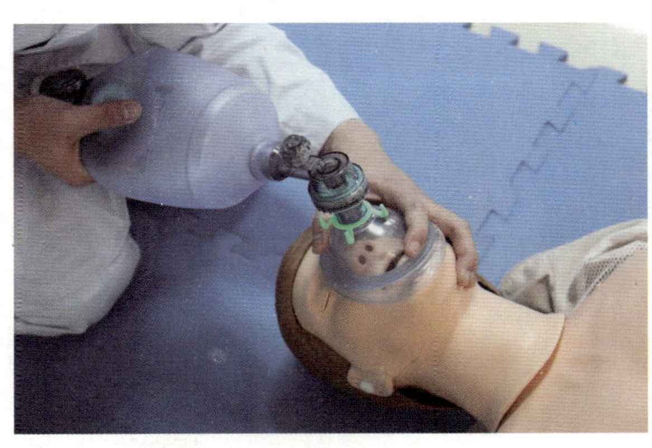
图 7-3-1　固定面罩

（六）操作中的关键点提示

1. 组装简易呼吸器

（1）选择合适的面罩，以得到最佳使用效果，面罩大小不合适、接触不良可致漏气。

（2）按顺序正确连接。

（3）其中及氧气储气袋必须与外接氧组合，如未接氧气时应将氧气储气袋、两项组件取下。

2. 清除异物　将患者头部偏向一侧，清除口腔与喉中可见的异物。

3. 摆体位

（1）去枕仰卧位。

（2）头后仰。

（3）抬下颌。

4. 固定面罩

（1）以“EC”手法固定面罩，开放气道。

（2）面罩狭窄处位于鼻梁处。

（3）面罩要紧扣口鼻部，否则易发生漏气。

5. 规律挤压

（1）若患者有自主呼吸，应与之同步，即患者吸气初顺势挤压呼吸囊，达到一定潮气量便完全松开气囊，让患者自行完成呼气动作。

简易呼吸器的应用（视频）

（2）抢救者应注意患者是否有如下情形以确认患者处于正常的换气：注视患者胸部上升与下降（是否随着压缩呼吸囊而起伏）；经由面罩透明部分观察患者嘴唇与面部颜色的变化；经由透明盖观察单向阀是否相应运动；在呼气过程中观察面罩内是否呈雾气状；如果外接氧气，应调节氧流量至氧气储气袋充满氧气鼓起（氧流量 8～10L/min）。

（3）在使用简易呼吸器的过程中，若挤捏呼吸囊时感觉阻力很大，除机械故障外，最常见的原因是分泌物阻塞气道，此时应立即吸痰，保持气道通畅。

案例分析

（七）关键问题

1. 如何固定面罩并保持气道通畅？
2. 如何确认患者经简易呼吸器能进行正常的换气？
3. 不能充分通气的原因有哪些？
4. 在进行急救通气时，常用的通气装置有哪些？

关键问题参考答案

（黄　康）

第四章 开放性创口的止血和包扎

学习目标

1. 掌握:开放性创口的止血和包扎的操作步骤及方法、适应证及禁忌证。
2. 熟悉:开放性创口的止血和包扎的操作准备。
3. 了解:开放性创口的止血和包扎的操作目的。

(一)操作目的

1. 通过有效的止血包扎控制开放性伤口的出血。
2. 通过有效的止血包扎避免伤口被污染,为伤口的下一步清创缝合创造条件。

(二)适应证

适用于各种出血情况下的急救止血与包扎。

(三)禁忌证

当患者出现呼吸困难、呼吸停止或心搏骤停等状况时需首先予以抢救,此时不宜先进行伤口处理。

(四)操作准备

1. 设备准备　消毒止血钳1把,镊子1把,缝合器械1套(持针器、已穿好线的三角针、缝合线),剪刀1把,外用生理盐水2袋,75%的酒精或0.5%的碘伏(袋装),过氧化氢或高锰酸钾溶液,棉垫,消毒纱布,胶布,绷带,止血带,夹板,三角巾等。

2. 操作者准备

(1)操作者应该做适当的自我防护,戴好手套,戴口罩、帽子。

(2)与患者或家属交代病情,做好解释工作,争取患者配合。

(3)判断患者伤情,致伤因素、生命体征、出血位置、出血方式和出血量。

3. 患者准备

(1)未昏迷患者应向伤者讲明现在伤情和将要采取的行动,争取患者的配合。

(2)患者的体位在操作者未进行检查之前保持不变。

(五)操作步骤

1. 伤口周围的清洁处理和判断出血方式

(1)用剪刀等去除伤口周围衣物,充分暴露伤口。

(2)除去伤口周围污垢等。

(3)时间和资源允许,用外用生理盐水清洗创口周围皮肤,消毒伤口,局部麻醉,用过氧化氢反复清洗。

(4)判断出血方式(动脉、静脉和毛细血管出血)。

（5）迅速检查损伤部位末梢的脉搏和神经功能。

2. 止血

（1）加压止血法：最简单有效的止血方法。适用于创面大，渗血多的毛细血管出血，如皮肤撕脱伤，擦伤等以及中小静脉出血，如锐器伤。

1）用灭菌纱布直接覆盖伤口上（也可用灭菌医用无纺布、清洁毛巾、布料、手帕等代替）。

2）再用手掌在上面直接压迫，或用绷带或布带加压包扎。

注意：①骨折或伤口有异物时不宜采用此法。②为减轻出血，可抬高损伤部位（有禁忌时例外）。③如覆盖在伤口上的敷料及包扎绷带已被血渗透，不必移去敷料，可加敷料于其上，再用绷带缠绕包扎。

（2）填塞止血法：常用于颈部、臀部等较深伤口。

1）用消毒纱布、棉垫等敷料堵塞在伤口内。

2）再用绷带、三角巾或四头带加压包扎（松紧度以达到止血为宜）。

（3）指压止血法：动脉出血的一种临时止血方法，适用于头、面、颈部及四肢动脉出血急救。

1）用手指、手掌或拳头压迫在出血部位的近心端（依据动脉分布情况）。

2）使血管闭合阻断血流，达到止血目的。

（4）屈曲加垫止血法（图 7-4-1）

1）腋窝加垫屈曲止血法：用于上臂出血。①在腋窝处加垫（纱布垫或毛巾、衣物），使前臂屈曲于前胸。②用绷带或三角巾将上臂固定在前胸。

2）肘窝加垫屈曲止血法：用于前臂出血。①在肘窝处加垫，肘关节屈曲。②屈肘位，用三角巾“8”字形固定。

3）腘窝加垫屈曲止血法：用于小腿出血。①在腘窝处加垫，膝关节屈曲。②屈膝位，用三角巾“8”字形固定。

4）大腿根部加垫屈曲止血法：用于大腿出血。①大腿根部加垫。②屈曲髋、膝关节将腿与躯干固定。

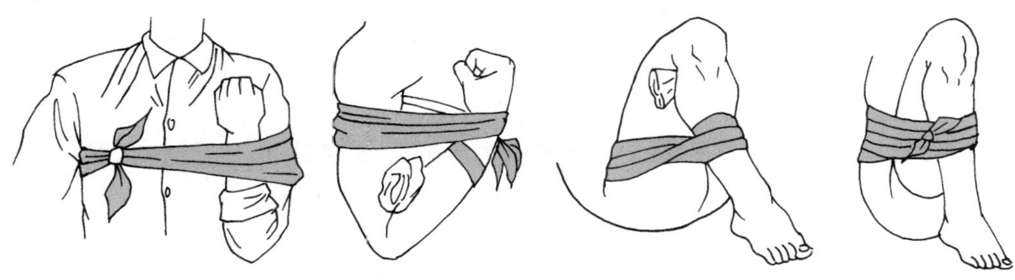

图 7-4-1 四肢加垫屈曲止血法

注意：使用该方法时，注意肢体远端的血运情况，一般每隔 40~50min 放松 1 次。每次 1~3min；有骨折或关节脱位者不能使用，同时因此方法令伤员痛苦较大，不宜首选。

（5）止血带止血法：适用于四肢大血管破裂或经其他急救止血无效者。

1）橡皮止血带止血法：常用长 1m 左右的橡皮管。①在止血带部位垫一层布或单衣。②以左手拇指、示指、中指持止血带头端。③另一手拉紧止血带绕肢体缠 2~3 圈。④并将橡皮管末端压在紧缠的橡皮管下固定（图 7-4-2）。

2）气囊止血带止血法：由气囊和气泵组成。①在止血部位先垫衬垫。②将气囊缠束于肢体。③连接气泵。④充气至设定压力（通常上肢为 45mmHg，下肢为 60mmHg）。⑤为防止漏气，可结扎输气管。

3）绞紧止血法：急救时可用布带、绳索、三角巾或者毛巾替代橡皮管。①在止血部位先垫衬垫。②再将带子在垫上绕肢体一圈打结。③在结下穿一短棒。④旋转此短棒使带子绞紧，至不流血为止。⑤将短棒固定在肢体上（图 7-4-3）。

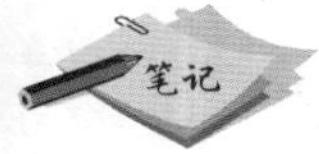

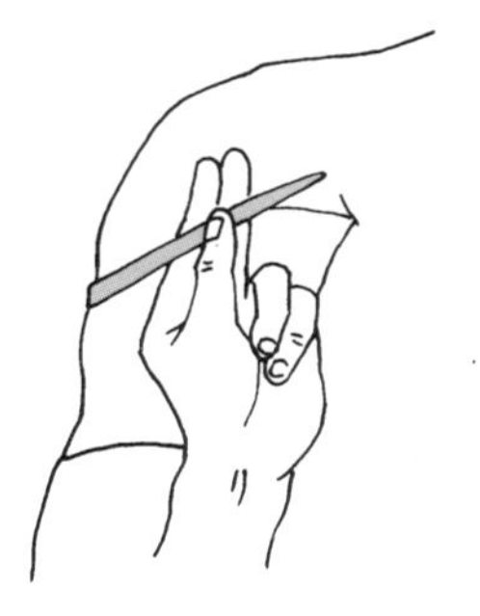
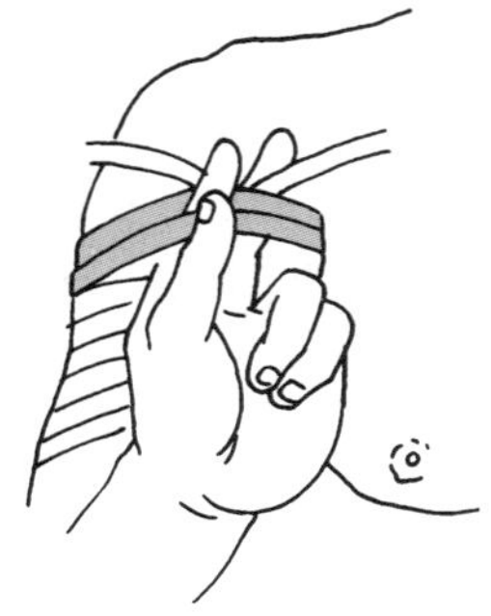
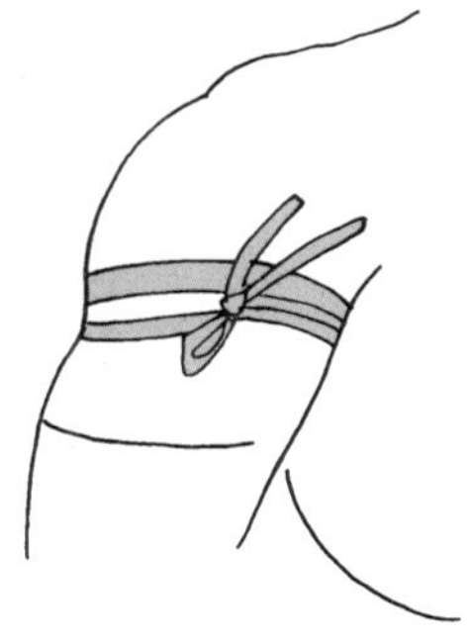

图 7-4-2　橡皮止血带止血法

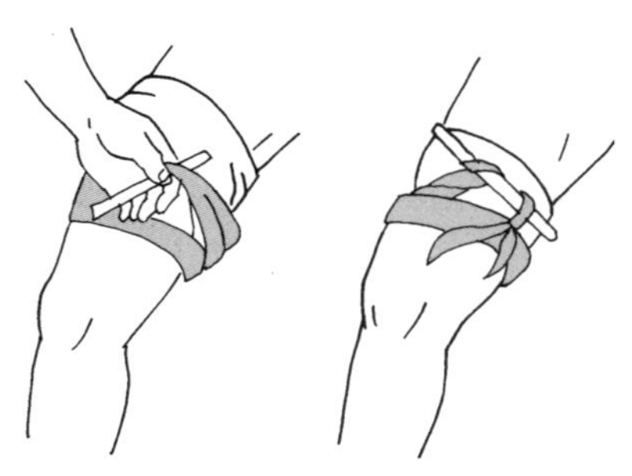

图 7-4-3　绞紧止血法

注意：①上止血带部位要准确，应扎在伤口的近心端，尽量靠近伤口，上臂不可扎在下 1/3 处，以防损伤桡神经。②止血带下应加衬垫，松紧度要适当，以刚达到远端动脉搏动消失为度。③上止血带的患者应有标记，注明部位、开始时间与放松时间，便于转运时了解情况。④使用止血带时应尽量缩短时间，以 1h 内为宜，最长不超过 5h，其间一般每隔 40～50min 放松 1 次，每次 3～5min，再在该平面上但不在同一部位绑扎。放松前要改用加压或指压止血法止血，松解时要缓慢，以防发生大出血。⑤要严密观察伤情及患肢情况，注意止血带有否脱落或绑扎过紧等现象，并予以及时调整。要注意肢体保暖。

3. 包扎

（1）绷带包扎法：主要用于四肢及手、足部伤口的包扎及敷料、夹板的固定等。

1）环形包扎法：主要用于腕部和颈部（图 7-4-4）。

2）“8”字形包扎法：用于关节附近的包扎（图 7-4-5）。

3）螺旋形包扎法：主要用于上肢和大腿（图 7-4-6、图 7-4-7）。

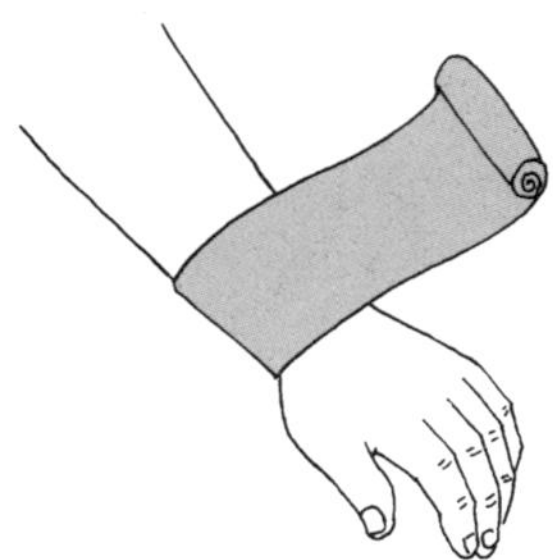

图 7-4-4　环形包扎法

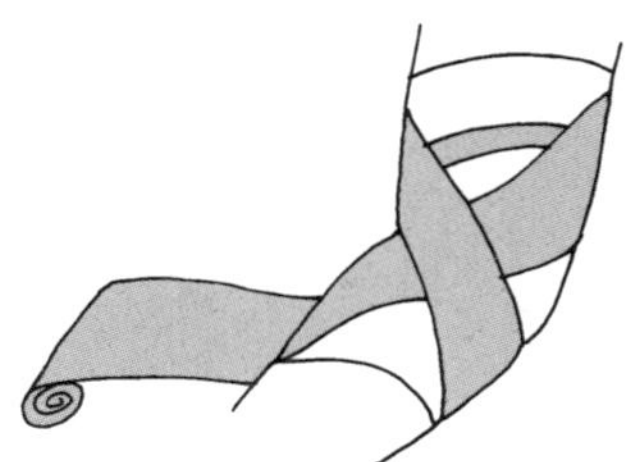

图 7-4-5　“8”字形包扎法

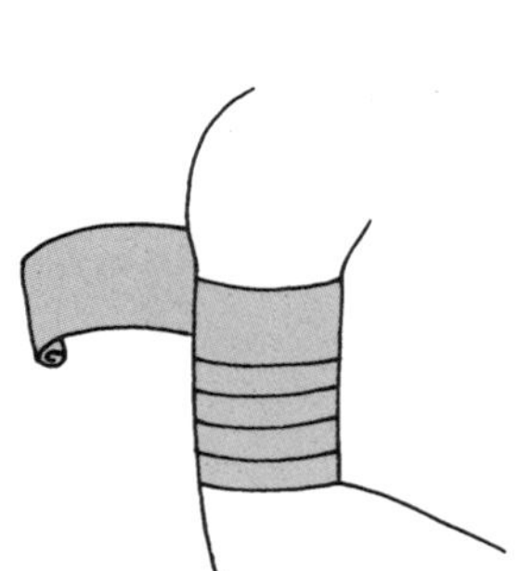

图 7-4-6　螺旋形包扎法

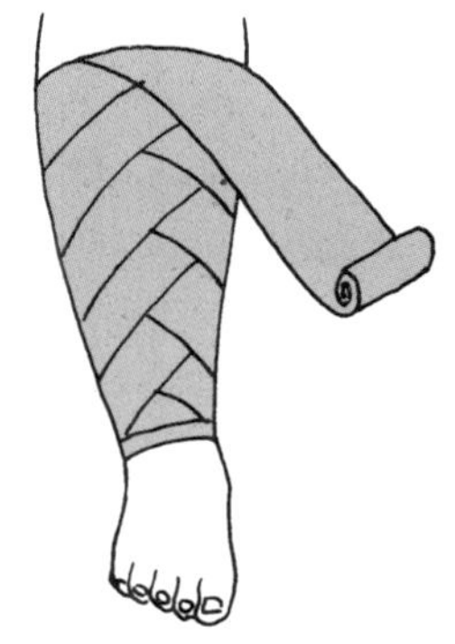

图 7-4-7　螺旋回返包扎法

4）螺旋反折形包扎法：多用于前臂和小腿等（图 7-4-8）。

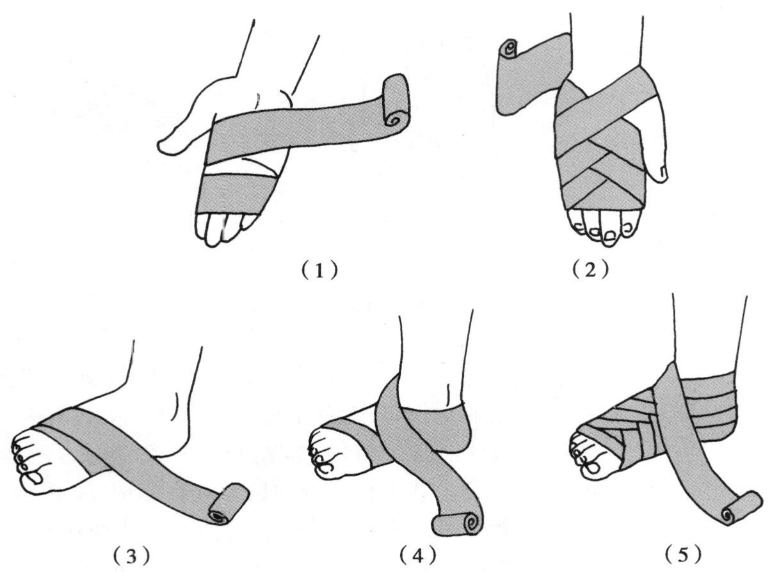

图 7-4-8　螺旋反折形包扎法

（2）三角巾包扎法：依据伤口不同部位，采用不同的三角巾包扎方法。

1）头顶部伤口：帽式包扎法①将三角巾底边折叠约 3cm 宽。②底边正中放在眉间上部。③顶尖拉向枕部。④底边经耳上向后在枕部交叉并压住顶角。⑤再经耳上绕到额部拉紧打结。⑥顶角向上反折至底边内或用别针固定。

2）头顶、面部或枕部伤口：风帽式包扎法①将三角巾顶角打结放在额前。②底边中点打结放在枕部。③底边两角拉紧包住下颌。④再绕至枕骨结节下方打结（图 7-4-9）。

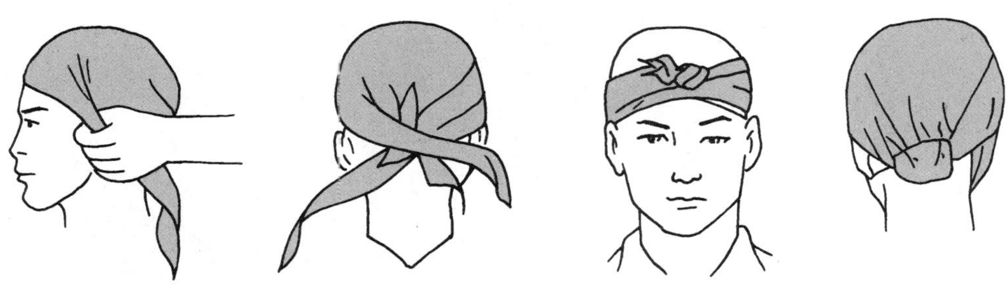

图 7-4-9　头部包扎法

3）颜面部较大范围的伤口：面具式包扎法①将三角巾顶角打结，放在下颌处。②上提底边罩住头面。③拉紧两底角至后枕部交叉。④再绕至前额部打结，包扎好后。⑤根据伤情在眼、鼻、口处剪洞（图 7-4-10）。

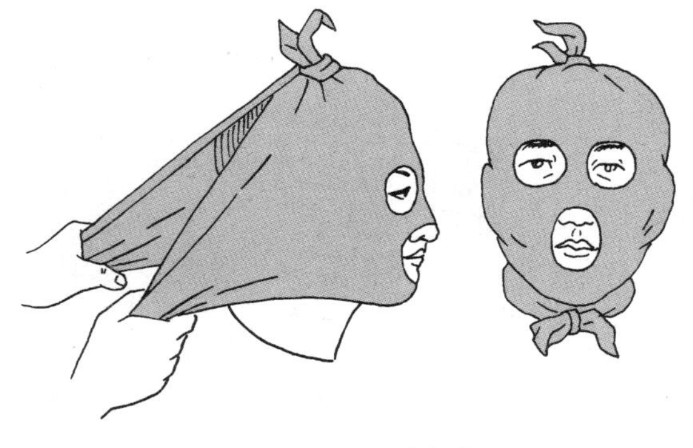

图 7-4-10　面具式包扎法

4）头、眼、耳处外伤：头眼包扎法①三角巾底边打结放在鼻梁上。②两底角拉向耳后下。③枕后交叉后绕至前额打结。④反折顶角向上固定。

5）一侧眼球受伤：单眼包扎法①将三角巾折叠成四指宽的带形。②将带子的上 1/3 盖住伤眼，下 2/3 从耳下至枕部。③经健侧耳上至前额，压住另一端。④绕经伤耳上，枕部至健侧耳上打结（图 7-4-11）。

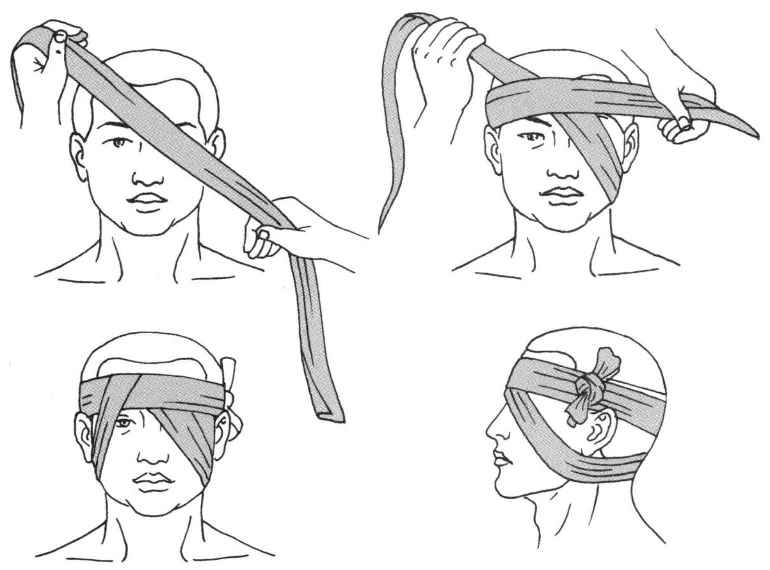

图 7-4-11　单眼包扎法

6）双眼损伤：双眼包扎法①先将带子中部压住一眼，下端从耳后到枕部。②经对侧耳上至前额，压住上端。③反折上端斜向下压住另一眼。④绕至耳后、枕部，至对侧耳上打结。

7）下颌、耳部、前额或颞部伤口：下颌带式包扎法①将带巾经双耳或颞部向上。②长端绕顶后在颞部与短端交叉。③将两端环绕头部，在对侧颞部打结。

8）肩部伤口：可用肩部三角巾包扎法、燕尾式包扎法或衣袖肩部包扎法包扎。

燕尾式包扎法：①将三角巾折成燕尾式放在伤侧。②向后的角稍大于向前的角。③两底角在伤侧腋下打结。④两燕尾角于颈部交叉，至健侧腋下打结（图 7-4-12）。

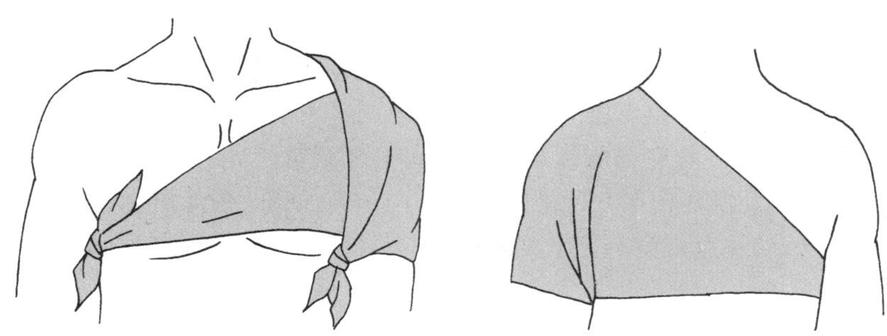

图 7-4-12　肩部燕尾式包扎法

9）于前臂外伤或骨折：前臂悬吊带①将三角巾平展于胸前。②顶角与伤肢肘关节平行，屈曲伤肢。③提起三角巾下端，两端在颈后打结。④顶尖向胸前外折，用别针固定。

10）胸背部伤口：包括单胸包扎法（图 7-4-13）、胸背部燕尾式包扎法、胸背部双燕尾式包扎法。

11）腹部伤口：包括腹部兜式包扎法、腹部燕尾式包扎法。

12）臀部伤口：单臀包扎法①将一条三角巾盖住伤臀，顶角朝上。②底边折成两指宽，在大腿根部绕成一周做结。③另一三角巾折成带状压住三角巾顶角。④围绕腰部一周做结。⑤将三角巾顶角折回，用别针固定。

13）四肢肢体包扎法：①将三角巾折叠成适当宽度的带状。②在伤口部环绕肢体包扎。

14）手（足）部三角巾包扎法：①将手或足放在三角巾上，与底边垂直。②反折三角巾顶角至手或足背，底边缠绕打结。

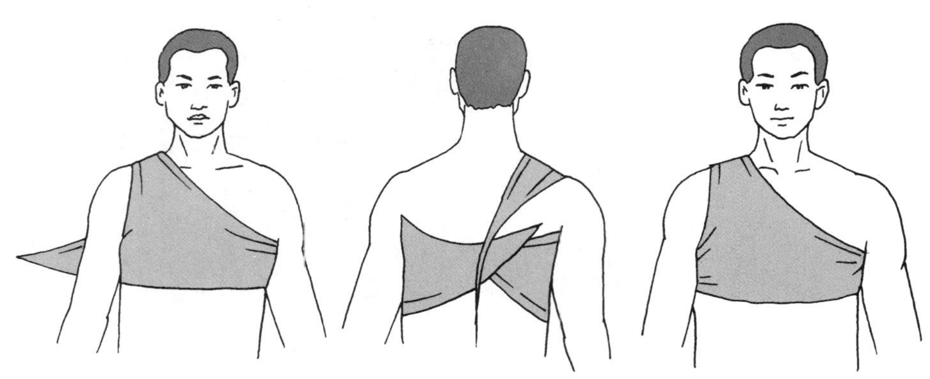

图 7-4-13　单胸包扎法

（六）操作中的关键点提示

1. 包扎伤口时，先简单清创再包扎。手及污染物品和未消毒物品不要触及伤口，不要用水冲洗伤口（除化学伤外），突出体腔外的内脏不要回纳，伤口内异物不要随意取出。

2. 包扎时要牢靠、松紧要适宜。

3. 包扎时要使患者舒适。用胸带要注意呼吸，包扎肢体要注意保持功能位。皮肤皱褶处和骨隆凸处应用棉垫或纱布等作衬垫，需要抬高肢体时，应给适当的扶托物。

4. 包扎方向从远心端向近心端包扎，要将指（趾）端外露，以便观察血运情况。绷带固定时打结应放在肢体的外侧面，忌在伤口上、骨隆凸处或易于受压的部位打结。

5. 解除绷带时，先解开固定结或取下胶布，然后以两手互相传递松解。紧急时或绷带已被伤口分泌物浸透干涸时，可用剪刀剪开。

【附】

指压止血法按压的不同部位：

1. 颞动脉指压点　位于耳屏前方，颧弓根部，用于眼睛以上部位、头顶部和额部出血，用拇指压向颧弓。

2. 面动脉指压点　位于咬肌前缘下端，可压迫下颌角前约 0.2cm 处（有时需两侧同时压迫才能止血）用于眼睛以下，下颌骨以上部位出血。

3. 颈总动脉指压点　位于气管与胸锁乳突肌之间平环状软骨处，用中间的三个指头放在搏动的动脉上，拇指放在颈后，将动脉压向第 6 颈椎横突上。用于头、面部、颈部出血，但需注意不能两边同时压迫止血，压迫过程中密切注意观察有无晕厥表现，疑有脊髓损伤时要保持颈部制动。

4. 锁骨下动脉指压点　位于胸锁关节至锁骨中点引一弓形线，弓背最高点距锁骨上 1cm，用示指、中指在锁骨上窝向下压至第 1 肋骨上，操作时需保持上肢与身体平行，用于肩部、腋部、上臂出血。

5. 肱动脉指压点　位于肱二头肌内侧沟，操作时上肢外展与身体成 90°角，手掌向上，用一手支撑患者的上臂中段，肱二头肌内侧沟处，触摸到动脉搏动，其余四指放在肱骨的后边，捏紧肱骨压迫肱动脉，用于前臂出血。

6. 桡、尺动脉指压点　桡、尺动脉分别位于桡骨茎突与桡侧腕屈肌腱之间、尺侧腕屈肌腱与指浅屈肌腱之间，两手拇指间时按压手腕横纹稍上处的内外侧搏动点，用于手部出血。

开放性创口的止血和包扎（视频）

7. 指掌侧固有动脉指压点　位于指部两侧，用拇指、示指同时压向第 1 指骨，用于手指出血。

8. 股动脉指压点　位于腹股沟中点稍下方，摸到股动脉搏动后，双手掌重叠在其上部，用力压向骨盆缘，用于下肢出血。

9. 胫后动脉指压点　位于内踝与跟腱之间，用于足底出血。

10. 足背动脉指压点　位于足背内外踝连线的中点，用于足部出血。

案例分析

（七）关键问题

1. 止血带应该包扎在伤口的什么位置？
2. 使用止血带有什么注意事项？
3. 如何判断止血带包扎时的松紧程度？
4. 考虑为静脉出血时，止血带应置于患肢的哪个位置？

关键问题参考答案

（李红倬）

第五章　四肢骨折现场急救外固定术

学习目标

1. 掌握四肢骨折现场急救外固定术的适应证、禁忌证、操作步骤及方法。石膏绷带固定术的操作步骤。

2. 熟悉四肢骨折现场急救外固定术的操作准备。

3. 了解四肢骨折现场急救外固定术的操作目的。

第一节　四肢骨折现场急救外固定术

（一）操作目的

1. 避免骨折断端对血管、神经、肌肉及皮肤等周围组织的损伤，减轻患者的痛苦。

2. 采取骨折临时固定措施便于搬动与转运伤员。

（二）适应证

凡发生骨折或怀疑有骨折的伤员，均必须在现场立即采取骨折临时固定措施。

（三）禁忌证

当患者出现呼吸困难、呼吸停止或心搏骤停等状况时需首先予以抢救，此时不宜先进行外固定。

（四）操作准备

1. 设备准备

（1）木质、铁质、塑料制作的夹板或固定架。

（2）就地取材，选用适合的木板、竹竿、树枝、纸板等简便材料。

（3）绷带或三角巾。

2. 操作者准备

（1）操作者应该做适当的自我防护，带手套，戴口罩、帽子。

（2）与患者或家属交代病情，做好解释工作，争取患者配合。

（3）判断患者伤情、致伤因素、生命体征等。

3. 患者准备

（1）告知患者伤情和将要采取的行动，争取患者的配合。

（2）患者的体位在操作者未进行检查之前保持不变。

（五）操作步骤

1. 肱骨（上臂）骨折固定法

（1）夹板固定法：①用两块夹板分别放在上臂内外两侧（如果只有一块夹板，则放在上臂外侧）。②用绷带或三角巾等将上下两端固定。③肘关节屈曲90°，前臂用小悬臂带悬吊。

（2）无夹板固定法：①将三角巾折叠成10～15cm宽的条带，其中央正对骨折处，将上臂固定在躯干上，于对侧腋下打结（图7-5-1）。②屈肘90°，再用小悬臂带将前臂悬吊于胸前。

2. 尺、桡骨（前臂）骨折固定法

（1）夹板固定法：①用两块长度超过肘关节至手心的夹板分别放在前臂的内外侧（只有一块夹板，则放在前臂外侧）（图7-5-2）。②在手心放好衬垫，让伤员握好，以使腕关节稍向背屈，再固定夹板上下两端。③屈肘90°，用大悬臂带悬吊，手略高于肘。

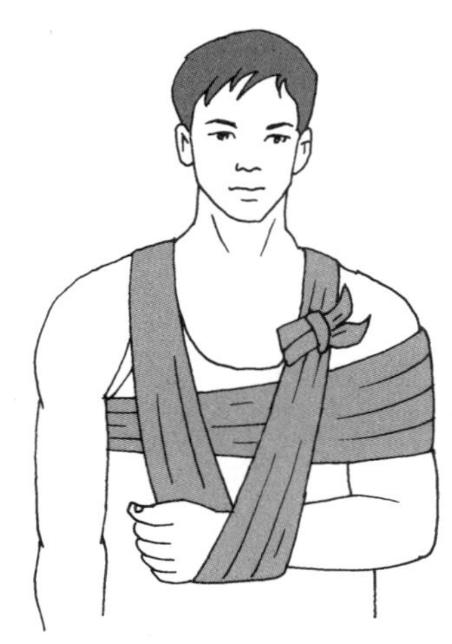

图7-5-1　肱骨（上臂）骨折固定法

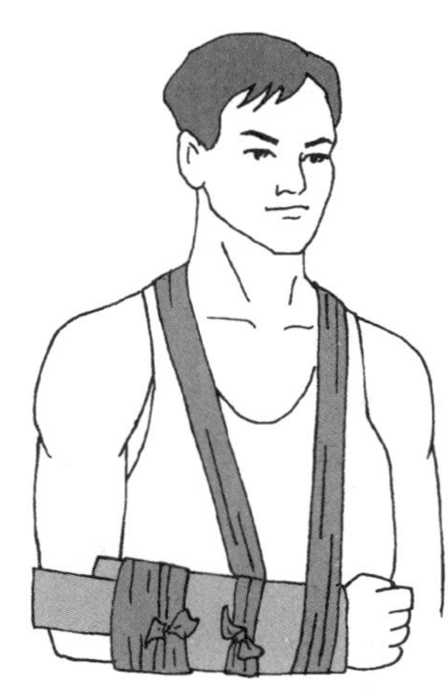

图7-5-2　尺、桡骨（前臂）骨折固定法

（2）无夹板固定法：①采用大悬臂带、三角巾固定法。用大悬臂带将骨折的前臂悬吊于胸-前，手略高于肘。②再用一条三角巾将上臂带一起固定于胸部，在健侧腋下打结。

3. 股骨（大腿）骨折固定法

（1）夹板固定法：①伤员仰卧，伤腿伸直（图7-5-3）。②用两块夹板（内侧夹板长度为上至大腿根部，下过足跟；外侧夹板长度为上至腋窝，下过足跟）分别放在伤腿内外两侧（若只有一块夹板则放在伤腿外侧），并将健肢靠近伤肢，使双下肢并列，两足对齐。③关节处及空隙部位均放置衬垫，用5～7条三角巾或布带先将骨折部位的上下两端固定，然后分别固定腋下、腰部、膝、跖等处。④足部用三角巾“8”字固定，使足部与小腿成直角。

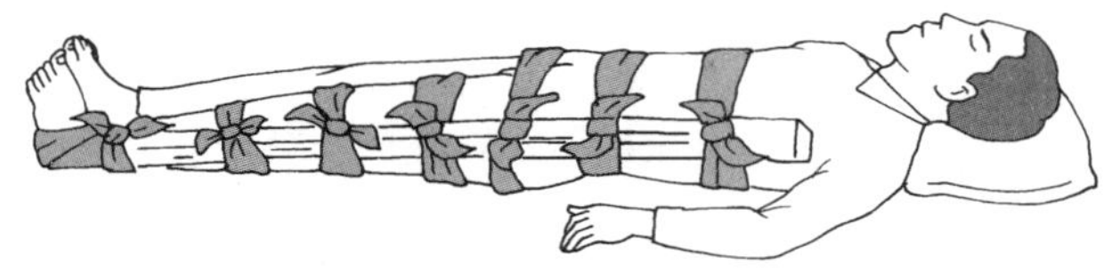

图7-5-3　股骨（大腿）骨折固定法

（2）无夹板固定法：①伤员仰卧，伤腿伸直，健肢靠近伤肢，双下肢并列，两足对齐。②在关节处与空隙部位之间放置衬垫，用5～7条三角巾或布条将两腿固定在一起（先固定骨折部位的上、下两端）。③足部用三角巾“8”字固定，使足部与小腿成直角。

4. 胫腓骨（小腿）骨折固定法

（1）夹板固定法：①伤员仰卧，伤腿伸直（图7-5-4）。②夹板长度超过膝关节，上端固定至大腿，下端固定至跖关节及足底。并将健肢靠近伤肢，使双下肢并列，两足对齐。③关节处及空隙部位均放置衬垫，用5～7条三角巾或布带先将骨折部位的上下两端固定，然后分别固定大腿、膝、踝等处。④足部用三角巾“8”字固定，使足部与小腿成直角。

（2）无夹板固定法：①伤员仰卧，伤腿伸直，健肢靠近伤肢，双下肢并列，两足对齐（图7-5-5）。②在关节处与空隙部位放置衬垫，用5～7条三角巾或布条将两腿固定在一起（先固定骨折部位的上、下两端）。③足部用三角巾“8”字固定，使足部与小腿成直角。

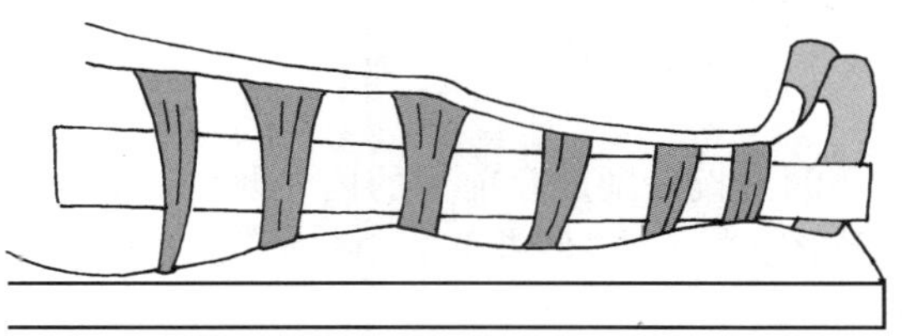

图 7-5-4　胫腓(小腿)骨折固定法

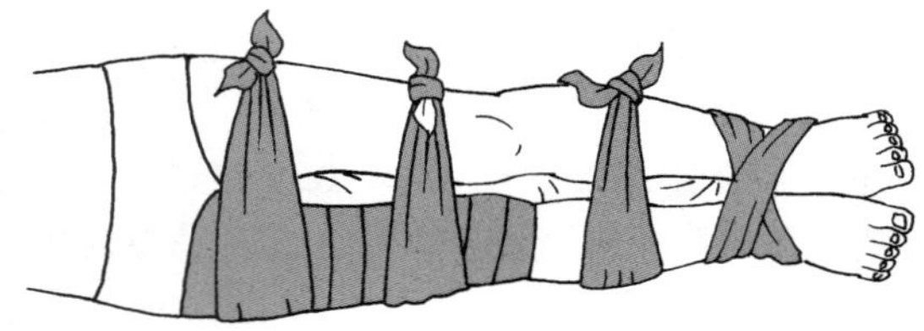

图 7-5-5　健肢固定法

（六）操作中的关键点提示

1. 如为开放性骨折，必须先止血、再包扎、最后再进行骨折固定。

2. 夹板等固定材料不要与皮肤直接接触，要用棉垫、衣物等柔软物垫好，尤其是骨突部位及夹板两端。

3. 四肢骨折固定时，应先固定骨折的近端，后固定骨折的远端。夹板必须托扶整个伤肢，骨折上下两端的关节均必须固定。

4. 固定四肢骨折时应露出指(趾)端，以便随时观察血液循环情况。

第二节　石膏绷带固定术

（一）操作目的

利用石膏绷带良好的可塑形性和可靠的固定性，达到对病变肢体的制动、维持特殊体位及保持骨折端稳定的作用。

（二）适应证

1. 四肢骨折手法复位后的固定。

2. 关节脱位复位后的固定。

3. 骨折内固定术后需加强固定。

4. 神经、血管、肌腱、韧带损伤修复术后，维持体位，保护上述组织修复。

5. 骨、关节急、慢性感染、结核等外固定保护制动，减轻疼痛，防止畸形。

（三）禁忌证

1. 开放性损伤，如软组织缺损及开放骨折。

2. 肢体严重肿胀，血液循环障碍者。

3. 局部皮肤病患者慎用。

4. 儿童、老年体弱、神志不清及精神异常不能正确描述固定后感觉及异常者慎用。

（四）操作准备

1. 设备准备　石膏绷带，纱布绷带，棉纸或棉布衬垫，水桶(盆)，温水(30~40℃)，石膏刀、剪，橡胶手套等。

2. 操作者准备　核对患者信息，根据测量准备石膏长度，助手协助维持患者肢体位置。

3. 患者准备　向患者或家属告知病情及进行该项操作的目的和方法，消除患者紧张情绪，取得合作。

（五）操作步骤

1. 选择石膏绷带类型根据病情选择合适类型的固定方法，临床上常见的有石膏托、石膏夹板(前后夹板、左右夹板、“U”形夹板、旋转夹板等)、石膏管形及特殊类型(如固定脊柱的石膏背心、固定髋关节的蛙形石膏、人字形石膏等)。

2. 患肢准备清洁皮肤，确定体位及固定范围。

3. 放置衬垫被固定肢体的骨性隆凸部位容易产生压疮，应在局部放置柔软衬垫。另外，为维持皮肤分泌汗液和皮脂的功能，石膏与皮肤间需放置吸附性较好的衬垫(棉纸或棉布)。

4. 石膏条制作将石膏绷带卷平铺成所需长度及宽度的 12~14 层石膏条，石膏条可连续“S”形折

叠至能整体放入水桶（或水盆）中为宜，石膏条置入水中，待气泡排出停止后取出，两手对压挤出石膏内多余水分，于石膏台上抹平石膏条，置于固定部位，使其紧贴患肢皮肤，纱布绷带缠绕固定，远端像近端缠绕，松紧适宜，重叠 1/3，不能有褶皱，石膏条未硬前进行修整和塑形，待石膏硬固。

5. 石膏上注明固定时间。
6. 整理用物，安慰患者，嘱注意事项。

（六）操作中的关键点提示

1. 手掌托扶石膏，避免用单指托/捏石膏，以免石膏局部形成压痕压迫皮肤形成压疮。
2. 石膏的修整和塑形应在石膏未凝固前完成。
3. 石膏未完全凝固前不应改变肢体位置，以免石膏折断。
4. 观察患肢血运、末梢感觉、局部皮肤是否受压。
5. 注明石膏固定时间，石膏松动及时更换。

四肢骨折现场急救外固定术（视频）

案例分析

（七）关键问题

1. 四肢骨折现场急救外固定注意事项有哪些？
2. 无夹板时应如何固定上肢或下肢骨折？
3. 固定时为何需超过两个关节？
4. 四肢骨折现场急救外固定可能出现哪些并发症，如何处理？
5. 石膏绷带固定术的操作要点有哪些？

关键问题参考答案

（李红伟）

第六章　气道、支气管异物的紧急处理

学习目标

1. 掌握:气道、支气管异物的紧急处理操作步骤。
2. 熟悉:气道、支气管异物临床表现。
3. 了解:气道异物处理的操作目的。

气道、支气管异物(airway foreign body)是最常见的危急重症。常发生于5岁以下的儿童,可发生窒息及严重的心肺并发症而危急患者生命。异物大多数属于外源性异物,如花生、果冻、药丸、枣核、硬币等。异物进入气管、支气管后,根据异物的大小即阻塞气管、支气管的程度;异物的性质及停留的时间等,而表现出不同的临床症状。严重者短时间内即引起患者窒息,亦可引起阻塞性肺气肿、肺不张、支气管肺炎等重症,危及患者生命。

(一)操作目的

掌握气道、支气管异物的紧急处理,减少窒息的概率。

(二)适应证

任何物品进入人体(小儿、成人)气道内,产生呼吸困难、呛咳、憋喘、唇青紫、失音甚至是窒息等症状。

(三)禁忌证

胸腹部严重外伤者。

(四)操作准备

1. 操作者准备　核对患者信息,简化识别和抢救气道异物步骤。

2. 患者准备　消除患者紧张情绪,配合操作者。

(五)操作步骤

1. 快速识别是否有异物进入患者气道、支气管内根据呼吸困难、发绀、无法说话等表现识别严重气道梗阻,立即施救;对可说话发生的患者,提问“你窒息了吗?”等类似问题,如得到肯定回答,则立即施救。

2. 操作方法选择

(1) 海氏急救法:即海姆立克急救法,是一种简单有效的急救措施,拯救了无数患者,被人们称为“生命的拥抱”,该急救法在全世界被广泛应用。其原理是(图7-6-1):利用突然冲击腹部产生向上的压力,使膈肌上抬,压迫两肺下部,使肺部残留空气形成一股进入气道的气流,将堵住气管、喉部的异物排出体外或者使完全堵塞气道、喉部的异物位置发生改变,由完全性阻塞变为部分阻塞,暂时缓解患者呼吸困难,为送往医院就诊赢得时间。此急救法常适合于成年人。婴幼儿不适合此法。

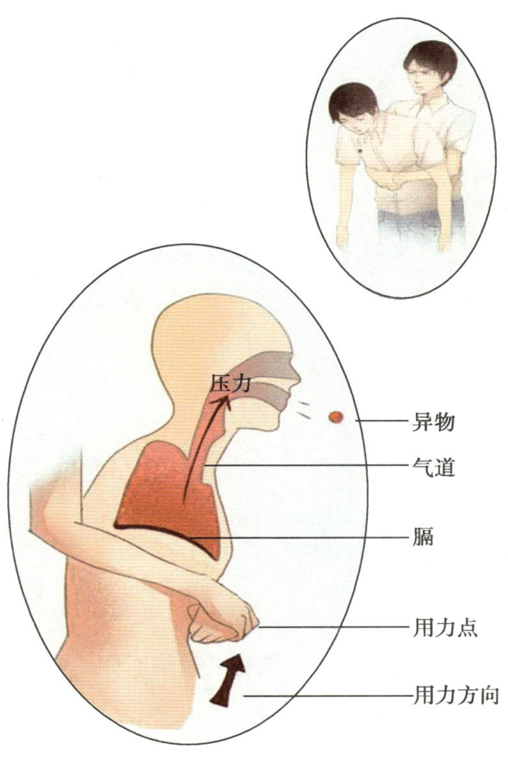

图 7-6-1　海氏急救法操作原理及方法

1）操作者站在患者身后，用双臂环绕患者的腰部。

2）一只手握拳，拳头的拇指一侧对着患者的上腹部。

3）另一只手紧握此拳，快速向上冲击压迫患者的腹部。

4）重复连续推击，直至异物排出。

（2）婴幼儿急救法：当发现异物进入气道后，急救者首先应清除鼻腔内和口腔内的呕吐物或食物残渣，避免婴儿哭闹时再次将异物误吸入气道，不要试图用手把气管内的异物取出来，否则有将异物推向咽喉部远端的可能，从而加重婴儿的呼吸困难。若有呛咳、呼吸困难立即采取急救措施。

1）婴幼儿背部拍击法：把孩子抱起来，一只手捏住孩子颧骨两侧，手臂贴着孩子的前胸，另一只手托住孩子后颈部，让其脸朝下，趴在救护人膝盖上。在孩子背上拍 1~5 次，并观察孩子是否将异物吐出（图 7-6-2）。

2）婴幼儿胸部手指冲击法：将孩子背部放在救护人膝盖上，救护者手部四指（除拇指外），适当的压力按压上腹部以增加腹部压力，进而增加胸腔压力将异物排出（图 7-6-3）。

（3）翻身拍背法：气道异物，若上述方法均不能将异物咳出，而患者有明显的窒息倾向时，操作者应让患者侧卧位并拍背，增加异物掉入一侧主支气管的机会（因右侧主气管短、管径大，与气管的夹角小，异物更容易掉入右侧），而另外一侧肺通气正常，从而可以暂时缓解患者呼吸困难。此法适用于任何患者。

（4）环甲膜穿刺法：较大的异物嵌顿于声门区或咽喉部无法取出时，患者出现明显的窒息症状，可以参照本书第三篇第十三章行环甲膜穿刺，能够有效的缓解呼吸困难。

（5）直接喉镜、支气管镜异物取出法：经过上述急救方法的处理后，若异物不能自行咳出，需在专科医师协助下经直接喉镜或支气管镜下行异物取出术。

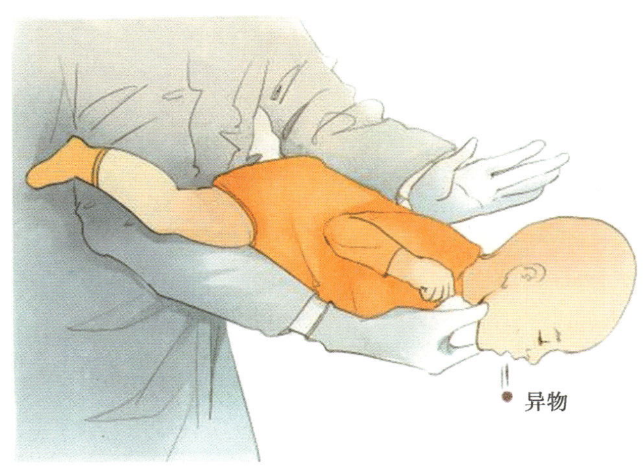

图 7-6-2　婴幼儿背部拍击法

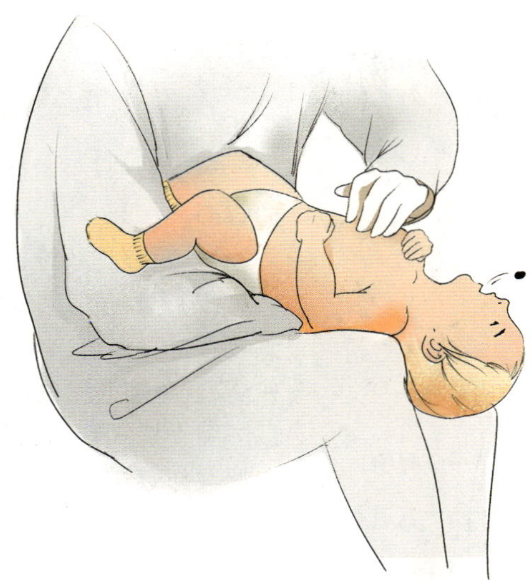

图 7-6-3 婴幼儿胸部手指冲击法

（六）操作中的关键点提示

1. 要采用快速、简洁的方法识别是否有异物进入气道、支气管内，为急救患者争取时间。
2. 婴儿在采用海氏急救法时，操作步骤及方法与成人不相同。
3. 严重气道异物梗阻行海氏急救法无效的，应立即送医院行环甲膜穿刺。

（七）关键问题

1. 气道、支气管异物的临床表现？
2. 海氏急救法成人与儿童的操作步骤？

案例分析

关键问题参考答案

（左汶奇）

第七章 局部封闭

学习目标

1. 掌握:局部封闭的操作步骤、适应证、禁忌证。
2. 熟悉:局部封闭的操作目的。
3. 了解:局部封闭的操作准备。

局部封闭指在局部组织(肌肉、腱鞘、关节腔、硬脊膜外腔等)注射局部麻醉药物及皮质类固醇药物,以达到改善局部血液循环、局部消炎、抑制致痛物质释放、缓解疼痛的治疗方法。

(一)操作目的

1. 能识别盆腔骨骼、外阴部、内生殖器、邻近器官的解剖结构。
2. 能熟练掌握外阴部检查、阴道窥器检查、双合诊、三合诊及肛诊。
3. 能描述和检查出正常及异常体征。

(二)适应证

经药物、理疗、手法等保守治疗无效的严重疼痛:

1. 腱鞘炎、周围神经卡压性疾病。
2. 肩关节疼痛(肩周炎、撞击综合征、肩袖撕裂、冈上肌肌腱炎)。
3. 肌肉起止点及韧带劳损。
4. 滑膜炎及各种骨关节炎等。

(三)禁忌证

1. 患者不接受局部封闭治疗及对此治疗十分担心者。
2. 疼痛部位可能为感染所致。
3. 注射部位存在感染或全身慢性感染未控制者。
4. 存在明显出血倾向或凝血功能异常。
5. 存在严重的高血压或糖尿病史,病情危重或不稳定。
6. 肾上腺皮质激素禁忌应用或对激素及麻药过敏者。
7. 痛点附近骨或软骨组织存在病理性病变,如骨肿瘤。
8. 孕妇及哺乳期妇女慎用。

(四)操作准备

1. 设备准备

(1) 注射药物:一般为肾上腺皮质激素和局部麻醉剂配合使用。

(2) 注射器:5~10ml 容量。

2. 操作者准备

(1) 衣着整洁、仪态大方、举止端庄、态度和蔼。

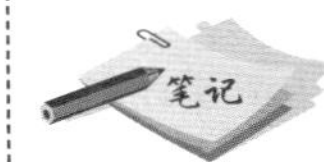

（2）洗手，戴口罩、帽子。

（3）备齐用物，放置合理。

（4）向患者充分说明治疗目的和需要患者配合的注意事项。

3. 患者准备

（1）保持身体放松。

（2）避免饱餐和空腹。

（五）操作步骤

1. 向患者充分说明治疗目的和需要患者配合的注意事项。
2. 充分暴露穿刺部位，确定和标记穿刺点。
3. 抽取注射药物。
4. 局部按无菌原则常规皮肤消毒。
5. 穿刺注射部位，确认针尖位置正确，回抽无血、气或脑脊液。
6. 缓慢注入药物。
7. 注射完成后迅速拔出注射针，压迫局部，避免出血。

（六）操作中的关键点提示

1. 穿刺过程中应观察患者有无不适，便于及早发现过敏或其他意外。
2. 操作者应对体表及穿刺部位解剖非常熟悉。
3. 神经干注射的定位可参照“神经溶解技术”，应避免注入神经干内。
4. 局部出血、疼痛、损伤注射部位的血管或脏器、气胸或血气胸、神经损伤常可由注射不当引起。硬脊膜外腔注射时药物注入蛛网膜下腔可导致全脊髓麻醉。少数患者可出现感染、晕针。
5. 注射中不应该有明显阻力感，如有阻力感应停止药物注入，再次确认注射部位是否准确。

案例分析

（七）关键问题

1. 哪些情况可适用局部封闭？
2. 局部封闭的穿刺部位如何确定？

关键问题参考答案

（周建军　杨黎）

第八篇　其他辅助技能

第一章　皮内注射

学习目标

1. 掌握:皮内注射的操作步骤及方法、适应证及禁忌证。
2. 熟悉:皮内注射的操作准备。
3. 了解:皮内注射的操作目的。

皮内注射(intradermal injection)是将小量药液或生物制品注射于表皮和真皮层之间的技术。

(一)操作目的

将药液准确注射于于表皮和真皮层之间。

(二)适应证

1. 药物过敏试验,用以观察有无药物过敏反应。
2. 疫苗预防接种。
3. 局部麻醉的先驱步骤。

(三)禁忌证

拟穿刺部位感染或损伤。

(四)操作准备

1. 设备准备

(1) 注射盘。

(2) 1ml 注射器、$4^1/_2$ 号针头、无菌巾、注射单/注射本、75%乙醇。

(3) 遵医嘱准备药液,如为药物过敏试验,另备 0.1%盐酸肾上腺素和 2ml 注射器。

(4) 弯盘、速干手消毒剂、锐器盒、生活垃圾桶、医用垃圾桶。

2. 操作者准备

(1) 衣帽整洁,修剪指甲,洗手,戴口罩。

(2) 评估并解释

1) 了解患者用药史、不良反应史。如用于药物过敏试验应询问患者药物过敏史及家族史,了解用药反应及皮试结果。

2) 评估患者病情、意识状态、心理状态、自理能力、对用药的认知及合作程度。

3) 评估注射部位皮肤状况,无破溃、炎症、瘢痕、硬结等。

4) 向患者及家属解释皮内注射的目的、方法、注意事项及配合要点。

3. 患者准备

(1) 了解皮内注射目的、方法、注意事项及配合要点,能积极配合。

(2) 取舒适体位并暴露注射部位。

4. 环境准备　操作环境安静、整洁、光线充足。

（五）操作步骤

1. 遵循无菌操作原则，按医嘱和药物抽吸术抽吸药液。

2. 携用物至患者床旁，核对患者床号、姓名、腕带，确认患者。

3. 根据皮内注射的目的选择注射部位。

（1）药物过敏试验：常选择前臂掌侧下段，因该处皮肤较薄，易于注射，且此处皮肤颜色较淡，易于观察皮试结果。

（2）预防接种：常选择上臂三角肌下缘。

（3）局部麻醉：常选择实施局部麻醉处。

4. 常规消毒皮肤：取无菌棉签蘸取75%乙醇，以注射点为中心，由内向外螺旋式旋转涂擦2遍，直径应在5cm以上，涂擦时勿重复或有遗漏，待干后即可注射。如为药物过敏试验，切记勿用碘类消毒剂，以免影响试验结果观察。

5. 再次核对患者及药物，排尽注射器内空气。

6. 穿刺、注射。

080102

皮内注射形成皮丘（图片）

（1）一手绷紧局部皮肤，一手持注射器，针头斜面向上，与皮肤成5°角刺入皮内（图8-1-1）。

（2）针尖斜面完全进入皮内后，放平注射器。

（3）用绷皮肤的手的拇指固定针栓，注入药液0.1ml，使局部皮肤隆起呈半球状皮丘，皮肤变白并显露毛孔。

7. 注射完毕，迅速拔出针头，勿按压穿刺点。嘱患者勿按压、勿揉搓穿刺部位。如为药物过敏试验，告知患者20min内不可离开病室，有异常不适及时联系医护人员。

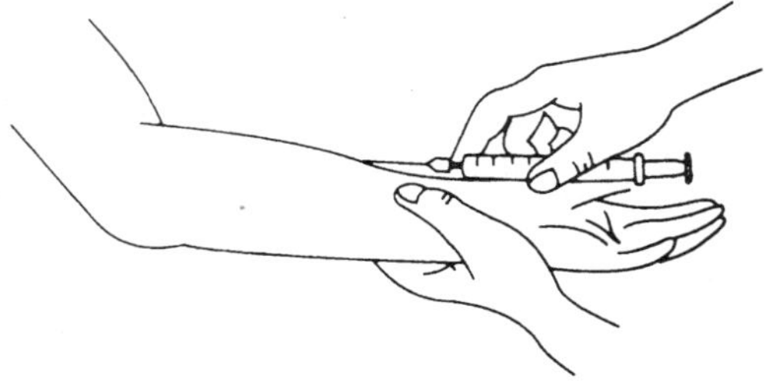

图8-1-1　皮内注射

8. 操作后查对患者及药物，无误后弃去药瓶。

9. 操作后处理

（1）协助患者取舒适卧位。

（2）按消毒隔离原则整理用物。

（3）洗手。

（4）结果观察：过敏试验需在注射20min后由两名医护人员共同观察皮试结果。阴性：皮丘变小或消失，穿刺点周围无红肿、红晕，患者无自觉症状。阳性：穿刺部位皮丘隆起，出现红晕、硬块，有痒感，周围可出现伪足。严重时患者可出现头晕、恶心、口唇麻木、胸闷、呼吸困难，甚至休克等症状。

（5）记录：将过敏试验结果记录在病历上，阳性用红笔标记“+”，阴性用蓝黑笔标记“-”。如：青霉素过敏试验（+）/青霉素过敏试验（-）。

（六）操作中关键点提示

1. 严格执行查对制度和无菌操作原则，严格遵守消毒隔离原则。

2. 药物过敏试验在注射前详细询问患者用药史、家族史及药物过敏史，如患者对注射药物有过敏史，禁止用药，并与医生联系，做好标记。

3. 做药物过敏试验消毒时，避免反复用力涂擦局部皮肤，禁忌用碘酊、碘伏等含碘消毒剂消毒皮肤，以免影响对局部反应的观察。

4. 不宜空腹进行皮内试验或药物注射，个别患者因空腹用药，或晕针、疼痛刺激等，发生头晕眼花、出冷汗、面色苍白、恶心等反应，易与过敏反应相混淆，应注意区别，因此不宜空腹进行皮内试验或药物注射。

5. 穿刺、注射

（1）进针角度以针尖斜面能全部进入皮内为宜，以免药液漏出。不能过深，否则会刺入皮下，影响结果的观察和判定。

（2）穿刺成功后不应抽回血．注入的剂量要准确。

（3）如需做对照试验，则用另一注射器及针头，在另一前臂相应部位注入 0.1ml 生理盐水作对照。

（4）标准皮丘呈半球状，皮肤变白并可显露毛孔。

（5）操作过程中不断与患者沟通，以了解患者反应。

6. 皮试药液要现用现配，浓度准确，并准备盐酸肾上腺素等抢救药品及物品。

7. 药物过敏试验结果阳性时，应告知医生、患者及家属，不能再用该种药物，并记录在病历上。

8. 特殊药物的皮试，按要求观察结果。

（七）关键问题

1. 如何进行常规皮肤消毒？
2. 皮内注射的目的是什么？
3. 皮内注射如何选择注射部位？
4. 穿刺、注射技能的关键点是什么？
5. 药敏试验结果如何观察？
6. 药敏试验结果如何记录？

案例分析

关键问题参考答案

（郭路生）

笔记

第二章 皮下注射

学习目标

1. 掌握:皮下注射的操作步骤及方法、适应证及禁忌证。
2. 熟悉:皮下注射的操作准备。
3. 了解:皮下注射的操作目的。

皮下注射(hypodermic injection)是将少量药液或生物制品注入皮下组织的技术。

(一)操作目的

将药液准确注射于皮下组织。

(二)适应证

1. 注入小剂量药物,用于不宜口服给药而需在一定时间内发生药效时。
2. 疫苗预防接种。
3. 局部麻醉用药。

(三)禁忌证

拟穿刺部位感染或损伤。

(四)操作准备

1. 设备准备

(1) 注射盘。

(2) 1~2ml 注射器、$5^1/_2$~6 号针头、无菌巾、注射单/注射本。

(3) 遵医嘱准备药液。

(4) 弯盘、速干手消毒剂、锐器盒、生活垃圾桶、医用垃圾桶。

2. 操作者准备

(1) 衣帽整洁,修剪指甲,洗手,戴口罩。

(2) 评估并解释:①了解患者用药史、用药效果及不良反应史。②评估患者病情、意识状态、心理状态、自理能力、对用药的认知及合作程度。③评估注射部位皮肤和皮下组织状况,无破溃、炎症、瘢痕、硬结等。④向患者及家属解释皮下注射的目的、方法、注意事项及配合要点。

3. 患者准备

(1) 了解皮下注射目的、方法、注意事项及配合要点,能积极配合。

(2) 取舒适体位并暴露注射部位。

4. 环境准备

(1) 操作环境安静、整洁、光线充足。

(2) 必要时用屏风或拉帘遮挡患者。

（五）操作步骤

1. 遵循无菌操作原则，按医嘱和药物抽吸术抽吸药液。
2. 携用物至患者床旁，核对患者床号、姓名、腕带，确认患者。
3. 协助患者取舒适体位，根据皮下注射的目的选择注射部位（图 8-2-1）

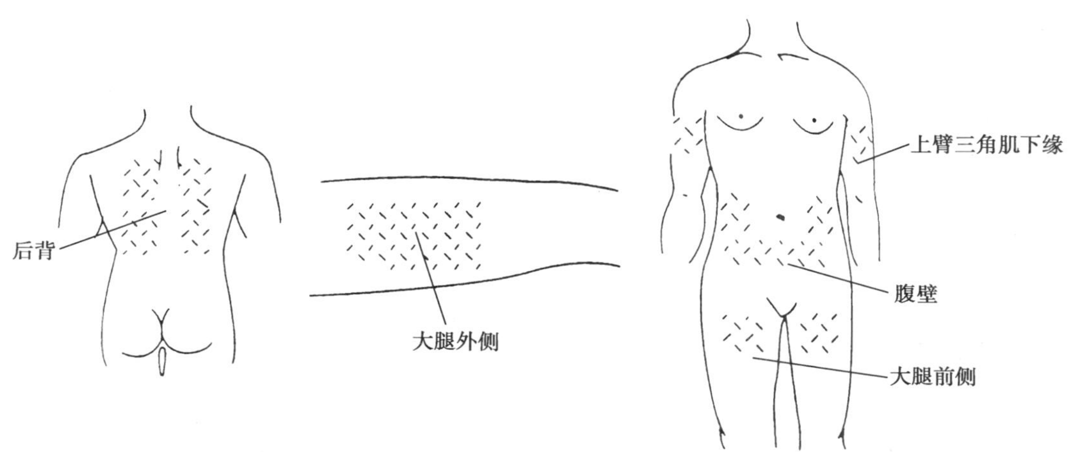

图 8-2-1 皮下注射部位

（1）常选择上臂三角肌下缘。
（2）亦可选择两侧腹壁、后背、大腿前侧和外侧。

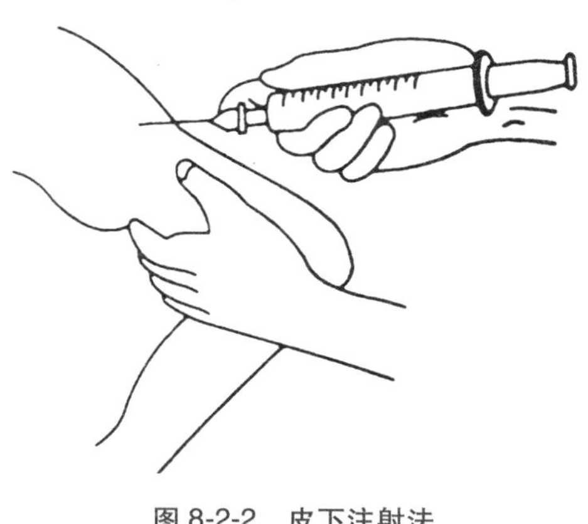

图 8-2-2 皮下注射法

4. 常规消毒皮肤、待干。
5. 再次核对患者及药物，排尽注射器内空气。
6. 左手绷紧局部皮肤，右手持注射器，针尖斜面向上，与皮肤成 30°～40° 角，快速刺入皮下，进针约针梗的 $^1/_2$～$^2/_3$，过度消瘦者，可捏起局部组织，减小穿刺角度（图 8-2-2）。
7. 松开绷紧皮肤的手，抽动活塞，如无回血，缓慢推注药液。
8. 拔针、按压注射完毕，用无菌干棉签轻压穿刺点，快速拔针后按压片刻，压迫至不出血为止。
9. 告知患者勿揉搓注射部位，出现异常及时通知医护人员。
10. 核对患者及药物，无误后弃去药瓶。
11. 操作后处理

（1）协助患者取舒适卧位，整理床单位。
（2）按消毒隔离原则清理用物。
（3）洗手。
（4）记录：记录注射时间，药物名称、浓度、剂量，患者反应。

（六）操作中关键点提示

1. 严格执行查对制度，遵守无菌操作原则和消毒隔离原则。
2. 操作者在注射前详细询问患者用药史、用药效果及不良反应史。
3. 注射药液量小于 1ml 时，宜选用 1ml 注射器。
4. 选择注射部位

（1）选择注射部位时需避开炎症、破溃、瘢痕、硬结的部位。
（2）长期注射者，需制订计划，轮流交替更换注射部位，以促进药物的充分吸收。

5. 穿刺

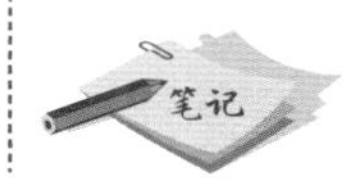

（1）进针不宜过深，以免刺入肌层。

（2）一般将针梗的$^1/_2$~$^2/_3$刺入皮下，勿全部刺入，以免不慎出现断针增加处理难度。

（3）对过于消瘦者，可捏起局部组织，穿刺角度适当减小，进针角度不宜超过45°，以免刺入肌层。

6. 推药

（1）确保针头未刺入血管内。

（2）推药速度宜缓慢、均匀，以减轻疼痛。

7. 操作中加强与患者沟通，以便及时发现其不适，及时处理。

8. 如皮下注射胰岛素，应根据胰岛素种类指导患者在注射后规定时间内进餐，以免因注射时间过长而导致患者出现低血糖。

（七）关键问题

1. 皮下注射的目的是什么？
2. 皮下注射如何选择注射部位？
3. 选择注射部位的注意事项？
4. 穿刺的技能掌握关键点是什么？

案例分析

关键问题参考答案

（郭路生）

第三章 肌内注射

学习目标

1. 掌握：肌内注射的操作步骤及方法、适应证及禁忌证。
2. 熟悉：肌内注射的操作准备。
3. 了解：肌内注射的操作目的。

肌内注射（intramuscular injection）是将一定量药液注入肌肉组织的技术。

（一）操作目的

将药液注射于肌肉组织。

（二）适应证

1. 注入药物，用于不宜或不能口服或静脉注射，且要求比皮下注射更快发挥疗效时。
2. 用于注射药量较大或刺激性较强的药物。

（三）禁忌证

拟穿刺部位感染或损伤。

（四）操作准备

1. 设备准备

（1）注射盘。

（2）2～5ml 注射器、6～7 号针头、无菌巾、注射单/注射本。

（3）遵医嘱准备药液。

（4）弯盘、速干手消毒剂、锐器盒、生活垃圾桶、医用垃圾桶。

2. 操作者准备

（1）衣帽整洁，修剪指甲，洗手，戴口罩。

（2）评估并解释：①了解患者用药史、用药效果及不良反应史。②评估患者病情、意识状态、心理状态、自理能力、对用药的认知及合作程度。③评估注射部位皮肤和肌肉组织状况，无破溃、炎症、瘢痕、硬结等。④向患者及家属解释肌内注射的目的、方法、注意事项及配合要点。

3. 患者准备

（1）了解肌内注射目的、方法、注意事项及配合要点，能积极配合。

（2）取舒适体位并暴露注射部位。常取坐位、仰卧位、侧卧位、俯卧位。

4. 环境准备

（1）操作环境安静、整洁、光线充足。

（2）必要时用屏风或拉帘遮挡患者。

（五）操作步骤

1. 遵循无菌操作原则，按医嘱和药物抽吸术抽吸药液。

2. 携用物至患者床旁，核对患者床号、姓名、腕带，确认患者。

3. 协助患者取舒适体位，根据肌内注射的目的选择注射部位，一般选择肌肉组织较丰厚，远离大神经、大血管的部位。如臀大肌、臀中肌、臀小肌、股外侧肌及上臂三角肌，其中最常用的部位是臀大肌。

4. 常规消毒皮肤，待干。

5. 再次核对患者及药物，排尽注射器内空气。

6. 一手拇指和示指绷紧局部皮肤，一手持注射器，中指固定针栓，呈执笔式持注射器，以前臂带动腕部力量，将针头迅速垂直刺入，深度约为针梗长度的2/3，一般为2.5~3cm。

7. 松开绷紧皮肤的手，抽动活塞，如无回血，缓慢推注药液。

8. 注射完毕，用无菌干棉签轻压穿刺点，快速拔针后按压片刻，压迫至不出血为止（图8-3-1）。

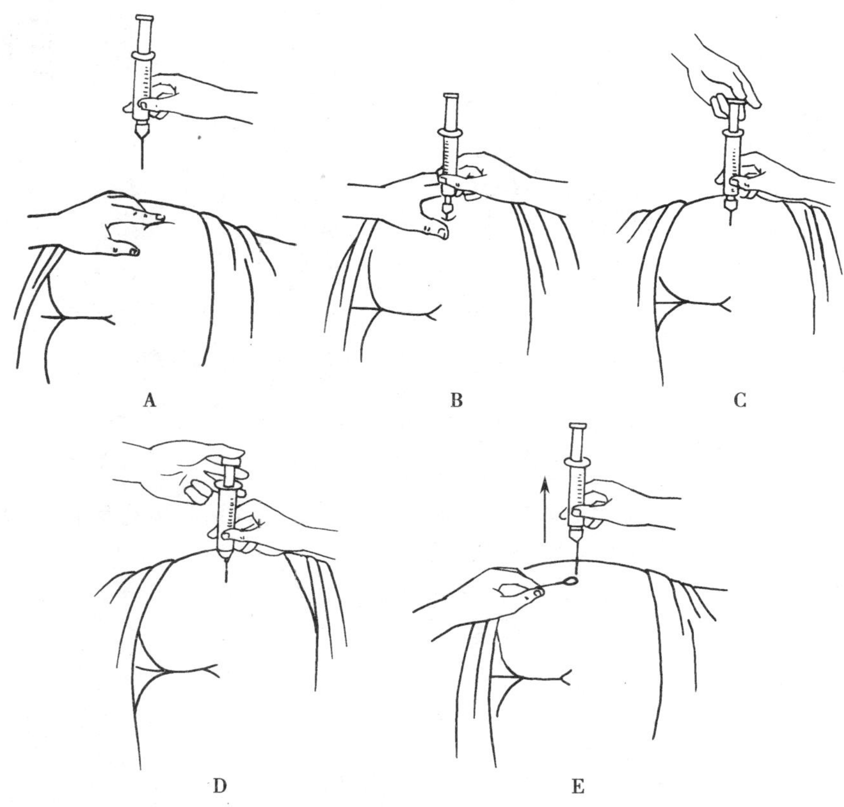

图8-3-1 肌内注射

A. 绷紧皮肤；B. 垂直进针；C. 抽取回血；D. 推注药液；E. 快速拔针。

9. 告知患者勿揉搓注射部位，出现异常及时通知医护人员。

10. 核对患者及药物，无误后弃去药瓶。

11. 操作后处理

（1）协助患者取舒适卧位，整理床单位。

（2）按消毒隔离原则清理用物。

（3）洗手。

（4）记录：记录注射时间，药物名称、浓度、剂量，患者反应。

（六）操作中关键点提示

1. 严格执行无菌操作原则和查对制度，严格遵守消毒隔离原则。

2. 需要两种药物同时注射时，应注意配伍禁忌。

3. 注射时为使患者臀部肌肉放松，减轻痛苦与不舒适感，可取坐位或卧位。

（1）侧卧位：上腿伸直，放松，下腿稍弯曲。

（2）俯卧位：足尖相对，足跟分开，头偏向一侧。

（3）仰卧位：双腿伸直，常用于危重及不能自行翻身的患者采用臀中肌、臀小肌注射时。

（4）坐位：坐位要稍高，便于方便操作。常用于门急诊患者。

4. 注射部位的选择

（1）臀大肌注射定位法：臀大肌起自髂后上棘与尾骨尖之间，肌纤维平行向外下方止于股骨上部。坐骨神经起自骶丛神经，自梨状肌下孔出骨盆至臀部，在臀大肌深部，约在坐骨结节与大转子之间中点外下降至股部，其体表投影为自大转子尖至坐骨结节中点向下至腘窝。注射时注意避免损伤坐骨神经。臀大肌注射定位方法有两种（图 8-3-2）：

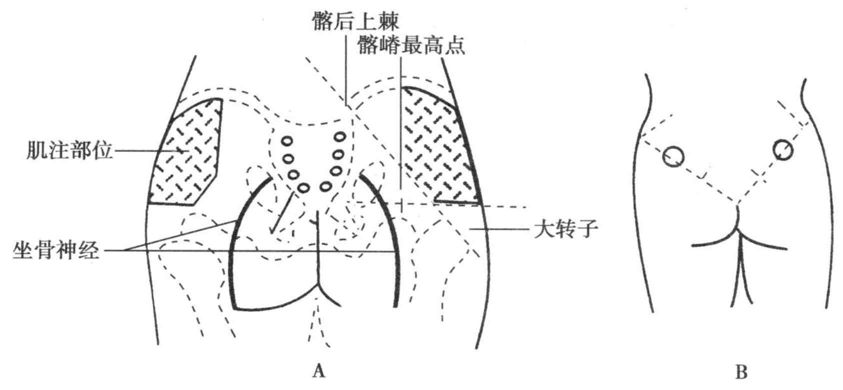

图 8-3-2　臀大肌注射定位法

A. 十字法；B. 连线法。

1）十字法：从臀裂顶点向左或向右侧做一水平线，然后从髂嵴最高点做一垂线，将一侧臀部划分为四个象限，其外上象限并避开内角（髂后上棘至股骨大转子连线）为注射区。

2）连线法：从髂前上棘至尾骨做一连线，其外上 1/3 处为注射部位。

（2）臀中肌、臀小肌注射定位法（图 8-3-3）

1）以示指和中指尖分别置于髂前上棘和髂嵴下缘处，在髂嵴、示指、中指之间构成一个三角形区域，此区域为注射部位。

2）髂前上棘外侧三横指处为注射区域（以患者自己的手指宽度为准）。

（3）股外侧肌注射定位法：在大腿中段的外侧，成人常取髋关节下 10cm 至膝关节上 10cm 处，宽约 7.5cm。此处因很少有大血管、神经干通过，且注射范围较广，适用于多次注射，尤适用于 2 岁以下幼儿。

（4）上臂三角肌注射定位法：上臂外侧，肩峰下 2~3 横指处。此处注射方便，但因肌肉较薄，只可作小剂量注射（图 8-3-4）。

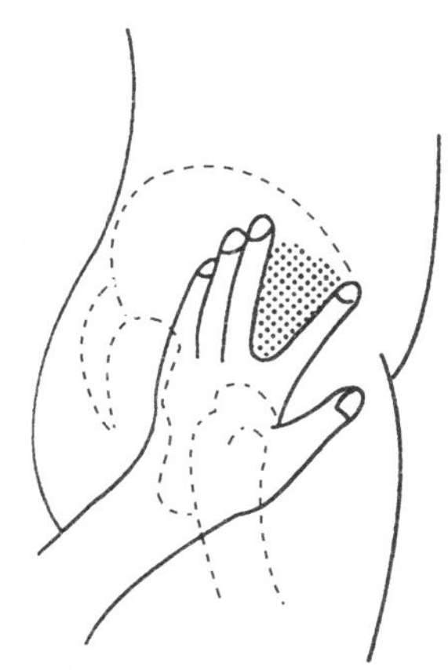

图 8-3-3　臀中肌、臀小肌注射定位法

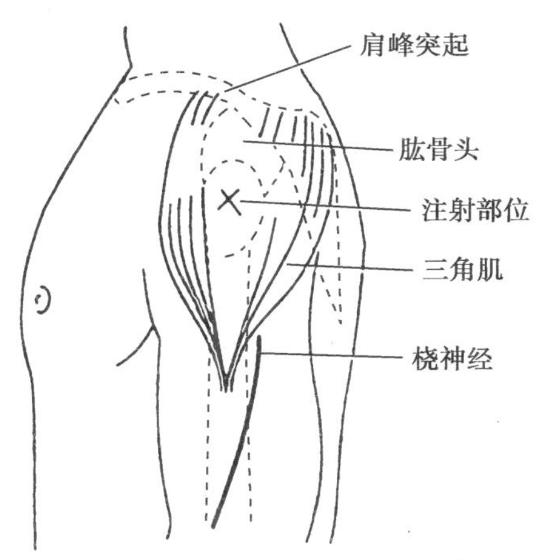

图 8-3-4　上臂三角肌注射定位法

5. 2岁以下婴幼儿因臀大肌较薄尚未发育好，注射时有损伤坐骨神经的危险，不宜选用臀大肌注射，最好选择臀中肌和臀小肌注射。

6. 穿刺

（1）切勿将针头全部刺入，以防针梗从根中衔接处折断，难以取出。

（2）如针头折断，应先稳定患者情绪，并嘱其保持原位不动，固定局部组织，以防断针移位，并尽快月止血钳夹住断端取出；如断端埋入肌肉，立即请外科医生处理。

（3）消瘦者及患儿进针深度酌情减少。

7. 推药

（1）推药前应抽动活塞，观察有无回血，确定无回血，不在血管内后方可注入药物。如误入血管且回抽血量较少，可根据进针深浅度拔出或进针少许，然后再次回抽，确定无回血后再注入药物；如回抽血量较多，则迅速拔针，用无菌干棉球按压局部，重新备药注射。

（2）缓慢推入药液，避免患者疼痛。

（3）注射药物为油剂，推药时应注意固定针栓，防止推药时针头和注射器分离。

（4）注射混悬液时，抽吸药液前应摇匀药液，在进针回抽后快速推注药液，防止药物沉淀堵塞针头。

（5）注入药液过程中，注意观察患者的反应。

8. 对经常注射的患者，应当更换注射部位，避开炎症、硬结、瘢痕等，可选用细长针头，以避免或减少硬结发生。如因长期反复注射出现局部硬结时，指导患者采用热敷、理疗等方法予以处理。

（七）关键问题

1. 如何运用十字定位法确定臀大肌注射部位？
2. 如何运用连线法确定臀大肌注射部位？
3. 股外侧肌注射定位方法及适用范围？
4. 如何进行上臂三角肌注射定位？
5. 穿刺注意事项有哪些？
6. 推药注意事项有哪些？

案例分析

关键问题参考答案

（郭路生）

第四章 静脉注射

学习目标

1. 掌握:静脉注射的操作步骤及方法、适应证及禁忌证。
2. 熟悉:静脉注射的操作准备。
3. 了解:静脉注射的操作目的。

静脉注射(intravenous injection)是自静脉注入无菌药液的技术。

(一)操作目的

通过静脉将药液注射于体内。

(二)适应证

1. 注入药物　用于不宜口服、皮下注射、肌内注射或需迅速发挥药效时。
2. 诊断性检查　由静脉注入药物,做某些诊断性检查。
3. 输液或输血。
4. 静脉营养治疗。

(三)禁忌证

1. 拟穿刺部位感染或损伤。
2. 拟穿刺静脉血管有炎症或栓塞。

(四)操作准备

1. 设备准备

(1) 注射盘。

(2) 注射器(按药量准备)、$6^1/_2$~9 号针头、无菌巾、止血带、注射用小垫枕、注射单/注射本。此外,按需准备头皮针、输液贴、生理盐水。

(3) 遵医嘱准备药液。

(4) 弯盘、速干手消毒剂、锐器盒、生活垃圾桶、医用垃圾桶。

2. 操作者准备

(1) 衣帽整洁,修剪指甲,洗手,戴口罩。

(2) 评估并解释

1) 了解患者用药史、用药效果及不良反应史。

2) 评估患者病情、意识状态、心理状态、自理能力、对用药的认知及合作程度。

3) 评估注射部位皮肤和血管状况。皮肤无破溃、炎症、瘢痕、硬结,静脉充盈度和管壁弹性是否良好。

4) 向患者及家属解释静脉注射的目的、方法、注意事项及配合要点。

3. 患者准备

（1）了解静脉注射目的、方法、注意事项及配合要点，能积极配合。

（2）取舒适体位并暴露注射部位。

4. 环境准备　操作环境安静、整洁、光线充足。

（五）操作步骤

1. 四肢静脉注射

（1）遵循无菌操作原则，按医嘱和药物抽吸术吸取药液。

（2）携用物至患者床旁，核对患者床号、姓名、腕带，确认患者。

（3）协助患者取舒适体位，选择合适静脉，以手指探明静脉走向及深浅（图 8-4-1）。

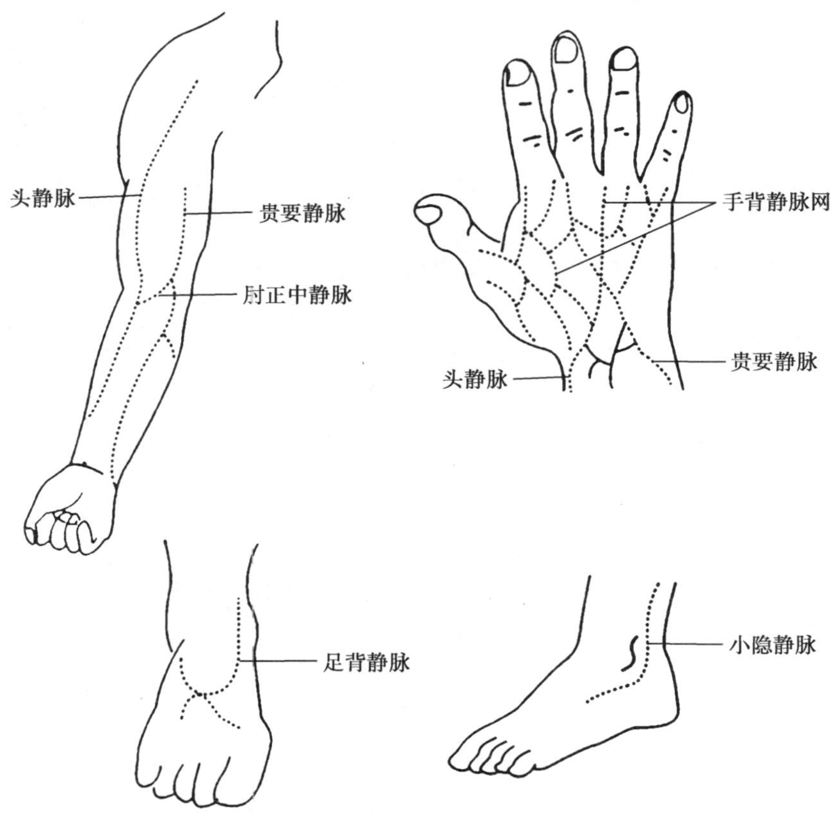

图 8-4-1　四肢浅静脉

（4）在穿刺部位的下方放置小垫枕。

（5）在穿刺部位上方（近心端）约 6cm 处扎紧止血带（止血带末端向上）。

（6）常规消毒皮肤，待干。

（7）再次核对患者及药物，排尽注射器内空气。

（8）穿刺

1）以一手拇指绷紧静脉下端皮肤，使其固定。上肢静脉注射时，可嘱患者握拳。

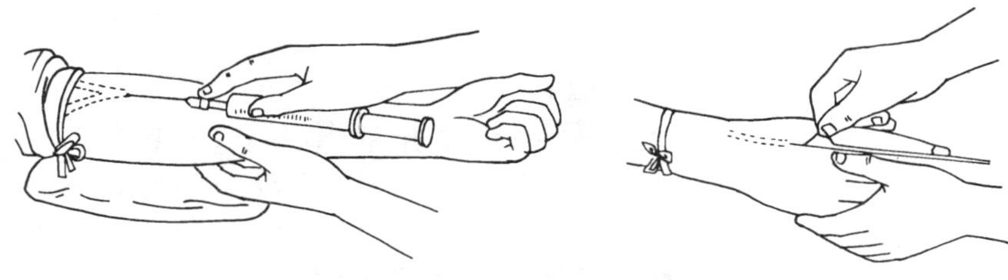

图 8-4-2　静脉注射进针法

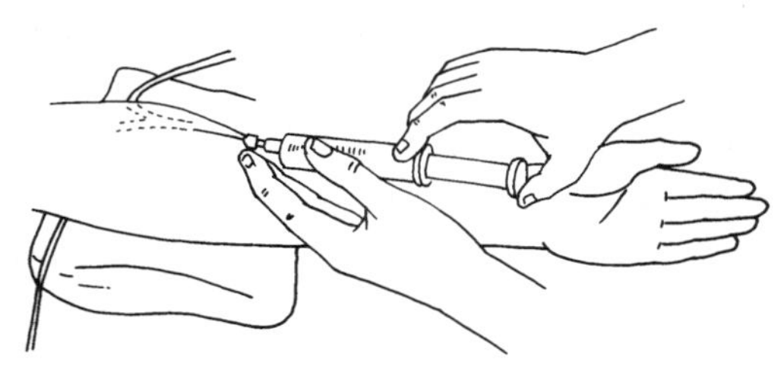
图 8-4-3 静脉注射推药法

2）另一手持注射器，示指固定针栓，针尖斜面向上，与皮肤成 15°～30°角自静脉上方或侧方刺入皮下，再沿静脉走向滑行刺入静脉（图 8-4-2）。见回血后再沿静脉走行进针 0.5～1cm。

（9）松开止血带，患者松拳，持针手固定针头（如为头皮针，用胶布固定）另一手推动活塞，缓慢注入药液，同时观察局部和患者的反应（图 8-4-3）。

（10）注射完毕，将干棉签放于穿刺点上方快速拔出针头，按压片刻。

（11）再次核对。

（12）协助患者取舒适卧位，整理床位。

（13）严格按消毒隔离原则清理用物，洗手，必要时记录。

2. 股静脉注射 见第六篇第七章 静脉穿刺术（图 8-4-4）。

3. 小儿头皮静脉注射

（1）同四肢静脉注射操作步骤第一、二步。

（2）患儿取仰卧位或侧卧位，选择静脉，必要时剃去注射部位毛发（图 8-4-5）。

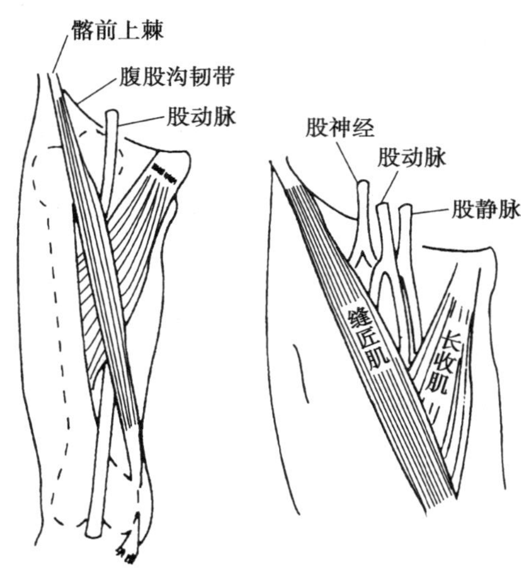

图 8-4-4 股静脉解剖位置图

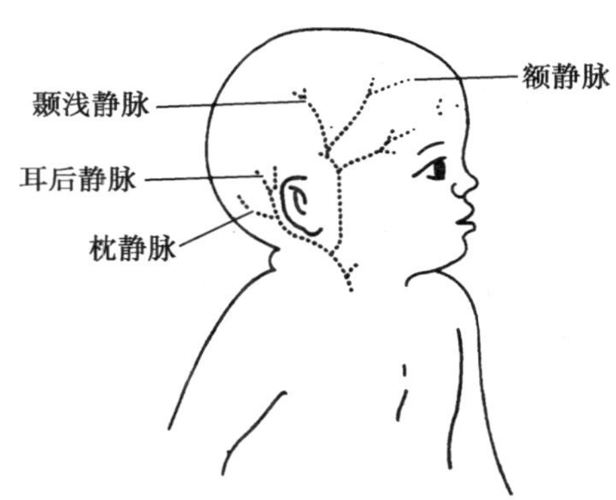

图 8-4-5 小儿头皮静脉分布

（3）常规消毒皮肤，待干。

（4）二次核对。

（5）排尽空气。

（6）穿刺

1）由助手固定患儿头部。

2）操作者一手拇指、示指固定静脉两端，一手持头皮针小翼，沿静脉向心方向平行刺入，见回血后推药少量。

3）如无异常，用胶布固定针头。

（7）缓慢推注药液。

（8）注射完毕，拔出针头，按压局部。

（9）再次核对和操作后处理同四肢静脉（11）～（13）。

（六）操作中关键点提示

1. 严格执行查对制度和无菌操作制度。

2. 四肢静脉注射

（1）江门四肢静脉注射时，上肢常用肘部浅静脉（贵要静脉、肘正中静脉、头静脉）、腕部及手背静脉；下肢常用大隐静脉、小隐静脉及足背静脉。同时应选择粗、直、弹性好、不易滑动且易于固定的静脉，避开关节和静脉瓣。接受乳房根治术和腋下淋巴结清扫术的患者应选健侧肢体进行穿刺。对需长期注射者，应有计划地由小到大，由远及近心端选择静脉。成年人不宜选择下肢静脉进行穿刺。

（2）系止血带时，止血带末端向上，以防污染无菌区域。解止血带时，可沿垂直皮肤方向同时上提两止血带末端，防止解止血带时静脉回缩导致穿刺失败。

（3）穿刺时一旦出现局部血肿，立即解开止血带并拔出针头，按压局部，另选其他静脉重新穿刺。

（4）缓慢注入药液

1）静脉注射对组织有强烈刺激性的药物，应另备有生理盐水的注射器和头皮针，注射穿刺成功后，先注入生理盐水，证实针头确在静脉内，再换上抽有药液的注射器进行推药，以免药液外溢而致组织坏死。

2）根据患者年龄、病情及药物性质，掌握注药速度，并随时听取患者主诉，观察局部情况及病情变化。

3. 股静脉穿刺如抽出血液为鲜红色，提示针头进入股动脉，应立即拔出针头，用无菌纱布紧压穿刺部位 5~10min，直到无出血为止。

4. 小儿不宜首选头皮静脉。

5. 静脉注射失败的常见原因

（1）针头刺入静脉过少，抽吸虽有回血，但松解止血带时静脉回缩，针头滑出血管，药液注入皮下。

（2）针头斜面未完全刺入静脉，部分在血管外，抽吸虽有回血，但推药时药液溢至皮下，局部隆起并有疼痛感。

（3）针头刺入较深，斜面一半穿破对侧血管壁，抽吸有回血，推注少量药液，局部可无隆起，但因部分药液溢出至深层，患者有疼痛感觉。

（4）针头刺入过深，突破对侧血管壁，抽吸无回血。

（七）关键问题

1. 四肢静脉注射常用的穿刺血管有哪些？
2. 静脉注射对组织有强烈刺激性的药物时注意事项有哪些？
3. 股静脉穿刺注意问题是什么？
4. 静脉注射失败的常见原因有哪些？

案例分析

关键问题参考答案

（郭路生）

第五章 静脉输液法

学习目标

1. 掌握:静脉输液的操作步骤及方法、适应证及禁忌证。
2. 熟悉:静脉输液的操作准备。
3. 了解:静脉输液的操作目的。

静脉输液(intravenous infusion)是将大量无菌溶液或药液直接输入静脉的治疗方法。

(一)操作目的

通过静脉将大量无菌溶液或药液输入体内。

(二)适应证

1. 两补充

(1) 补充水和电解质,维持酸碱平衡。常用于脱水、酸碱平衡紊乱者,如剧烈呕吐、腹泻、大手术后。

(2) 补充营养、供给能量,促进组织修复,获得正氮平衡。常用于慢性消耗性疾病,胃肠道吸收障碍及不能经口进食,如昏迷、口腔疾病等患者。

2. 两输入

(1) 输入药物,治疗疾病。常用于中毒、感染等各种需经静脉输入药物的治疗。

(2) 输入脱水利尿剂,降低颅压。

3. 一增加　增加血容量,改善微循环,维持血压。用于严重烧伤、大出血、休克等患者。

(三)禁忌证

1. 拟穿刺部位感染或损伤。
2. 拟穿刺静脉血管有炎症或栓塞。

(四)操作准备

1. 设备准备

(1) 注射盘1套、输液贴、止血带、小垫枕、弯盘、开瓶器、必要时备小夹板及绷带。

(2) 输液器、按医嘱准备液体及药物,另备加药用注射器及针头。

(3) 输液卡、输液巡视卡及输液架。

(4) 速干手消毒剂、生活垃圾桶、医用垃圾桶、存有消毒液的带盖小桶。

2. 操作者准备

(1) 衣帽整洁,修剪指甲,洗手,戴口罩。

(2) 评估并解释

1) 了解患者用药史、用药效果及不良反应史。

2) 评估患者病情、意识状态、心理状态、自理能力、对用药的认知及合作程度。

3）评估注射部位皮肤和血管状况。皮肤无破溃、炎症、瘢痕、硬结，静脉充盈度和管壁弹性是否良好。

4）向患者及家属解释静脉输液的目的、方法、注意事项及配合要点。

3. 患者准备

（1）了解静脉输液的目的、方法、注意事项及配合要点，能积极配合。

（2）患者排尿后取舒适体位并暴露注射部位。

4. 环境准备　注射环境安静、整洁、光线充足。

（五）操作步骤

1. 根据医嘱核对药液、输液卡。

2. 检查药液、输液器及注射器质量。核对无误后将输液卡倒贴在输液瓶上。注意勿将输液卡覆盖输液瓶原有的标签，以免影响查对。

3. 根据需要套上网套，开启液体瓶盖并消毒瓶口，按医嘱加入药物。加药后在输液卡上签名。

4. 再次与医嘱核对，无误后检查输液器型号、有效日期、包装是否完整，然后将输液器粗针头插入瓶塞直至粗针头根部。关闭调节器。

5. 携用物至患者床前，核对床号、姓名、腕带及所用药液，摆放输液架。

6. 消毒双手后备胶布，将输液瓶倒挂于输液架上。

7. 抬高茂菲滴管的下端使滴管倒置，打开调节器排气。当液平面达茂菲滴管 1/3～1/2 满时，迅速转正滴管，手持针柄并使滤网开口端直立向上，避免滤网处有空气残留，当液体缓慢下降，直至液面达输液器头皮针细管处时，关闭调节器。将输液器下段挂于输液架上，勿污染（图 8-5-1）。

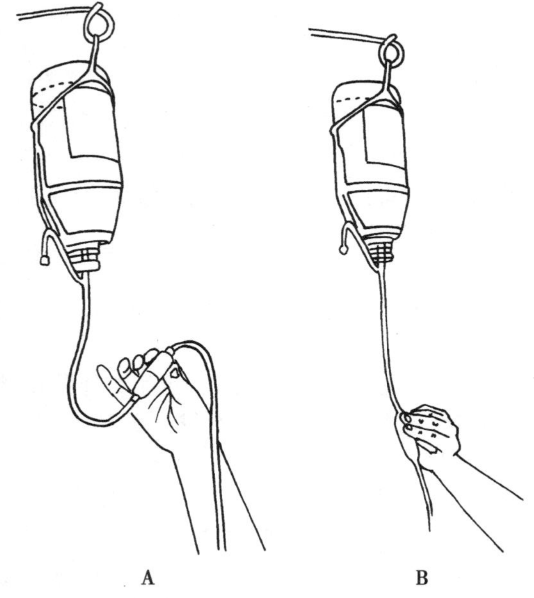

图 8-5-1　静脉输液排气法

A. 倒置茂菲滴管；B. 转正茂菲滴管

8. 协助患者取舒适卧位，选择静脉。

9. 将小垫枕置于输液肢体下方，在穿刺点上方 6cm 处，扎止血带，常规消毒穿刺部位、待干。

10. 再次核对患者和药物。

11. 再次排气，排出头皮针内空气，并检查输液管内有无气泡。

12. 嘱患者握空拳，取下护针帽，一手绷紧皮肤，另一手持针，以 15°～30° 角沿静脉走向进针，见回血后将针头平行送入血管少许，使针头斜面全部进入血管（图 8-5-2）。

13. 用绷紧皮肤的手固定头皮针针柄处，另一只手松止血带和调节器，嘱患者松拳，待液体滴入通畅、患者无不适后，用输液贴先后分别固定针柄、穿刺点和头皮针软管，固定穿刺点时应将穿刺点和露在皮肤外的针梗全部覆盖上，必要时用夹板固定关节（图 8-5-3）。

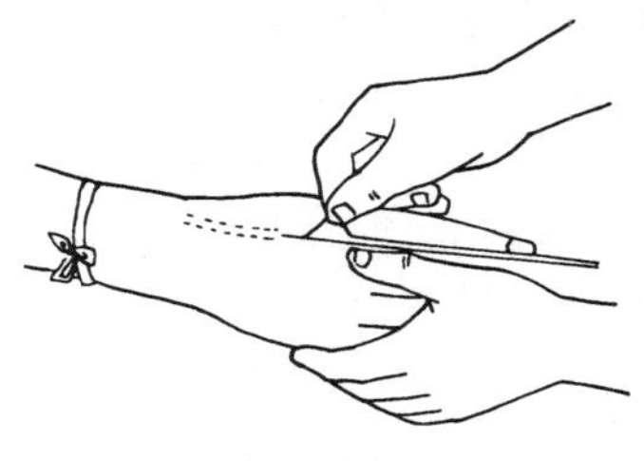

图 8-5-2　静脉输液进针法

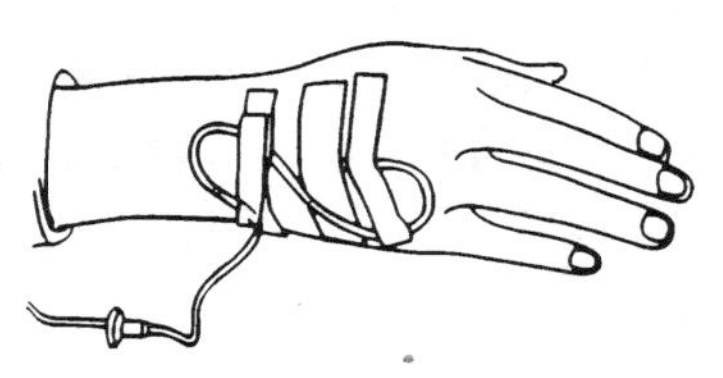

图 8-5-3　胶布固定法

14. 根据患者病情、年龄、药物性质及心肺肾功能调节输液滴速。

15. 核对患者和药物。

16. 取出止血带和小垫枕,协助患者取舒适体位,整理床单位。

17. 向患者及家属交代输液中的注意事项,将呼叫器置于患者易取处,告知如有异常及时联系。

18. 严格按消毒隔离原则处理用物,洗手,在输液巡视卡上记录。

19. 确认全部药液输完后,轻揭开固定针柄和头皮针软管处胶布,关闭调节器,一手放在固定穿刺点的输液贴上方,另一手速拔针,按压穿刺点片刻至无出血。

20. 协助患者取舒适卧位,整理床单位。

21. 严格按消毒隔离原则清理用物,洗手,记录。

(六)操作中关键点提示

1. 严格执行查对制度和无菌操作制度。

2. 宜选择上肢静脉作为穿刺部位,避开静脉瓣、关节部位以及有瘢痕、炎症、硬结等处的静脉。

(1) 通常选择手背部静脉作为穿刺部位。成年人不宜选择下肢静脉进行穿刺。

(2) 小儿不宜首选头皮静脉。

(3) 接受乳房根治术和腋下淋巴结清扫术的患者应选健侧肢体进行穿刺,有血栓史和血管手术史的静脉不应进行置管。

(4) 一次性静脉输液钢针穿刺处的皮肤消毒范围直径应≥5cm,应待消毒液自然干燥后再进行穿刺。

3. 根据医嘱查对药液内容包括:名称、剂量、浓度、用法、时间;检查药液包括:有效日期、瓶口有无松动、瓶身有无裂缝(塑料瓶查有无漏气)、包装有无破损、将瓶倒置摇动几次对光查药液无浑浊、沉淀、变质、絮状物。

4. 调节滴速时一般成人40~60滴/min,儿童20~40滴/min;对心、肺、肾功能不良者、年老体弱、婴幼儿及输注刺激性较强的药物、含钾药物、高渗性药物或血管活性药物等,应减慢滴速;对严重脱水、血容量不足、心肺功能良好者,输液速度可适当加快。

5. 输液开始后应告知患者或家属不可随意调节滴速,注意保护输液部位,不要按压、扭曲输液导管;如有输液部位肿胀、疼痛或心悸、畏寒、持续咳嗽等不适及时联系医护人员。

6. 输液过程中加强巡视,听取患者主诉,密切观察输液反应和输液部位情况,及时处理输液故障,并填写输液巡视卡。观察滴速、余液量,防止液体滴尽,及时更换输液瓶。

7. 输液过程中如出现溶液不滴时,常见的原因、表现及处理方法:

(1) 针头滑出血管外:液体注入皮下组织,局部肿胀、疼痛。处理:拔出针头,另选血管重新穿刺。

(2) 针头斜面紧贴血管壁:液体输入不畅或不滴。处理:调整针头位置或适当变换肢体位置,直到滴注通畅为止。

(3) 针头阻塞:滴液不畅,予以轻轻挤压滴管下端靠近针头处的输液管,若感觉有阻力,松手又无回血,应考虑针头阻塞予以更换针头,重新选择静脉穿刺,切忌强行挤压导管或用溶液冲注针头,以免凝血块进入静脉造成栓塞。

(4) 压力过低:滴液缓慢,因输液瓶位置过低、患者肢体抬举过高或患者周围循环不良所致。处理:适当抬高输液瓶或放低患者肢体位置。

(5) 静脉痉挛:局部无隆起,但滴注不畅,因患者穿刺肢体在冷环境中暴露时间过长或输入液体温度过低所致。处理:局部保暖,可在穿刺局部热敷以缓解静脉痉挛。

8. 如需更换输液瓶,先核对更换的液体,常规消毒瓶塞,将第一瓶中的粗针头拔出,插入第二瓶液体瓶塞内,检查茂菲滴管内液面高度是否合适、输液管中有无气泡、输液是否通畅,无误后方可离开。

9. 需要24h持续输液者,应每天更换输液器。

10. 拔针时按压穿刺点不可用力过大,以免引起疼痛和损伤血管,按压部位应包括皮肤穿刺点和静脉进针点,防止皮下出血。

(七)关键问题

1. 静脉输液的适应证包括哪些?

2. 如何调节输液速度?
3. 输液巡视的内容包括哪些?
4. 输液过程中如出现溶液不滴应如何处理?

案例分析

关键问题参考答案

(郭路生)

第六章 外周静脉留置针

学习目标

1. 掌握:外周静脉留置针的操作步骤及方法、适应证及禁忌证。
2. 熟悉:外周静脉留置针的操作准备。
3. 了解:外周静脉留置针的操作目的。

外周静脉留置针(peripheral venous catheter),又称套管针,常通过肘正中静脉及贵要静脉等大静脉穿刺置管。临床上,短期多次的大量无菌溶液或药液静脉输注,常应用套管针。

(一) 操作目的

1. 保护血管,避免反复穿刺造成的痛苦和血管损伤。
2. 保持静脉通路通畅,便于紧急情况的用药和抢救。

(二) 适应证

用于短期静脉输液治疗。

(三) 禁忌证

1. 拟穿刺部位感染或损伤。
2. 拟穿刺静脉血管有炎症或栓塞。
3. 不宜用于腐蚀性药物等持续性静脉输注。

(四) 操作准备

静脉留置针、无菌透明敷贴,其余同静脉输液操作准备。

外周静脉留置针(组图)

(五) 操作步骤

1. 同周围静脉输液术操作步骤第一至第七步。
2. 检查并打开静脉留置针与无菌透明敷贴外包装。
3. 协助患者取舒适卧位,选择穿刺静脉,肢体下方垫小枕。
4. 在穿刺点上方 10cm 处扎止血带,常规消毒穿刺部位皮肤,消毒面积为 8cm×8cm,待干。
5. 戴无菌手套,取出静脉留置针,将输液器上的头皮针插入留置针的肝素帽内至针头根部。
6. 取下针套,旋转松动外套管,调整针头斜面,并排尽留置针内的空气(图 8-6-1)。
7. 再次核对。
8. 嘱患者握拳,左手绷紧皮肤,右手持留置针,针尖斜面向上,与皮肤成 15°~30°角进针,见回血调整穿刺角度 10°左右,顺静脉走向将留置针推进 0.5~1cm。
9. 固定留置针,撤针芯 0.5cm 后,将外套管全部送入静脉内。
10. 左手固定"Y"形接口处,右手迅速将针芯抽出,松开止血带和调节器,嘱患者松拳。
11. 用无菌透明敷贴密闭式固定留置针,捏导管突起部分,抚平整块敷料,边撕纸框边按压。并注明日期和时间。用胶布固定留置针延长管和肝素帽内的头皮针(图 8-6-2)。

笔记

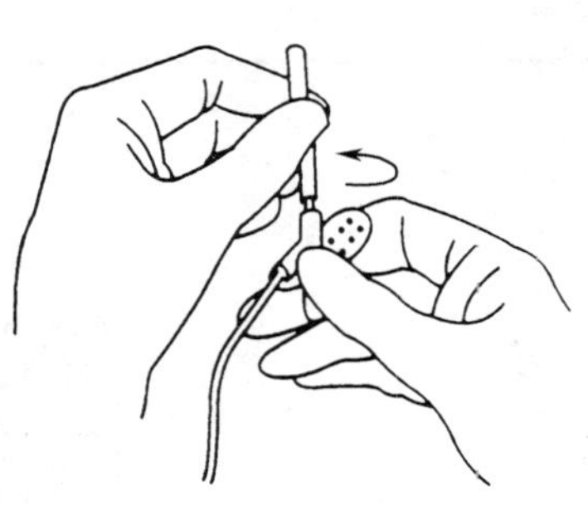
图 8-6-1 旋转松动外套管

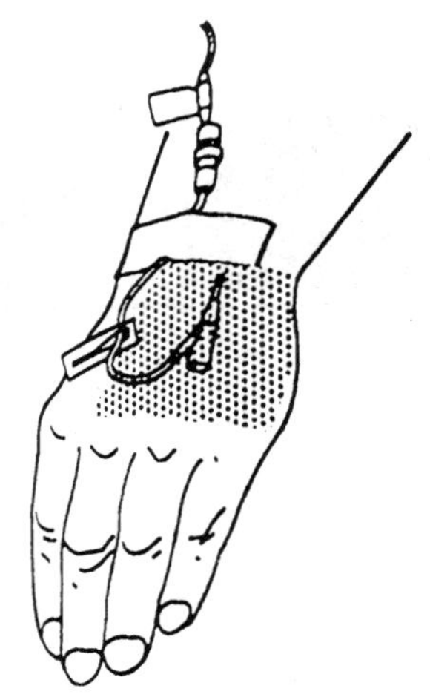
图 8-6-2 静脉留置针固定法

12. 脱下手套调节滴速，再次查对。

13. 协助患者取舒适卧位，清理用物，将呼叫器置于患者易取处。

14. 经常巡视观察穿刺部位。

15. 暂停输液时，关闭调节器，将抽有封管液的注射器与输液针头相连，将针头拔出至仅剩针尖，向静脉内脉冲式缓慢推注封管液，便推注边退针，当封管液推剩至 0.1～0.2ml 时，用止水夹卡住延长管后拔出针尖。

16. 再次输液时，常规消毒肝素帽的橡胶塞，把排好气的静脉输液针插入肝素帽内进行输液。

17. 拔管　停止输液时，关闭调节器，揭开无菌透明敷贴，注意适度松动敷贴，以穿刺点为中心从远端至近心端揭起，稳定住穿刺部位附近的皮肤，防止导管脱出。将无菌干棉签置于穿刺点上方，迅速拔出留置针，按压穿刺点至无出血为止。

18. 协助患者取舒适卧位，整理床单位。

19. 清理用物，洗手，记录。

（六）操作中关键点提示

1. 穿刺前应旋转松动外套管，消除套管与针芯的粘连。

2. 在穿刺点上方 10cm 处扎止血带，常规消毒穿刺部位皮肤，消毒面积为 8cm×8cm。

3. 封管注意事项

（1）封管时应缓慢推注封管液，封管液推入过快，用力过猛可使血管内压力剧增，管壁通透性增加，容易引起外渗、肿胀。

（2）封管过程中先将针头拔出至仅剩针尖，推注封管液剩 0.1～0.2ml 后，一边推一边拔出针头，推液速度大于拔针速度，保持正压，使留置针腔内充满封管液，避免了血液反流，凝固阻塞针头。

（3）留置针的止水夹关闭位置一定要靠近套管针延长管的起始部，这样就不会使血液倒流入套管针内，避免凝血堵管。

（4）脉冲式方法就是用力推一下停一下的间断推液方法。它与不间断推液的不同之处是：不间断推液形成的是层流，能冲掉管路中残留的药液，间断推液形成的是涡流，不仅能冲掉管路中的药液，还能冲掉贴在管壁上的药液，减少药物的残留，减少化学性静脉炎等并发症的发生。

4. 外周静脉留置针应 72～96h 更换 1 次。

（七）关键问题

1. 穿刺前为什么旋转松动外套管？
2. 封管注意事项有哪些？

案例分析

关键问题参考答案

（郭路生）

笔记

第七章 静脉输血

学习目标

1. 掌握:静脉输血的操作步骤及方法、适应证及禁忌证。
2. 熟悉:静脉输血的操作准备。
3. 了解:静脉输血的操作目的。

静脉输血(venous transfusion)根据病情的实际需要,通过静脉通路,给患者安全有效地输入血液的过程。

(一)操作目的

通过静脉将血液制剂输入体内。

(二)适应证

1. 纠正贫血　提高血液携氧能力。常用于贫血患者治疗。

2. 扩充血容量　增加有效循环血量,改善全身血液灌注与心肌功能,提升血压,促进循环。常用于大量失血、失液所致的血容量减少或休克患者。

3. 补充血小板　预防出血和止血。常用血小板减少或功能降低导致的凝血功能障碍者。

4. 补充凝血因子　预防出血和止血。常用于凝血因子被稀释或缺失导致的凝血功能障碍者。

5. 补充血浆蛋白　维持血浆胶体渗透压,减轻组织渗出与水肿;维持正常凝血功能;纠正肝脏功能。用于低蛋白血症患者、外科手术及烧伤患者、肝功能受损患者等。

(三)禁忌证

1. 拟穿刺部位感染或损伤。
2. 拟穿刺静脉血管有炎症或栓塞。
3. 输血不良反应发生时。

(四)操作准备

1. 输血前准备

(1) 备血:根据医嘱采集外周静脉血标本2ml,与填写完整的输血申请单一并送输血科进行血型血清学检测。

(2) 取血:取血前,再次评估患者输血适应证,有无发热等输血禁忌证。根据输血医嘱,携带取血箱(桶),凭取血单和初检血型报告单到输血科取血。取血时,与输血科工作人员共同做好"三查八对"。三查:查血液的有效期、血液的质量以及血液的包装是否完好无损。八对:对姓名、床号、住院号、血袋号、血型、配血报告结果、血液的种类、血量。经查对确认无误后,于配发血报告单上签全名和时间后取回。

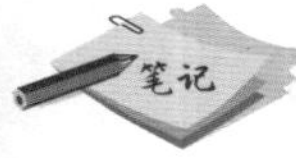

(3) 取血后注意:血液从输血科取出后勿剧烈震荡,并尽可能及早输入,从输血科取出后30min内开始输注。核对:输血前,需与另一位操作者再次进行核对,确定无误后方可输血。

(4) 知情同意：输血前，医师应告知患者输血的目的、成分、剂量、方式、可能发生的不良反应等，取得患者的理解并征求患者同意，签署输血知情同意书。

2. 设备准备　同静脉输液法，此外需配备一次性输血器、生理盐水、血液制剂（遵医嘱准备）、一次性手套。

3. 操作者准备

(1) 衣帽整洁，修剪指甲，洗手，戴口罩。

(2) 评估并解释

1) 评估患者年龄、病情、治疗情况、意识状态、自理能力、合作程度。

2) 了解血型、输血史及不良反应史。

3) 评估患者心理状态及对输血相关知识的了解程度。

4) 评估穿刺部位皮肤、血管状况。

5) 向患者及家属解释输血的目的、方法、注意事项、配合要点。

4. 患者准备

(1) 了解输血的目的、方法、注意事项、配合要点。

(2) 心理状态良好。

(3) 签写知情同意书。

(4) 排空大小便，取舒适卧位。

5. 环境准备　环境安静、整洁、光线充足。

（五）操作步骤

1. 将用物携至患者床旁，核对患者床号、姓名、腕带，确认患者。

2. 按医嘱与另一位操作者再次进行“三查八对”，确认无误。

3. 选用9号以上头皮针（输血器自带）按静脉输液法建立静脉通道，穿刺成功后，先输入少量生理盐水，冲洗输血器管道。

4. 再次核对，确认无误后，以手腕转动将血袋内的血液轻轻摇匀，红细胞类制剂避免剧烈震荡，以防止溶血。

5. 戴手套，打开血袋封口，常规消毒开口处胶管，将输血器针头从生理盐水瓶上拔下，插入血袋开口处胶管内，缓慢将血袋倒挂于输液架上。

6. 调节滴速，输血起始速度宜慢，滴速≤20滴/min，观察15min患者无不适后根据病情、年龄及输注血液制剂的成分调节滴速。

7. 查对患者的姓名、住院号、床号、腕带、血型、血袋号、血液的种类、血量、配血结果。

8. 操作后处理

(1) 撤去治疗巾，取出止血带和小垫枕，整理床单，协助患者取舒适卧位。

(2) 把呼叫器放于患者易取处，告知患者如有不适及时联系医护人员。

(3) 整理用物，洗手。

9. 输血过程中加强巡视，密切观察患者有无输血反应及其他异常情况。

10. 如果输入2袋以上的血液时，前一袋血液输尽后应输入少量生理盐水冲洗输血器，然后再接下一袋血继续输入。

11. 输血完毕，再继续滴入生理盐水，直至将输血器内的血液全部输入体内再拔针，以保证输血量准确。拔针方法同静脉输液。

12. 血袋及输血器的处理：输血完毕后，用剪刀将输血器针头剪下放入锐器盒中，以免针刺伤；输血管放入医用垃圾桶中；将血袋送至输血科低温保存，以备患者在出现输血反应时查找原因，24h之后按医疗废物处理。

13. 洗手、记录输血时间、血袋号、血液种类、血量、血型、滴速、生命体征、有无输血反应。

（六）操作中关键点提示

1. 在取血和输血过程中，要严格执行无菌操作及查对制度。在取血时和输血前，一定要由两名医护人员进行“三查八对”，避免差错事故的发生。

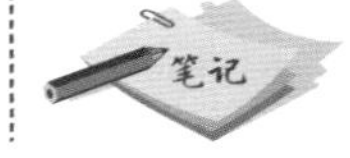

2. 持带有患者信息标签的标本管采血。禁忌采血后粘贴标签，禁忌同时采集两个患者的血标本，以免发生混淆。

3. 血检查液质量：①血袋是否完整无破漏或裂缝，血袋标签是否完整。②血液无变色、浑浊，无血凝块、气泡或其他异常物质。③静止时间较长的红细胞制剂，分为明显两层：上层为清亮透明血液保养液，无浑浊、无絮状沉淀；下层为暗红色红细胞，两者边界清楚，无明显溶血。

4. 红细胞类制剂自输血科取出后勿剧烈振荡，以免溶血。冰箱中放置时间较长的血液制剂，应室温下放置15~20min后再输入。血液如需加温，应使用专用输血输液恒温加热器；无条件时，可用体温加热，切勿使用其他加热器对血液加热，以免影响血液质量。每袋血液制剂应从输血科取出后30min内开始输注，并且在4h内输完；冷沉淀、血小板、血浆应以患者可以耐受的速度尽快输注，达到最佳止血效果。

5. 选择穿刺部位时应注意根据患者年龄、病情、输血量选择静脉，尽量选择粗、直、弹性好、不易滑动且易于固定的静脉，避开关节和静脉瓣；穿刺处皮肤无破溃、炎症、瘢痕、硬结等。一般情况采用四肢浅静脉，急症输血时多采用肘部静脉，周围循环衰竭时，采用颈外静脉或锁骨下静脉。

6. 红细胞制剂和另外一袋血液连续输注时，两袋血之间需生理盐水冲管，以防两袋血之间不相容，发生溶血反应。无红细胞的多袋血连续输注时，一般无需冲管。

7. 血液制剂内除注射用生理盐水外，不能加入任何其他药品，如钙剂、酸性及碱性药物、高渗或低渗液体，以防血液发生凝集或溶血。

8. 输血过程中，一定要加强巡视，观察有无输血反应的征象，并询问患者有无任何不适感觉。出现输血反应立即减慢或停止输血，更换输液器，用生理盐水维持静脉通畅，通知医生，做好抢救准备，保留余血，并记录。

9. 严格掌握输血速度，对年老体弱、严重贫血、心力衰竭患者应谨慎，滴速宜慢。

10. 空血袋需送回输血科低温保留，以备患者在输血后发生输血反应时检查分析原因。24h后按医疗废物处理。

（七）关键问题

1. 输血的“三查八对”原则是什么？

2. 如何控制和调节输血滴速？

案例分析

关键问题参考答案

（郭路生）

笔记

第八章 经外周静脉置入中心静脉导管

学习目标

1. 掌握:经外周静脉置入中心静脉导管的操作步骤及方法、适应证及禁忌证。
2. 熟悉:经外周静脉置入中心静脉导管的操作准备。
3. 了解:经外周静脉置入中心静脉导管的操作目的。

经外周静脉置入中心静脉导管(peripherally inserted central catheter,PICC)是经上肢贵要静脉、肘正中静脉、头静脉、肱静脉,颈外静脉(新生儿还可通过下肢大隐静脉及头部颞静脉、耳后静脉等)穿刺置管,尖端位于上腔静脉或下腔静脉的导管。

(一)操作目的

1. 保护血管,避免反复穿刺造成的痛苦和血管损伤。
2. 保持静脉通路通畅,便于紧急情况的用药和抢救。

(二)适应证

1. 用于中长期静脉治疗,可用于任何性质的药物输注。
2. 需输注高浓度或刺激性较强的药物。
3. 需补充静脉营养液。
4. 测量中心静脉压。

(三)禁忌证

1. 接受乳房根治术或腋下淋巴结清扫的术侧肢体、锁骨下淋巴结肿大或有肿块侧、安装起搏器侧不宜进行同侧置管,患有上腔静脉压迫综合征的患者不宜进行置管。
2. 有血栓史、血管手术史的静脉不应进行置管;放疗部位不宜进行置管。
3. 不应用于高压注射泵注射造影剂和血流动力学监测(耐高压导管除外)。

(四)操作准备

PICC导管、专用护理包、无菌透明敷贴,其余同静脉输液操作准备。

(五)操作步骤

1. 取舒适体位,测量置管侧的臂围和预置管长度,手臂外展与躯干成45°~90°,对患者需要配合的动作进行指导。
2. 以穿刺点为中心消毒皮肤,直径≥20cm,铺巾、建立最大化无菌屏障。
3. 用生理盐水预冲导管,检查导管完整性。
4. 在穿刺点上方扎止血带,按需要进行穿刺点局部浸润麻醉,实施静脉穿刺,左手绷紧皮肤,右手以15°~30°进针,见回血后降低角度进针少许,固定针芯,送入外套管,退出针芯,将导管均匀缓慢送入至预测量的刻度。
5. 抽回血,确认导管位于静脉内,冲封管后应选择透明或纱布类无菌敷料固定导管,敷料外应注

明日期、操作者签名。

6. 通过X线片确定导管尖端位置。

7. 应记录穿刺静脉、穿刺时间、导管刻度、导管尖端位置等，测量双侧上臂臂围并与置管前对照。

（六）操作中关键点提示

1. 宜选择肘部或上臂静脉作为穿刺部位，避开肘窝、感染及有损伤的部位；新生儿还可选择下肢静脉、头部静脉和颈部静脉。

2. 经PICC输注药物前宜通过回抽血液来确定导管在静脉内。

3. PICC的冲管和封管应使用10ml以上注射器或一次性专用冲洗装置。

4. 给药前后宜用生理盐水脉冲式冲洗导管，如果遇到阻力或者抽吸无回血，应进一步确定导管的通畅性，不应强行冲洗导管。

5. 输液完毕应用导管容积加延长管容积2倍的生理盐水或肝素盐水正压封管。

6. 肝素盐水的浓度，PICC可用0~10U/ml。

7. PICC导管在治疗间歇期间应至少每周维护1次。

8. 应每日观察穿刺点及周围皮肤的完整性。

9. 无菌透明敷料应至少每7d更换1次，无菌纱布敷料应至少每2d更换1次；若穿刺部位发生渗液、渗血时应及时更换敷料；穿刺部位的敷料发生松动、污染等完整性受损时应立即更换。

10. PICC附加的肝素帽或无针接头应至少每7d更换1次；肝素帽或无针接头内有血液残留、完整性受损或取下后，应立即更换。

11. 应监测静脉导管穿刺部位，并根据患者病情、导管类型、留置时间、并发症等因素进行评估，尽早拔除。

12. PICC留置时间不宜超过1年或遵照产品使用说明书。

13. PICC静脉导管拔除后应检查导管的完整性，还应保持穿刺点24h密闭性。

（七）关键问题

1. 经外周静脉置入中心静脉导管的适应证和禁忌证是什么？

2. 经外周静脉置入中心静脉导管如何进行日常维护？

案例分析

关键问题参考答案

（郭路生）

参考文献

[1] 陈桂芝. 基础护理技术[M]. 北京:人民卫生出版社,2017.
[2] 陈红. 中国医学生临床技能操作指南[M]. 2 版. 北京:人民卫生出版社,2017.
[3] 陈孝平,汪建平. 外科学[M]. 8 版. 北京:人民卫生出版社,2013.
[4] 黄成华. 以患者为中心,和谐医患关系的核心理念[J]. 中国医学伦理学,2008,21(6):52-53.
[5] 姜安丽. 新编护理学基础[M]. 2 版. 北京:人民卫生出版社,2012.
[6] 李斌,孙晓阳,王锦帆. 医患沟通障碍因素研究综述[J]. 中国卫生事业管理,200,5:302-304
[7] 李小寒,尚少梅. 基础护理学[M]. 6 版. 北京:人民卫生出版社,2017.
[8] 黎东生. 卫生法学[M]. 北京:人民卫生出版社,2013.
[9] 刘原,曾学军. 临床技能培训与实践[M]. 北京:人民卫生出版社,2015.
[10] 孙福川,王明旭. 医学伦理学[M]. 8 版. 北京:人民卫生出版社,2013.
[11] 魏武. 诊断学[M]. 6 版. 北京:人民卫生出版社,2009.
[12] 万学红,卢雪峰. 诊断学[M]. 8 版. 北京:人民卫生出版社,2013.
[13] 王锦海,尹梅. 医患沟通[M]. 2 版. 北京:人民卫生出版社,2013.
[14] 王红明,张丽娜. 护理学基础技能精粹[M]. 吉林:吉林科学技术出版社,2013.
[15] 叶春香. 儿科护理[M]. 2 版. 北京:人民卫生出版社,2009.
[16] 姚坚. 建立良好医患沟通,推进和谐医患关系[J]. 中国医学伦理学,2010,23(1):28-29.
[17] 于洁. 儿科学[M]. 6 版. 北京:人民卫生出版社,2010.
[18] 医师资格考试指导用书专家编写组. 国家医师资格考试实践技能应试指导(临床执业医师)[M]. 北京:人民卫生出版社,2017.
[19] 周建军,顾润国. 临床医学实践技能[M]. 北京:人民卫生出版社,2015.
[20] 赵堪兴,杨倍增. 眼科学[M]. 8 版. 北京:人民卫生出版社,2013.
[21] 张玉兰. 儿科护理学[M]. 3 版. 北京:人民卫生出版社,2014.
[22] 詹思延. 流行病学[M]. 8 版. 北京:人民卫生出版社,2017.
[23] 万学红,卢雪峰. 诊断学[M]. 9 版. 北京:人民卫生出版社,2018.